AF752790

Siegfried Huhn

Leitfaden Geriatrie Pflege

Siegfried Huhn (Hrsg.)

Leitfaden
Geriatrie Pflege

Interprofessionelles Arbeiten in Medizin, Pflege, Physiotherapie

1. Auflage

In Zusammenarbeit mit:
Heiner K. Berthold, Silvia Knuchel-Schnyder

Mit Beiträgen von:
Elke Bachstein, Heiner K. Berthold, Hans Böhme, Evelyn Franke, Jens Frieß, Karin Gampp Lehmann, Stefanie Gstatter, Siegfried Huhn, Catharina Kissler, Silvia Knuchel-Schnyder, Andreas Kutschke, Nicole Marschner-Preuth, Sandra Signer

ELSEVIER

Elsevier GmbH, Hackerbrücke 6, 80335 München, Deutschland
Wir freuen uns über Ihr Feedback und Ihre Anregungen an books.cs.muc@elsevier.com

ISBN 978-3-437-28720-6
eISBN 978-3-437-29923-0

1. Auflage 2020

Wichtiger Hinweis für den Benutzer
Ärzte/Praktiker und Forscher müssen sich bei der Bewertung und Anwendung aller hier beschriebenen Informationen, Methoden, Wirkstoffe oder Experimente stets auf ihre eigenen Erfahrungen und Kenntnisse verlassen. Bedingt durch den schnellen Wissenszuwachs insbesondere in den medizinischen Wissenschaften sollte eine unabhängige Überprüfung von Diagnosen und Arzneimitteldosierungen erfolgen. Im größtmöglichen Umfang des Gesetzes wird von Elsevier, den Autoren, Redakteuren oder Beitragenden keinerlei Haftung in Bezug auf jegliche Verletzung und/oder Schäden an Personen oder Eigentum, im Rahmen von Produkthaftung, Fahrlässigkeit oder anderweitig, übernommen. Dies gilt gleichermaßen für jegliche Anwendung oder Bedienung der in diesem Werk aufgeführten Methoden, Produkte, Anweisungen oder Konzepte.

Für die Vollständigkeit und Auswahl der aufgeführten Medikamente übernimmt der Verlag keine Gewähr.
Geschützte Warennamen (Warenzeichen) werden in der Regel besonders kenntlich gemacht (®). Aus dem Fehlen eines solchen Hinweises kann jedoch nicht automatisch geschlossen werden, dass es sich um einen freien Warennamen handelt.

Bibliografische Information der Deutschen Nationalbibliothek
Die Deutsche Nationalbibliothek verzeichnet diese Publikation in der Deutschen Nationalbibliografie; detaillierte bibliografische Daten sind im Internet über http://www.dnb.de/ abrufbar.

20 21 22 23 24 5 4 3 2 1

Bei Patienten und Berufsbezeichnungen wurde die grammatikalisch maskuline Form gewählt. Selbstverständlich sind in diesen Fällen immer alle Geschlechter gemeint.

Planung: Regina Papadopoulos
Projektmanagement: Martina Gärtner
Bildrechte: Marlene Meier
Redaktion: Michaela Mohr/Michael Kraft, mimo-booxx|textwerk., Augsburg
Herstellung und Korrektorat: Felicitas Hübner, München
Satz: SPi Global, Puducherry, India
Druck und Bindung: CPI books GmbH, Leck
Covergestaltung: Stefan Hilden, hildendesign.de
Covermotiv: © HildenDesign unter Verwendung von Bildern von New Africa, Chinnapong, wavebreakmedia bei Shutterstock.com
Umschlagherstellung: SpieszDesign, Neu-Ulm

Aktuelle Informationen finden Sie im Internet unter **www.elsevier.de**.

Vorwort

Kaum eine andere klinische Disziplin hat eine so große fachliche Breite wie die Geriatrie. Die Versorgung geriatrischer Patienten lebt deshalb auch von der interdisziplinären und interprofessionellen Zusammenarbeit aller Berufsgruppen im geriatrischen Team: Ärzt*innen, Pflegepersonen, Physiotherapeut*innen, Ergotherapeut*innen, Logopäd*innen und weiteren Fachberufen. Aus diesem Gedanken heraus ist die Idee entstanden, einen dreibändigen Leitfaden für die gesamte Geriatrie und für alle Professionen zu erstellen.
Sie halten den Band „Pflege" in den Händen. Daneben liegen die Bände „Medizin" und „Physiotherapie" vor. In allen Themenbänden finden sich auch Einheiten zu den Aufgaben der anderen Berufsgruppen. Alle drei Bücher haben die gleiche Gliederung. Die Schwerpunkte und Detailtiefe der Themen orientiert sich an den Bedürfnissen der entsprechenden Zielgruppe. So ist eine zielgruppenbezogene und zugleich interprofessionelle Herangehensweise gewährleistet. Das Buch bietet praxisnahe kompakt aufbereitete Informationen zum Gebrauch am Point-of-care, d. h. zum Beispiel am Patientenbett im Krankenhaus, in der geriatrischen Teambesprechung oder bei der Bewohnerversorgung im Pflegeheim.
Blickpunktkästen sind ein Herzstück dieser Leitfaden-Reihe. Sie stehen für die interprofessionellen Zusammenhänge und sollen den Weg ebnen, die Sichtweise der anderen Berufsgruppen zu verstehen und für sich nutzbar zu machen.
Im Pflegebereich richtet sich das Buch an Pflegepersonen in den geriatrischen Fachabteilungen der Krankenhäuser und den Einrichtungen der Altenhilfe, insbesondere Pflegeheimen und ambulanten Diensten. Es ist auch als Leitfaden in der pflegerischen Grundausbildung gedacht sowie als medizinisch-pflegerische Grundlage für die Fort- und Weiterbildung in den Bereichen der Arbeit mit älteren Menschen.
Mein besonderer Dank gilt dem Herausgeber und der Herausgeberin der Bände *Medizin* und *Physiotherapie*, Prof. Dr. Heiner K. Berthold und Silvia Knuchel-Schnyder für die Zusammenarbeit und die Unterstützung beim Leitfaden Geriatrie Pflege. Den Mitautor*innen danke ich für ihre Fachexpertise, die sie in den Leitfaden eingebracht haben.
Ohne das Team im Lektorat des Elsevier Verlags wären diese drei Bände nicht zustande gekommen. Ich danke ihnen für ihre Kreativität, ihr Organisationstalent und ihre Geduld. Für die redaktionelle Arbeit geht mein Dank an Michael Kraft und Michaela Mohr und an Felicitas Hübner für die Herstellung.
Ich wünsche Ihnen, liebe Leserinnen und Leser, eine anregende Lektüre. Sollten Sie Anmerkungen und Verbesserungsvorschläge haben, wäre ich froh, wenn Sie mir schreiben. Meine E-Mail: siegfried.huhn@freenet.de

Berlin und München, im Juni 2020
Siegfried Huhn

Herausgeber und Autoren

Siegfried Huhn
BScH; MPH; Fachkrankenpfleger f. Geriatrische Rehabilitation und Gerontopsychiatrie, und für Psychosomatische und Psychotherapeutische Medizin; Gesundheitswissenschaftler und -Pädagoge, Dipl. Sozialfachwirt, *Arbeitsschwerpunkte:* Klinische Pflege und Präventologie; Gewalt in Pflegebeziehungen; Psychosomatik und Psychoedukation,
Hagelberger Str. 46, 10965 Berlin

Elke Bachstein
Gesundheits- und Krankenpflegerin, PDL Management, RbP; Juristin; AAL-Beraterin, Gesundheitsrecht, Gesundheitsmanagement, Fortbildung, Seminare, Beratung,
Heerstr. 11, 14052 Berlin

Prof. Dr. med. Heiner K. Berthold M.Sc.
Facharzt für Innere Medizin und Geriatrie, Facharzt für Klinische Pharmakologie, Ernährungsmedizin, Ärztliches Qualitätsmanagement, Hygienebeauftragter Arzt, ABS-Experte, M.Sc. Medizinische Biometrie/Biostatistik, apl. Prof. an der Universität Bonn, Chefarzt der Klinik für Innere Medizin und Geriatrie, Evangelisches Klinikum
Bethel, Schildescher Str. 99,
D - 33611 Bielefeld
und Chefarzt der Abt. für Innere Medizin, HIV- und Suchtbehandlung, Zentrum für Behindertenmedizin, Krankenhaus Mara,
Maraweg 21, D - 33617 Bielefeld

Prof. Hans Böhme
Wissenschaftlicher Leiter des Instituts für Gesundheitsrecht und -politik, IGRP, Schortens-Upjever
sowie Honorarprofessor an der Ernst Abbe-Hochschule Jena, Georg-Streiter-Institut für Pflegewissenschaft,
Carl-Zeiss-Promenade 2,
D-07745 Jena

Evelyn Franke
Dipl.-Rehabilitationspädagogin, Palliative Care, Therapeutin Neuroentwicklungsphysiologischer Aufbau nach T. Pörnbacher, Ethikberaterin, Gesprächsbegleiterin für ACP. Seit 1980 in der Begleitung von Menschen mit geistiger Behinderung, Lehr- und Referententätigkeit, Fachbuchautorin,
evelyn.franke@team-pem.de

Jens Frieß
QM/Auditor DGQ;
Präsident Deutscher Verein zur Förderung pflegerischer Qualität e. V.; Inhaber Averosa-Institut für Qualitätsmanagement und Qualitätssicherung,
Bismarckstr. 1, 04509 Delitzsch

Karin Gampp Lehmann
Physiotherapeutin BSc, Stabsstelle Dysphagie, Physiotherapie Bahnhofplatz Belp GmbH,
Bahnhofstr. 11, CH - 3123 Belp,
Leitung Qualitätszirkel für Dysphagie und für periphere Fazialisparese, Schweiz, Externe Dozentin FH Pflege, Bern, Schweiz, *Fortbildungen*: abgeschlossene Ausbildung in kraniosakraler Osteopathie, Bobath, F. O. T. T., kraniofaziale Therapie, Dysphagie, Neurodynamics, Motor Learning, manuelle Therapie.

Stefanie Gstatter
Physiotherapeutin B. A.
Kliniken Südostbayern AG
Cuno-Niggl-Str. 3, 83278 Traunstein,
Fortbildungen: manuelle Lymphdrainage und physikalische Ödemtherapie, Bobath, Zercur Geriatrie Grund- und Aufbaumodule, Physiotherapie in Palliative Care, Aquafitness-Trainer

Catharina Kissler
BSc. MA, Ergotherapeutin,
In der Klausen 17A, A - 1230 Wien, Österreich, Ergotherapeutische Leitung interdisziplinäres Zentrum für Gangsicherheit Sichergehen Sturzáde, Referentinnentätigkeit für den Krankenanstaltenverband Wien KAV, das Kuratorium der Wiener Pensionistenwohnhäuser KWP, das Wiener Hilfswerk und Physio Austria, Vortagstätigkeit bei Kongressen sowie an der Fachhochschule
St. Pölten, 1. Platz beim Förderpreis der Gesundheitsberufekonferenz 2014 mit dem Projekt „Alltagsorientiertes Gangsicherheitstraining im Setting Pensionistenhaus“

Silvia Knuchel-Schnyder
Physiotherapeutin BSc, Physiotherapie (klinisch tätig in den Bereichen Neurologie, Geriatrie und Schwindel), Bürgerspital Solothurn,
Schöngrünstr. 42, Ch - 4500 Solothurn, Dozentin für Schwindel an der FH Physiotherapie Bern, Dozentin im Inn- und Ausland für Sturzpräventions- und Schwindelkurse für Physiotherapeut*innen, Mitarbeit in nationalen Sturzpräventionskonzepten, *Fortbildungen:* Aus- und Weiterbildungen in Erwachsenendidaktik, Bobath, PANat, PNF, Motor Learning, CIMT, Spiraldynamik, manuelle Therapie, Schwindel, Gleichgewicht, geriatrische Themen (Sturz, Multimorbidität, Demenz, Training im Alter, Parkinson etc.), kognitive Verhaltenstherapie, Schmerzen verstehen, CAS-Behandlung von Patienten mit MS

Andreas Kutschke
Pflegewissenschaftler, Krankenpfleger für geriatrische Rehabilitation, Fachbuchautor, Referent
NRW St. Laurentius Stiftung,
Uhlandstr. 37 , 41372 Niederkrüchten

Dr. med. Nicole Marschner-Preuth, M. A.
Fachärztin für Neurologie, Palliativmedizin, FEES-Ausbilderin, Lehrbeauftragte der Universität Bielefeld, Klinik am Rosengarten, Westkorso 22, 32545 Bad Oeynhausen

Sandra Signer
Physiotherapeutin, MAS in Managed Health Care, Co-Leitung Therapien, Universitäre Altersmedizin Felix Platter, Burgfelderstr. 101, CH - 4055 Basel, Instruktorin PANat, Fortbildungen: Bobath, FOTT, FDT, manuelle Therapie, diverse neurologische Fortbildungen, Diverse Dozententätigkeiten an der Berner Fachhochschule Gesundheit, Mitglied Interessengemeinschaft Physiotherapie Neurorehabilitation IGPTR-N

Abkürzungsverzeichnis

A

A.	Arteria
AABT	Aachener Aphasie-Bedside-Test
AAL	Ambient/Active Assisted Living
AAPV	allgemeine ambulante Palliativversorgung
AAT	Aachener Aphasie-Test
ABI	Knöchel-Arm-Index (Ankle Brachial Index)
ACBT	Active Cycle of Breathing
ACP	Advanced Care Planning
ACR	American College of Rheumatology, Albumin/Kreatinin-Quotient
AD	Alzheimer-Erkrankung, autogene Drainage
ADH	antidiuretisches Hormon
ADL (auch: ATL)	Aktivitäten des täglichen Lebens (Activities of Daily Living)
AGAST	Arbeitsgruppe Geriatrisches Assessment
AHA	American Heart Association
AHRE	Atrial High-rate Episodes
AIHDA	Amsterdam Inventory for Auditory Disability and Handicap
Ak	Antikörper
AKD	Acute Kidney Disease
AKI	Acute Kidney Injury
AKT	Alters-Konzentrations-Test nach Gatterer
ALS	amyotrophe Lateralsklerose
ALT	Alanin-Aminotransferase
AM	Arzneimittel
AMD	altersabhängige/-bedingte Makuladegeneration
AM-RL	Arzneimittel-Richtlinie
ANA	antinukleäre/r Antikörper
ANELT	Amsterdam Nijmegen Everyday Language Test
ANV	akutes Nierenversagen
a.-p.	anterior-posterior
AP	alkalische Phosphatase, Angina pectoris
ARI	akute respiratorische Insuffizienz
ARNI	Angiotensin-Rezeptor-Neprilysin-Inhibitor
ASPA	Aachener Sprachanalyse
AST	Aspartat-Aaminotransferase, Apraxia-Screening aus TULIA
ASVG	Allgemeine Sozialversicherungsgesetz (Österreich)
AT	Augentropfen
ATS	Antithrombosestrümpfe
AU	Arbeitsunfähigkeit
AU-RL	Arbeitsunfähigkeits-Richtlinie
AVP	Arginin-Vasopressin
AZ	Allgemeinzustand

B

BÄK	Bundesärztekammer
BAI	Beck Anxiety Inventory
BAP	Knochen-AP
BB	Blutbild
BBG	Beckenbodengymnastik
BBS	Berg Balance Scale
BCC	Basalzellkarzinome
BCM	Körperzellmasse
BDI	Beck-Depressionsinventar
bds.	beidseits, beidseitig
BES	Balance Evaluation Systems
BfArM	Bundesinstitut für Arzneimittel und Medizinprodukte
BGA	Blutgasanalyse
BHS	Blut-Hirn-Schranke
BI	Barthel-Index, Begutachtungsinstrument
BIA	bioelektrische Impedanzanalyse
BiAS	Bielefelder Aphasie Screening

BMD	Bone Mineral Density
BMI	Body-Mass-Index
BMS	Bare Metal Stent (Metall-Stent)
BODS	Bogenhausener Dysphagie-Score
BoNT	Botulinum-Neurotoxin
BOT	basal unterstützte orale Therapie
BPH	benigne Prostatahyperplasie
BPLS	benigner paroxysmaler Lagerungsschwindel
BPSD	Behavioral and Psychological Symptoms of Dementia
BRMS	Bech-Rafaelsen-Melancholie-Skala
BSG	Blutkörperchensenkungsgeschwindigkeit, Bundessozialgericht
BtM	Betäubungsmittel
BtMG	Betäubungsmittelgesetz
BtMVV	Betäubungsmittel-Verschreibungsverordnung
BWS	Brustwirbelsäule
BZ	Blutzucker
BZD	Benzodiazepin/e
BZgA	Bundeszentrale für gesundheitliche Aufklärung

C

CAM	Confusion Assessment Method
CAP	ambulant erworbene Pneumonie, Community-acquired Pneumonia, kryptogene axonale Polyneuropathie
CAT	COPD Assessment Test
CCS	Canadian Cardiovascular Society
CCT	Uhrentest (Clock-Completion-Test)
CDAD	Clostridium-difficile-assoziierte Diarrhö
CDI	Clostridium-difficile-Infektion
CERAD	Consortium to Establish a Registry for Alzheimer's Disease
CFS/ME	chronisches Erschöpfungssyndrom/myalgische Enzephalomyelitis
CFU	koloniebildende Einheit, Colony Forming Unit
CGA	(umfassendes) geriatrisches Assessment (Comprehensive Geriatric Assessment)
CHr	Corpuscular Hemoglobin Content (Concentration) of the Reticulocytes
CIAT	Constraint-induced Aphasia Therapy
CK	Kreatinkinase
CKD	chronische Nierenerkrankung (Chronic Kidney Disease)
Cl	Clearance
CMV	Cytomegalovirus
COMT	Catechol-O-Methyltransferase
COPD	chronisch obstruktive Lungenerkrankung (Chronic Obstructive Pulmonary Disease)
cP	Centipoise
CRP	C-reaktives Protein
CRT	kardiale Resynchronisationstherapie/n
CT	Computertomografie, konventionelle Insulintherapie
CTPA	CT-Pulmonalisangiografie
CTSIB	Clinical Test for Sensory Interaction in Balance
CVI	chronisch venöse Insuffizienz

D

d	Tag/e
db HL	Decibel Hearing Level
DCS	Diagnostikum für Zerebralschädigung
DD	Differenzialdiagnosen
DDD	Defined Daily Dose, definierte Tagesdosis
DEMMI	De Morton Mobility Index
DGAZ	Deutsche Gesellschaft für Alterszahnmedizin
DGG	Deutsche Gesellschaft für Geriatrie
DGI	Dynamic-Gait-Index

DGU Deutsche Gesellschaft für Unfallchirurgie
DHI Dizziness Handicap Inventory
DHS dynamische Hüftschraube
DK Dauerkatheter
DKG Deutsche Krankenhausgesellschaft
DM Dermatomyositis, Diabetes mellitus
DMARD Disease-modifying Antirheumatic Drugs
DNQP Deutsches Netzwerk für Qualitätsentwicklung in der Pflege
DNR do not resuscitate
DOS Delirium Observatie Screening
DPNP diabetische Polyneuropathie
DRG diagnosebezogene Fallgruppen. Diagnosis Related Groups
DRU digitale rektale Untersuchung
DSA digitale Subtraktionsangiografie
DSM Diagnostic and Statistical Manual of Mental Disorders
DVO Dachverband Osteologie e.V.
DXA Osteodensitometrie (Dual-Energy-X-ray-Absorptiometrie)

E

EBM einheitlicher Bewertungsmaßstab
ECW extrazelluläres Wasser
EF Ejektionsfraktion
EFAS Essener Fragebogen Alter und Schläfrigkeit
eGFR geschätzte (estimated) glomeruläre Filtrationsrate
EMG Elektromyografie
EPMS extrapyramidal-motorische Bewegungsstörung/en
EPUAP European Pressure Ulcer Advisory Panel
ESI Emergency Severity Index
ESS Epworth-Schläfrigkeitsskala
ETS Esslinger Transfer-Skala
EULAR European League Against Rheumatism

F

FAC Functional Ambulation Categories
FDD Fragebogen zur Depressionsdiagnostik
FEES Flexible Endoscopic Evaluation of Swallowing
FeM freiheitseinschränkende Maßnahme/n
FeNO fraktioniertes exhaliertes Stickstoffmonoxid
FES Falls Efficacy Scale
FET forcierte Exspirationstechniken
FeV Fahrerlaubnisverordnung
FEV_1 Einsekundenkapazität
FFM fettfreie Masse
FFMI Fettfreie-Masse-Index
FFP Fragility Fractures of the Pelvis
FGA Functional Gait Assessment
FIM™ Functional Independence Measure
FM Fettmasse
fMRT funktionelle Magnetresonanztomografie
FRB Frührehabilitations-Barthel-Index
FRI Frührehabilitationsindex
FRIDs Fall Risk Increasing Drugs
FRT Functional Reach Test
FSH follikelstimulierendes Hormon
FSME Frühsommer-Meningoenzephalitis
FSST Four Step Square Test
FTLD frontotemporale lobäre Demenz/en
FUO Fieber ungeklärter Ursache
FVC forcierte Vitalkapazität

G

G-AEP Grundlage für die Beurteilung der Notwendigkeit stationärer Behandlungen (German Appropriate Evaluation Protocol)

GAS	Goal Attainment Scale
G-BA	Gemeinsamer Bundesausschuss
GCS	Glasgow Coma Scale
GDS	geriatrische Depressionsskala
GEM	Geriatric Evaluation and Management
GFR	glomeruläre Filtrationsrate
GH	Wachstumshormon (Growth Hormone)
GI	gastrointestinal
GIA	geriatrische Institutsambulanz/en
GIT	Gastrointestinaltrakt
GKV	gesetzliche Krankenversicherung
GN	Glomerulonephritis
GNP	Gesellschaft für Neuropsychologie
GUSS	Gugging Swallowing Screen

H

h	Stunde/n
HADS	Hospital Anxiety and Depression Scale
HAM-A	Anxiety Rating Scale
HADS	Hamilton Depression Rating Scale
HAP	nosokomial erworbene Pneumonie (Hospital-acquired Pneumonia)
HAPA	Health Action Process Approach
Hb	Hämoglobin
HCQ	Hydroxychloroquin
HDRS	Hamilton Depression Rating Scale
HeilM-RL	Heilmittel-Richtlinie
HeimAufG	Heimaufenthaltsgesetz (Österreich)
HF	Herzfrequenz
HHIE	Hearing Handicap Inventory for the Elderly
HHS	Harris Hip Score
HI	Herzinsuffizienz
Hib	Haemophilus influenzae Typ b
HIIT	hochintensives Intervalltraining
HIT	Home Intervention Team, heparinduzierte Thrombozytopenie, High Intesity Interval
HKP-RL	Häusliche Krankenpflege-Richtlinie
HME	Heat and Moisture Exchanger
HPT	Hämatopneumothorax, Hyperparathyreoidismus
HR-CT	hochauflösende Computertomografie
hrMRT	hochauflösende Magnetresonanztomografie
HWI	Harnwegsinfektion
HWS	Halswirbelsäule
HWZ	Halbwertszeit
HZV	Herzzeitvolumen

I

IADL	instrumentelle Aktivitäten des täglichen Lebens (Instrumental Activities of Daily Living)
IBM	Einschlusskörperchenmyositis
ICB	intrazerebrale Blutung
ICD	implantierbare Kardioverter/Defibrillator (International Statistical Classification of Diseases and Related Health Problems)
ICF	internationale Klassifikation der Funktionsfähigkeit, Behinderung und Gesundheit (International Classification of Functioning, Disability and Health)
ICIQ UI SF	International Consultation on Incontinence Questionnaire for Urinary Incontinence Short Form
ICS	inhalatives Kortikosteroid, International Continence Society

ICT	intensivierte konventionelle Insulintherapie
ICW	intrazelluläres Wasser
IDDSI	International Dysphagia Diet Standardisation Initiative
IE	internationale Einheit
IfSG	Infektionsschutzgesetz
IGF-I	Insulin-like Growth-Factor I
IMC	Intermediate Care
IMT	Inspiratory Muscle Trainer
IOF	International Osteoporosis Foundation
IPS	idiopathisches Parkinson-Syndrom
IPSS	internationaler Prostata-Symptomen-Score
IR	Insulinresistenz
i.S.	im Serum, im Sinn/e
ISAR	Identification Of Seniors At Risk
IST	Intelligenz-Struktur-Test
ITS	Intensivstation, intensivierte Therapie
i. U.	im Urin
i. v.	intravenös

J

J.	Jahr/e

K

KAI	Kurztest für Allgemeine Intelligenz
KDIGO	Kidney Disease – Improving Global Outcome Initiative
KG	Körpergewicht, Krankengymnastik
KH	Krankenhaus
KHK	koronare Herzkrankheit
KHSG	Krankenhausstrukturgesetz
KI	Kontraindikation/en
KIT	Kopfimpulstest
KO	Körperoberfläche
KOOS	Knee Injury and Osteoarthritis Outcome Score
KSU	klinische Schluckuntersuchung
KUS	Kompressionsultraschall
KV	Kassenärztliche Vereinigung
KVG	Krankenversicherungsgesetz (Schweiz)
KZBV	Kassenzahnärztliche Bundesvereinigung

L

l	Liter
LABA	langwirksames Betamimetikum
LAMA	langwirksamer Muskarinantagonist
LCRS	Living Conditions Rating Scale
LDH	Laktat-Dehydrogenase
LE	Lupus erythematodes, Lungenembolie
LEF	Leflunomid
LH	luteinisierendes Hormon, Luteinisierungshormon
Lj.	Lebensjahr/e
LK	Lymphknoten
LOT	Langzeit-O_2-Therapie
LPS	Leistungsprüfungssystem, Lindop Parkinson's Disease Mobility Assessment
LQ	Lebensqualität
LR	Lateral Reach Test
LTOT	Langzeitsauerstofftherapie
LUTS	Symptome und Beschwerden des unteren Harntrakts (Lower Urinary Tract Symptomes)
LV	linksventrikulär
LVH	linksventrikuläre Hypertrophie
LWS	Lendenwirbelsäule

M

MADR	Montgomery-Asberg Depression Rating Scale
MADRE	Mannheimer Traumfragebogen
MAI	Medication Appropriateness Index
MAO	Monoaminooxidase
MCH	mittleres korpuskuläres Hämoglobin
MCHC	mittlere korpuskuläre Hämoglobin-Konzentration
MCI	Mild Cognitive Impairment

MCID	Minimally Clinical Important Difference
MCP	Metoclopramid
MCV	mittleres korpuskuläres Volumen
MDC	Minimal Dedectable Change
MD	Medizinischer Dienst, Makuladegeneration
MDE	Major Depression (Major Depressive Episode)
MDRD	Modification of Diet in Renal Disease
MDS	myelodysplastisches Syndrom
mEBT	modifizierter Evans Blue Test
MFS	Miller-Fisher-Syndrom
MGUS	monoklonale Gammopathie unklarer Signifikanz
MI	Myokardinfarkt
min	Minute/n
MLD	manuelle Lymphdrainage
MM	malignes Melanom (schwarzer Hautkrebs)
MMN	multifokale motorische Neuropathie
MMST	Mini-Mental-Status-Test
MNA	Mini Nutritional Assessment
MOCA	Montreal Cognitive Assessment
Mon.	Monat/e
MPN	myeloproliferative Neoplasie
MRGN	multiresistente gramnegative Stäbchen
MRSA	multiresistente Staphylococcus-aureus-Stämme
MRT	Magnetresonanztomografie
MS	multiple Sklerose
MSA	Multisystematrophie
MTPS	medizinische Thromboseprophylaxestrümpfe
MTS	Manchester Triage System
MTX	Methotrexat
mU	Milli-Unit/s
MUPS	magensaftresistente Pellets (Multiple Unit Pellet System), Münchner Parasomniescreening
MUST	magensaftresistente Pellets Malnutrition Universal Screening Tool
MVC	Maximal Voluntary Contraction

N

NA	Neuraminidase
NAI	Nürnberger-Alters-Inventar nach Oswald und Fleischmann
NANDA	North American Nursing Diagnosis Association
NDD	National Dysphagia Diet
NERD	NSAR-Exacerbated Respiratory Disease
NET	Neglect-Test
NGS	nasogastrale Sonde
NI	Niereninsuffizienz
NICE	National Institute for Health and Clinical Excellence
NIHSS	National Institutes of Health Stroke Scale
NIV	nichtinvasive Beatmung
NLG	Nervenleitgeschwindigkeit
NMH	niedermolekulare/s Heparin/e
NMR	Kernspinresonanz (Nuclear Magnetic Resonance)
NMS	nicht motorische/s Symptom/e
NMSC	weißer Hautkrebs (Non Melanoma Skin Cancer)
NNH	Nasennebenhöhle/n
NNR	Nebennierenrinde
NNT	Number Needed to Treat
NOAK	neue orale Antikoagulanzien
NPH	Normaldruckhydrozephalus
NPWT	Vakuumtherapie (Negative Pressure Wound Therapy)
NRS	numerische Ratingskala, Nutritional Risk Screening
NSAR	nichtsteroidale Antirheumatika
NTx	Nierentransplantation
Nü-BZ	Nüchtern-Blutzucker(wert)
NVL	Nationale Versorgungsleitlinie/n

NW Nebenwirkung/en
NYHA New York Heart Association

O

OAB überaktive Blase (Overactive Bladder)
OAK orale Antikoagulation
OE, OEX obere Extremität
ÖGD Ösophagogastroduodenoskopie
oGTT oraler Glukosetoleranz-Test
OK Oberkörper
OPMD okulopharyngeale Muskeldystrophie
OPS Operationen- und Prozedurenschlüssel
OS Oberschenkel
OSAS obstruktives Schlafapnoe-Syndrom
OSG oberes Sprunggelenk
OTC Over the Counter (Drug)

P

PACS Picture Archiving and Communication System
PAL Physical Activity Level
PAS Penetrations-Aspirations-Skala
pAVK periphere arterielle Verschlusskrankheit
PCI perkutane Koronarintervention
PEB Plasmaeiweißbindung
PEF expiratorischer Spitzenfluss
PEG perkutane endoskopische Gastrostomie
PEJ perkutane endoskopische Jejunostomie
PEM Protein Energy Malnutrition
PEMU pflegerische Erfassung von Mangelernährung und deren Ursachen in der stationären Langzeit-/Altenpflege
PET Positronenemissionstomografie
pg Pikogramm
PID Potentially Inappropriate Doctors
PIM potenziell inadäquate Medikation/en (Potentially Inappropriate Medications)
PIP Potentially Inappropriate Patients
PM Polymyositis
PNF propriozeptive neuromuskuläre Fazilitation
PNP Polyneuropathie/n
PNS paraneoplastische Störungen/Syndrome
p.o. per os, peroral
POMA Performance-oriented Mobility Assessment
PPA primär progressive Aphasie
PPI Protonenpumpeninhibitor
PPPD Persistent Postural Perceptual Dizziness
PS Parkinson-Syndrom/e
PSA persönliche Schutzausrüstung
PSD Post-Stroke-Depression
PSG Pflegestärkungsgesetz
PSP progressive supranukleäre Blickparese
PSQI Pittsburgh-Schlafqualitätsindex
PT Physiotherapie, Physiotherapeut/in
PTH Parathormon
PTHrP Parathormon-related Protein
PTS postthrombotisches Syndrom

Q

QCT quantitative Computertomografie
QUS quantitativer Ultraschall

R

RA rheumatoide Arthritis
RANKL Receptor Activator of NF-κB-Ligand
RAW relative antiphlogistische Wirkung
RCT randomisierte kontrollierte Studie

RDW	Erythrozytenverteilungsbreite (Red Cell Distribution Width)
RF	Risikofaktor/en
RG	Rasselgeräusch/e
RM	Repetition Maximum
RMW	relative mineralokortikoide Wirkung
ROM	Range of Motion
RSI	Regensburger Insomnieskala
RT-PCR	Reverse-Transkriptase-Polymerase-Kettenreaktion
RWT	Regensburger Wortflüssigkeitstest

S

s	Sekunde/n
SAB	Subarachnoidalblutung
SAPV	spezialisierte ambulante Palliativversorgung
SBMA	spinobulbäre Muskelatrophie
s. c.	subkutan
SCC	kutanes Plattenepithelzellkarzinom (Squamous Cell Carcinoma)
SCPT	Treppensteigtest (Stair Climb Power Test)
SD	Standardabweichung/en, Schilddrüse
SEM	Standard Error Measurement
SGA	Subjective Global Assessment
SGB	Sozialgesetzbuch
SGS	strukturierte geriatrische Schulung
SHT	Schädel-Hirn-Trauma
SIT	supplementäre (prandiale) Insulintherapie
SKID	Strukturiertes Klinisches Interview nach Wittchen et al.
SKT	Syndrom-Kurztest zur Erfassung von Gedächtnis- und Aufmerksamkeitsstörungen nach Erzigkeit
s. l.	sublingual
SMART	Specific, Measurable, Achievable, Reasonable und Time Bound
SMWT	Six Minute Walking Test
SOP	Standard Operating Procedures
SPPB	Short Physical Performance Battery
SPRINT	Systolic Blood Pressure Intervention Trial
SSA	Standardized Swallowing Assessment
StGB	Strafgesetzbuch
STI	Speech Transmission Index
STIKO	Ständige Impfkommission
StVG	Straßenverkehrsgesetz
SU	Stroke Unit
Sv	Sievert
SV	Sozialversicherung

T

TAH	Thrombozytenaggregationshemmer
TAVI	Transcatheter Aortic Valve Implantation
TBS	trabekuläre Knochendichte
TDM	therapeutisches Drug-Monitoring
tDCS	anodale transkranielle Gleichstromstimulation
TENS	transkutane elektrische Nervenstimulation
TFDD	Test zur Früherkennung von Demenzen mit Depressionsabgrenzung
TIA	transitorische ischämische Attacke
TMS	transkranielle Magnetstimulation
TMT	Trail-Making-Test
TNW	Gesamtkörperwasser
TOR-BSST	Toronto Bedside Swallowing Screening Test
TOT	Transobturator Tape
TPO	thyreoidale Peroxidase
TRH	Thyrotropin Releasing Hormone
TSH	Thyreoidea-stimulierendes Hormon

TTR Zeit im therapeutischen Bereich
TUG Timed-up-and-go(-Test)
TUGcog TUG Cognitive Task
TUGman TUG Manual Task
TULIA Test of Upper Limb Apraxia
TVT Tension Free Vaginal Tape, Bein- und Beckenvenenthrombose
TZA trizyklische/s Antidepressivum/a

U

U Unit/s
UAW unerwünschte Arzneimittelwirkung/en
UBG Unterbringungsgesetz (Österreich)
UE, UEX untere Extremität
UPDRS Unified Parkinson Disease Rating Scale
US Unterschenkel, Ultraschall

V

v. a. vor allem
V. a. Verdacht auf
VAP beatmungsassoziierte Pneumonie (Ventilator-associated Pneumonia)
VAS visuelle Analogskala
VFSS Videofluoroscopic Swallowing Study
VHF Vorhofflimmern
VKA Vitamin-K-Antagonisten
VLMT Verbaler Merk- und Lernfähigkeitstest
VRS verbale Ratingskala
VZV Varizella-zoster-Virus/en

W

WAIS Wechsler Adult Intelligence Scale
WK Wirbelkörper
WM Wirkmechanismus
Wo. Woche/n
WOMAC Western Ontario and McMaster Universities Osteoarthritis Index
WS Wirbelsäule
WST Wassertest
WW Wechselwirkung/en

Z

ZEKO Zentrale Ethikkommission
z. N. zur Nacht
Z. n. Zustand nach
ZNS zentrales Nervensystem
ZVD zentraler Venendruck
ZVK zentraler Venenkatheter

Abbildungsnachweis

Der Verweis auf die jeweilige Abbildungsquelle befindet sich bei allen Abbildungen im Werk am Ende des Legendentextes in eckigen Klammern. Alle nicht besonders gekennzeichneten Grafiken und Abbildungen © Elsevier GmbH, München.

A400	Reihe Pflege konkret, Elsevier/Urban & Fischer
E1034	Badgaiyan: Neuroscience of the Nonconscious Mind, Academic Press, 1. Ed., 2019.
F1030-001	Warden, V., et al.: Development and Psychometric Evaluation of the Pain Assessment in Advanced Dementia (PAINAD) Scale. In: Journal of the American Medical Directors Association, Volume 4, Issue 1, Pages 9–15. Elsevier. January–February 2003.
F1040-001	FAC Wright, KD Carter, AJ Spencer, et al.: The Oral Health Assessment Tool — Validity and reliability. In: „Australian Dental Journal", Volume 50, Issue 3, John Wiley and Sons, Mar 12, 2008.
F1041-001	Avery, K., et al.: ICIQ: A brief and robust measure for evaluating the symptoms and impact of urinary incontinence. In: Neurology and Urodynamics, Volume 23, Issue 4, pp. 322–330, Wiley Periodicals, Inc., 2004.
F1042	Braun, T., et al.: Zeitschrift für Gerontologie und Geriatrie, 2. Ausgabe, Springer Nature, 2015.
F1042-002	Dr. U. Thiem et al.: Positionspapier zur Identifizierung geriatrischer Patienten in Notaufnahmen in Deutschland. In: Zeitschrift für Gerontologie und Geriatrie, Springer Nature, May 25, 2012.
F1043-001	Nescolarde L., et al.: Physiological Measurement, Volume 25, Number 5, 11 August 2004, IOP Publishing Ltd.
F210	The Lancet, Volume 382, Issue 9901, Pages 13–28, 19–25 October 2013.
F508	Yesavage, J. A./ Sheikh, J. I.: 9/Geriatric Depression Scale (GDS), In: Clinical Gerontologist, Volume 5, Issue 1-2, Taylor & Francis, Nov 18, 1986.
G007	Lovaasen, K.R./Schwerdtfeger J.: ICD-9-CM Coding: Theory and Practic. Elsevier/Saunders, 2011.
G856	Lewis's Medical-Surgical Nursing: Assessment and Management of Clinical Problems, Eleventh Edition, 2020.
G872	Fitzpatrick, J. E./High, W. A./Kyle, W. L.: Urgent Care Dermatology: Symptom-Based Diagnosis. Elsevier, 2018.
H066-002	Sharon K. Inouye, Eliezer J. Sternberg, Michael A. Fearing, et al.: The Confusion Assessment Method: A Systematic Review of Current Usage. In: Journal of the American Geriatrics Society, Volume 56, Issue 5, John Wiley and Sons, 2008.
K115	Andreas Walle, Hamburg.
K353	Jeanette Isfahanian, München.

L115	Rainer Dunkel, Berlin.
L119	Karin Wurlitzer, Greifswald.
L138	Martha Kosthorst, Borken.
L141	Stefan Elsberger, Planegg.
L143	Heike Hübner, Berlin.
L157	Susanne Adler, Lübeck.
L190	Gerda Raichle, Ulm.
L231	Stefan Dangl, München.
L234	Helmut Holtermann, Dannenberg.
L266	Stephan Winkler, München.
M537	Prof. Dr. med Gunter Gruber, Taucha.
M614	Prof. Dr. Wolfgang Rüther, Hamburg.
M801	Prof. Dr. med. M. J. Raschke, Klinik für Unfall-, Hand- und Wiederherstellungschirurgie, Universitätsklinikum Münster.
M802	Dr. med. Nils Alt, Klinik für Unfall-, Hand- und Wiederherstellungschirurgie, Universitätsklinikum Münster.
M857	PD Dr. Konstantin Holzapfel, Landshut.
O689	Anja Herzog, Berlin.
P183	Dr. med. Simon Weidert, München.
R154	Földi, Lehrbuch der Lymphologie, 6. Aufl., Elsevier GmbH, Urban&Fischer Verlag, München 2005.
R410	Bartolome, G./ Schröter-Morasch, H.: Schluckstörungen – Diagnostik und Rehabilitation, Elsevier/Urban & Fischer, 6. Aufl., 2018.
T192	Dr. med. Kay Goerke, Rheine Mathias Spital, Rheine.
T579	Dr. med. C. Becker-Gaab
U151	Russka, Ludwig Bertram GmbH, Laatzen.
U369	GlaxoSmithKline GmbH & Co. KG (GSK)
V207	Firma Rhombo Medical
V437	BestCon Food GmbH, Osnabrück (www.bestconfood.de) / Findus
V459	Dr. Paul Koch GmbH, Frickenhausen.
V494	Nestlé Health Science S.A., Ave Nestlé 55, 1800 Vevey, Schweiz.
V767	RESAMA GmbH, Bexbach.
W181	Kassenärztliche Bundesvereinigung, Köln.
W193	Statistisches Bundesamt, Wiesbaden.

Inhaltsverzeichnis

I Der alte Mensch

1 Veränderungen im Prozess des Alterns

Hans Böhme, Evelyn Franke, Siegfried Huhn und Andreas Kutschke

1.1 Altersbilder

Siegfried Huhn

Der Blick auf das Alter und auf alte Menschen ist in hohem Maße durch Bilder bestimmt, die in Personen oder innerhalb einer Gesellschaft entstehen oder vorherrschen. Solche Altersbilder bestimmen die Vorstellung vom eigenen Alter und dem Alter anderer Menschen, vom Altern als Prozess und dem Umgang mit alten Menschen. Altersbilder schaffen oder beeinflussen die Realität, an der sich das charakteristische Verständnis vom Alter einzelner Personen und innerhalb der Gesellschaft begründet und orientiert. Altersbilder drücken nicht nur Annahmen darüber aus, was Altsein bedeutet oder nicht, sondern wecken auch Erwartungen daran, wie das Alter und der alte Mensch sein oder nicht sein sollten. Sie enthalten also auch Normwissen, Bewertungen und emotionale Interpretationen. Daraus resultieren dann Meinungen, Einstellungen und die Behandlung alter Menschen. Die jeweiligen Altersbilder tragen zur Etablierung und Verstetigung institutioneller Praktiken bei, die häufig ungerechtfertigte und unangemessene Meinungen, Überzeugungen, Einstellungen und Ungleichbehandlungen stützen und begründen.

Es ist äußerst schwierig, die **Normalität des Alters** zu erfassen und die Komplexität der Wirklichkeit des Alters in ein Altersbild zu bringen. Auch bei der Beurteilung des Alters und von Alterungsprozessen durch Angehörige medizinischer Fachberufe finden sich vielfach einfache Polarisierungen, in denen der einsame, leidende und abhängige Mensch dem unabhängigen, unternehmenslustigen und geistig regen alten Menschen gegenübergestellt wird. Hierdurch wird die Person in der Bewertung auf einzelne Merkmale reduziert. Besonders für den körperlichen Bereich werden im Prozess des Alterns durch Außenstehende und oft auch durch die Angehörigen der Fachberufe keine Gewinne wahrgenommen. Es überwiegen negative Assoziationen, insbesondere Hinfälligkeit und Pflegebedarf. Im kognitiv-psychischen Bereich werden dem Alter insbesondere das Nachlassen geistiger Fähigkeiten, demenzielle Entwicklungen, Unzufriedenheit und Inflexibilität zugeordnet. Bei Widerspruch durch alte Menschen wird oftmals unreflektiert von Altersstarrsinn gesprochen. Positive Aspekte wie Reife, Gelassenheit, Wissen und Lebensweisheit, Zufriedenheit und Freude am Dasein werden auch von professionellen Akteuren seltener gesehen. Altersbedingte Zugewinne wie mehr Freizeit, weniger Verpflichtungen, Selbstbestimmung und finanzielle Unabhängigkeit werden so lange gesehen, bis ernsthafte altersbedingte Beschwerden und Pathologien auftreten. Beim Auftreten von altersbedingten gesundheitlichen Beeinträchtigungen werden diese eher als Bestätigung des vorherrschenden Altersbildes gesehen.

Subjektive Altersbilder wirken sich nachhaltig auf das Selbstbild, die eigenen Ressourcen, die Lebensplanung und die Gestaltung des eigenen Prozesses des Alterns aus. Sie beeinflussen die Erlebens- und Verhaltensspielräume von Menschen, insbesondere deren Möglichkeiten und Gelegenheiten zu sozialer Teilhabe sowie zur Entwicklung und Nutzung von Stärken und Potenzialen. Dennoch besteht häufig eine Wahrnehmungsparadoxie, die sich darin zeigt, dass kalendarisch gleichaltrige Personen von alten Menschen als älter, weniger flexibel und auch kränker gesehen werden. Eigene Beschwerden und Pathologien werden vielfach als im Vergleich harmlos qualifiziert oder ganz negiert.

Das Alter ist ein zentrales Merkmal sozialer Differenzierung. Die Reflexion von Altersbildern erweist sich damit als eine wichtige persönliche und gesellschaftliche Aufgabe. Die in der Gesellschaft dominierenden Altersbilder werden der Vielfalt des Alters, die zukünftig eher zunehmen wird, oftmals nicht gerecht. Die Verwirklichung von Entwicklungsmöglichkeiten im Alter kann durch Altersbilder, welche Stärken und Kompetenzen des Alters nicht reflektieren, erheblich erschwert werden. Dies zum einen, wenn Menschen ihre eigenen Fähigkeiten und Fertigkeiten unterschätzen und bestehende Chancen nicht ergreifen, zum anderen, wenn Menschen infolge ihres Alters Möglichkeiten vorenthalten werden (Berner et al. 2012; Sachverständigenkommission 2010).

Altersbilder und Gesundheit: Altersbilder können sich prägend auf die Lebensgestaltung, auf Normen und Erwartungen des Alters auswirken. Dabei können sich Altersbilder sowohl fördernd als auch hemmend auf die Lebenswirklichkeit zeigen. Sie bestimmen möglicherweise mit, wie sich das persönliche Altern und das Alter entwickeln, welche Werte und Rechte der alte Mensch für sich annimmt und welche Möglichkeiten durch die Umwelt für ihn bereitstehen oder ihm eingeräumt werden. Hierdurch beeinflussen Altersbilder die Erwartungen an das Alter sowie den alten Menschen und greifen nicht unerheblich in die Lebensgestaltung ein. Im Zusammenspiel mit biologischen und soziobiografischen Faktoren haben bestimmende Altersbilder somit einen Anteil an der Lebensqualität, der Gesundheit und dem Gesundheitsverhalten, der Krankheitserwartung und Krankheitsbewältigung sowie der Lebensentwicklung der Altersphase. Insbesondere können sie mitbestimmend sein, wie Alterspathologien empfunden und ob gesundheitsfördernde und präventive Maßnahmen wahrgenommen werden.

Gesellschaftliche und institutionelle Altersbilder: Gesellschaftliche Altersbilder manifestieren eine Sicht auf das Alter und auf alte Menschen, die zumeist defizitorientiert geprägt ist und das Älterwerden und Altsein mit einem zunehmenden Verlust an Gesundheit und Wohlbefinden assoziiert. Auch moralische Vorstellungen, wie alte Menschen sein sollen und sich das Altsein vollziehen soll, werden in gesellschaftlichen Altersbildern transportiert. Abweichungen gelten als Ausnahme und werden angenommen oder missbilligt. Pauschalisierungen, die sich daraus oft ergeben, können der Heterogenität der alten Menschen nicht gerecht werden.

Institutionelle Altersbilder können so weit beeinflussen, dass sich die gesundheitliche Versorgung, insbesondere in den Bereichen Gesundheitsförderung, Prävention und Rehabilitation, geringer darstellt als bei jüngeren Gruppen. Institutionelle Altersbilder legen in den jeweiligen Institutionen (Krankenhaus, Pflegeheim, Krankenkasse usw.) Maßstäbe und Handlungsanweisungen für die gesundheitliche Versorgung fest und tragen entscheidend dazu bei, ob Interventionen als sinnvoll erachtet, initiiert und durchgeführt werden. Die Umgangsformen alten Menschen gegenüber und die Bewilligung von Teilhabe an Entscheidungsprozessen sowie der Förderung von Selbstwirksamkeit hängen in hohem Maße von den Altersbildern der verantwortlichen Akteure und den Vorstellungen, die in den Teams der Institution vorherrschen, ab (BMG 2012).

1.1.1 Gesellschaft des langen Lebens

Niemals zuvor erreichten so viele Menschen ein so hohes Alter wie heute. Die höhere Lebenserwartung ist multifaktoriell begründet, Altern ist eine Mischung aus genetischer Disposition und Umwelteinflüssen. Die Entwicklungen in der allgemeinen medizinischen und der notfallmedizinischen Versorgung sowie die technischen Errungenschaften, die zu Verbesserungen und Gesundheitserhaltung am Arbeitsplatz und vielen persönlichen Lebensbereichen geführt haben, haben direkt und indirekt zur Verlängerung der allgemeinen Lebenserwartung beigetragen.

Die Lebenserwartung ist in den westeuropäischen Ländern seit 1900 um mehr als 30 Jahre gestiegen. Es kann von einem weiteren Anstieg ausgegangen werden, wie die verbesserten Gesundheits- und Lebenschancen aufzeigen. Die Lebenserwartung von neugeborenen Mädchen liegt heute in Deutschland bei 82,4 Jahren, die der Jungen bei 77,17 Jahren. Bei Erreichen des 80. Lebensjahres werden Frauen heute im Durchschnitt noch 8,97 Jahre, die 80-jährigen Männer noch 7,65 Jahre leben. Die Mehrheit der Menschen in Westeuropa kann davon ausgehen, nach dem Ausscheiden aus dem Erwerbsleben noch viele Jahre ein Leben, das sie frei gestalten können, bei guter Gesundheit vor sich zu haben.
Unter diesen Bedingungen eröffnet sich für alte Menschen eine Vielzahl einnehmbarer Lebensperspektiven, theoretischer Handlungsmöglichkeiten und Lebensmodelle für das Alter, was auf den soziologischen Begriff der **„Multioptionsgesellschaft"** gebracht wurde. Das Denkmodell der Multioptionsgesellschaft findet in seiner individuellen Gestaltung seine Begrenzung in den biografischen, sozialstrukturellen, ökonomischen und auch gesundheitlichen Bedingungen vieler alter Menschen. Sehr wahrscheinlich wird der Anteil der Menschen weiter steigen, die gesund und unabhängig alt werden.

Grenzen des Alters und Multipathologie

Die begrüßenswerten Fortschritte führen jedoch auch dazu, dass sich in der Gesellschaft des langen Lebens nicht nur die positiven Möglichkeiten des Alters zeigen, sondern auch die Grenzen des Alters und die möglichen Auswirkungen eines langen Lebens mit Multimorbidität, Behinderung und Pflegebedarf. Gleichzeitig mit den positiven Errungenschaften wird sehr wahrscheinlich auch die Anzahl der chronisch kranken und pflegebedürftigen Menschen steigen. Und diese werden trotz multipler Pathologien deutlich länger leben, als das noch in der vorherigen Generation der Fall war (Sachverständigenkommission 2010).
Bei geriatrischen Patienten besteht grundsätzlich ein höheres Risiko für Komplikationen, Folgekrankheiten und die Chronifizierung von Erkrankungen mit Verlust an Selbstständigkeit und Alltagsbewältigung. Dem muss von Anbeginn der Krankenhausaufnahme und Behandlung begegnet werden.

Freizeitwert und Freizeitgestaltung

Ursprünglich wurde davon ausgegangen, dass der Mensch nach einer bestimmten Anzahl von Erwerbsjahren körperlich so geschwächt ist, dass eine Weiterbeschäftigung ineffizient erschien und die verbleibenden Jahre dem Ausruhen dienen sollten, was den Begriff des „Ruhestandes" verständlich macht. Tatsächlich nimmt der Zeitanteil für Regeneration (Essen, Schlafen, Körperpflege) nach Eintritt in den Ruhestand zunächst zu und es entsteht temporär eine gewisse Freude am Müssiggang (Voges 2008). Heute kann jedoch davon ausgegangen werden, dass nach dem Erwerbsleben beim überwiegenden Teil der verrenteten alten Menschen noch ein hohes Leistungsvermögen und Aktivitätspotenzial vorhanden ist. Die bessere körperliche Verfassung und die höheren Ressourcen durch Bildung und Einkommen alter Menschen führen u. a. zu der Diskussion, die Regelaltersgrenze für die Verrentung anzuheben. Gleichzeitig wird jedoch genau dieses Potenzial alter Menschen geschätzt und für das Einbringen dieses Potenzials in ein gesellschaftliches Engagement geworben, was von einem Großteil der alten Menschen auch gern angenommen wird.
Nach Beendigung der Erwerbsarbeit ergibt sich für die Person eine „relative Zeitfreiheit", die anfangs oft zu einer rastlosen oder diffusen Hyperaktivität führt,

zumal dann, wenn der Übergang in den Erwerbsruhestand nicht geplant vollzogen worden ist. Um ein positives Erleben zu bewirken, müssen Aktivitäten zunächst mehr sein als reiner Zeitvertreib oder Erholung und Regeneration und arbeitsähnliche Dimensionen aufweisen.

Die Erwerbsarbeit hat den Tageslauf in Arbeit und Freizeit eingeteilt und strukturiert. Diese Struktur geht vorübergehend verloren. Freizeit galt als die Zeit im Alltagsgeschehen, die ohne jede Verpflichtung zur eigenen Verfügung steht. Haushaltsführung und Familienversorgung werden zwar außerhalb der Erwerbszeit durchgeführt, gelten jedoch eher nicht als Freizeitbeschäftigung, sondern als persönliche oder familiale Pflichttätigkeiten zur Lebensführung, die oft neben der Erwerbstätigkeit unter enormem Zeitdruck ausgeführt werden. Nach Eintritt in den Erwerbsruhestand wird insbesonders von Frauen in diesen Tätigkeitsbereich mehr Zeit investiert und die Haushaltsführung übernimmt zum Teil die Tagesstrukturierung, die im Erwerbsleben durch Arbeitszeiten bestimmt war. Männer übernehmen mit Eintritt in die Verrentung diese Struktur und beteiligen sich häufiger an der Erledigung haushaltsnaher Aufgaben, wenngleich die Geschlechterverteilung in diesem Bereich wie zuvor erhalten bleibt. Insgesamt haben das Wohnen und die häusliche Ordnung für alte Menschen eine hohe Bedeutung, was sich dadurch zeigt, dass mehr Zeit in der Häuslichkeit verbracht wird und in die häusliche Umgebungsgestaltung mehr Zeit als zuvor investiert wird. Das Zuhause wird deutlicher als in früheren Lebensphasen als Ort der Ruhe und des gemütlichen Wohlbefindens angesehen. Es dient häufig auch deshalb als Aufenthalts- und Rückzugsort, da die Welt draußen fremd werden kann.

Dennoch entwickeln die jetzt alten Menschen im Vergleich zur vorherigen Generation deutlich mehr Aktivitäten außerhalb ihres gewohnten bisherigen Lebensgefüges. So werden Reisen unternommen, die weit über die früheren Unternehmungen hinausgehen. Die Anbieter haben sich auf die Zielgruppe der Senioren eingestellt und bieten Erholungs- und Bildungsreisen in Gruppen an. Die Transportmittel sowie die Unterkünfte und die Versorgung vor Ort sind entsprechend seniorenfreundlich ausgestaltet. Insbesondere wird viel Wert auf Barrierefreiheit gelegt, die Reisen auch mit Rollator oder Rollstuhl möglich macht und in den Räumlichkeiten durch Haltegriffe und ähnliche Ausstattung bis zu höhenverstellbaren Betten für Sicherheit und Mobilität sorgt. Vielfach werden zu Gruppenreisen besondere Betreuungspersonen hinzuzogen und am Reiseziel ambulante Pflege angeboten. Örtliche ambulante Pflegedienste kooperieren mit Reiseanbietern oder bieten für Einzelreisende sogenannte Hotelpflege an.

Durch die Haushaltsaktivitäten bleibt die Zeit für gemeinschaftliches Engagement bei älteren Frauen zunächst auf dem Niveau der Phase vor dem Eintritt in den Erwerbsruhestand, während sich der Zeitanteil bei Männern erhöht. Die eigenen Fähigkeiten einzusetzen, diese der Umwelt zur Verfügung zu stellen und so Anerkennung zu bekommen, ist ein existenzielles Grundbedürfnis aller Menschen. In der Freiwilligenarbeit haben ältere Menschen die Möglichkeit, ihre Kompetenzen in eine sozial anerkannte Tätigkeit einzubringen, weshalb das gern angenommen wird und zum Teil die frühere Anerkennung durch den Beruf ersetzt. Etwa ein Drittel der alten Menschen bekleidet ein zeitintensives festes Ehrenamt. Etwa ein Fünftel der alten Menschen geht einer ehrenamtlichen Tätigkeit bis ins hohe Alter nach. Am häufigsten engagieren sich ältere Menschen in kirchlichen Gruppen, sozialen Vereinen, Sportvereinen und in Gruppen zur Freizeitgestaltung in Seniorenkreisen oder der Gesunderhaltung wie dem Kneippverein. Mit zunehmendem Alter steigt die Bereitschaft, sich in seniorenbezogenen Vereinen zu engagieren, was dann den Charakter von Selbsthilfe auf Gegenseitigkeitsbasis annimmt.

Soziale Aktivitäten, wie persönliche Kontakte, Veranstaltungen und Unterhaltungen sind für die Zufriedenheit und die Gesundheit im Alter von großer Bedeutung. Sie nehmen dennoch zeitlich nicht zu, sondern erfahren eine Umgewichtung. Kulturelles Interesse bleibt konstant, jedoch nimmt die Häufigkeit der Besuche kultureller Veranstaltungen ab. Auch der Zeitaufwand für gesellige Zusammenkünfte und soziale Kontakte außerhalb des familiären Netztwerkes nimmt ab. Die Beziehungen zu nahestehenden und emotional wichtigen Personen bekommen Vorrang. Mit zunehmendem Alter und möglichen Mobilitätseinschränkungen verlieren außerhäusliche Aktivitäten teilweise an sinnstiftender Bedeutung und es findet ein Rückzug auf innerhäusliche Aktivitäten und passive Beschäftigungen wie Fernsehen, Radio, Zeitunglesen statt. Vor dem Hintergrund sozialer und physischer Behinderungen in der Umwelt bieten diese passiven Aktivitäten einen Ersatz, der nicht unterschätzt werden darf, da er für eine stabilisierende Konstante im Leben der älteren Mensch sorgt. Vor diesem Hintergrund ist erklärbar, dass auch ältere Menschen mit höherer passiver Freizeitbeschäftigung und geringen Außenkontakten nicht unmittelbar eine größere Unzufriedenheit in ihrem Alter erleben. Vielmehr arrangieren sich die älteren Menschen so in der Bewertung der Abnahme aktiver Tätigkeiten und erleben eine gewisse Zufriedenheit in ihrer scheinbaren Inaktivität.

1.1.2 Die Bevölkerung in der Bundesrepublik Deutschland

Altersgruppen und Geschlecht

▶ Abb. 1.1, ▶ Tab. 1.1.

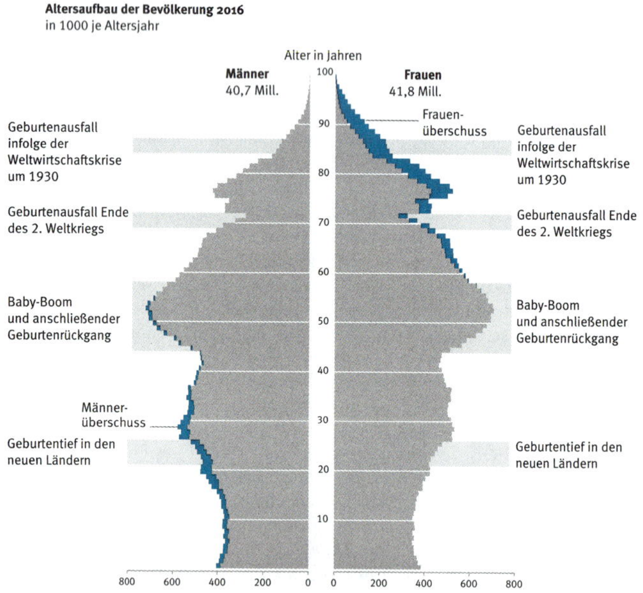

Abb. 1.1 Bevölkerung nach Alter und Geschlecht [W193]

Tab. 1.1 Das Alter ist weiblich

Altersgruppe	Frauen [%]	Männer [%]
Bevölkerung > 65 J.	59,4	40,6
Bevölkerung > 80 J.	70,8	29,2
Alleinlebende > 65 J.	80,9	19,1
Pflegebedarf > 65 J.	74	26
Pflegebedarf > 80 J.	81	19
Armutsschwelle > 80 J.	87,6	12,4
Pflegende Angehörige	80	20
Im Pflegeheim lebend	78,9	21,1
An Demenz erkrankt	70	30

Quelle: Schulz 2006; DZA 2016

Bevölkerungsentwicklung

▸ Tab. 1.2.

Tab. 1.2 Bevölkerungs- und Altersentwicklung

Jahr	Gesamte Bevölkerung in Mio.	Alter < 20 J. [%]	Alter 20–59 J. [%]	Alter gesamt > 60 J. [%]	Alter > 80 J. [%]
1950	69,3	30,4	55	14,6	1
1970	78,1	30	50,1	19,9	2
1990	79,8	21,7	57,9	20,4	3,8
2001	82,4	20,9	55	24,1	3,9
2010	83,1	18,7	55,7	25,6	5
2030	81,2	17,1	48,5	34,4	7,3
2050	75,1	16,1	47,2	36,7	12,1

Quelle: Statistisches Bundesamt 2010: Vorausberechnung der 10. koordinierten Bevölkerungsvorausberechnung in der Variante 5: mittlere Bevölkerungsannahme und mittlere Wanderungsannahme bei jährlich 200.000 Personen und mittlere Lebenserwartungsannahme. Lebenserwartung in 2050 bei 81/87 Jahre

1.2 Somatische Veränderungen

1.2.1 Schlafen

Andreas Kutschke und Siegfried Huhn

Veränderungen und Störungen

Etwa jeder fünfte Bundesbürger leidet unter Schlafstörungen (Insomnien). Bei den über 65-Jährigen klagen ca. 60 % über leichte bis starke Insomnien. Frauen sind wesentlich häufiger, über einen längeren Zeitraum und in der Ausprägung stärker von Schlafstörungen betroffen als Männer.

Insgesamt wird das Wohlbefinden durch nicht ausreichenden ohne oft gestörten Schlaf massiv beeinträchtigt. Schlafstörungen sind ein häufiger Grund für Arztbesuche, verbunden mit dem dringenden Wunsch nach Abhilfe, da die tatsächliche Belastung durch Schlafentzug oder mindere Schlafqualität als sehr hoch bewertet wird. Durch ständigen schlechten Schlaf manifestieren sich Folgeprobleme, die insbesondere bei alten Menschen zu psychischen Beeinträchtigungen bis hin zu einer Depression führen können. Zudem erscheint es vielfach unklar, ob die Schlafstörungen die Ursache oder die Folge des Problems sind (Perrar et al. 2011). Im Alter verändert sich das Schlafmuster: Die **„Einschlaflatenz"**, also die Zeit zwischen dem Einschlafen und dem Erreichen des Tiefschlafs, verlängert sich. Deshalb liegen alte Menschen öfter länger halbschlafend im Bett, bevor sie wirklich einschlafen. Solange es sich um ein tiefes Ruhen ohne Störempfinden handelt, wird die Schlafqualität kaum beeinträchtigt. Darüber hinaus nehmen die Tiefschlafphasen ab und es kommt zu vermehrten Schlafunterbrechungen. Die Folge ist eine geringere **„Schlafeffizienz"**. Hierunter ist das Verhältnis zwischen der tatsächlichen Schlafzeit und der im Bett verbrachten Zeit zu verstehen. Tagsüber kommt es zu häufigen, kleinen Schlafphasen, den „Nickerchen" zwischendurch, die unkontrolliert durchaus zu einem Problem für den Nachtschlaf werden können. Zusätzlich besteht bei alten Menschen eine Tendenz, früh schlafen zu gehen und früher wieder aufzustehen.
Häufige Folgen schlechten Schlafs:
- Ängstliche Erwartung einer wieder schlechten Nacht
- Grübeln und Gedankenkreisen zum Schlaf
- Minderung des Wohlbefindens und der Stimmung
- Überschießende emotionale Reaktionen
- Kopfschmerzen, Blutdruckschwankungen
- Verminderte Leistungsfähigkeit
- Kognitive Beeinträchtigungen
- Gedächtnisstörungen (mod. Happe und Paulus 2005)

Einteilung der Schlafstörungen

- Hyposomnien (Insomnien) sind Ein- und Durchschlafstörungen, die zu einer Verkürzung der Gesamtschlafzeit führen.
- Hypersomnien zeichnen sich durch eine Verlängerung der Gesamtschlafzeit aus.
- Chronobiologische Störungen beziehen sich auf Veränderungen des Schlaf-wach-Rhythmus.
- Parasomnien sind episodische Erscheinungen im Schlaf:
  - Schlafwandeln
  - Nächtliches Einnässen
  - Panikzustände
  - Zähneknirschen

Schnarchen

Männer schnarchen etwas häufiger als Frauen. Im Alter zwischen 60–65 Jahren schnarchen 60 % aller Männer und 40 % aller Frauen. Schnarchen entsteht durch das Zurückfallen von Zunge und Unterkiefer, wobei der Luftstrom, der durch die Nasenhöhle geht, behindert wird. Der Schläfer beginnt durch den Mund zu atmen und bringt das Gewebe der oberen Luftwege und den Gaumen in Schwingung. Dieser Vorgang wird durch viele Faktoren beeinflusst, z. B. durch die Körperlage, verschiedene Medikamente und Übergewicht.

Folgen von Schlafstörungen

Kommt es über einen längeren Zeitraum zu Schlafstörungen, kann das zu Beeinträchtigungen in der Alltagsbewältigung führen, z. B.:

- Geringe psychische und körperliche Belastbarkeit
- Erhöhtes, ungewolltes Einschlafen auch am Tag
- Unfallgefahr
- Verminderte Aufmerksamkeit
- Sturzhäufigkeit

Sollte der Betroffene noch Auto fahren, so besteht bei latenter Schlafstörung ein erhöhtes Unfallrisiko. Bei Bewohnern im Altenheim können Alltagsaktivitäten oder die Teilnahme an Gruppenaktivitäten deutlich erschwert sein oder nicht mehr stattfinden.

Schlaf beurteilen

Für die Beurteilung des Schlafs ist das Führen eines Schlafbeobachtungsrasters zu empfehlen (▶ Tab. 1.3).

Tab. 1.3 Schlafbeobachtungsraster (Beispiel)

Schlafbeobachtungsraster	**Inhalt**	**Bemerkung**
Gesamtschlafdauer	Stunden:	
Nickerchen am Tag und deren Zeit	Wie viele: Zeit:	
Aktivitäten am Tag	Welche:	
Bevorzugte Einschlafzeit/Aufstehzeit	Uhrzeit:	
Einschlafrituale und Einschlafposition	Welche:	
Eingenommene Medikamente oder Genussmittel (ggf. Hang-over in den nächsten Tag)	Medikament oder Genussmittel: Beobachtung:	
Besonderheiten beim Schlaf, z. B. Schnarchen, Apnoen etc.		
Bei Schlafstörungen die mögliche Ursache erfragen		
Schmerzen abklären		
Umgebungsfaktoren		
Hunger, Durst oder andere Bedürfnisse, die zum Erwachen geführt haben		
Schlafergebnis: Fühlt sich die Person nach Schlaf erholt		

Eine genauere Schlafbiografie kann erhoben werden, wenn die nötigen Informationen zur Verfügung stehen oder der Betroffene hierzu befragt werden kann (Perrar et al. 2011).
Als Selbsteinschätzung kann der Patient/Bewohner seinen Schlaf auf einer visuellen Analogskala beurteilen (▶ Abb. 1.2).

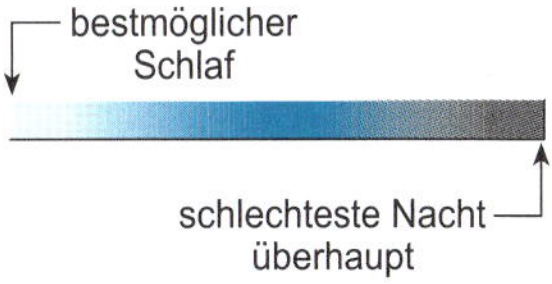

Abb. 1.2 Visuelle Analogskala Schlaf [L141]

1

Die Einschätzungen können beispielsweise mittels
- Schlaf-Tagebuch,
- subjektiven Einschätzungsskalen,
- Interviews und
- Beobachtungen

ermittelt werden.
Arzneimittel können sowohl zu Störungen des Schlafs als auch bei sedierenden Wirkungen zu Hypersomnie führen.

1.2.2 Körperliche Funktionen

Siegfried Huhn

Die wichtigsten altersbedingten Veränderungen sind in ▶ Tab. 1.4 dargestellt.

Tab. 1.4 Wichtigste altersbedingte Veränderungen

Organ/System	Altersbedingte Veränderung	Mögliche Folgen
Sinnesorgane	• Augen: Alterssichtigkeit (Presbyopie) • Linsentrübung • Ohren: Hochtonverlust (Presbyakusis)	• Verminderte Akkomodation • Abnahme des Sehvermögens • Eingeschränkte Wortdiskrimination bei Hintergrundgeräuschen
Magen-Darm-Trakt	• Inappetenz und schnelle Sättigung • Atrophische Gastritis • Verzögerte Darmpassage • Verringerter Defäkationsreflex	• Mangelernährung mit Gewichtsabnahme und fehlenden Nährstoffen • Blähungen, Reizdarm und Obstipation
Hormonsystem	• Beeinträchtigte Glukosetoleranz • Abnahme Vitamin-D-Absorption und -Aktivierung in der Haut • Abnahme Blutöstrogenspiegel bei der Frau • Abnahme des Testosteron-Östradiol-Quotienten beim Mann	• Erhöhter Blutzuckerspiegel bei akuten Erkrankungen, u. a. Osteopenie • Wechseljahre/Menopause, u. a. Störungen der Sexualfunktion
Herz-Kreislauf-System und Atemtrakt	• Abnehmende Anpassung der Arterien, zunehmender systolischer und diastolischer Blutdruck, aber auch zunehmende Blutdruckamplitude (Abstand zw. syst. und diastol. Wert) • Verzögerte Blutdruckregulation • Einschränkung des Herzschlagvolumens • Abnahme der Lungenelastizität	• Orthostatische Probleme • Erhöhte Herzfrequenz • Abnehmender Sauerstoffpartialdruck
Urogenitaltrakt	• Perzeption von Durst ↓, Perzeption von Sättigung ↑ • Harnblasentonus ↑, Kapazität ↓ • Niere: glomeruläre Filtrationsrate ↓ • Benigne Prostatahyperplasie	• Erhöhte Gefahr der Exsikkose • Häufigeres Urinieren, meist mit verkürzter Drangzeit • Risiko Harninkontinenz • Erhöhter Wasserverlust • Nächtliches Wasserlassen, Harnverhalt

Tab. 1.4 Wichtigste altersbedingte Veränderungen *(Forts.)*

Organ/System	Altersbedingte Veränderung	Mögliche Folgen
Blut- und Immunsystem	• Vermutete Abnahme der Knochenmarkreserve • Abnehmende Funktion der T-Lymphozyten • Zunahme der Autoantikörper	Verminderte Immunantwort
Stütz- und Bewegungsapparat	• Abnahme der Muskelmasse • Abnahme der Skelettmuskulatur • Abnahme der Dehnbarkeit von Bändern, Sehnen und Muskeln • Abnahme der Beweglichkeit der Gelenke • Abnahme des Mineralstoffgehalts der Knochen	• Reduzierte Beweglichkeit und Kraft • Veränderung im Gangbild: Schrittlänge; Fuß heben, Richtungswechsel, Balance, Standstabilität • Erhöhte Sturzneigung • Erhöhte Anfälligkeit für Knochenbrüche
Nervensystem	• Abnahme der Ganglienzellen und Neurotransmitter • Abnahme der Phospholipide in der Zellmembran • Beeinträchtigung der Rezeptorenfunktion	• Erhöhte Aufnahme schädlicher Substanzen • Verminderte Glukoseaufnahme

1.2.3 Körperliche Aktivität

Alltagsaktivität

Unter körperlichen Alltagsaktivitäten sind die Aktivitäten zu verstehen, die nötig sind, um den persönlichen Alltag zu bewältigen, insbesondere Haushaltsführung und Freizeitgestaltung. Die überwiegende Zahl nicht pflegebedürftiger alter Menschen bewältigt die Alltagsanforderungen selbstständig oder mit geringfügiger Unterstützung durch Familienangehörige. Auch in der Freizeit werden körperliche Aktivitäten wie Spaziergänge durchgeführt. In der Generali-Altersstudie wurde die Aktivität „Einkaufen gehen“ daraufhin untersucht, ob der Einkauf zu Fuß, mit dem Fahrrad oder mit dem Auto bewältigt wird. Etwas über ein Drittel der befragten alten Menschen zwischen 70 und 83 Jahren geben dabei an, zu Fuß zum Einkaufen zu gehen. Etwa ein Fünftel der Befragten benutzt das Fahrrad. Die Fahrt mit dem Fahrrad nimmt in der Gruppe der über 80-Jährigen wieder ab, wodurch in dieser Altersgruppe der Anteil der Fußgänger wieder zunimmt. Personen, die ein Auto besitzen, benutzen dieses häufiger für den Einkauf, gehen also seltener zu Fuß oder fahren Fahrrad, obwohl ihre Gesundheit das zuließe. Welche Fortbewegung gewählt wird, hängt wesentlich von gesamten Lebensstil bzw. dem Bildungsgrad der Gruppen ab. Personen mit geringerem Bildungsgrad benutzen häufiger das Auto und nur sehr selten ein Fahrrad zum Einkaufen.

Sportaktivität

Grundsätzlich hat sich die sportliche Aktivität in der Gruppe der Personen über 65 Jahre im Vergleich mit früheren Untersuchungen deutlich erhöht. Dabei werden Spaß an Bewegung, Erhalt körperlicher Fitness und Gesundheitsprävention als Gründe genannt. Sportvereine und Sportstudios bieten inzwischen hochwertige Seniorenangebote unter professioneller Anleitung. Zur Prävention wird Personen ab dem 60. Lebensjahr ein Bewegungs- und Muskeltraining empfohlen.

1

Aktivitätseinbußen

Die durchschnittlichen geriatrischen Patienten zeigen eher eine Einschränkung der körperlichen Aktivitäten. Mit dem Auftreten gesundheitlicher Probleme bzw. akuter Ereignisse geht zumeist ein Rückschritt der körperlichen Aktivitäten einher. Zum Teil geschieht das aus der Angst heraus, den körperlichen Anforderungen nicht gewachsen zu sein, oder auch nach einem akuten belastenden Ereignis, wie z. B. einem Sturz, um weiteren Stürzen vorzubeugen. Die Angst, den Anforderungen des schnellen Geschehens im Straßenverkehr nicht mehr zu genügen, insbesondere wenn die Reaktionsgeschwindigkeit nachlässt, führt häufig dazu, dass die Teilnahme zurückgefahren wird. Damit geht dann ein tatsächlicher Rückgang der körperlichen Leistung einher, der zu weiteren Einschränkungen führt. Ein Großteil der alten Menschen schränkt die körperlichen Aktivitäten so weit ein, dass diese kaum mehr über Haushaltstätigkeiten innerhalb der Wohnung hinausgehen.

1.2.4 Ernährung

Essen und Trinken sind überwiegend als Routinen an Rituale und soziale Funktionen gebunden, die im Laufe des Lebens eingeübt werden. Bei der „Singularisierung“ im Alter werden diese Routinen oft aufgegeben. Frauen verzichten dann zum Teil auf Mahlzeiten, da die Zubereitung für nur eine Person als zu aufwendig erachtet wird. Männer der jetzigen Alten-Generation sind an die selbstständige Lebensmittelversorgung nicht ausreichend gewöhnt und nehmen Nahrung oft nur unregelmäßig auf. Dadurch kann es zu einer Vernachlässigung der Selbstfürsorge bei der Ernährung kommen. Andere Probleme liegen in der Nahrungsbeschaffung und der Nahrungsauswahl, die besonders bei alten Menschen mit Einschränkungen in den ADL einhergehen.

Nahrungsbedarf

Der Bedarf an Nährstoffen bleibt im Alter konstant, während der Bedarf an Energie abnimmt. Für alte Menschen werden deshalb Lebensmittel mit hoher Nährstoffdichte (vitamin- und mineralstoffreich) statt energiereiche Lebensmittel empfohlen. Defizite finden sich zumeist in der Versorgung mit Vitamin B_{12}, C und D, Kalzium und Ballaststoffen. Bei einer geringen Nahrungsaufnahme unter 1000 kcal findet sich eine Unterversorgung mit Vitaminen, Elektrolyten und Spurenelementen (Kurth u. Schütt 2017).

Ernährungsstatus

Als Einschätzung des Ernährungsstatus wird überwiegend der **Body-Mass-Index (BMI)** herangezogen, der sich aus Körpergewicht (kg) durch Körpergröße (m^2) errechnet (▶ Tab. 1.5). Für alte Menschen hat die BMI-basierte Einteilung eine andere klinische Relevanz als für jüngere Menschen. Insofern gilt die WHO-Einteilung des Übergewichts nicht uneingeschränkt. Ältere Menschen profitieren von einem leichten Übergewicht, weshalb als Grenze für Untergewicht ein BMI $< 20\,kg/m^2$ angenommen wird und der Bereich BMI 25–30 kg/m^2 nicht zwingend als Übergewicht anzusehen ist.

Altersanorexie

Verantwortlich für die Aufnahme von Nahrung ist das komplexe System der Hunger- und Sättigungsregulation, das im Alter oft gestört ist. Von Bedeutung ist hierbei die häufig auftretende altersbedingte Abnahme des Appetits, die sogenannte

Tab. 1.5 Body-Mass-Index (BMI)

Ernährungsstatus	BMI [kg/m²]
Untergewicht	< 18,5
Normalgewicht	18,5–24,9
Übergewicht	> 25
Präadipositas	25–29,9
Adipositas Grad I	30–34,9
Adipositas Grad II	35–39,9
Adipositas Grad III	40–49,9
Adipositas Grad IV	> 50

Altersanorexie, die mit einer Abnahme der Hungersignale bei gleichzeitiger Zunahme von Sättigungssignalen einhergeht.
Beim Appetit handelt es sich nach heutigen Erkenntnissen um ein Zusammenspiel von Geschmacks- und Geruchsreizen, optischen Stimuli, sozialer Umgebung, individuellen Gewohnheiten, aktueller Stimmungslage sowie dem körperlichen und gesundheitlichen Zustand. Wie die Ausstattung mit Riechzellen (ca. 30 Millionen) vermuten lässt, beeinflusst besonders der Geruchssinn die Essenslust. Die Geruchswahrnehmung nimmt jedoch im Alter deutlich ab, was zum Teil durch das Absinken der Nasenspitze erklärt wird. Störungen des Geschmackssinns treten bei Mundtrockenheit, mangelnder Mundpflege oder auch durch bestimmte Medikamente verstärkt auf.
Zusätzlich wird eine Abnahme des zentralen Essensantriebs, der hormonell reguliert wird, diskutiert. Gleichzeitig führt die geringere Dehnung des Magenfundus während der Nahrungsaufnahme zu einer frühzeitigen Sättigung und die verzögerte Magenentleerung mit längerer Verweildauer der Speisen im Magen zu einer länger anhaltenden Sättigung. Dadurch kommt es insgesamt zu einer Abnahme des Essantriebs mit in der Folge reduzierter Nahrungsmenge.

Mangelernährung

Mangelernährung in der Häuslichkeit:
- 0 % bei selbstständig lebenden Personen, jedoch für 11 % ein Risiko
- 13 % bei pflegebedürftigen Personen, jedoch für 57 % ein Risiko

Mangelernährung in stationärer Versorgung:
- 9–27 % der Bewohner im Pflegeheim, jedoch für 42–71 % ein Risiko
- 17–30 % der Patienten in Akutklinik, jedoch für 38–60 % ein Risiko (Volkert 2015)

Adipositas

Die Häufigkeit von Adipositas hat in den letzten 15 Jahren erheblich zugenommen. Der Anstieg wird über alle Altersgruppen hinweg mit 22 % angegeben. Dabei tritt die Adipositas bei älteren Menschen derzeit häufiger auf als bei jüngeren Menschen. Der Anteil der 60- bis 75-Jährigen mit Adipositas lag im Jahre 2013 bei über 20 % und nahm mit dem 75. Lebensjahr wieder leicht ab. Frauen sind häufiger betroffen als Männer. Im Ländervergleich liegt Deutschland weltweit bei der

1

Adipositasprävalenz an siebter Stelle; in Europa nach Finnland an zweiter Stelle, weit vor Österreich und der Schweiz. Als Hauptgrund werden die Ernährungsgewohnheiten mit zu energiereichen Lebensmitteln und zu wenig Bewegung angegeben. Es besteht ein Zusammenhang zum sozioökonomischen Status (Barmer 2016). Seit Kurzem verwendet man auch den Begriff der **adipösen Sarkopenie** (bzw. sarkopenen Adipositas), d.h. ein erhöhter BMI bei verminderter Muskelmasse und erhöhtem Fettanteil.

Flüssigkeitsversorgung

Der Wasserhaushalt wird durch die Flüssigkeitszufuhr über das Trinken und die feste Nahrung reguliert, die Ausscheidung erfolgt über die Niere. Das Durstempfinden nimmt im Alter ab, weshalb oft zu wenig Flüssigkeit aufgenommen wird. Gleichzeitig kommt es aufgrund endokrinologischer Altersveränderungen in der Niere dazu, dass die Ausscheidung harnpflichtiger Substanzen mit größeren Wassermengen vonstattengeht, was zusätzlich einen Wasserverlust bedeutet. Deshalb besteht für alte Menschen bei ohnehin reduziertem Körperwassergehalt ein hohes Dehydratationsrisiko (Huhn 2009).

Planungsrelevanz

- Altersanorexie: Appetit und Essensantrieb nehmen im Alter häufig ab.
- Der Bedarf an Nährstoffen bleibt gleich, der Bedarf an Energie nimmt ab.
- Ältere Menschen gleichen eine zeitweise erniedrigte oder erhöhte Nahrungszufuhr schlechter aus als jüngere Menschen.
- Der geringere Körperwassergehalt, das nachlassende Durstempfinden und die veränderte Nierenfunktion erhöhen im Alter das Dehydratationsrisiko.
- Veränderungen in der Lebenssituation und Selbstversorgungsdefizite im Alter wirken sich auf die Ernährung aus und müssen bei Ernährungsinterventionen berücksichtigt werden.
- Bei vorhandenen oder erwartbaren Ernährungsproblemen soll eine fachgerechte Ernährungsberatung erfolgen.
- Bei Selbstversorgungsdefiziten ist die soziale Situation abzuklären und es sind Hilfsangebote einzuholen. (Volkert 2015; Huhn 2009)

1.2.5 Mundgesundheit

Die Mundhöhle ist der Eingang zum Verdauungstrakt. Die aufgenommene Nahrung wird im Mund zerkleinert, eingespeichelt und durch die Kaubewegung in den Rachenraum transportiert. Die Lippen bilden den Eingang zur Mundhöhle und den äußeren Mundschluss. Sie sind von einer zarten Haut bedeckt, wodurch die hohe Sensibilität der Lippen möglich wird, aber gleichzeitig eine größere Verletzungsgefahr besteht. Die Lippen sind normalerweise rosarot, weich und geschmeidig und ohne Einrisse. Die Mundhöhle selbst besteht aus zwei Bereichen. Der Mundhöhlenvorraum ist der Bereich zwischen Lippen, Wangen und Zähnen. Die eigentliche Mundhöhle ist der von den Zähnen umschlossene Raum. Die Zunge bildet die untere Begrenzung der Mundhöhle. Sie ist ein sehr beweglicher mit Schleimhaut überzogener Muskel, der die Mundhöhle bei geschlossenem Mund fast vollständig ausfüllt. In gesundem Zustand ist sie mattrosa, feucht, etwas rau und frei von Belägen oder Verletzungen. Die Mundschleimhaut ist ebenfalls frei von Belägen, Bläschen oder Verletzungen und i.d.R. rot und feucht. Bei alten Menschen führen altersphysiologische Prozesse oft dazu, dass die Farbe der Mundschleimhaut mattrosa bis grau erscheint und insgesamt trockener ist als bei jüngeren Menschen. Durch die verminderte Speichelproduktion im Alter ist die Mundschleimhaut anfälliger für Verletzungen und Entzündungen (Keller 2014, Leischker u. Kolb 2009, Gottschalk 2007).

Die anatomische Gesamtheit des Mund-, Zahn- und Kiefersystems (stomatognathes System) mit ihren verschiedenen Strukturen und deren biomechanischen, funktionellen und neuromuskulären Wechselwirkungen ist für das Sprechen, Kauen und Schlucken zuständig. Das Zusammenspiel von Zähnen und Zahnhalteapparat, Kaumuskulatur und mimischer Muskulatur, Kiefergelenken und Zunge ist ein äußerst komplexes Geschehen. Schon leichte Veränderungen an den beteiligten Strukturen wie eine Zahnfleischentzündung (Gingivitis), aber auch Veränderungen in der Mundschleimhaut oder größere Speisereste im Mund führen zu Irritationen und Funktionseinschränkungen mit Auswirkungen auf die Effizienz des gesamten Systems. Zum einen kann die im Mund beginnende Verdauungsleistung nicht ausreichend erfolgen, zum anderen können Schutzfunktionen gestört werden, was im Extremfall zu Aspiration mit Erstickungsängsten oder auch zur Aspirationspneumonie führen kann. Eine mangelhafte Mundhygiene kann zu Entzündungen der Mundschleimhaut und zu Zahnfleischentzündungen mit Übergang von der Gingivitis zur Parodontitis mit weitgehend irreversibler Zerstörung des gesamten Zahnhalteapparats (Bindegewebe und Knochen) führen.

Ältere Menschen besitzen heute mehr natürliche Zähne, als die vorherige Generation, die einen hohen Anteil von Totalprothesenträger aufgewiesen hat. Nur etwa 20 % der heutigen über 65-Jährigen sind zahnlos. Das ist auf die verbesserte zahnmedizinische Versorgung und das Bestreben nach Zahnerhalt zurückzuführen. Mit der Zunahme der Zahnerhaltung geht jedoch eine Zunahme schwerer Erkrankungen des Zahnhalteapparats (Parodontitis) und der Zahnwurzel (Karies) einher. Möglicherweise verstärkt sich im Alter die in der Bevölkerung vorherrschende Vernachlässigung der Zahnvorsorge und Mundhygiene.

Die Deutsche Mundgesundheitsstudie (DMS IV/2005) zeigt, dass unter den Senioren die Parodontitis am weitesten verbreitet ist. 48 % dieser Altersgruppe sind von einer mittelschweren und 40 % von einer schweren Ausprägung der Paradontitis betroffen. In der Gruppe der älteren Menschen ist in den nächsten Jahren von einer weiteren Zunahme der Parodontitis auszugehen. Bereits heute ist eine angemessene zahnmedizinische Versorgung immobiler und pflegebedürftiger älterer Menschen aufgrund der unzureichenden Rahmenbedingungen in der Häuslichkeit und fehlender zahnärztlicher Betreuungsmöglichkeiten in Pflegeeinrichtungen nicht ausreichend, obwohl dies technisch möglich wäre. Hinzu kommt die deutlich erkennbare mangelhafte Mundhygiene von alleinlebenden und in Pflegeeinrichtungen wohnenden Personen.

Diese Entwicklung ist auch im Hinblick darauf bedeutsam, dass die Parodontitis nachweislich Wechselwirkungen zu allgemeinmedizinischen Erkrankungen wie Diabetes mellitus, Herz-Kreislauf-Erkrankungen, Lungenerkrankungen sowie Magen-Darm-Störungen aufweist und sich aus den parodontal verursachten Wundflächen im Mundraum Infektionsrisiken für den Körper ergeben (ZQP 2013; RKI 2009).

Fäulnisprozesse mit Keimverschleppung wirken in den gesamten Organismus und können zu internistischen Erkrankungen beitragen. Insbesondere werden Diabetes, Niereninsuffizienz, Herz-Kreislauf-Erkrankungen und ein erhöhtes Schlaganfallrisiko, aber auch rheumatische Erkrankungen mit auftretenden Munderkrankungen assoziiert. Ein Zusammenhang zwischen mangelhafter Mundhygiene und Pneumonien bei pflegebedürftigen Menschen ist belegt. Inappetenz mit Nahrungs- und Trinkreduktion lassen sich zum Teil durch die Überlagerung der

Geschmackspapillen auf der Zunge und durch Schmerzen bei der Nahrungsaufnahme erklären (Zenthöfer et al. 2014; Durgude & Cocks 2011).
Die Mundhöhle unterhält ihr eigenes Ökosystem, an dem mehr als 500 verschiedene Bakterienarten beteiligt sind. Die orale Flora steht in einem biologischen Gleichgewicht mit dem Menschen und hält sich selbst unter Kontrolle, solange die Mundschleimhaut und das Immunsystem intakt sind und ausreichend Speichel produziert wird. Dieses Biotop wird jedoch durch Fäulnisprozesse bei unzureichender Mundhygiene gestört. Deshalb muss der Mundhygiene im Rahmen der täglichen Pflege unbedingt mehr Aufmerksamkeit zukommen (Gottschalk 2007).

Assessment Mundgesundheit

▶ Tab. 1.6.

Tab. 1.6 The Oral Health Assessment Tool [F1040-001]

Kategorie	0 = gesund	1 = Veränderung	2 = nicht gesund	Punktzahl der Kategorie 0–1–2
Lippen	Glatt, rosa, leicht feucht	Trocken, rissig, in den Ecken rot	Schwellung oder Knoten Weißer/roter/ ulzerierter Fleck Blutung/ Ulzeration am Mundwinkel	
Mundhöhle und Mundhöhlenvorhof	Sauber, keine Speisereste im Mund, an den Zähnen oder der Prothese	Speisereste in der Mundhöhle/ im Vorhof Zahnstein/Belag an 1–2 Stellen der Zähne oder Zahnprothese; Mundgeruch	Speisereste in der Mundhöhle/ dem Vorhof Zahnstein/Belag an nahezu allen Zähnen oder der Zahnprothese; Mundgeruch	
Zunge	Unauffällig, feucht, etwas rau, rosafarben	Fleckig, rissig, tiefrot, belegt	Rote u./o. weiße Flecken; geschwollen, belegt, ulzeriert	
Zahnfleisch und Schleimhaut	Rosa, feucht, glatt; keine Blutungen	Trocken, gerötet, aufgeraut/wund oder glänzend, geschwollen; wunde Stelle unter der Zahnprothese	Geschwollen, blutend, offene wunde Stellen; weiße/rote Flecken, Rötung unter der Zahnprothese	
Speichel	Feuchte Schleimhäute; frei fließender und wässriger Schleim	Trockene, klebrige Schleimhäute; wenig Schleim vorhanden; Patient/Bewohner klagt über trockenen Mund, evtl. über Durst	Ausgetrocknete Mundhöhle; Rötung; sehr wenig/zäher/kein Speichel; Patient/ Bewohner klagt über trockenen Mund; das Sprechen fällt schwer	

Tab. 1.6 The Oral Health Assessment Tool *(Forts.)*

Kategorie	0 = gesund	1 = Veränderung	2 = nicht gesund	Punktzahl der Kategorie 0–1–2
Zähne ja/nein	Keine braunen/schwarzen Flecken oder Löcher oder abgebrochene Zähne erkennbar	1–3 faule oder abgebrochene oder abgenutzte löchrige Zähne oder nur noch Wurzelstümpfe erkennbar	>4 faule/abgebrochene oder löchrige oder abgenutzte Zähne oder <4 Zähne vorhanden	
Zahnersatz ja/nein	Keine erkennbaren Beschädigungen; Prothese wird regelmäßig getragen	Eine beschädigte Stelle an Prothese; Prothese sitzt locker; wird nur bis zu 2 h getragen	Mehrere beschädigte Stellen; Prothese wird nicht getragen oder fehlt ganz	
Mund- oder Zahnschmerzen	Keine Anzeichen für Schmerz im Verhalten; keine verbalen oder äußeren Schmerzzeichen	Anzeichen von Schmerz verbal oder im Verhalten, z. B. Ziehen am Gesicht, Lippen kauen, Essverweigerung; Abwehraggression; Druckstellen	Äußere Zeichen, z. B. Schwellung der Wange oder des Zahnfleischs, abgebrochene Zähne sowie verbale u./o. Verhaltenszeichen, Abwehrhaltung bei Berührung	
___ **Information zum behandelnden Arzt** ___ **Kontakt zum Zahnarzt vorbereiten** ___ **Pat./Bewohner/Angehörige lehnen Zahnarzt ab** ___ **Interventionen zur Mundhygiene planen** ___ **Tägliche Überprüfung des Mundzustandes durch Pflegefachperson**				**Summe:** **_____/16**

Quelle: Chalmers et al. 2005; deutsche Übersetzung Huhn 2015

1.2.6 Sexualität

Sexualität im Alter gewinnt in der jetzigen Generation alter Menschen auch öffentlich an Bedeutung, verlieren doch bisherige gesellschaftliche Tabus zunehmend an Einfluss. Die häufige Vorstellung junger Menschen, dass sexuelles Empfinden und Erleben mit dem Alter endet, ist längst wissenschaftlich widerlegt. Sexualität ist nicht an Alter gebunden, wenngleich das Alter auch hier Veränderungen mit sich bringt. So nimmt die sexuelle Aktivität im höheren Lebensalter ab, verliert sich jedoch beim überwiegenden Teil der alten Menschen nicht ganz. Selbst Personen, die keine Sexualität im Austausch mit anderen Personen leben, berichten von Masturbation im Alter. Frauen sind in ihrem Sexualverhalten mehr als Männer an eine feste Partnerschaft gebunden (▸ Tab. 1.7).

Alters- und krankheitsbedingte Störungen sowie die Medikation können die sexuelle Aktivität deutlich beeinflussen. Dabei müssen nicht die Sexualorgane selbst betroffen sein. Nahezu alle gesundheitlichen Probleme können die sexuelle Appetenz oder deren Erleben negativ beeinflussen. Inkontinenz führt oft

1

Tab. 1.7 Sexuelle Aktivität im Alter

Männer [J.]	In Partnerschaft lebend [%]
51–60	89
>80	30,8
Männer [J.]	**Ohne Partnerschaft [%]**
51–60	55,3
>80	7,1
Frauen [J.]	**In Partnerschaft lebend [%]**
51–60	85,6
>80	25
Frauen [J.]	**Ohne Partnerschaft [%]**
51–60	25,3
>80	Ohne Nachweis
Quelle: Klaiberg et al. 2001, Schulz-Zehden 2004	

zu Scham- und Ekelerleben und einem Rückzug aus der aktiven Sexualität. Demenzerkrankungen können zu einer Abschwächung wie zu einer Hyperstimulation führen.
Bereiche sexueller Störungen:

- Verändertes sexuelles Verlangen
- Erregungsstörungen
- Erektionsstörungen
- Schmerzen beim Sexualakt
- Inkontinenz
- Nebenwirkungen von Medikamenten

1.3 Psychische Veränderungen

Siegfried Huhn

Ob äußere Veränderungen als Belastung erlebt oder als Herausforderung angenommen werden, hängt maßgeblich von der persönlichen Haltung, der Intensität und Dauer der Belastung und den vorhandenen Bewältigungsstrategien der Person ab. Das Alter geht mit einer Vielzahl von Verlusten einher, die zu bewältigen sind und deren Ende oft nicht absehbar erscheint oder auch tatsächlich ist.

1.3.1 Angst, Depression und Suizidalität

Angst und Depression

Angst

Sobald sich im Alter körperliche Einschränkungen und Leistungsminderung zeigen, wird häufig die Angst vor hoher Abhängigkeit von anderen Personen genannt. Hier schwingt immer auch die Angst mit, anderen zur Last zu fallen.

Das erklärt die hohe **Sturzangst** bzw. **Angst vor sturzbedingten Verletzungen.** Bei Sturzangst wird häufig der Bewegungsradius auf die Wohnung oder einen Teil der Wohnung beschränkt. Manifestieren sich die Leistungseinbußen auf kognitiver Ebene, entstehen Ängste, da Anpassungsleistungen zu schwierig werden oder Orientierungsprobleme im sich schnell wandelnden Umfeld auftreten. Besonders bei beginnender Demenzerkrankung führen Orientierungsprobleme oft zu Panikattacken oder herausforderndem Verhalten. Diese Ängste sind durchaus realistisch und im Bereich des Möglichen. Die Angst vor Abhängigkeit kann jedoch auch hypochondrische und phobische Züge annehmen und so lebensbestimmend werden, dass die Angst selbst alle Befürchtungen übertrifft und therapeutische Unterstützung erforderlich macht. Angststörungen können zum sozialen Rückzug, zur Einengung der Lebensbezüge und zu depressiver Freudlosigkeit führen. Bei fehlenden Bewältigungsstrategien kann es zu einem Substanzmissbrauch (Alkohol, Schlafmittel) kommen.

Depression

„Depression" oder „depressives Syndrom" sind Überbegriffe für Krankheitsbilder, die mit einer anhaltenden gedrückten Stimmung und Verminderung von Antrieb und Aktivität einhergehen. Oft wird von einer „Krankheit der -Losigkeit" gesprochen: Der Kranken empfindet ein Gefühl der Sinn-Losigkeit, der Hilf-Losigkeit, Kraft-Losigkeit, Gefühls-Losigkeit, das Leben ist gekennzeichnet von Freud-Losigkeit und Perspektiv-Losigkeit …

Die Erkrankung wird grob nach ihrem Verlauf und ihrem Schweregrad eingeteilt. Wenn der Verlauf noch nicht erkennbar ist, wird von „depressivem Syndrom" gesprochen. Für depressive Störungen im Alter wird kein eigenständiges Krankheitsbild abgegrenzt.

Das Erscheinungsbild der Depression ist durch drei Symptombereiche gekennzeichnet:

- **Affektive Symptome:** innere Leere, Bedrücktheit, erleben von Freud- und Gefühllosigkeit, Unfähigkeitserleben, Sinnlosigkeit, Hoffnungs- und Perspektivlosigkeit, Angst und Schuldgefühle, Grübeln und Gedankenkreisen, eingeengtes Denken, Konzentrationsverlust, pessimistische Interpretation der Gegebenheiten
- **Antrieb, Psychomotorik:** Antriebsarmut, Alltagsaufgaben erscheinen mühevoll, Vernachlässigung von Pflichten, der Alltag ist von hoher Anstrengung geprägt, mangelhafte Körperpflege
- **Vegetative Symptome:** Appetitmangel, Veränderung der Nahrungsauswahl (Schokolade), körperliche Sensationen wie Atemnot, Herzrasen, Parästhesien, Ein- und Durchschlafstörungen, funktionelle Magen-Darm-Beschwerden, Schwindel, Muskelschwäche

Im Alter werden affektive Symptome seltener wahrgenommen und müssen aktiv erfragt werden. Die Antriebsarmt wird dem Alter zugerechnet, wodurch die Konzentration auf vegetative Symptome dominiert. Gleichzeitig können geriatrische Syndrome und chronische Schmerzen Auslöser für eine Depression sein. Depressive Syndrome werden bei etwa 30 % der hospitalisierten geriatrischen Patienten angenommen. Unbehandelt erhöht sich durch die Depression das Risiko dauerhafter Pflegebedürftigkeit.

Suizidalität

Die Inzidenz von Suiziden nimmt im höheren Alter kontinuierlich zu. Das liegt jedoch nicht an der höheren Zahl von Suizidversuchen, sondern an der Vulnerabilität alter Menschen, die dazu führt, dass Versuche häufiger erfolgreich sind als bei jüngeren Menschen. Suizidversuche im Alter treten fast ausschließlich im Rahmen psychischer Erkrankungen auf, wobei die Depression, Abhängigkeitserkrankungen (Alkohol) und schizophrene Psychosen dominieren. Männer führen häufiger Suizide durch als Frauen.

- **Passive Suizidalität:** Eine Sonderstellung nimmt der „passive Todeswunsch" ein, der im hohen Alter häufig besteht und ohne depressive Erkrankung, jedoch überwiegend bei körperlicher Beschwernis des Alters auftritt. Kennzeichen sind der Wunsch nach Ruhe, allgemeine Erleichterung, eine Lebenspause machen zu können oder auch ein Abschiedswunsch. Alle dies auch mit dem Risiko, zu versterben.
- **Aktive Suizidalität:** Der „aktive Todeswunsch" nimmt den Suizidgedanken als eine Möglichkeit oder als sich aufdrängenden Impuls an. Es entsteht ein Handlungsdruck bis zur Durchführung.

Wenn von Suizidalität mit zunehmendem Handlungsdruck ausgegangen werden muss, kann mit dem Patienten ein Bündnis zur Prävention (Antisuizidvertrag) geschlossen werden. Dabei bleibt die Suizidmöglichkeit erhalten, wird jedoch zeitlich verschoben (z. B. bis die Medikamente wirken). Dabei wird auch vereinbart, dass der Patient bei hohem Handlungsdruck das Behandlungsteam informiert. Für solche Fälle müssen niederschwellige Angebote verfügbar sein. Wenn keine Übereinkunft erzielt wird, müssen auch Schutzmaßnahmen (geschlossene Unterbringung, Unterbringung mit Beobachtung) eingeleitet werden. Dabei muss dem Patienten der fürsorgliche Charakter derartiger Maßnahmen vermittelt werden (Hofmann et al. 2017).

1.3.2 Somatoforme Störungen

Somatoforme Störung ist ein Überbegriff für Krankheitsbilder, bei denen körperliche Beschwerden im Vordergrund stehen, für die nach gründlicher Diagnostik

- keine ausreichende somatische Ursache gefunden werden kann,
- die mindestens ein halbes Jahr andauern oder
- eine relative Beeinträchtigung im Alltag bedeuten.

Sollten doch somatische Störungen vorliegen, erklären diese nicht das Beschwerdebild. Vom Behandler wird trotz wiederholter negativer Befunde eine weitergehende Diagnostik eingefordert. Typischerweise werden die Beschwerden von den Betroffenen hartnäckig vorgetragen und deren Vorhandensein gegen den negativen Befund nahezu verteidigt.

Die Betroffenen entwickeln häufig selbst Diagnosen und neigen zum sogenannten „Ärzte-Hopping".

Prävalenz und Erscheinungsformen

Die Prävalenz wird mit 5–10 % in der Allgemeinbevölkerung und etwa 20 % in der Hausarztpraxis angegeben (AWMF-Leitlinie). Somatoforme Störungen kommen in jeder Bevölkerungsschicht, bei jedem Bildungsgrad und jedem kulturellen Hintergrund vor. Sie treten in jedem Alter auf. Eine Häufung in der älteren Bevölkerung lässt sich nicht belegen. Frauen geben häufiger als Männer somatoforme Beschwerden an.

Die häufigsten Erscheinungsformen sind:

- Schmerzen unterschiedlicher Lokalisation
- Störungen der Organfunktion
- Erschöpfung und Müdigkeit

Differenzialdiagnostik

Bei geriatrischen Patienten mit multiplen Pathologien ist die wichtigste Differenzialdiagnostik die Abgrenzung von organisch begründeten Beschwerdebildern. Eine Medikamentenbewertung ist im Zusammenhang mit dem Beschwerdebild erforderlich. Auch müssen psychische Erkrankungen, wie depressive Störungen, Angststörungen oder Abhängigkeitskrankheiten, in die Diagnostik einfließen.

1.4 Soziale Teilhabe

Hans Böhme und Siegfried Huhn

1.4.1 Soziale Isolation/Singularisierung

Soziale Isolation wird als Mangel an sozialen Kontakten, Zugehörigkeit, Teilhabe sowie erfüllenden Sozialbeziehungen beschrieben (Kruse 2014).
Aus der Definition lässt sich ableiten, dass **soziale Isolation** nicht nur unter Quantitätsaspekten (Anzahl der sozialen Kontakte oder Kontaktpartner), sondern auch im Hinblick auf die Qualität sozialer Beziehungen verstanden werden muss. Soziale Isolation stellt **keine Krankheitsbezeichnung** dar. Dennoch kann sie sowohl das Gesundheitsverhalten, den Gesundheitszustand und die Inanspruchnahme von Versorgungseinrichtungen negativ beeinflussen als auch eine Folge von gesundheitlicher Beeinträchtigung sein. Besonders im Falle chronischer Erkrankung mit Mobilitätseinschränkung und bei Pflegebedürftigkeit lassen soziale Kontakte nach und können zuletzt nur noch aus struktureller sozialer Unterstützung bestehen.
Die Bedeutung sozialer Kontakte wird für alte Menschen zu einem hohen Wert, da sie Sicherheit und Verlässlichkeit schaffen. Die überwiegende Mehrheit der 65- bis 85-Jährigen gibt an, leicht jemanden zu finden, der im Krankheitsfall hilfreich zur Seite steht. Meist werden Familienangehörige und Freunde, aber auch Nachbarn genannt. Nur etwa 15 % der befragten alten Menschen halten es eher für schwer, im Krankheitsfall Unterstützung zu erfahren. Hervorzuheben ist, dass es zwischen West- und Ostdeutschland und zwischen Dorf und Stadt kaum Unterschiede in der erlebten oder angenommenen Solidarität gibt (Generali 2017).
Abzugrenzen von der sozialen Isolation ist die **subjektiv empfundene Einsamkeit.** Das Erleben von Einsamkeit ist stets negativ besetzt als Mangel an bedeutsamen emotionalen Beziehungen und sozialer Integration. Eine geringere Anzahl sozialer Kontakte und Kontaktmöglichkeiten wird jedoch nicht mit einem höheren Maß an Einsamkeit oder Isolation verknüpft. Vielmehr wird gerade im Alter der qualitativen Bewertung von Beziehungen eine hohe Bedeutung beigemessen (Kruse 2014).

1.4.2 Fahrtauglichkeit

Hans Böhme

Grundlagen

Alte Menschen geben das **selbstständige Autofahren** als dringend notwendig an, um ihre persönliche Unabhängigkeit und Mobilität zu erhalten. Dabei werden sowohl die möglichen Kontakte im sozialen Umfeld und das Wahrnehmen von kulturellen Angeboten als auch die selbstständige Lebensführung und Alltagsbewältigung, wie z. B. sportliche Aktivitäten oder der Lebensmitteleinkauf, als Gründe für das Autofahren genannt. Der freiwillige oder erzwungene Verzicht auf das Autofahren stellt eine große Befürchtung dar.

Der Anteil derjenigen alten Menschen, die das eigene Auto als Fortbewegungsmittel nutzen, hat sich in den zurückliegenden 30 Jahren deutlich erhöht. So fahren 58 % der 65- bis 85-Jährigen noch selbst das eigene Auto. Bei den 65- bis 69-Jährigen sind es mit 69 % mehr als doppelt so viele wie 1985 (30 %). Bei den 80- bis 85-Jährigen ist der Anteil der Autofahrer sogar um mehr als das Zehnfache angestiegen. 38 % dieser Altersklasse nutzen heute noch den eigenen Pkw (Generali 2017). Die Teilnahme am Straßenverkehr ist ein hochkomplexes Geschehen und stellt für die Beteiligten eine große Herausforderung dar. Wahrnehmung, Reaktionsfähigkeit und Aufmerksamkeit sind absolute Grundvoraussetzungen, um Sicherheit im Straßenverkehr zu gewährleisten. Verkehrsteilnehmer müssen deshalb ihre Fähigkeiten sowohl grundsätzlich als auch situativ realistisch einschätzen. Altersunabhängig sollte sich jeder Verkehrsteilnehmer fragen, ob seine Möglichkeiten und sein Verhalten geeignet sind, sicher und souverän am Straßenverkehr teilzunehmen. Dies gilt in besonderem Maße für die Teilnahme am motorisierten Straßenverkehr. Bei alten Menschen bestehen häufig Leistungseinbußen unterschiedlicher Ausprägung bei den erforderlichen Teilnahmefähigkeiten. Diese altersbedingten Leistungseinbußen können jedoch größtenteils kompensiert werden. Ältere Autofahrer zeichnen sich zusätzlich durch eine geringe Risikobereitschaft und ein hohes Verantwortungsbewusstsein aus. Als Autofahrer sind sie daher grundsätzlich sicher unterwegs. Die heutige Generation der älteren Autofahrer verfügt über eine nahezu lebenslange Fahrerfahrung und zeichnet sich durch einen verantwortungsvollen Umgang mit dem Fahrzeug aus. Dies führt dazu, dass Senioren seltener schwere Pkw-Unfälle (14,5 %) verursachen als es ihrem Anteil an der Gesamtbevölkerung entspricht (20,7 %), weshalb die Forderung nach routinemäßigen Fahrtauglichkeitstests zumindest fragwürdig erscheint. Die üblichen Tests zielen i. d. R. lediglich auf Reaktionsgeschwindigkeit ab, was jedoch der tatsächlichen Fahrtauglichkeit nicht gerecht wird. Um die tatsächliche Fahrkompetenz zu erfassen, müssten aufwendige Verfahren mit Beobachtung des Fahrverhaltens in realen Situationen durchgeführt werden (ADAC 2015).
Für die **Fahrtauglichkeit** sind die folgenden Bereiche zu berücksichtigen und sollten in die Beratung einfließen:

- Gesundheitsstatus und Medikamente
- Sehfähigkeit einschl. Gesichtsfelddefekte (Skotome)
- Hörvermögen
- Reaktionsfähigkeit bzw. Reaktionszeit
- Konzentrationsfähigkeit
- Reizverarbeitung mit Wahrnehmungsregulation
- Kraft und Beweglichkeit in Händen, Armen und Schulterbereich sowie Füßen und Beinen

Das prozedurale Gedächtnis (Verhaltensgedächtnis) verzeichnet Studien zufolge kaum einen altersbedingten Leistungsabfall. Automatisierte Handlungsabläufe und Fertigkeiten bleiben also auch bei älteren Verkehrsteilnehmern i. d. R. problemlos abrufbar.

Juristische Problemstellung bei Fahruntauglichkeit

Mobilität ist in unserer Gesellschaft von herausragender Bedeutung. Im Alter wird die Frage noch wichtiger, da viele ältere Menschen allein leben und nicht gern auf fremde Hilfe angewiesen sind. Professionelle Transportangebote sind teuer und für viele nicht bezahlbar. Andererseits führen die körperlichen und geistigen Leistungseinbußen im Alter für viele ältere Menschen zur Einschränkung der Fahrtauglichkeit sogar zur völligen Fahruntauglichkeit.

Rechtsgrundlage

Die **Fahrtauglichkeit** ist im Straßenverkehrsgesetz (StVG), in der Fahrerlaubnisverordnung (FeV) und in den Begutachtungsleitlinien zur Kraftfahreignung der Bundesanstalt für Straßenwesen geregelt.

Regelungsinhalt zur Fahrtauglichkeit

Nach § 2 Abs. 1 des Straßenverkehrsgesetzes (StVG) benötigt eine Fahrerlaubnis, wer auf öffentlichen Straßen ein Kraftfahrzeug führt. Das Nähere ist in der Fahrerlaubnisverordnung (FeV) geregelt. Nach § 2 Abs. 2 Nr. 2 StVG muss ein bestimmtes Mindestalter erreicht sein, ein Höchstalter ist in Deutschland hingegen nicht geregelt. Nach § 2 Abs. 2 Nr. 3 StVG muss der Bewerber zum Führen von Kraftfahrzeugen geeignet sein.

In § 11 FeV ist in Absatz 1 bestimmt: „*Bewerber um eine Fahrerlaubnis müssen die hierfür notwendigen körperlichen und geistigen Anforderungen erfüllen. Die Anforderungen sind insbesondere nicht erfüllt, wenn eine Erkrankung oder ein Mangel nach Anlage 4 oder 5 vorliegt, wodurch die Eignung oder die bedingte Eignung zum Führen von Kraftfahrzeugen ausgeschlossen wird.*"

In Anlage 4 ist z. B. unter 7.3 schwere Altersdemenz als ungeeignet aufgenommen (wobei der Begriff Altersdemenz im medizinischen Kontext nicht verwendet werden sollte). Dies muss ein Arzt feststellen.

In § 2 Abs. 8 StVG ist geregelt: „*Werden Tatsachen bekannt, die Bedenken gegen die Eignung oder Befähigung des Bewerbers begründen, so kann die Fahrerlaubnisbehörde anordnen, dass der Antragsteller ein Gutachten oder Zeugnis eines Facharztes oder Amtsarztes, ein Gutachten einer amtlich anerkannten Begutachtungsstelle für Fahreignung oder eines amtlichen anerkannten Sachverständigen oder Prüfers für den Kraftfahrzeugverkehr innerhalb einer angemessenen Frist beibringt.*" Dies entspricht § 11 Abs. 2 FeV.

Die Fahrtauglichkeit wird also vor Erteilung der Fahrerlaubnis mit Erreichen des Mindestalters unterstellt. Nur wenn Tatsachen bekannt werden, die Bedenken gegen eine Fahrtauglichkeit begründen, wird die zuständige Straßenverkehrsbehörde tätig. Ohne **ärztliche Begutachtung** wird also keine Fahrerlaubnis entzogen, es sei denn, es liegt ein Strafvergehen vor, das regelmäßig mit dem Entzug der Fahrerlaubnis verbunden ist, wie z. B. eine Trunkenheitsfahrt.

Während in vielen anderen Staaten ab einem Mindestalter, z. B. ab 65 oder 70 Jahre eine medizinische Begutachtung zur Feststellung der Fahrtauglichkeit vorgeschrieben ist, wird das in Deutschland (noch) nicht verlangt. Statistisch gesehen sind die 60- bis 70-Jährigen Autofahrer weniger auffällig als jüngere Probanden. Mögliche Probleme ergeben sich i. d. R. bei den 70-bis 80-Jährigen.

Was tun, wenn der Patient nicht will?

Wenn ärztlicherseits die Fahruntauglichkeit festgestellt wird und der Patient dennoch weiterhin Auto fahren will, bleibt alles Weitere grundsätzlich dem Patienten und dem Zufall überlassen. Auf keinen Fall dürfen Ärzte oder Pflegepersonen – auch nicht nach Teamabsprachen – die Polizei oder die Straßenverkehrsbehörde ohne Weiteres und von sich aus informieren. Dies verbietet sich aus Gründen der strafbewehrten Schweigepflicht, des Kompetenzverhältnisses zum ärztlichen Dienst und des Kompetenzverhältnisses im Arbeitsrecht.

In Gesundheitsberufen besteht eine umfassende Schweigepflicht hinsichtlich der Person des Patienten und all seiner Eigenschaften, insbesondere hinsichtlich seiner Erkrankungen und damit auch der Fahrgeeignetheit.

Ausnahmsweise gibt es Meldepflichten, z.B. bei Schussverletzungen. Ganz ausnahmsweise ist ein Bruch der Schweigepflicht gerechtfertigt, da ein Fall des rechtfertigenden Notstandes nach § 34 StGB vorliegt. Der Wortlaut ist allerdings kompliziert, sodass es schwierig ist, eine richtige Abwägung zu treffen, wobei überdies der Verhältnismäßigkeitsgrundsatz beachtet werden muss: Nur, wenn es anders nicht geht, kann der Behandler aktiv werden. Er muss es allerdings nicht, da keine Meldepflicht, sondern lediglich ein Melderecht besteht.
In einem einschlägigen Strafprozess hat das Oberlandesgericht Düsseldorf mit Beschluss vom 2.4.2015 unter dem Az.: 2 Ws 105/15 an den Verhältnismäßigkeitsgrundsatz sehr hohe Anforderungen gestellt:
„Im Hinblick auf das Merkmal „nicht anders abwendbar" und das Vertrauensverhältnis zum Patienten ist grundsätzlich zu verlangen, dass ihn der Arzt bei Zweifeln an der Kraftfahrtauglichkeit vor einer Benachrichtigung der Straßenverkehrsbehörde auf seinen Gesundheitszustand und die sich daraus für das Führen eines Kraftfahrzeugs ergebenden Gefahren hinweist (vgl. Bundesgerichtshof, Neue Juristische Wochenschrift 1968, S. 2288). Eine Ausnahme gilt dann, wenn ein Zureden des Arztes wegen der Art der Erkrankung oder wegen der Uneinsichtigkeit des Patienten von vornherein zwecklos ist."
Eine Teamabsprache geht also nicht, sondern der behandelnde Arzt hat eine Interessenabwägung vorzunehmen und zunächst alle möglichen zusätzlichen Vorkehrungen zu treffen, denn ansonsten macht sich der Anzeigeerstatter strafbar!
Eine zusätzliche Problematik ist die **Kompetenzverteilung** zwischen Arzt und Pflegepersonen.
In Krankenhäusern und sonstigen Einrichtungen, in denen Ärzte für die Diagnostik und Therapie allein zuständig sind, muss zunächst der behandelnde Arzt informiert werden, der allein entscheidet, wie in solchen Fällen verfahren wird. Als Arbeitnehmer muss er dabei auch die Vorgaben des Anstellungsarbeitgebers beachten. Er kann also auch nicht einfach zum Telefon greifen und die Polizei anrufen.
In Pflegeeinrichtungen sind i. d. R. keine Ärzte angestellt, entsprechend müssen die insoweit verantwortlichen Pflegepersonen, die als Arbeitnehmer beschäftigt sind, das Hausrecht des Arbeitgebers beachten: Die Mitarbeiter haben zunächst den Arbeitgeber zu informieren und zu fragen, wie weiter verfahren wird. Ohne grünes Licht des Anstellungsarbeitgebers ist eine Meldung nach außen nicht erlaubt, denn zwischen der Pflegeeinrichtung und dem Bewohner besteht ein besonderes Vertragsverhältnis, in dem insbesondere die strafbewehrte Schweigepflicht über die Person des Patienten und seine Eigenschaften zu beachten ist.

1.5 Multimorbidität

Siegfried Huhn

Unter Multimorbidität (**Mehrfacherkrankungen**) ist ein Zustand zu verstehen, bei dem eine Person zwei oder mehr akute oder chronische Erkrankungen oder medizinisch relevante Beschwerden aufweist. Dabei müssen keine kausalen Zusammenhänge zwischen den Erkrankungen oder Beschwerden bestehen. Auch wird keiner der Erkrankungen eine größere Bedeutung beigemessen als den anderen. In der Allgemein- und Altersmedizin gilt zunächst das Konzept der Multimorbidität. Es werden alle gesundheitlichen Probleme gleichermaßen betrachtet und es können dann in Anpassung an die Gesamtsituation der Patienten entsprechende Schwerpunkte gesetzt werden.

Im Unterschied hierzu wird bei der **Komorbidität** davon ausgegangen, dass auf eine bestimmte Erkrankung, der sogenannten **„Indexerkrankung"**, andere Erkrankungen folgen. In diesem Fall wird das Krankheitsaufkommen hierarchisch betrachtet. Die Folgeerkrankungen werden der Indexerkrankung als Komorbidität untergeordnet.

1.5.1 Altersspezifika

Das Alter ist nicht gleichzusetzen mit Krankheit, jedoch ist die Wahrscheinlichkeit für das Vorliegen mehrerer chronischer Krankheiten erhöht. Im normalen Alterungsprozess kommt es zu einer Vielzahl von morphologischen und funktionellen Veränderungen an allen Organen. In der Folge dieses Abbaus zeigen sich eine vermehrte Krankheitsanfälligkeit, eine längere Erkrankungsdauer und eine Verlängerung der Rekonvaleszenzperioden. Die gesundheitliche Situation alter Menschen ist daher durch die Gleichzeitigkeit von akutem Krankheitsgeschehen, Mehrfacherkrankung und Chronizität gekennzeichnet, die öfter zu bleibenden körperlichen Einschränkungen führen. Inwieweit sich diese Mehrfacherkrankungen in ihrer Entstehung und im Verlauf gegenseitig beeinflussen, ist derzeit nicht bekannt, jedoch wird ein Zusammenhang vermutet, zumal sich die Multimorbidität massiv auf alle Bereiche des täglichen Lebens auswirkt (Füsgen u. Wiedemann 2016).
Für den geriatrischen Patienten wird die Multimorbidität mit dem Vorliegen von mindestsens zwei zumeist chronischen Krankheiten um die **„geriatrietypische Multimorbidität"** erweitert.
Unter geriatrietypischer Multimorbidität werden unter anderem verstanden:

- Krankheitskomplikationen (teilweise atypische)
- Immobilität, Instabilität, Gebrechlichkeit
- Kognitive Defizite, Störung der Kommunikationsfähigkeit
- Depression, Angst, Isolation
- Fehl- und Mangelernährung, chronische Wunden
- Polypharmazie, Medikationsprobleme
- Seh- und Hörbehinderungen

1.5.2 Prävalenz

Multimorbidität wird inzwischen eher als die Regel in der medizinischen Versorgung diskutiert. Die Patienten in Hausarztpraxen weisen inzwischen in bis zu 80 % der Fälle multiple Erkrankungen auf. Über alle Altersstufen hinweg wird eine Prävalenz von 20–30 % angenommen, während die Prävalenz bei den über 65-Jährigen in Studien mit 55–98 % angegeben wird und bei den über 80-Jährigen mit etwa 80 %. Es wird über eine höhere Multimorbidität bei Frauen als bei Männern berichtet.
Für die Erkrankungen wurden folgende häufige Kombinationen identifiziert(Muth et al. 2014):

- Kardiovaskuläre und metabolische Erkrankungen
- Angsterkrankungen, Depression und weitere psychische Erkrankungen
- Neuropsychiatrische und gerontopsychiatrische Erkrankungen

Expansion of Morbidity: Der Begriff beschreibt die Annahme, dass es zu einer Ausweitung der gesundheitlich beeinträchtigten und multimorbiden Lebensphase kommt. Es wird davon ausgegangen, dass sich durch die verbesserte Medizin und Pflege die Krankheiten kontrollieren lassen und sich somit die Lebenserwartung erhöht, jedoch zum Preis eines schlechteren Gesundheitszustandes. Das bedeutet,

dass die mit chronischer Krankheit einhergehende Lebensphase länger wird. Insbesondere chronisch-degenerative und Mehrfacherkrankungen würden vermutlich zunehmen. Dadurch müsste das Gesundheitssystem immer mehr Anstrengungen unternehmen, Kranke zu versorgen, und die Kranken selbst immer mehr Lebensjahre bei schlechter Gesundheit und in Pflegeabhängigkeit verbringen.
Demgegenüber steht die Annahme der **Compression of Morbidity:** Die Vertreter der Kompressionstheorie gehen davon aus, dass sich die zeitliche Dauer der chronischen und Mehrfacherkrankungen verringern wird. Der Hauptgrund hierfür wird in der Prävention gesehen. Chronische Erkrankungen werden später auftreten und damit in ein höheres Lebensalter verdrängt. Somit verlängert sich gesunde Lebenszeit. Gleichzeitig lassen sich Folgeerkrankungen früher erkennen und belastende Momente der Erkrankungen besser regulieren, wodurch trotz Erkrankung subjektiv ein höheres Gesundheitserleben erreicht wird. Erhebungen zum Gesundheitszustand der letzten 20 Jahre lassen diese Entwicklung erkennen (RKI 2009).

1.5.3 Determinanten der Gesundheit und Multimorbidität

Neben Alter und Geschlecht lassen sich weitere Determinanten für das Krankheitsaufkommen ermitteln. Personen aus unterprivilegierten Schichten, mit niedrigem Bildungsgrad und Einkommen und geringer Gesundheitskompetenz sind häufiger und im Schnitt 15 Jahre früher von Multimorbidität betroffen (van den Akker M et al. 2014).
Determinanten:
- **Soziales Gefälle,** z. B. Schichtzugehörigkeit/Bildungsgrad
- **Soziale Ausgrenzung,** z. B. gesellschaftliche Diskriminierung/Armut
- **Soziale Unterstützung,** z. B. persönliche Beziehungen/Netzwerke
- **Stress,** z. B. Über- und Unterforderung/Problemlösungskompetenz
- **Ernährung,** z. B. ausreichend/regelmäßig und ausgewogen
- **Armut,** z. B. Ernährungsdefizite/Zugang zu Freizeitaktivitäten
- **Suchtmittelabhängigkeit,** z. B. Alkohol/Nikotin/Medikamente
- **Freizeitgestaltung/aktiver Ruhestand,** z. B. Geselligkeit/Kontakte/soziales Engagement
- **Zugang zu Gesundheitsversorgung,** z. B. Verkehr/Fortbewegung/niedrigschwellige Angebote/zielgruppenspezifischer Zugang zu Prävention

1.5.4 Minimal Disruptive Medicine

Chronisch und mehrfach erkrankte Personen haben eine Vielzahl an Aufgaben zu erfüllen, die ausschließlich der Behandlung ihrer gesundheitlichen Probleme und dem Erhalt des Gesundheitsstatus dienen. Das ist oft mit dem normalen Lebensalltag nur schwer zu vereinbaren. Deshalb hat sich ein Versorgungsgedanke ergeben, der eine den Alltag wenig störende Medizin und Pflege vorsieht (Minimal Disruptive Medicine). Dabei werden die Belastungen der medizinisch-pflegerischen Versorgung an die Möglichkeiten und die Belastbarkeit der betroffenen Personen angepasst. Die Versorgung orientiert sich an den vorliegenden Alltagsbedingungen. Im Vordergrund steht weniger das medizinisch mögliche Angebot, sondern das dringend erforderliche, den Lebensbedingungen und der Lebensqualität dienende Angebot. Therapieoptionen werden vorgestellt und mit der Person und ggf. seiner Bezugspersonen abgesprochen. Es erfolgt unter Berücksichtigung der Patientenpräferenzen eine Priorisierung der Gesundheitsprobleme und der Therapieziele.

1.6 Veränderung der Wahrnehmung

Siegfried Huhn

Unter Wahrnehmung (Perzeption) wird der Prozess verstanden, in dem die Sinnesorgane aufgenommene physikalisch-chemische Energie (Reize) als elektrische Impulse ans Gehirn weiterleiten, die dort registriert werden. Dadurch entsteht eine sinn- und zielvolle Verarbeitung der Reize unter Einbeziehung von Vorwissen und Interpretation. Die durch diesen Prozess (Wahrnehmungskette ▶ Abb. 1.3) gewonnenen Erkenntnisse dienen der Orientierung und Anpassung an Umweltsituationen und der Rückmeldung über den Anpassungserfolg. Die aufgenommenen Empfindungen werden in diesem Prozess ausgewählt, geordnet und mit Bedeutung versehen.

Wahrnehmungskette

- Reizaufnahme (über Sinnesorgane)
- Transduktion (Umwandlung, Transformation)
- Verarbeitung (Filtern, Hemmen)
- Wahrnehmung (Bewusstwerdung)
- Wiedererkennung (Assoziieren, Zuordnen)
- Handeln (Reaktion, Reizbeantwortung)

→ **Monitoring (Feedback, Ergebnissicherung)**

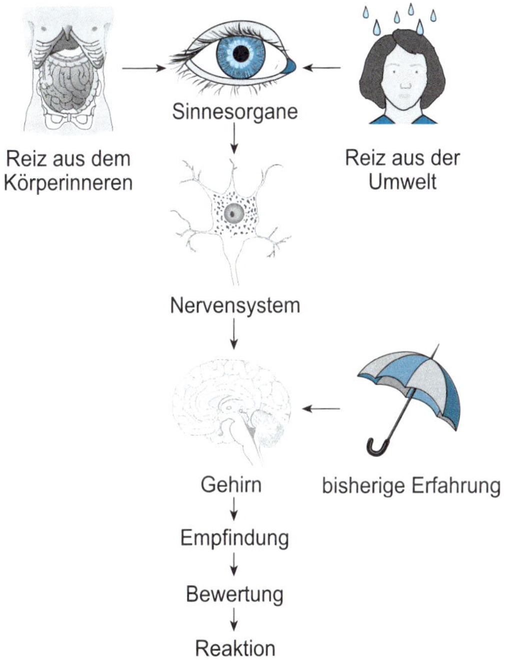

Abb. 1.3 Wahrnehmungskette [L141]

Die Wahrnehmung bezieht sich auf die fünf Sinne Sehen, Hören, Riechen, Schmecken, Tasten und den kinästhetischen Sinn als das Empfinden von Eigenbewegung und des Gleichgewichts. Der Tastsinn lässt sich weiter unterteilen in die Wahrnehmung von Berührung, Temperatur und Schmerz. Die Sinnesorgane sind Augen, Ohren, Nase, Zunge (Mund) und Haut. Die Aufnahme von Reizen über die Sinnesorgane wird als **Sensorik** bezeichnet, eine Schädigung als **Sinnesbehinderung.**

Wahrnehmungsstörungen
- Auch als Perzeptionsstörung oder sensorische Integrationsstörung bezeichnet.
- Können in unterschiedlichen Schweregraden altersbedingt oder
- als Begleitmoment insbesondere bei zerebralen Erkrankungen auftreten.

Die **Sinne** werden für den Organismus oft als Zugang zur Welt beschrieben. Sie gelten als Nahtstelle zwischen der Person und seiner Umwelt und als Wurzel jeder Erfahrung. Die Leistung der Sinne trägt zu einer guten Lebensqualität bei, während sensorische Leistungsverschlechterungen die Teilhabe am aktiven Leben erschweren und zu einer Minderung der kognitiven Fähigkeiten führen können.
Die Sinne stehen in einer Wechselbeziehung zueinander. Sie arbeiten als System zum Teil unabhängig und manchmal abwechselnd, jedoch in engem Zusammenspiel. Häufig führt die Wahrnehmung über einen der Sinne als Hinweis für einen anderen Sinn zu einer Reaktion im anderen Sinn. Der Verlust eines solchen Hinweisreizes kann also Auswirkungen auf das Funktionieren aller weiteren Sinne haben.

1.6.1 Sehen, Hören, Schmecken, Riechen

Sehen – visuelle Wahrnehmung

Von den Altersveränderungen sind nahezu alle Teile des Auges betroffen, jedoch werden die Veränderungen unterschiedlich wahrgenommen. Das **Nachlassen der Sehfähigkeit** ist fast immer mit der Angst verbunden, den bisherigen selbstbestimmten Lebensstil aufgeben zu müssen.

Hell-Dunkel-Adaptation

Die Pupille wird kleiner und reagiert verzögert auf Lichtveränderungen. Beim Übergang von einem dunklen in einen hellen Raum kommt es zu vorübergehendem Blenden, beim umgekehrten Weg zu kurzer Sehunfähigkeit. Da diese Sehstörungen mit Orientierungs- und Sturzrisiko verbunden sind, soll der Startpunkt des Gehens erst nach Anpassung der Sehleistung erfolgen.

Akkommodation

Hierunter wird die Fähigkeit des Auges verstanden, die Sehschärfe aktiv an unterschiedliche Entfernungen anzupassen. Die ursprünglich elastische Linse verhärtet, wodurch Muskelkraft erforderlich ist, um die Augenlinse auf Nahsehen einzustellen, während das Fernsehen keine Probleme macht. Bei jungen Menschen braucht der Vorgang keine Sekunde, während das Umschalten mit dem Alter immer länger dauert.

Alters(weit)sichtigkeit (Presbyopie)

Mit zunehmendem Alter steigt die Entfernung, ab der die Sehschärfe einsetzt (Akkommodationsnahpunkt). Bei einem Großteil der alten Menschen beträgt sie 90 cm, was bedeutet, dass die alterssichtige Person nur Dinge scharf erkennen kann, die mindestens 90 cm entfernt sind. Das Problem lässt sich beim Lesen lange durch größere Schriftzeichen kompensieren, später durch eine entsprechende Brille und eine Kombination aus beidem plus guter Lichtverhältnisse. Bei myopen Personen ist das Problem geringer.

Kurzsichtig- und Weitsichtigkeit

Kurzsichtigkeit zeigt sich dadurch, dass das Weitsehen erschwert ist und eine Brille benötigt wird. Das ist nicht alterstypisch. Häufig kommt aber im Alter eine Alterssichtigkeit dazu. Die Ursachen der Kurz- und Weitsichtigkeit sind unterschiedlich, weshalb es nicht zu einem Ausgleich kommt. Die betroffenen Personen benötigen nunmehr zwei verschiedene Brillen, die normale für die Weitsicht und die Lesebrille für die Nahsicht. Eine andere Möglichkeit besteht in Kombinationsbrillen (Bifokalbrille oder Gleitsichtbrille). Für beide Formen muss das Sehen trainiert werden.

Das trockene Auge

Die Tränenproduktion nimmt im Alter quantitativ und qualitativ ab, was zu einem wiederkehrenden Reizzustand und einem Fremdkörpergefühl führen kann. Gefördert wird dies zusätzlich bei trockener Raumluft oder Vernachlässigung des Lidschlusses (etwa beim Lesen oder Fernsehen). Zur Symptomlinderung kann eine künstliche Tränenflüssigkeit oder eine Augensalbe für die Nacht angeboten werden.

Häufige Augenerkrankungen im Alter[1]

- Katarakt
- Glaukom
- Makuladegeneration
- Ektropium (Unterlid)
- Netzhautblutung
- Netzhautablösung
- Doppeltsehen
- Gesichtsfeldausfall

[1] Nach Hager 2009

Hören – auditive Wahrnehmung

Von **Schwerhörigkeit** ist im hohen Alter etwa jeder zweite Mensch betroffen. Das muss im Umgang mit diesem Personenkreis immer berücksichtigt werden, um Missverständnissen vorzubeugen. Schwerhörige alte Menschen sind mit Situationen wie Arztbesuchen oder Krankenhauseinweisung schnell überfordert und brauchen mehr Zeit, um zu reagieren und sich zu orientieren.
Häufigkeit von Hörstörungen:

- Junge Erwachsene 1,6 %
- Bei Renteneintritt 12–30 %
- Über 80-Jährige 50 %

Altersschwerhörigkeit (Presbyakusis)

Der Rückgang der Hörfähigkeit im Alter ist i. d. R. auf beiden Ohren gleich. Die ersten Symptome der Altersschwerhörigkeit treten nach dem 60. Lebensjahr auf und schreiten langsam voran. Anfangs fällt auf, dass bei Gesprächen in größerer Runde und bei lauter Hörkulisse schlechter gefolgt werden kann. Hohe und schrille Töne werden schlechter gehört als dunkle. Sätze werden nur zum Teil oder

einzelne Worte und Satzinhalte werden falsch verstanden. Mit der Schwerhörigkeit geht oft Misstrauen einher.
Die Altersschwerhörigkeit beruht auf Störungen der Sinneszellen und nachgeschalteter Nerven. Die Hörstörung tritt überwiegend im Bereich der Hochtonfrequenzen auf, während die Hörfähigkeit für tiefere Frequenzen kaum verändert ist. Akustische Reize werden im Gehirn langsamer verarbeitet, sodass mehrere Lautquellen schlechter abgespalten werden können, um sich auf ein Gespräch zu konzentrieren. Die Hörkulisse mit normaler Lautstärke kann für Schwerhörige als enorme Lärmbelastung erlebt werden.

Empfehlung

Umgang mit Schwerhörigen

- Zweiergespräch mit Blickkontakt
- Gespräche immer in ruhiger Umgebung
- Nebengeräusche ausschalten
- Zeit lassen und nachfragen
- Klar artikulieren, den Mund freilassen
- Mit dunkler, kräftiger Stimme sprechen
- Nicht schreien
- Wiederholungen im selben Wortlaut
- Einfache Sätze, keine Schachtelung
- Immer nur eine Information
- Themenwechsel ankündigen

Schmecken – gustatorische Wahrnehmung

Nur etwa 10 % der gesunden alten Menschen berichtet von einer **Störung des Geschmackssinnes.** Multimorbide und pflegebedürftige alte Menschen mit einer Vielzahl von Medikamenten oder Bewohner von Pflegeheimen berichten hingegen signifikant häufiger von Problemen mit dem Geschmacksempfinden. Dies gilt umso mehr bei vernachlässigter Mundhygiene und bei Rauchern.
Der Sinneseindruck, der als „Geschmack" bezeichnet wird, entsteht aus dem Zusammenspiel von Geschmacks- und Geruchssinn und dem Tast- und Temperaturempfinden in der Mundhöhle. Physiologisch umfasst der Geschmackssinn die Grund-Geschmacksqualitäten, die von Rezeptoren wahrgenommen werden, die überwiegend auf der Zunge angelegt sind.

Geschmacksqualitäten

Die Rezeptorzellen für die verschiedenen Geschmacksqualitäten sind in Geschmacksknospen angeordnet, die sich beim Erwachsenen auf der Zunge in den Geschmackspapillen und in den Schleimhäuten von Mundhöhle, Rachen und Schlund befinden.

- 50 % der Geschmacksknospen befinden sich im hinteren Drittel der Zunge,
- 25 % in den vorderen beiden Drittel der Zunge und
- 25 % auf Gaumensegel, Nasenrachen, Kehlkopf und oberer Speiseröhre.

Derzeit wird von mindestens **fünf Grundqualitäten des Geschmacks** ausgegangen. Ob „fett" als Geschmacksstoff gilt, wird unterschiedlich diskutiert

- Süß: ausgelöst durch Zucker und Zuckerderivate sowie durch Aminosäuren u. a.
- Sauer: ausgelöst durch saure Lösungen und organische Säuren
- Bitter: ausgelöst durch verschiedene Stoffe, sogenannte Bitterstoffe
- Umami: ausgelöst durch Glutaminsäure und Asparaginsäure
- Fett: ausgelöst durch freie Fettsäuren (als Geschmacksqualität umstritten)

Geschmacksempfinden

Die Anzahl der Geschmacksknospen auf der Zunge ist im Alter kaum vermindert. Jedoch ändern sich die Schwellenwerte für das Geschmacksempfinden. Während die Empfindung für „süß" und „sauer" kaum verändert scheint, wird über höhere Schwellenwerte für „salzig" und „bitter" berichtet. Das erklärt die häufige Beschwerde über zu wenig Würze im Essen. Köche in Alteneinrichtungen haben sich darauf eingestellt und versuchen, diesem Umstand durch veränderte Speisenwürze gerecht zu werden.

Mundtrockenheit

Häufig klagen alte Menschen über Mundtrockenheit. Durch Umwandlung des Drüsengewebes in Fettgewebe bzw. Bindegewebe sinkt die funktionelle Kapazität der Speichelproduktion im Alter ab. Der Speichelfluss ändert sich jedoch im Normalfall nicht. Treten jedoch zusätzlich belastende Faktoren auf, erschöpft sich die funktionelle Reservekapazität schneller und es kann zu belastender Mundtrockenheit kommen. Hierfür können unterschiedliche Ursachen vorliegen:

- Geringe Trinkmenge bzw. hohe Flüssigkeitsverluste
- Speichelfluss bei mangelhaftem Mundschluss
- Medikamente: u. a. Diuretika, Antidepressiva, Morphin, Anticholinergika
- Behinderte Nasenatmung/konsekutive Mundatmung

Personen mit Mundtrockenheit müssen zur Abklärung dem Arzt vorgestellt werden. Gegebenenfalls ist eine Behandlung der Nasenprobleme sowie eine Neubewertung der Medikation erforderlich. Pflegerisch werden das regelmäßige Befeuchten des Mundes und ein häufiges Trinkangebot in kleinen Mengen durchgeführt. Künstlicher Speichel sollte angeboten werden.

Riechen – osmische Wahrnehmung

Der **Geruchssinn** scheint im Alter auch bei gesunden Menschen stärker abzunehmen. Untersuchungen haben gezeigt, dass höhere Duftkonzentrationen nötig waren, um wahrgenommen zu werden. Hinzu kommt das altersbedingte Abknicken der Nase mit Passage-Verengung. Dadurch kann der Geruchsstoff nicht ausreichend einströmen. Da der Geruchssinn eine wesentliche Rolle für die komplexen Geschmackseindrücke darstellt, können auch deshalb im Alter die Geschmackssensationen abnehmen.

Die Veränderungen im Geschmacks- und Geruchsempfinden tragen mit dazu bei, dass Speisen weniger appetitlich erscheinen. Lässt sich in der Häuslichkeit noch durch die Zubereitung eine Lust auf Essen erzeugen, fehlt dieser Anreiz in Einrichtungen nahezu ganz. Deshalb soll bei Gemeinschaftsverpflegung viel Wert auf die optische Gestaltung des Speisenangebots gelegt werden.

1.6.2 Tasten, Eigenbewegung, Gleichgewicht

Tasten – taktile Wahrnehmung

Der **Tastsinn** bezeichnet die Fähigkeit, Berührungen wahrzunehmen und über das Tasten ein Bild von Gegenständen zu entwickeln. Die Wahrnehmung über den Tastsinn wird als taktil, das bewusste Ertasten als haptisch benannt. Grundlage hierzu ist die Oberflächensensibilität. Die taktil-haptischen Fähigkeiten, Berührung zu spüren, werden wahrscheinlich schon vorgeburtlich entwickelt und gelten als elementare Grundlage, um andere Sinne herauszubilden. Die taktile Wahrnehmung vermittelt das Bewusstsein der eigenen Körperlichkeit, das Erleben der eigenen körperlichen Grenzen und des Bewusstwerdens über ein Innen und Außen.

Die taktile Wahrnehmung wird über ein System unterschiedlicher Sensoren gesteuert, die auf bestimmte Empfindungen spezialisiert sind: Druck und Vibration (Mechanorezeptoren), Schmerz (Nozizeptoren) und Temperatur (Thermorezeptoren). Die Verteilung der Sensoren auf der Haut ist sehr unterschiedlich. Im Bereich von Lippen, Zunge, Fingerkuppen und Fußsohlen findet sich eine besonders hohe Rezeptorendichte.
Altersbedingt oder durch alterstypische Erkrankungen kann es zu unterschiedlichen Störungen des Tastempfindens kommen. Besonders relevant sind das **Nachlassen des Druckempfindens** (Dekubitusrisiko) und **Probleme beim Greifen,** die eine durchaus hohe Alltagsbelastung darstellen können.

Eigenbewegung und Gleichgewicht – kinästhetische Wahrnehmung

Die **Lage- und Bewegungsempfindung** wird als kinästhetische Wahrnehmung bezeichnet. In diesem Wahrnehmungssystem werden Raum-, Zeit-, Kraft- und Spannungsverhältnisse unbewusst aus der eigenen Bewegung durch Reize wahrgenommen, die aus dem eigenen Körper entstehen. Die entsprechenden Rezeptoren zur Reizübermittlung werden als „Propriozeptoren" bezeichnet. Da sich diese Rezeptoren in tieferen Gewebeschichten befinden, wird die kinästhetische Wahrnehmung auch als „Tiefensensibilität" oder „Tiefenwahrnehmung" beschrieben.
Mit der **kinästhetischen Wahrnehmung** geht die Steuerung und Automatisierung von Bewegungsabläufen einher. Sie ist unabdingbar für die Kontrolle und Durchführung der Eigenbewegung. Sie gibt Rückmeldung über Gelenkpositionen und steuert die Muskelkoordination zur Bewegungsdurchführung. Die kinästhetische Wahrnehmung wird unterteilt in die vier Bereiche (Malca 2013):

- **Stellungssinn:** ermöglicht es, die Lage der einzelnen Glieder und Gelenke zueinander ohne Sichtkontrolle nachzuvollziehen.
- **Bewegungssinn:** macht es möglich, Richtung und Geschwindigkeit von Bewegung wahrzunehmen.
- **Kraftsinn:** bezeichnet das Abschätzungsvermögen, welcher Kraftaufwand für eine Bewegung benötigt wird.
- **Spannungssinn:** ist die Voraussetzung für die willentliche Beeinflussung der Muskelspannung.

Die kinästhetische Wahrnehmung wird in der Kindheit entwickelt und erfordert regelmäßiges Training durch Alltagsbewegungen. Fällt dieses Training weg, etwa bei längerer Immobilität, oder wird die Wahrnehmung reduziert, z. B. durch Medikamente, kann das zu einem weitgehenden Verlust führen. Bewegungstraining wird dann häufig von Angst begleitet. Deshalb müssen **Aktivierungsmaßnahmen** wohldosiert und in Absprache mit dem therapeutischen Team der Geriatrie erfolgen.

Gleichgewicht

Im Innenohr liegen das Gleichgewichtsorgan (Vestibularapparat) und das Gehörorgan. Es besteht im Wesentlichen aus drei Bogengängen und Kammern, in denen sich die Sinneszellen befinden. Das mit Flüssigkeit gefüllte Labyrinth registriert Beschleunigung und Lageveränderungen. Bei jeder Veränderung der Kopfhaltung wird die Flüssigkeit in Bewegung gebracht, wodurch die aufgelagerten Haarzellen stimuliert werden und die Orientierung im Raum ermöglicht wird. Alte Menschen klagen oft über Schwindel oder zeigen Balancestörungen. Wegen der damit verbundenen Angst und des hohen Sturzrisikos muss unbedingt eine ärztliche Abklärung erfolgen und ggf. ein Balancetraining angeboten werden.

1.7 Veränderung der Kognition

Siegfried Huhn

Der Begriff Kognition wird als Sammelbezeichnung für die **geistige Aktivität von Menschen** verwendet. In der kognitionspsychologischen Forschung bezeichnet Kognition die Gesamtheit der informationsverarbeitenden Prozesse und Strukturen eines Menschen. Kognitive Fähigkeiten bestimmen über die Möglichkeit, sich auf kontinuierlich verändernde Umgebungsbedingungen einzustellen und an diese anzupassen. Kognitiv-mentale Fähigkeiten zur Verarbeitung von Informationen sind unweigerlich mit dem Erleben und dem Verhalten des Menschen verbunden. Es wird angenommen, dass die unterschiedlichen kognitiven Fähigkeiten unterschiedlichen Alternsprozessen unterliegen. So zeigen Untersuchungen, dass die kristalline Intelligenz bis ins Alter stabil bleibt oder sich sogar weiterentwickelt, wohingegen bei der fluiden Intelligenz mit zunehmendem Alter ein Abbau zu beobachten ist (Kluwe 2016).

Folgende **Veränderungen im mentalen Bereich** können altersbedingt auftreten:

- **Informationsaufnahme und Informationsverarbeitung:**
  - Nachlassende Aufnahme- und Verarbeitungsgeschwindigkeit (Zunahme der Verzögerungen in der Endcodierung und Verarbeitung der Information sowie in der Selektion einer Reaktion)
  - Abnehmende Informationsverarbeitungskapazität (Abnahme der Menge an Information, die gleichzeitig aufgenommen und verarbeitet werden kann)
- **Reaktion:**
  - Nachlassende Reaktionsgeschwindigkeit bereits ab dem 20. Lebensjahr durch abnehmende Geschwindigkeit bei der Übertragung von Nervenimpulsen und der Informationsverarbeitung
  - Erhöhte Störempfindlichkeit bei Reizüberflutung, Ablenkungen und Irritationen
- **Koordination:**
  Das gleichzeitige oder schnelle hintereinander Verrichten von Aufgaben fällt aufgrund einer verminderten Informationsverarbeitungskapazität und Reaktionsgeschwindigkeit zunehmend schwer.
- **Gedächtnisleistung:**
  - Nachlassendes Kurzzeitgedächtnis sowie Langzeitgedächtnis, etwa bei episodischer Erinnerung, semantischer (sprachlicher) Erinnerung (z. B. Namen)
  - Weniger effiziente und spontane Nutzung von Mnemotechniken (z. B. Texterinnern, Eselsbrücken)
  - Langsamere und ineffektivere Decodierungsprozesse (längere Dauer, Informationen aus dem Gedächtnis zu holen, Zunahme der Störungsanfälligkeit durch Ablenkung und Unterbrechungen)
- **Lernen:**
  - Längere Lernzeiten durch Verlangsamung der Informationsverarbeitung, einmal Gelerntes kann aber genauso gut behalten werden wie bei jüngeren Personen
  - Abnehmende Lernfähigkeit bei bestimmten Lerninhalten: größere Schwierigkeiten beim Erlernen neuer Schemata (die nicht auf existierendes Wissen aufbauen oder der Erwartung entsprechen) als bei Jüngeren

Die Prozesse sind unterschiedlich fortschreitend und können wahrscheinlich aktiv verlangsamt werden. Gezieltes Training und körperliche Bewegung sind

wohl entscheidend, um auch im Alter kognitive Leistungsreserven zu mobilisieren. Eine Verlangsamung im Denken und längere Zugriffszeiten auf Gedächtnisinhalte können als altersbedingt normal gesehen werden und finden sich in der fachlichen Beschreibung als **Age Associated Memory Impairment.** Eine darüber hinausgehende Verminderung der Gedächtnisleistung wird als **Mild Cognitive Impairment** bezeichnet und muss diagnostisch gegenüber einer Frühform eines demenziellen Syndroms abgegrenzt werden (Hager 2009).
Unabhängig von der kognitiven Leistungsfähigkeit nimmt gemäß dem Begriff **„Altersweisheit"** die Weisheit (zu verstehen als abrufbares Wissen und sorgfältige Entscheidungsabwägung) im Alter laut einer US-Studie tatsächlich zu, was am wahrscheinlichsten mit der Lebenserfahrung und dem geringeren Stresslevel älterer Menschen bei Entscheidungsfindungen zusammenhängt (Grossmann et al. 2010).

1.7.1 Demenzerkrankungen

Die **Demenz** ist ein erworbener Abbau höherer geistiger Fähigkeiten mit zunehmendem Verlust ehemals vorhandener kognitiver Leistungen. Es kommt zu einer kontinuierlichen und anhaltenden Einschränkung der intellektuellen und kognitiven Leistungen. Die Störung der Gehirnleistung kann vorübergehend ruhen (persistieren) oder sogar eine Besserung erfahren, im Gesamtverlauf wird sie aber kontinuierlich fortfahren (Progredienz).
Als Folge der fortschreitenden Demenzerkrankung kommt es zu motorischen Einschränkungen und pathologischen Veränderungen, die bei der Versorgung berücksichtigt werden müssen (Hofmann et al. 2017):

- Tonuserhöhung der Muskulatur
- Muskelabbau (Sarkopenie)
- Gangstörungen mit Instabilität und Sturzneigung
- Immobilisationssyndrom mit Risiko von Druckgeschwüren und Infektionsproblemen
- Schluckschwierigkeiten mit Aspirationsrisiko und Ernährungsmängel

Klinik

Die Diagnose wird zunächst klinisch gestellt, oft durch Fremdanamnese (Angehörige). Hierbei wirkt das gesamte Team durch gezielte Verhaltensbeobachtung mit. Neuropsychologische und neurologische (motorische Abbauvorgänge) prägen das Bild in Verbindung mit Schlafstörungen, Unruhezuständen, herausforderndem Verhalten, häufiger Angst und zunehmendem Verlust in der Alltagskompetenz. Im Verlauf gehen die Orientierung zu Ort und Zeit verloren bzw. Ort und Zeit lassen sich nicht rekapitulieren. Die anfänglichen Wortfindungs- und Formulierungsstörungen gehen in den zum Teil völligen Verlust der Kommunikationsfähigkeiten über (▶ Tab. 1.8).

Epidemiologie

Demenzerkrankungen zählen zu den häufigsten neuropsychiatrischen Erkrankungen des höheren Lebensalters. Demenzerkrankungen sind kein neues Phänomen. Vielmehr liegen Symptombeschreibungen schon aus der Antike vor (Perrar et al. 2017). Ihre Prävalenz steigt von ca. 1,6 % bei den 65- bis 69-Jährigen auf 41 % bei den über 90-Jährigen. Die Gesamtprävalenz bei den über 65-Jährigen beträgt 8–9 %. Jedoch kann die Prävalenz in bestimmten Versorgungssettings deutlich höher liegen. So wird sie für die Bewohner von Altenheimen mit über 50 % angegeben (Karakaya et al. 2014). In Deutschland werden etwa 1,4 Millionen

Tab. 1.8 Klinische Diagnosekriterien (Karakaya et al. 2014)

Diagnosekriterium	Status
A	Fortschreitende Gedächtnisstörung: Merkfähigkeit, biografisches und semantisches (Allgemeinwissen) Gedächtnis usw.
B	Zusätzlich zumindest eines der folgenden Merkmale: • Beeinträchtigung des abstrakten Denkens und des Urteilsvermögens sowie der Orientierung • Beeinträchtigung anderer höherer Funktionen wie Aphasie, Apraxie, Agnosie, Alexie, Akalkulie, Agrafie, Anosognosie • Persönlichkeitsveränderungen und andere sog. nichtkognitive Störungen wie emotionale Labilität, depressive Syndrome, Ängste, Sinnestäuschungen, Wahnbildungen
C	A und B sind so ausgeprägt, dass sie zu einer deutlichen Beeinträchtigung in der Alltagskompetenz und den Sozialbeziehungen führen
D	Chronizität länger als 6 Mon. und ungetrübtes Bewusstsein
E	Ausschluss anderer Ursachen wie Delir, Pseudodemenzen

alte Menschen mit Demenzerkrankung angenommen. Für die nächsten 20 Jahre wird von einer Verdoppelung der Prävalenz ausgegangen. Sowohl die Betroffenen selbst als auch ihre Angehörigen sehen in den kognitiven Störungen häufig einen normalen Alterungsprozess, sodass erst bei gravierenden Krankheitszeichen mit Störungen im Zusammenleben und auffallenden Verlusten der Alltagskompetenz eine medizinische Beratung eingeholt wird.

Gut ein Drittel der Patienten in geriatrischen Kliniken weist eine Demenzerkrankung auf und wird gleichzeitig frührehabilitativ behandelt.

Demenzkranke im Akutkrankenhaus: Die Demenz stellt nur in etwa 6 % aller Fälle die zur Aufnahme führende Hauptdiagnose dar, häufig als „Notfalleinweisung". In der Regel führen andere Erkrankungen zu einer Krankenhauseinweisung. Im Mittel erfolgt bei demenziell erkrankten alten Menschen etwa vier Jahre nach Diagnosestellung eine Krankenhausaufnahme. Dabei findet sich das gesamte somatische Diagnosespektrum, jedoch dominieren Infektionen, allgemeine Schwäche mit Malnutrition und Herz-Kreislauf-Erkrankungen. Bewegungsstörungen und Stürze treten bei an Demenz erkrankten alten Menschen häufiger auf als bei nicht demenzkranken Personen. Die Komorbidität älterer Menschen bei Aufnahme nach Sturz, bei denen bisher keine psychiatrische Erkrankung diagnostiziert wurde, beträgt im Mittel: Demenz 31 %, Depression 29 %, Delir 20 %.

Akutkrankenhäuser und nicht spezialisierte Krankenhausabteilungen werden immer häufiger mit Demenzerkrankungen konfrontiert, ohne auf diese Patientengruppe und deren spezielle Belange eingestellt zu sein. Der demenzerkrankte Patient wird im Normalfall wegen einer akuten Körpererkrankung vorstellig, oft ohne eigenes Krankheitserleben. In der fremden Umgebung, der Hektik und dem gedrängten Zeitplan der Aufnahme oder der Krankenstation sind die Demenzkranken meist überfordert und reagieren aus ihrem Erleben heraus mit Angst, Unruhe, Abwehr und Wutausbrüchen. Die Patienten beeinflussen durch ihr Verhalten dann den gesamten Ablauf und brauchen auch zum Schutz der Mitpatienten eine intensive Betreuung, die auf Normalstationen kaum gewährleistet werden kann. Sind die Mitarbeiter auf diese Patientengruppe nicht vorbereitet, entstehen oft Missverständnisse, Fehlinterpretationen und der Wunsch nach schneller Ruhigstellung. Dadurch kann sich die gesamte Symptomatik deutlich verstärken und der Gesamtzustand des Patienten verschlechtern. Eine Überlegung ist es deshalb, in Akutkrankenhäusern Fachabteilungen für demenzerkrankte Patienten mit somatischen Aufnahmegründen einzurichten. Eine weitere Überlegung zielt darauf ab, ähnlich dem ärztlichen Konsiliardienst ausgebildete Pflegepersonen zur Beratung heranzuholen oder vorübergehend spezialisierte Betreuungskräfte einzusetzen.

1.7.2 Delirantes Syndrom

Als delirantes Syndrom wird ein **Zustand akuter Verwirrtheit** mit Agitiertheit, Halluzinationen und vegetativen Störungen bezeichnet. Der Beginn ist abrupt. Für die Diagnose müssen Symptome aus den folgenden fünf Teilbereichen vorliegen:
- Bewusstseinsstörung
- Kognitive Störung
- Psychomotorische Störung
- Störung des Schlaf-Wach-Rhythmus
- Affektive Störung

Auslösende Faktoren eines Delirs sind beim geriatrischen Patienten neben vorhandenen körperlichen Erkrankungen häufig neu auftretende Infekte, jedoch auch Medikamente, medizinische Eingriffe, Immobilisation mit FEM, Austrocknung oder Alkohol (oft in Kombination mit Medikamenten) oder als Problematik in der Sterbephase.

Epidemiologie

Bei etwa 10–30 % der älteren Menschen, die in einem Akutkrankenhaus aufgenommen werden, liegt ein Delir vor. Nach einer Operation beträgt die Häufigkeit je nach Eingriff bis zu 60 %. Ein Delir ist i. d. R. bei Behandlung der Grunderkrankung reversibel, tritt jedoch im Alter häufig rezidivierend auf (Polypharmazie). In der Sterbephase kann ein Delir als Folge einer Organkomplikation auftreten und wird vorrangig symptomatisch behandelt (Hofmann et al. 2017).

1.8 Sucht im Alter

Andreas Kutschke

1.8.1 Bedeutung von Sucht

Im Alter dominieren insbesondere die **Alkohol-, Medikamenten- und Nikotinabhängigkeit,** wenngleich auch der Gebrauch illegaler Drogen und nicht stoffgebundene Abhängigkeiten beobachtet werden. Bei den **nicht stoffgebundenen Abhängigkeiten** (Verhaltenssüchte) wird am häufigsten die Spielsucht an Automaten beobachtet.

Abhängigkeit und schädlicher Gebrauch von Alkohol, Medikamenten und Nikotin betrifft jedoch weitaus häufiger alte Menschen, als dies bei anderen Substanz- oder auch Verhaltensabhängigkeiten der Fall ist. Mindestens jeder zehnte Bewohner in einem Altenheim hat eine Alkoholdiagnose (Weyerer 2006) und über 11 % der Heimbewohner trinken mehr als die empfohlenen 10 g Alkohol am Tag (NIAAA 2011). Insgesamt gibt es mehr als 400.000 ältere Alkoholabhängige in Deutschland, wobei mehr Männer als Frauen betroffen sind. Die Alkoholtoleranz sinkt mit

steigendem Alter, weshalb die tatsächlich aufgenommene Alkoholmenge oft im Vergleich zu früher abnimmt.
Bei der Medikamentenabhängigkeit dominiert die Abhängigkeit von Benzodiazepinen. Es wird von bis zu 2 Millionen benzodiazepinabhängigen Personen ausgegangen, wobei hier überwiegend Frauen betroffen sind und der Konsum mit dem Alter steigt (DHS 2006).
Die Versorgung von sucht- bzw. abhängigkeitskranken alten Menschen stellt eine besondere Herausforderung an die Akteure dar, muss doch zwischen Genussfreude und Lebensziel der Patienten/Bewohner, des Abhängigkeitspotenzials und der möglicherweise therapeutischen Notwendigkeit eine Balance hergestellt werden. In kaum einem anderen Bereich wird das Spannungsfeld zwischen dem Autonomiestreben der Person und der Sorge um die Person sowie der Sorgfaltspflicht der beruflich Handelnden so deutlich. Während in Pflegeeinrichtungen der Erhalt von Autonomie und der damit verbundenen Lebensqualität als Ziel beschrieben werden und ein kontrollierter Umgang mit den suchtauslösenden Substanzen angestrebt wird, steht innerhalb der Krankenhausversorgung in der Geriatrie die medizinisch notwendige Therapie im Vordergrund, was durchaus die Abstinenz voraussetzen und eine Entgiftung erforderlich machen kann.
Bei Benzodiazepin-Abhängigkeit (F13) wie bei Alkoholabhängigkeit (F10) auch, sind die Diagnosekriterien des ICD-10 für eine Einschätzung unterstützend:

- Craving (das unstillbare Verlangen nach dem Suchtmittel)
- Verminderte Kontrollfähigkeit
- Körperlicher Entzug/klinische Zeichen
- Nachweis einer Toleranz/Dosiserhöhung
- Vernachlässigung in Alltagsbelangen
- Anhaltender Konsum trotz physischer und/oder psychischer Schädigung

Abhängigkeit erkennen

Alkoholprobleme und die Abhängigkeit von Benzodiazepinen werden nicht oder oft erst sehr spät diagnostiziert. Der Grund für die geringe Erkennungsrate von Suchtkranken im Alter liegt beim Alkoholproblem darin, dass die aufgenommene Alkoholmenge selten als so hoch erscheint, dass eine Abhängigkeit angenommen wird und mögliche alkoholbedingte Probleme nicht auftreten bzw. nicht wahrgenommen werden oder als altersbedingt eingestuft werden. Auch werden die Symptome durch die vorhandene Multimorbidität überlagert und diagnoserelevante soziale Auffälligkeiten und Arbeitsprobleme fallen i. d. R. weg. Sofern die Betroffenen den kritischen Konsum einschätzen, leugnen sie diesen naturgemäß. Ähnlich ist es bei einer Abhängigkeit von Benzodiazepinen, die i. d. R. ärztlich verordnet sind und deshalb von den Betroffenen und deren Umfeld nicht als suchtauslösende Substanz gesehen bzw. die Symptome nicht als Abhängigkeitszeichen gewertet werden (Kutschke 2012).
Um den Verdacht einer **Suchtkrankheit im Alter** zu erkennen, ist deshalb die direkte Beobachtung notwendig (Kutschke 2012; Wolter 2010; Vossmann u. Geyer 2006):

- Koordinationsstörungen
- Beschwerden, die auf eine Polyneuropathie hinweisen
- Wiederholter Alkoholfötor (Alkoholfahne)
- Gesichtsröte
- Bluthochdruck und Gastritis
- Aggressives Verhalten und Enthemmung
- Vernachlässigung der Alltagsaktivitäten
- Aufgeben sozialer Kontakte
- Verwahrlosung

Fragebogen zur Abhängigkeit

▶ Tab. 1.9, ▶ Tab. 1.10.

Tab. 1.9 Fragebogen zur Alkoholabhängigkeit (SMAST – Geriatric Version, DHS 2006)

Welche Rolle spielt Alkohol in Ihrem Leben?		
Die folgenden Aussagen beschreiben eine Reihe von Verhaltensweisen und Problemen, die auftreten können, wenn Sie regelmäßig Alkohol trinken. Prüfen Sie bei jeder Aussage, ob diese auf Sie zutrifft oder nicht und kreuzen Sie das entsprechende Feld an.		
Haben Sie anderen gegenüber schon einmal untertrieben, bezüglich Ihres Alkoholgenusses?	Ja	Nein
Haben Sie nach ein paar Gläsern Alkohol manchmal nichts gegessen oder eine Mahlzeit ausgelassen, da Sie sich nicht hungrig fühlten?	Ja	Nein
Helfen ein paar Gläser Alkohol, Ihre Zittrigkeit oder Ihr Zittern zu verhindern?	Ja	Nein
Haben Sie, nachdem Sie Alkohol getrunken haben, manchmal Schwierigkeiten, sich an Teile des Tages oder der Nacht zu erinnern?	Ja	Nein
Trinken Sie gewöhnlich Alkohol, um zu entspannen oder Ihre Nerven zu beruhigen?	Ja	Nein
Trinken Sie, um Ihre Probleme für einige Zeit vergessen zu können?	Ja	Nein
Haben Sie schon einmal mehr Alkohol getrunken, nachdem Sie einen Verlust in Ihrem Leben erlitten haben?	Ja	Nein
Hat Ihnen schon einmal ein Arzt bzw. eine Ärztin oder eine andere Person gesagt, sie mache sich Sorgen bezüglich Ihres Alkoholkonsums?	Ja	Nein
Haben Sie jemals Trinkregeln aufgestellt, um besser mit Ihrem Alkoholkonsum klarzukommen?	Ja	Nein
Verschafft Ihnen ein alkoholisches Getränk Erleichterung, wenn Sie sich einsam fühlen?	Ja	Nein
Haben Sie zwei oder mehr dieser Fragen mit Ja beantwortet? Dann haben Sie vermutlich ein ernst zu nehmendes Alkoholproblem entwickelt und sollten Hilfe und Beratung annehmen.		
nach DHS 2006/modifiziert Kutschke 2012 (Blow 1992)		

Tab. 1.10 Fragebogen zur Medikamentenabhängigkeit

Welche Rolle spielen Medikamente in Ihrem Leben?		
Die folgenden Aussagen beschreiben eine Reihe von Gewohnheiten und Schwierigkeiten, die infolge einer häufigen Einnahme von Schlaf- und Beruhigungsmitteln, Schmerzmitteln sowie von Medikamenten zur Behandlung von Depressionen und Stimmungstiefs auftreten können. Prüfen Sie bei jeder Aussage, ob diese auf Sie zutrifft oder nicht, und kreuzen Sie das entsprechende Feld an.		
Ohne Medikamente kann ich schlechter einschlafen.	Trifft zu	Trifft nicht zu
Ich habe mir zur Sicherheit schon einmal einen kleinen Tablettenvorrat angelegt.	Trifft zu	Trifft nicht zu
Zeitweilig möchte ich mich von allem zurückziehen.	Trifft zu	Trifft nicht zu

Tab. 1.10 Fragebogen zur Medikamentenabhängigkeit *(Forts.)*

Welche Rolle spielen Medikamente in Ihrem Leben?		
Die folgenden Aussagen beschreiben eine Reihe von Gewohnheiten und Schwierigkeiten, die infolge einer häufigen Einnahme von Schlaf- und Beruhigungsmitteln, Schmerzmitteln sowie von Medikamenten zur Behandlung von Depressionen und Stimmungstiefs auftreten können. Prüfen Sie bei jeder Aussage, ob diese auf Sie zutrifft oder nicht, und kreuzen Sie das entsprechende Feld an.		
Es gibt Situationen, die schaffe ich ohne Medikamente nicht.	Trifft zu	Trifft nicht zu
Andere glauben, dass ich Probleme mit Medikamenten habe.	Trifft zu	Trifft nicht zu
Die Wirkung meiner Medikamente ist nicht mehr so wie am Anfang der Einnahme.	Trifft zu	Trifft nicht zu
Weil ich Schmerzen habe, nehme ich oft Medikamente.	Trifft zu	Trifft nicht zu
In Zeiten erhöhter Medikamenteneinnahme habe ich wenig gegessen.	Trifft zu	Trifft nicht zu
Ich fühle mich ohne Medikamente nicht wohl.	Trifft zu	Trifft nicht zu
Manchmal war ich selbst erstaunt, wie viele Medikamente ich an einem Tag eingenommen habe.	Trifft zu	Trifft nicht zu
Mit Medikamenten fühle ich mich oft leistungsfähiger.	Trifft zu	Trifft nicht zu
Treffen zwei oder mehrere dieser Aussagen auf Sie zu? Dann kann es sein, dass Sie aufgrund einer längerfristigen Medikamenteneinnahme eine Gewöhnung entwickelt haben, die zu einer Abhängigkeit werden kann.		
nach DHS 2006/modifiziert Kutschke 2012		

1.8.2 Folgen der Abhängigkeit

Ein weiteres Problem besteht bei Abhängigkeit und Missbrauch von Substanzen darin, dass die Betroffenen selbst ihre Erkrankung oft nicht erkennen oder anerkennen und die Folgeprobleme eher auf das Alter, den Arzt oder die Umstände schieben (▶ Tab. 1.11). Bei einer Benzodiazepin-Abhängigkeit kommt erschwerend hinzu, dass die Medikamente von einem Arzt verordnet werden. Damit ist die Einnahme für die meisten Konsumenten medizinisch legitimiert.

Im Alltag von älteren Abhängigen kann es immer zu einem **Entzug** kommen. Überwiegend wird der Entzug unbeabsichtigt eintreten und den Betroffenen wie auch sein Umfeld überraschen. Insbesondere treten Entzüge auf, wenn die Substanzbeschaffung unterbrochen wird, z. B. bei plötzlicher Immobilisierung und bei Krankenhauseinweisung. Ein Entzug ist für die Betroffenen immer unangenehm und teilweise lebensbedrohlich. Deshalb ist es wichtig, Entzugssyndrome zu kennen und den Entzug frühzeitig zu erkennen (▶ Tab. 1.12). In der Regel müssen Patienten/Bewohner im Entzug engmaschig überwacht und nach Arztanordnung mit Medikamenten versorgt werden.

Für die **Betreuung** insbesondere **alkoholabhängigkeitskranker alter Menschen** hat sich folgende **Zielhierarchie** durchgesetzt (Huhn 2016, DHS 2014):

- Überleben sichern
- Niederschwelliges Angebot, z. B. Kontaktcafé
- Medizinische Notfallversorgung, Notschlafstellen, Hygieneeinrichtungen

1

Tab. 1.11 Folgen, die aus der Abhängigkeit entstehen können (Kutschke 2012)

Benzodiazepin-Abhängigkeit	Alkoholabhängigkeit
• Vermehrte Stürze • Appetit- und Schluckstörungen • Starke Stimmungsschwankungen • Gereiztheit • Aggressivität • Vernachlässigung der Kleidung und der Wohnung • Tremor • Rückzug/Apathie • Gedächtnisstörungen	• Gastritis oder Mund-, Darm- und Speiseröhrenkrebs • Mangel- oder Unterernährung • Leber- und Pankreaserkrankungen wie Leberzirrhose • Epileptische Anfälle etc. • Korsakow-Syndrom • Zusätzliche Demenzsymptome • Vernachlässigung • Polyneuropathien • Schlecht heilende Wunden

Tab. 1.12 Entzugssymptome

Entzugssymptome durch fehlenden Alkohol	Entzugssymptome durch fehlendes Nikotin	Entzugssymptome durch fehlende Benzodiazepine
• Angst, Erregbarkeit • Halluzinationen • Wahnvorstellungen • Verändertes Bewusstsein • Tremor, Ataxie • Magen-Darm-Störungen • Krämpfe • Tachykardie, Hypertonie • Elektrolytverschiebungen • Hyperglykämie • Schlafstörungen • Schweißneigung • Delir möglich	• Unruhe • Gereiztheit • Aggression • Depression • Stimmungsschwankungen • Konzentrationsstörungen • Tremor • Schwitzen • Kopfschmerzen	• Tremor, Muskelkrämpfe • Reizbarkeit • Schlafstörungen • Erregung, epileptische Anfälle • Augenflimmern • Mikropsie und Makropsie • Körperbildstörungen • Veränderungen des Geschmacksinns • Psychotische Symptome • Delir möglich

- Reduzierung der Alkoholmenge, Verlängerung der alkoholfreien Zeiten
- Aufsuchende Sozialarbeit, Angebote kurzzeitiger Entzugsbehandlung
- Betreute Wohnformen für langjährig chronisch Abhängige
- Abstinenzorientierte Beratung, ambulante Rehabilitation
- Stationäre Entwöhnungsbehandlung
- Adaptionsphase
- Nachsorge
- Selbsthilfegruppen

1.9 Spiritualität und Sinnfindung

Siegfried Huhn

1.9.1 Spiritual Care

Eine eindeutige Definition für den Begriff „Spiritualität" liegt nicht vor. Abgeleitet vom lateinischen Begriff „spiritus", was etwa mit Geist, Hauch, Atem übersetzt wird, wird der Begriff häufig als die Geistigkeit oder innere Identität beschrieben, die einer Person innewohnt und ihr Selbst- und Weltverständnis beschreibt. Im spirituellen Kontext sollen Leben und Welt weiträumiger gedacht und in einen größeren oder tieferen Zusammenhang gebracht werden. Aus religiöser Sicht ist Spiritualität an die in den jeweiligen Schriften bezeugten Verheißungen und an das Gottesbild gebunden.

In nicht religiös geprägter Spiritualität finden sich drei Dimensionen (Graupner 2008):

1. Lebensorientierung gebende Strukturen
2. Emotional erschließbare Sinnerfahrung
3. Persönliches verantwortliches Handeln

Spiritualität wird demnach als die „Suche nach einem umfassenden Lebensprinzip und nach einem tieferen Lebenssinn" gesehen. Hierin sind vier Fragen leitend:

1. Wer bin ich?
2. Wozu lebe ich?
3. Wie soll ich handeln?
4. Worauf kann ich hoffen?

Bestätigt hat sich, dass in der Phase eines absehbaren Lebensendes und des Abschiedsnehmens die Frage nach dem Lebenssinn eine zentrale Rolle einnimmt. Auch die Sorge um die Angehörigen und das Wohlwollen anderen und dem eigenen Leben gegenüber werden vielfach als das Selbst transzendierender Werte beschrieben und als Teil eines Bewältigungsprozesses angenommen.

In der spirituellen Begleitung gilt es, die Eigensprache und Werte der Person anzuerkennen und Spannungen auszuhalten. Die Deutungshoheit liegt allein bei der Person, deren Sehnsuchts- und Erfahrungstiefe unterstützt werden soll. Die Begleiter geben der spirituellen Suche würdigende Aufmerksamkeit, mag sie auch noch so diffus erscheinen.

1.9.2 Lebensrückblick

Mit zunehmendem Alter haben viele Menschen ein Bedürfnis, über ihr Leben nachzudenken und das gelebte Leben als sinnvoll zu verstehen und so wertzuschätzen, wie es verlaufen ist. Deshalb erzählen alte Menschen sehr gern über ihr vergangenes Leben. Dabei steht das Erleben der Person im Vordergrund, während „objektive Wirklichkeiten" in den Hintergrund treten. Hierin unterstützen professionelle Akteure. Lebensrückblick- oder Biografiearbeit unterstützt die Person dabei, ihr Leben zu betrachten, gegenwärtige Aufgaben zu bewältigen und den weiteren Lebensweg zu begleiten. Ziel ist es, die Identität zu stärken und das Selbstverständnis zu fördern.

1.10 Der alternde Mensch mit Behinderung

Evelyn Franke

Behinderung und Alter schließen einander nicht aus. Menschen mit geistiger und körperlicher Behinderung können wie alle anderen Menschen alt werden – entweder gesund, mobil und fit oder mit den gleichen Erkrankungen und Einbußen, die das Altern begleiten und mitunter erschweren.

Was das Altern und den Gesundheitszustand im Alter aber durchaus beeinflussen kann, sind chronische Erkrankungen und Behinderungen, aufgrund derer die Einnahme von Medikamenten über Jahre oder Jahrzehnte nötig war, z. B. bei einer Epilepsie. Zu dieser Erkrankung kommen dann später eventuell andere Krankheiten hinzu.

Wie bei allen Menschen erhöht sich bei Menschen mit Behinderung im Alter die Sturzgefahr. Es kommt zu Stürzen, die mit Verletzungen und nachfolgenden Behandlungen einhergehen. Nicht immer lässt sich die Mobilität wiederherstellen. Auch andere altersbedingte Veränderungen kommen zur frühen Behinderung hinzu, wobei Schwerhörigkeit, schlechteres Sehen und Sprachprobleme besonders gravierend scheinen.

Bei der Nennung und Beschreibung der Ursachen, die jemanden verstummen oder immer passiver werden lassen, ist zu beachten, dass viele Menschen mit Behinderung in Abhängigkeit vom Grad ihrer geistigen Behinderung eine unzureichende Sprachentwicklung aufweisen. Dabei heißt Sprache nicht nur selbst zu sprechen, sondern auch das sichere Verstehen dessen, was andere sagen. Hören (mit den Ohren als physikalisches Phänomen) und Verstehen (als inhaltliches Verstehen der Ansprache/Frage von anderen) sind nicht automatisch identisch, sondern erfordern eine kognitive Leistung, die aufgrund der geistigen Behinderung eingeschränkt sein kann. Ihnen fehlen oft sprachliche Mittel, um sich treffsicher und gezielt auszudrücken und um sich die Hilfe zu holen, die sie brauchen.

1.10.1 Psychosoziale Besonderheiten

Der wohl größte Unterschied im Alter von Menschen mit und ohne Behinderung ergibt sich aus den **sozialen und biografischen Unterschieden.** Geht ein Mensch ohne Behinderung in den Ruhestand, so freut er sich meistens über das sogenannte „Mehr" an Zeit, das nun für seine Familie oder Hobbys verfügbar ist. Es kommt zu Veränderungen in den Aktivitäten des Lebenslaufs, ohne dass mit dem Ruhestand eine direkte Leere entsteht.

Die **Lebensentwürfe** von Menschen mit Behinderung, die heute Rentner sind oder es in den nächsten Jahren werden, sehen jedoch anders aus. Ein heute alter Mensch mit geistiger Behinderung hat i. d. R. keine Familie gegründet, er hat keine Kinder und keine Enkelkinder. Vielleicht hat dieser Mensch in einer kleinen Wohngruppe gelebt, seine Mitbewohnerinnen und Mitbewohner sind dann als seine Angehörigen zu sehen. Vielleicht hat dieser Mensch in einer kinderlosen Partnerschaft gelebt – die Partner werden ähnlich alt sein wie er.

Menschen mit Behinderung sind derzeit auch sehr selten Mitglieder in Vereinen und Parteien, sie haben seltener Hobbys, die sie mit anderen Menschen zusammenführen. Damit fehlt ihnen dieses Aktivitäts- und Bestätigungsfeld, sodass für viele der Übergang in den Ruhestand mit großen Verlusten verbunden ist: Sie verlieren die Anerkennung durch ihre Arbeit und den Kontakt mit anderen aus den Werkstätten für behinderte Menschen (im Arbeitsbereich und im Förder- und Beschäftigungsbereich), die bisher oft der einzige soziale Kontakt neben dem Wohnen waren.

Menschen mit Behinderung werden deshalb im Alter keine besonders aufwendigere medizinische Behandlung benötigen, wohl aber eine **intensivere soziale und aktivierende Betreuung.** Sie werden Hilfe und Anleitung brauchen, um neue Freizeitaktivitäten zu entdecken und auszuprobieren. Zudem brauchen sie besondere Aktivierung, um Fähigkeiten im intellektuellen und im motorischen Bereich zu erhalten. Eine höhere Bedeutung hat möglicherweise auch, dass sich Menschen, die in ihren Fähigkeiten nicht mehr angesprochen und gefördert werden, schnell überflüssig und nutzlos fühlen können und Langeweile entwickeln, was zu ernsthaften Verstimmungen bis hin zu Depressionen und gelegentlich auch Aggressionen gegen sich und andere Personen führen kann.

1.10.2 Demenzielle Erkrankungen

Bei **Menschen mit geistiger Behinderung** kommen zusätzlich Demenzerkrankungen vor, wobei sich Demenz hier als Verlust von erworbenen Fähigkeiten definiert. Die erworbenen Fähigkeiten der Menschen mit geistiger Behinderung unterscheiden sich zum Teil erheblich von den Fähigkeiten nicht behinderter Menschen. Aufgrund der ohnehin differenten Entwicklung ist die Demenzerkrankung für Außenstehende kaum als zusätzliches Geschehen auszumachen.
Bei Menschen mit Trisomie 21/Down-Syndrom, die zu einem sehr hohen Prozentsatz an einer Demenz erkranken, ist der Beginn der Demenz kaum zu beobachten. Im Verlauf einer Demenz vom Alzheimer-Typ bei Menschen mit Trisomie 21 stehen Schluckstörungen und Aspirationen sehr schnell im pflegerischen Fokus, sie sind oft das für alle sichtbare Leitsymptom. Anfangs können die betroffenen Menschen noch abhusten. Im weiteren Verlauf kommt es jedoch zu stillen Aspirationen. Es muss mit dem ersten Aspirieren von Flüssigkeiten eine logopädische Beratung bzw. Behandlung angefordert werden.
Insgesamt werden es mehr die sozialen Faktoren und die Unterschiede in den Lebensentwürfen und Lebensläufen sein als die medizinischen Ursachen, die Menschen mit Behinderung anders altern lassen.
Hier werden aufgrund der anderen sozialen und familiären Hintergründe und mitunter sehr langen Heimaufenthalten, Ansätze zur Biografiearbeit sehr schnell an ihre Grenzen stoßen. Wie bei allen anderen Menschen mit Behinderung ist wichtig, dass sie sich jetzt und hier wohlfühlen – ohne Überlegung, ob es ihnen früher gefallen hätte oder morgen noch zusagt. Grundsätzlich bestimmend ist ein Leben im Hier und Jetzt.

1.11 Der alternde Mensch mit Migrationshintergrund

Siegfried Huhn

1.11.1 Grundlagen

Zu den Menschen mit Migrationshintergrund zählen alle Personen, die nach 1949 auf das heutige Gebiet der Bundesrepublik Deutschland zugewandert sind, sowie alle in Deutschland geborenen Ausländer und alle in Deutschland als Deutsche geborenen mit mindestens einem zugewanderten oder in Deutschland als Ausländer geborenen Elternteil (Statistisches Bundesamt 2010). Demnach hatten im Jahr 2010 etwa 15,7 Millionen Menschen (jeder 5. Einwohner) in Deutschland einen Migrationshintergrund. Etwa zwei Drittel der Menschen mit Migrationshintergrund sind zugewandert und ein Drittel ist in Deutschland geboren.
Zuwanderer aus:

- Europa 69,5 %
- Asien 17,2 %
- Afrika 3,2 %

Die wichtigsten Herkunftsländer waren:

- Türkei 14,1 %
- Polen 10,5 %
- Ehemalige Sowjetrepubliken 9,2 %

Ältere Menschen mit Migrationshintergrund rekrutieren sich hauptsächlich aus der Gruppe der Arbeitsmigranten der 1960er und 1970er Jahre. Besonders häufig finden sich hier Personen mit geringer Bildung, höherer Altersarmut und einem Erwerbsleben mit überwiegend schwerer körperlicher Arbeit. In der medizinischen Versorgung sind ältere Menschen mit Migrationshintergrund unterrepräsentiert, da viele trotz medizinischem Behandlungsbedarf aufgrund des schlechteren sozioökonomischen Status sowie vorhandener Sprach-, Traditions-, Religions- und Kulturbarrieren vergleichsweise nur schwer Zugang zum deutschen Gesundheitssystem finden. Möglicherweise findet sich hier ein Unterschied zwischen der Stadt- und der Landbevölkerung. Insbesondere bei Orten mit hohem Anteil von Migranten haben sich inzwischen aus den Nachfolgegeneration Berufe im Gesundheitssystem ergeben, die den Zugang für die heute alten Menschen leichter machen können.

Besonderheiten

Psychische Belastungen: Die Migrationserfahrung geht für viele Betroffene mit erheblichen psychischen Belastungen einher. Die Schwierigkeit, traditionelle Werte aufrecht zu halten, eintretende Veränderungen in der Familientradition zwischen Eltern und Kindern sowie das Stigma als Ausländer und die oft vorhandene Diskriminierung durch die Mehrheitsbevölkerung können zu Depression, psychosomatischen Beschwerden und Zwangsstörungen führen. Diese psychischen Störungen werden oft tabuisiert und als unerwünscht negiert.

Schmerzen: Eine besondere Herausforderung an die Behandler stellt der Umgang mit Schmerzen dar. Oft sind die Diagnostik und die anschließend notwendige Therapie schwierig. In unterschiedlichen Kulturkreisen und Religion werden Schmerzen unterschiedlich wahrgenommen, angenommen und auch bewältigt. Aus der Sicht der hiesigen Mehrheitsbevölkerung werden Schmerzen von Migranten oft als übertrieben dargestellt gesehen, was zu einer „Untertherapie" führen kann. Ebenso kann die dramatische Darstellung von Schmerzen zu einer besonders hohen Schmerzangabe auf einer Schmerzskala führen, woraus eine „Übertherapie" erfolgen kann.

Mangelhafte Sprachkenntnisse: Hinzu kommen nicht ausreichende oder fehlende Sprachkenntnisse, wodurch ein wesentlicher Zugang zum geriatrischen Patienten fehlt und die Entwicklung einer vertrauensvollen Beziehung mit entsprechender Versorgung erschwert. Bei verbaler Kommunikation über Dritte entsteht für Patienten oft der Eindruck, ausgegrenzt und nicht Partner im Behandlungsprozess zu sein. Auch durch die kulturspezifische Art, Probleme, Krankheiten und Symptome zu beschreiben, treten Missverständnisse und Übertragungsprobleme auf.

Herausforderung Familie

Für die Mehrheit der migrierten Bevölkerungsgruppen stellt die Familie einen **besonderen sozialen Raum** dar. Die Rollenverteilung führt in einigen Herkunftskulturen zu einer Dominanz der Eltern- und Großelterngeneration sowie der Rollenbevorzugung des männlichen Geschlechts. Innerhalb dieser Rollenverteilung bestehen vielfach zusätzliche Hierarchien. Oft nehmen Frauen eine untergeordnete Position ein, wobei das nicht verallgemeinert werden kann. Jedoch müssen die Familienbilder bei der Behandlung berücksichtigt werden. Besonders bei der Entscheidungsfindung von zustimmungspflichtigen Eingriffen fühlt sich die betroffene Person oft nicht kompetent, um für sich zu entscheiden, und verweist auf die Familie. Hier gilt es für die medizinische Versorgung, sensibel abzuwägen. Auch bei Patienten aus traditionellen Familienverbünden muss nach deutschem Recht die Entscheidung durch die Patienten selbst gefällt werden. Um kritische Situationen zu entschärfen, sollen deshalb nach Einwilligung durch die Patienten die Familienoberhäupter durchaus einbezogen werden. Zumal das Einbeziehen der Familie als vertrauensbildende Maßnahme gesehen werden soll, um die Versorgung sicherzustellen.

1.11.2 Kulturkompetenz

Das Wissen um die **kulturellen Besonderheiten,** um die **traditionellen Sozialräume** und die **Religionszugehörigkeit** mit ihren Besonderheiten, sind für eine adäquate medizinisch-pflegerische Versorgung bei längeren und chronischen Krankheitsverläufen der Patienten unerlässlich. Als häufigste Ursache für Missverständnisse und Konflikte in der Versorgung von Menschen mit Migrationshintergrund gelten Unkenntnis über kulturelle Besonderheiten und das Unverständnis der Behandler, wenn diese eingefordert werden. Hier kann sich eine 1 : 1-Übertragung aus der Mehrheitsbevölkerung der jeweiligen Landeskultur massiv negativ auf das nötige Vertrauen und den gesamten weiteren Behandlungsverlauf auswirken. Es braucht also bei allen Akteuren eine grundsätzliche **Kulturkompetenz** im Umgang mit Migranten.

Die Therapie soll soweit möglich **religiös bedingte Besonderheiten,** etwa Fastenzeiten (Ramadan) oder Festtage (Jom Kippur) berücksichtigen. Auch bei der **Vergabe von Medikamenten** soll an den Religionsbezug gedacht werden (z. B. tierischer Ursprung von Gelatine). Auch gelten in verschiedenen Kulturen unterschiedliche Rituale bezüglich **Sterben und Tod**, im **Umgang mit Verstorbenen** und im **Abschiednehmen.**

Der Umgang mit körperlicher **Berührung und Schamerleben** soll im Patientenkontakt immer berücksichtigt werden. Dennoch bestehen oft deutliche Unterschiede zwischen Selbstverständlichkeiten der Landeskultur und denen der Migranten. Zum Teil ist es in der Herkunftskultur der Patienten üblich, dass die **Körperpflege** von Familienangehörigen durchgeführt wird oder bei **Untersuchungen** immer ein Familienmitglied anwesend ist. Auch gelten traditionelle Vorschriften über die **Geschlechterzuteilung** bei der Behandlung oder Körperhygiene.

Patienten mit Migrationshintergrund reagieren sehr unterschiedlich auf Unterstützungsangebote. Zum Teil fühlen sie sich schnell bevormundet und empfinden die angebotene Hilfe als übergriffig und als Eingriff in die Privatheit. Andere wieder fühlen sich vernachlässigt, wenn sie nicht permanent Aufmerksamkeit bekommen. Das ist umso häufiger der Fall, wenn üblicherweise die Versorgung durch Familienangehörige geleistet oder erwartet wird, diese aber aus unterschiedlichen Gründen nicht verfügbar sind. Hinzu kommt erschwerend, dass die Patienten i. d. R. nur unzureichend über die medizinisch-pflegerische Behandlung und den Versorgungsanspruch informiert sind. Dadurch kommt es zu Fehlinterpretationen der erfolgten und der erwartbaren Leistungen.

In den meisten Fällen begegnen ältere Menschen dem Arzt mit sehr viel Respekt, erwarten jedoch auch besonders schnell eine Linderung der Beschwerden und die volle Genesung. Hier muss schonend, aber realistisch eine Aufklärung erfolgen, das therapeutische Angebot erläutert und das Therapieziel vereinbart werden.

Deshalb kann es sinnvoll sein, Kollegen mit Migrationshintergrund oder im Land lebende oder aufgewachsene Angehörige in die Behandlung und Beratung einzubeziehen.

2 Sterben und Tod

Elke Bachstein und Siegfried Huhn

2.1 Der Prozess des Sterbens

2.1.1 Körperliche Aspekte

Mitarbeiter in der Geriatrie und Altenhilfe berichten, dass für die meisten alten Menschen das Sterben friedlich verläuft, sofern sie keinen besonderen körperlichen Belastungen ausgesetzt sind. Sie ziehen sich oft zurück und wirken nach innen gerichtet. Körperlich ist eine Mattigkeit erkennbar und Schlafen wird von ihnen als angenehm beschrieben. Der Stoffwechsel wird bereits heruntergefahren, das Bedürfnis nach Essen verringert sich, später erlischt oftmals auch der Durst völlig. Durch diese körperlichen Veränderungen hilft der Körper sich selbst, zur Ruhe zu kommen. Essen und Trinken können angeboten werden, sollen aber nicht bestimmend sein. Im Vordergrund der medizinisch-pflegerischen Interventionen stehen die Symptomkontrolle, insbesondere die Schmerzbehandlung und die Atemerleichterung.

Für den Sterbeprozess werden oft drei Phasen beschrieben, die das Sterben alter Menschen darstellen, wenn der Tod nicht durch ein Akutgeschehen plötzlich eintritt (Fux 2016, Lauster et al. 2014, Fuchs et al. 2012).

Rehabilitationsphase: Neben den altersbedingten Einbußen kommt es häufiger zu akuten Gesundheitsbeschwerden, die eine medizinische Behandlung nötig machen. Der körperliche Abbau schreitet zwar voran und eine medizinische Behandlung wird immer häufiger notwendig, aber der alte Mensch erholt sich von dem akuten Krankheitsgeschehen und kann in sein bisheriges Lebensumfeld zurückkehren. Diese Phase kann mehrere Monate bis Jahre vor dem Tod umfassen.

Terminalphase: Die akuten und chronischen gesundheitlichen Beschwerden nehmen deutlich zu. Der alte Mensch wird erkennbar schwächer, schläft viel und wird zum Teil auch bettlägerig. Die Organfunktionen lassen nach. Diese Phase kann mehrere Monate bis einige Wochen vor dem Tod beginnen.

Finalphase: Die Körperfunktionen erlöschen zunehmend, das Bewusstsein richtet sich nach innen, der sterbende Mensch erscheint teilnahmslos. Die Aufmerksamkeitsphasen werden kürzer. Die Organfunktionen reduzieren sich deutlich bzw. versagen zusehends. Diese Phase beschreibt den direkten Sterbeprozess. Der Tod tritt innerhalb weniger Stunden bis Tage ein.

2.1.2 Sterbeprozess

Das Sterben geht mit einer Reihe **charakteristischer Symptome** einher, die zum Teil sichtbar und darin begründet sind, dass die Organe nach und nach ihre Funktion einstellen (▶ Abb. 2.1; Fux 2016, Lauster et al. 2014, Fuchs et al. 2012).

Gesicht: Es gibt erkennbare, charakteristische Zeichen im Gesicht und im Gesichtsausdruck bei sterbenden Menschen. Die Veränderungen werden als **„Facies hippocratica“** bezeichnet. Das Kinn und die Nasenspitze sind weißlich, kalt und erscheinen spitz zulaufend. Grund dafür ist die zunehmend schlechtere Durchblutung und das Erschlaffen der Muskulatur. Die Gesichtshaut ist fahl, vor allem um Lippen und Nase herum. Dieses sogenannte **„Todesdreieck“** gilt als typisches Zeichen des nahen Todes.

Unruhe: Ein Großteil der sterbenden Menschen wird in den letzten Stunden seines Lebens stark unruhig. Beobachtet werden fahrige Bewegungen, wie das Hin- und Herschieben der Füße oder das Zupfen an der Bettdecke. Häufig beruhigt sich die sterbende Person bei Berührung durch Angehörige und das Wissen um deren Anwesenheit. Wenn die Unruhe zu stark wird und die Person zu belasten scheint, kann sie medikamentös gelindert wird.

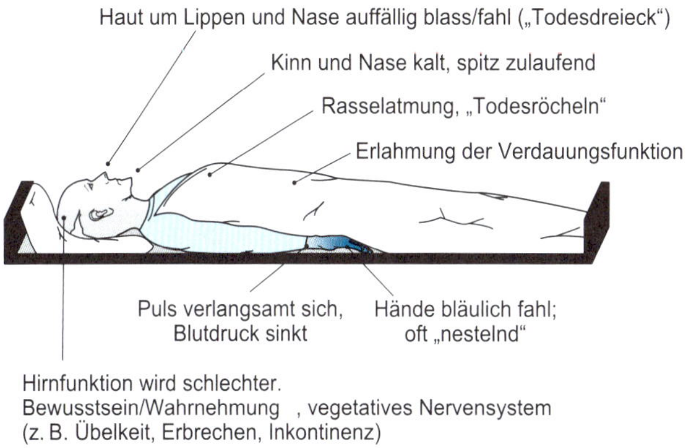

Abb. 2.1 Der Sterbeprozess [L141]

Hände und Füße: Die Extremitäten werden kalt und verfärben sich entsprechend bläulich, da sich das Blut zurückzieht. Auch bilden sich aufgrund des erlahmenden Blutumlaufs rosettenartige dunkle Verfärbungen auf der Haut. Diese Flecken werden oftmals als „Kirchhofrosen“ bezeichnet.
Atmung: Die Atmung verändert sich, wird flacher, unregelmäßig und schnappend. Es kommt zu längeren Atempausen. Oft kommt es zu dem sogenannten **„terminalen Rasseln“**, das sich entwickelt, wenn die sterbende Person nicht mehr schlucken und abhusten kann und sich Schleim in den Atemwegen sammelt. Etwa 90% der sterbenden Menschen haben diese Rasselatmung in den letzten Lebensstunden. Diese Atemgeräusche werden vielfach als „Todesröcheln“ bezeichnet. Wenn keine erhebliche Luftnot besteht, ist die Belastung für die Person geringer als es den Anschein hat und erfordert keine besondere Intervention. Das Absaugen des Schleims stellt eine Belastung dar, die i. d. R. nicht zu rechtfertigen ist, da das Problem bereits nach 10 Minuten erneut auftritt. Zuletzt wird die Atmung unregelmäßig, die sterbende Person schnappt nach Luft. Die Schnappatmung zeigt an, dass das Herz nicht mehr regelmäßig schlägt und das Gehirn eine Sauerstoffunterversorgung erfährt. Um das zu kompensieren, wird über dieses „nach Luft schnappen“ versucht, mehr Sauerstoff zuzuführen.
Ausscheidungen: Die Verdauungsfunktionen von Magen und Darm erlahmen, es wird kein Stuhl mehr ausgeschieden. Die Nierendurchblutung setzt aus, wodurch kein Urin mehr produziert wird. Die Leber stellt ihre Funktion ein. Da das Blut die Nieren und die Leber nicht mehr durchläuft und gereinigt wird, sammeln sich Stoffwechselprodukte darin an und es kommt zur Vergiftung, in deren Folge Schläfrigkeit und Bewusstseinstrübungen bis zur Bewusstlosigkeit auftreten. Vielfach kommt es auch zu Juckreiz, Übelkeit und Wassereinlagerungen.
Herz und Kreislauf: Der Herzschlag verlangsamt sich in der Sterbephase und wird unregelmäßig, zum Teil mit längeren Pausen. Der Blutdruck sinkt und große Teile des Organismus werden nicht mehr oder nicht mehr ausreichend versorgt. Bleibt das Herz stehen, werden auch die bis dahin noch nicht betroffenen Teile des Organismus nicht mehr mit Sauerstoff versorgt und der Tod setzt ein.
Gehirn und Nervensystem: Auch die Hirnfunktion lässt beim Sterben immer mehr nach. Die Wahrnehmung wird schlechter, das Bewusstsein trübt sich. Ebenso ist das vegetative Nervensystem beeinträchtigt. Es kann zu Übelkeit, Erbrechen und zum Darmverschluss oder zur Inkontinenz kommen.

Todeszeichen: Der eingetretene Tod ist durch Pulslosigkeit, Atemstillstand, weite Pupillen ohne Reaktion und fehlenden Muskeltonus gekennzeichnet. Als sicheres Todeszeichen werden rotviolette Totenflecken, insbesondere an unteren Körperstellen beschrieben, die nach etwa 2 Stunden auftreten. Die Leichenstarre tritt vom Kopf ausgehend nach 2–4 Stunden ein. Sie löst sich nach 2–3 Tagen wieder auf.

2.1.3 Essen und Trinken in der Sterbephase

Zur **Basisbetreuung** gehört das Stillen von Hunger und Durst. Bei dieser Festlegung wurde bewusst auf den Begriff „Ernährung" verzichtet, um deutlich hervorzuheben, dass hier vom Erleben der sterbenden Person auszugehen ist und weniger von dem, was Angehörige oder das Betreuungsteam wünschen und für nötig erachten. In der **Terminalphase** kommt es vermehrt zu Symptomen wie zunehmender Schwäche und Müdigkeit sowie Appetitlosigkeit. Das Interesse an Essen und Trinken lässt nach und die Nahrungsaufnahme strengt vermehrt an. Die Entscheidung, ob ein Angebot zu Essen und Trinken gemacht wird, hängt von dem Wunsch der sterbenden Person ab. Häufig steht hinter der Empfindung von Hunger und dem Wunsch nach Nahrung nicht Sättigung, sondern Appetit und Geschmackserleben. Deshalb reichen häufig kleine Mengen zur Befriedigung aus. Getränke oder der Wunsch zu trinken stehen oft im Zusammenhang mit Mundtrockenheit.
Symptomkontrolle: In der letzten Lebensphase stehen deshalb Überlegungen zur Symptomkontrolle im Vordergrund. Aus ernährungsmedizinischer Sicht sind dies Maßnahmen gegen das Erleben von Hunger und Durst. Sonstige Überlegungen der Ernährungstherapie, insbesondere zur Unterstützung des Heilungsverlaufs, zur Lebensverlängerung und zur Verbesserung bzw. zum Erhalt von Funktionen, treten in den Hintergrund.
Die konkrete Umsetzung bereitet allerdings noch enorme Probleme. Insbesondere die Flüssigkeitssubstitution wird immer wieder neu und sehr unterschiedlich diskutiert. Dabei wird die Diskussion bei allen Beteiligten mit hoher Emotionalität geführt. Wenngleich sich in den Betreuungsteams inzwischen durchsetzt, dass die Bedeutung von Nährstoffzufuhr in der Sterbephase kontinuierlich abnimmt und lebensverlängernde Maßnahmen nach Absprache mit den Betroffenen unterbleiben, besteht nach wie vor hinsichtlich des Flüssigkeitsbedarfs und der Flüssigkeitszufuhr große Unsicherheit.
Künstliche Ernährung und **Flüssigkeitssubstitution** bei Sterbenden sind für alle Beteiligten (Patienten, Angehörige, Betreuungsteam) ein Problem. Wohl deshalb wird kaum eine andere Entscheidung so oft „über den Kopf des Sterbenden" hinweg durch Angehörige oder Mitarbeiter entschieden. Für viele Menschen ist es unvorstellbar, einen Tag ohne Nahrung und Flüssigkeit auszukommen. Besonders der Flüssigkeitsaufnahme wird deshalb in der Pflege stets Vorrang eingeräumt. Diese positive Haltung Essen und Trinken gegenüber wird auf den Kranken und Sterbenden übertragen. Häufig führen Ängste im Team zu einem Aktionismus, den Sterbenden reflexartig parenterale Flüssigkeit zuzuführen, sobald diese selbst nicht mehr in der Lage sind, eine ausgewogene Flüssigkeitsbilanz aufrechtzuerhalten. Vielfach besteht die Auffassung, dass es sich beim Verzicht auf Flüssigkeitsgabe angesichts der terminalen Dehydratation um aktive Sterbehilfe handelt. Dies ist erkennbar in Sätzen wie: „Wir können doch niemanden verdursten lassen." oder „Die Infusion ist das letzte, was wir für den Menschen noch tun können." (Richter 2006, Huhn 2014).
Terminale Dehydratation: Der langsame, allmähliche Verlust von Wasser und Elektrolyten ist natürlicherweise Teil des Sterbeprozess und gehört in die Symptomatik ebenso wie die Abnahme der Aufmerksamkeit, zunehmende Müdigkeit

und der generelle emotionale Rückzug. Die terminale Dehydratation ist von einer akuten (hypo- oder hypernatriämischen) Dehydratation zu unterscheiden. Die terminale Dehydratation kann sehr unterschiedliche **Zeichen und Symptome** aufweisen (verkürzte Wiedergabe nach Richter 2006, Huhn 2014):

- Xerostomie (Mundtrockenheit) und Durst
- Fatigue, Übelkeit, Erbrechen, Kopfschmerzen
- Psychische Veränderungen wie Apathie, kognitive Störungen, geringeres Schmerzempfinden
- Zäher, trockener Schleim, Durst, Mundtrockenheit
- Erschlaffen der Haut, Juckreiz, weniger Ödeme
- Veränderung an den Blutgefäßen, Abfall von Venen- und Blutdruck
- Möglichkeit von Durchblutungsstörungen, erhöhtes Dekubitusrisiko
- Reduktion von Übelkeit, Erbrechen, gastrointestinale Flüssigkeitsbildung
- Veränderung der Atmung, weniger Atemnot, Husten und Erstickungsgefühl – jedoch z. T. zäher, schwierig abzuhustender Schleim
- Veränderte Flüssigkeitsverteilung im Körper, Reduktion von Aszites und Pleuraergüssen
- Möglicherweise veränderte Elektrolytzusammensetzung mit begleitender natürlicher Anästhesie und Entspannung, aber evtl. auch Auftreten von Muskelkrämpfen
- Endorphinproduktion mit geringerer Schmerzempfindung

Aus dem Spektrum dieser Symptome der terminalen Dehydratation werden von den Patienten Mundtrockenheit (Xerostomie) und Durst als die größten Probleme benannt. Sterbende leiden jedoch häufiger an Mundtrockenheit als an Durst. Allerdings wird die Mundtrockenheit als Durst erlebt und mit dem „unstillbaren Verlangen zu trinken", verbunden. Durch die Mundtrockenheit kommt es zu Schwierigkeiten beim Sprechen, Kauen oder Schlucken und es können Schleimhautbeläge, Zungenbrennen, Geschmacksveränderungen, Lippenrhagaden usw. auftreten, weshalb hier pflegerisch interveniert werden muss. Xerostomie kann jedoch auch andere Ursachen als die Dehydratation haben. Insbesondere tritt sie häufig als Medikamentennebenwirkung auf. Deshalb soll das Problem im Team besprochen werden, um gemeinsam entsprechende Interventionen zu entwickeln.

Mundtrockenheit: Der Expertenstandard Ernährungsmanagement des DNQP geht auf vielfältige Weise auf das Thema Ernährungs- und Flüssigkeitsversorgung in der Pflege schwer kranker und alter Menschen ein und betont anhand der Ergebnisse verschiedener Untersuchungen, dass schon mit kleinen Speisen- und Getränkeangeboten dem Hunger- und Durstgefühl begegnet werden kann. Gegen die Mundtrockenheit werden Eiswürfel oder das Befeuchten und Eincremen der Lippen als effektiv beschrieben. Die Behandlung des Mundes fällt weitgehend in den Bereich der Logopädie, weshalb hier ein kollegialer Austausch hinsichtlich notwendiger Maßnahmen der Mundpflege unbedingt empfohlen wird (DNQP 2008, Huhn 2014):

- **Lippenpflege:**
  - Reinigen
  - Feuchthalten
  - Eincremen oder Fettstift
- **Mundpflege:**
  - Mundpflege durch Teekräuter oder Bepanthenlösung
  - Regelmäßige Zahn- oder Zahnprothesenpflege
  - Entfernen von Borken und Belägen
  - Auswischen der Mundhöhle
  - Angebot von Flüssigkeit, Eis-Chips etwa alle 30–60 min
  - Ggf. Verwenden von künstlichem Speichel

Rehydrierung bei Durst: Wie beschrieben sind die Symptome Mundtrockenheit und Durst nicht unbedingt in direktem Zusammenhang mit dem Hydrierungszustand der Patienten zu sehen und eine parenterale Flüssigkeitsgabe führt nicht unbedingt zur Besserung des Symptoms. Das ist aus der palliativmedizinischen Praxis gut bekannt und wurde durch Studien belegt (Richter 2006). Durch sorgfältige und regelmäßige Mundpflege lassen sich Mundtrockenheit und Durst oft ausreichend behandelt. Dies gilt insbesondere in Kombination mit einfachen anderen Maßnahmen und der Gabe von kleinen, teelöffelweisen Flüssigkeitsmengen.
Erscheint jedoch eine Rehydrierung als sinnvoll, dann steht immer die orale Flüssigkeitsgabe im Vordergrund. Sie entspricht der natürlichen Anlage und beeinflusst die Lebensqualität in aller Regel positiver als die künstliche Flüssigkeitszufuhr. Erst wenn die Trinkstrategien nicht mehr greifen oder die orale Flüssigkeitsgabe nicht ausreicht, kann eine Substitution notwendig sein. Diese erfolgt enteral über eine Sonde (nasal, oral, PEG) oder rektal, intravenös oder subkutan. Hier müssen Vor- und Nachteile der Methoden im Team diskutiert und zur Entscheidungsfindung gegeneinander abgewogen werden. Aus palliativpflegerischer Sicht erscheint die subkutane Infusion **(Hypodermoklyse)** in der häuslichen Pflege und im Pflegeheim als die Methode der Wahl. Auch in der Geriatrie wird sie häufig gegenüber einer i.v. Gabe favorisiert, da die schnelle Rehydrierung nicht immer erwünscht ist. Die Infusion soll immer zu der Zeit verabreicht werden, in der die Patienten ohnehin inaktiv sind, sodass diese für die Dauer der Flüssigkeitsgabe keine zusätzliche Beeinträchtigung erleben.
Die Flüssigkeitsgabe ist zunächst als Versuch zu werten. In einer Nutzen-Belastungs-Abwägung soll der Nutzen überwiegen. Ergibt sich durch die Flüssigkeitsgabe nach etwa 24 Stunden keine Befundbesserung, muss eine Neubewertung erfolgen. Deshalb kann vor der Durchführung die erwünschte Wirkung beschrieben werden. Maßstab für die Beurteilung des Erfolgs ist das klinische Bild der Patienten, insbesondere die Symptomverbesserung und die Verbesserung des Allgemeinzustands. Hier ist die Krankenbeobachtung durch Pflegepersonen besonders gefragt.
Für einen Rehydrierungsversuch bei der terminalen Dehydratation sprechen (nach Richter 2006, Huhn 2014 [Auszug]):

- Patientenwille
- Verwirrtheitszustand
- Unerklärliche Unruhe
- Muskelkrämpfe
- Erhöhte (toxische) Medikamentenwirkung
- Hyperkalzämie
- Akuter Flüssigkeitsverlust bei ansonsten relativ guter Lebensqualität

Gegen einen Rehydrierungsversuch bei der terminalen Dehydratation sprechen:

- Fehlender Zusammenhang von subjektivem Durstgefühl und Dehydrierung
- Weniger Ödembildung/geringere Ausprägung der Ödeme
- Besserung der Atemsituation mit weniger Atemnot, Husten, Erstickungsgefühl
- Weniger Übelkeit und Erbrechen bei geringerer Bildung gastrointestinaler Sekrete
- Abnahme der Urinproduktion, geringere Stuhlproduktion
- Endogene Endorphinproduktion mit reduziertem Schmerzempfinden
- Psychische Veränderungen mit Schläfrigkeit, weniger Unruhe
- Potenzielle Nebenwirkungen artifizieller Flüssigkeitssubstitution

2.1.4 Psychosoziale Aspekte

Sterben gilt gemeinhin als die einzige Gewissheit, niemand kann ihm entgehen. Das Wissen um die Endlichkeit des Lebens und das Erkennen des nahen Todes sind menschliche Qualitäten, die keinem anderen Lebewesen zugesprochen werden. Für alte Menschen kommt der Tod nicht plötzlich und unerwartet. Vielmehr ist es so, dass sie schon über die Gesamtdauer des Alters mit Sterben als biologischer Norm ihrer Generation konfrontiert werden. Familienangehörige, Freunde und Nachbarn sterben. Begegnungen in diesem Kreis kommen oft nur noch bei Begräbnisfeiern zustande.

Beispiele für **psychosoziale Bedürfnisse** (nachstehende Liste nach Marwedel 2013 legt keine Hierarchie fest):

- Wichtige soziale Bedürfnisse aufrechterhalten oder beenden zu können.
- Unterstützung bei der Regelung von Angelegenheiten zu erhalten, die noch erledigt werden sollen.
- Die Sicherheit, dass die eigenen Wünsche und Bedürfnisse in der letzten Lebensphase berücksichtigt werden.
- Alle Gefühle und die eigene Hilflosigkeit zum Ausdruck bringen zu können.
- In Frieden Abschied nehmen zu können, ungeklärte Konflikte zu vergessen.
- Die Sicherheit zu haben, dass die persönliche Würde in Pflege und Therapie auch dann gewahrt bleibt, wenn man sich nicht mehr äußern kann.
- Das Einhalten respektvoller Behandlung auch bei Bewusstlosigkeit.
- Ggf. den Besuch eines Seelsorgers oder spirituelle Rituale zu erhalten.
- Eine menschenwürdige Behandlung auch nach dem Tod.

Sterbephasen

Neben Medizinern, die ihrem Auftrag gemäß in erster Linie die körperlichen Beschwerden des Sterbeprozesses erforschen, sind es Psychologen, Soziologen und Theologen, die sich mit dem Prozess des Sterbens befassen. Hierzu hat die Psychologin Elisabeth Kübler-Ross mit an Krebs erkrankten jungen Frauen wegweisende Beobachtungen gemacht. Dabei muss bedacht werden, dass diese Patientinnen relativ plötzlich mit ihrer Diagnose und dem Sterben konfrontiert wurden. Deshalb lassen sich die Sterbephasen nach Kübler-Ross nicht einfach auf die Situation alter Menschen übertragen.

Der Theologe Paul Sporken hat ebenfalls in den 1970er-Jahren Sterbeforschungen durchgeführt und für alte Menschen festgestellt, dass die Phasen nach Kübler-Ross bereits durchlaufen sind, wenn das Sterben in unmittelbare Nähe rückt. Was aber allen Menschen bestehen bleibt, ist die Unwissenheit über das, was beim Sterben passiert und die Unsicherheit, was nach dem Tod kommt. Daraus leitet Sporken eine sogenannte „implizite Leugnung" ab, die ihren Ausdruck in der Bagatellisierung des Geschehens finden kann (▸ Tab. 2.1).

Aus eigenen Mitarbeiterbefragungen in Pflegeeinrichtungen, in denen die sterbenden Personen zumeist schon längere Zeit pflegebedürftig versorgt wurden, haben Sterbende weniger Angst vor dem Sterben selbst und der Ungewissheit gezeigt, sondern eher Angst vor Schmerzen und der zunehmenden Abhängigkeit von anderen Personen, insbesondere dann, wenn die sterbende Person angenommen hat, sich im Sterbeverlauf nicht mehr selbst äußern zu können. Das gelebte Leben geht dem Ende zu, es wird im Stillen Bilanz gezogen und Abschied genommen. Sehr oft überwogen in den Schilderungen die positiven Lebensaspekte. Gleichzeitig haben die Personen eine gewisse Lebensmüdigkeit erlebt, oft darin ausgedrückt, dass es jetzt auch genug an Leben wäre. Das Sterben wurde dann als natürlicher Abschluss gesehen, ein großes Schlafbedürfnis trat an die Stelle der Lust am Weiterleben.

2

Tab. 2.1 Sterbephasen nach Elisabeth Kübler-Ross und Paul Sporken

Elisabeth Kübler-Ross	Paul Sporken
• Nichtwahrhabenwollen und Isolierung • Zorn • Verhandeln • Depression • Zustimmung/Akzeptanz	Paul Sporken (zusätzlich zu Kübler-Ross): • Unwissenheit • Unsicherheit • Implizite Leugnung Siegfried Huhn (zusätzlich für die Terminalphase): • Angst vor Schmerzen und Abhängigkeit • Abschiednehmen, Trauer und Rückschau auf das Leben • Lebensmüdigkeit/Schlafbedürfnis

Exkurs: Angehörigenarbeit

Für Angehörige scheint das Sterben eher ein Tabu zu sein, erinnert es doch an die eigene Sterblichkeit und macht eine gewisse Ohnmacht deutlich, da keine Einflussmöglichkeiten bestehen, den Tod des nahestehenden Menschen aufzuhalten. Deshalb wünschen Angehörige häufig, dass alles getan wird, um das Leben zu verlängern. Dieser Wunsch ist aus ihrer Sicht verständlich, bleibt doch bei den meisten im Abschiednehmen und Trauererleben die bange Frage, wirklich alles getan und nichts versäumt zu haben. Deshalb brauchen Angehörige fachliche Aufklärung über das Sterbegeschehen und Unterstützung durch professionell geschulte Mitarbeiter. Wenngleich das Wohl des Sterbenden im Vordergrund steht, muss bedacht werden, dass die Sorgen der Angehörigen auch den sterbenden Menschen belasten.

Die meisten Menschen wünschen sich, in der Finalphase nicht allein zu sein. Deshalb sollen Angehörige die Möglichkeit der Anwesenheit am Sterbebett bekommen. Dabei sollen jedoch Versuche unterbleiben, den sterbenden Menschen aus der Ruhe und der Nach-innen-Gekehrtheit zu holen. Vielmehr braucht der Mensch die Anwesenheit nahestehender Personen ohne Aktionismus. Angehörige können unterwiesen werden, zwischendurch bei offenem Fenster eine Oberkörperhochlagerung durchzuführen, die Lippen und den Mund anzufeuchten. Zum Anfeuchten kann auch das Lieblingsgetränk verwendet werden. Angehörige haben aus ihrer Kenntnis der Vorlieben des sterbenden Menschen auch die Möglichkeit, dessen Lieblingsmusik abzuspielen oder durch Duftstoffe in einer Duftlampe eine angenehme Atmosphäre zu schaffen.

Für Angehörige ist es wichtig, die Symptome im Sterbeverlauf zu kennen, diese als Teil des natürlichen Ablaufs zu sehen und zu akzeptieren, zumal die Symptome oftmals fehlgedeutet werden und den Mitarbeitern unterstellt wird, sie würden den sterbenden Menschen leiden lassen.

Vielfach wird berichtet, dass der Tod genau in dem Moment eingetreten ist, als die Angehörigen das Zimmer kurz verlassen haben. Als Erklärung wird hier angeführt, dass es vielen Menschen leichter fällt, sich vom Leben zu lösen, wenn sie allein sind. Das zu akzeptieren fällt nicht immer leicht, ist jedoch sinnvoller, als sich Vorwürfe zu machen. Für die sterbenden Menschen war es wahrscheinlich der richtige Augenblick.

2.2 Kurative und palliative Ansätze und Hospizarbeit

2.2.1 Kurative und palliative Versorgung

Die kurativ ausgerichtete Pflege und Medizin verfolgt im Wesentlichen die **Unterstützung und Wiederherstellung von Gesundheit.** Sie zielt auf Heilung und das Wiederherstellen des Gesundheitszustands vor Eintritt der Erkrankung. In der geriatrischen Versorgung wird jedoch auch von **Kuration** gesprochen, wenn keine Heilung möglich ist und die Therapie auf Wiederherstellung funktionell relevanter Fähigkeiten beruht. Durch gezielte therapeutische Interventionen soll der bestmögliche körperliche, psychische und geistige Gesundheitszustand angestrebt werden. Es wird davon ausgegangen, dass Krankheiten, wenn nicht heilbar, so doch in ihrem Verlauf aufzuhalten oder zu beeinflussen sind, sodass eine qualitativ hohe Lebensverlängerung erreicht werden kann. Dabei folgt die kurative Versorgung den Präferenzen der betroffenen Personen, wobei der Patient entscheidender Wegweiser ist. Das Gesundheitsziel liegt im Erhalt oder der Verbesserung von Selbstständigkeit, Unabhängigkeit und dem Verbleiben in der gewohnten Lebenssituation. Die kurative Versorgung wird oft durch präventive, rehabilitative und soziale Maßnahmen ergänzt und an die Ressourcen, Bedarfe und Bedürfnisse der Person angepasst (Dallmann u. Schiff 2016, Tesky 2014, Runge u. Rehfeld 2006).

Nach den **Grundsätzen der Bundesärztekammer zur ärztlichen Sterbebegleitung** (2011) besteht keine ärztliche Verpflichtung zur Lebenserhaltung unter allen Umständen. Es gibt Situationen, in denen eine Begrenzung von Diagnostik und Therapie angezeigt ist. Als Gradmesser des ärztlichen Handelns gilt dabei das Selbstbestimmungsrecht des Patienten. Indem die Basisbetreuung des Menschen gesichert wird (menschenwürdige Unterbringung, Zuwendung, Körperpflege, Linderung von Schmerzen und belastenden Symptomen) geht die Aufgabe der Ärzte in der palliativen Versorgung weit über das Medizinische hinaus.

In der **palliativen Versorgung** werden Patienten und deren Umfeld betreut, die mit einer lebensbedrohlichen Erkrankung ohne Aussicht auf Besserung konfrontiert sind und eine Lebensverlängerung nicht möglich erscheint oder nur mit Mitteln erreicht werden könnte, die für den Patienten nicht vertretbar sind. Im Fokus dieser speziellen Versorgung steht das Verbessern, Wiederherstellen oder das Beibehalten der Lebensqualität der Patienten und deren Umfeld. Das wird durch krankheitsspezifische präventive Interventionen, z. B. durch das Lindern von Leiden, angestrebt. Neben den körperlichen Vorgängen wird auch Unterstützung in psychosozialen und wirtschaftlichen Belangen angeboten. Spirituelle Bedürfnisse werden berücksichtigt und deren Ausübung ermöglicht. Anstehende oder zu erwartende Krisen bzw. körperliche Probleme werden frühzeitig erkannt und vorausschauend behandelt. Der Patient definiert, was für ihn Lebensqualität bedeutet und klärt mit den sonstigen Akteuren das Vorgehen. Palliativbetreuung steht zum Leben und sieht das Sterben als normalen Lebensprozess. Der Tod soll weder beschleunigt noch hinausgezögert werden (WHO 2005). Somit tritt u. U. das „medizinisch Machbare“ zugunsten des von der Person gewünschten Möglichen in den Hintergrund. Das befreit die Medizin aus dem Dilemma der „Übertherapie am Lebensende“ und hilft, zwischen Sinn und Nutzen für den Patienten abzuwägen (Tesky 2014).

Bei einem Vergleich der kurativen und palliativen Versorgung wird deutlich, dass die Unterscheide zumindest in geriatrischen Kontexten nur graduell ausgeprägt sind. In beiden Feldern steht die Patientenorientierung im Vordergrund. Für die Palliativversorgung steht die subjektive Lebensqualität der Person an erster Stelle. Die Verlängerung der Lebenszeit (Quantität) sowie das Wiederherstellen von Organfunktionen erhalten sekundäre Bedeutung (Fuchs et al. 2012).

2.2.2 Hospizarbeit

Hospize sind Einrichtungen, die sich auf die Betreuung und medizinisch-pflegerische Versorgung von schwer kranken und sterbenden Personen und deren Angehörige spezialisiert haben. Es liegt ein Konzept zur Sterbe- und Trauerbegleitung vor und die Mitarbeitenden sind zu einem Teil für diese Aufgabe speziell ausgebildet worden. Dadurch erfahren die Patienten und Angehörigen einen gewissen Schutzraum vor möglicher Übertherapie oder anderen belastenden Faktoren. Alle Maßnahmen werden auf das abgestimmt, was der Patient als sinnvoll und angemessen erachtet. In den Teams arbeiten neben Ärzten, Pflegepersonen, Physiotherapeuten und Logopäden i.d.R. Psychologen, Sozialarbeiter und Seelsorger gleichberechtigt (nach Student 2004):

- Der Kranke und seine Angehörigen stehen im Zentrum des Dienstes.
- Unterstützung erfolgt durch ein interprofessionelles Team.
- Einbeziehung freiwilliger Begleitpersonen.
- Lebensqualität statt Lebensquantität.
- Trauerbegleitung.

Ambulante Hospizdienste arbeiten eng vernetzt mit allen anderen Akteuren der Palliativversorgung zusammen. Sie ergänzen oft die Angebote der ambulanten Pflegedienste und erbringen spezielle Versorgungsleistungen. Als ambulante Hospizdienste gelten alle Angebote, die spezielle Beratung und Begleitung für Palliativpatienten und deren Angehörige im häuslichen Umfeld erbringen, damit der sterbende Mensch diese Lebensphase in seiner gewohnten Umgebung verbringen kann. Der Schwerpunkt liegt auf der psychosozialen Unterstützung und Begleitung bei der Trauerarbeit. Überwiegend werden die Aufgaben durch geschulte Ehrenamtliche übernommen (Fuchs et al. 2012). Diese spezialisierte ambulante Palliativversorgung kann auch in stationären Pflegeeinrichtungen als Leistung erbracht werden. Derzeit wird diese Möglichkeit von den Einrichtungsbetreibern jedoch kaum in Anspruch genommen.

Während bei **Tumorpatienten** der nahe Tod vergleichsweise klar abgrenzbar ist und sich der weitere Verlauf weitgehend vorhersagen lässt, ist dies bei chronischen und altersbedingten Erkrankungen nur selten möglich. Hier wechseln sich Phasen des Wohlergehens und der Verschlechterung ab. Der Versorgungsbedarf alter Menschen wird deshalb oft nicht ausreichend erkannt, weshalb die Überweisung in eine Palliativversorgung unterbleibt oder erst sehr spät vorgenommen wird.

Patienten mit Demenzerkrankung werden bei vergleichbaren physischen und psychosozialen Symptomen ebenfalls nur selten palliativmedizinisch versorgt. Erfolgt jedoch eine entsprechende palliative Zuweisung, so kommt es häufig zu Unter- oder Fehlversorgungen. Insbesondere bei Schmerzmedikation ist dies der Fall, da Mediziner und Pflegepersonen die Ausdrucksformen von Schmerzen bei diesen Patienten nicht erkennen oder falsch interpretieren. Eine nicht adäquate Schmerzbehandlung beeinträchtigt jedoch die Lebensqualität und die sozialen und mentalen Aktivitäten erheblich und begünstigt depressive Verstimmungen und Ängste (BMFSJ 2010).

Voraussetzung für die Aufnahme in ein Hospiz

Voraussetzung für die Aufnahme in ein Hospiz ist in Deutschland, dass der Patient an einer unheilbaren und in absehbarer Zeit zum Tode führenden Krankheit leidet und eine Heilung ausgeschlossen ist. Eine Krankheit gilt dann als **nicht heilbar,** wenn nach dem heutigen allgemein anerkannten Stand der Medizin keine Behandlungsmaßnahmen verfügbar sind, die eine Beseitigung der Erkrankung in Aussicht stellen. Als **fortschreitend** gilt eine Krankheit, wenn ihrem Verlauf trotz medizinischer Maßnahmen nach dem heutigen allgemein anerkannten Stand der Medizin nicht nachhaltig entgegengewirkt werden kann. Das kann eine fortgeschrittene Krebserkrankung, AIDS im Endstadium der Krankheit, eine Erkrankung des Nervensystems oder eine fortschreitende chronische Nieren-, Herz-, Magen-Darm- oder Lungenerkrankung sein.

Wenn bei einer solchen Diagnose eine Krankenhausbehandlung nicht erforderlich ist oder vermieden werden soll, aber eine Unterbringung im eigenen Haushalt, bei Angehörigen oder im Pflegeheim als nicht ausreichend erscheint, kann eine palliativmedizinische und -pflegerische Versorgung angezeigt sein. Die vollstationäre Hospizpflege muss von einem Arzt verordnet werden, unter Angabe der Diagnose, der Prognose und weiterer Details zur Begründung (z.B. belastende Symptome wie Luftnot und Angst oder nach außen wuchernde, zerfallende Tumoren, die einer speziellen Wundversorgung bedürfen).

Diese **Ärztliche Bescheinigung zur Feststellung der Notwendigkeit vollstationärer Hospizversorgung nach § 39a Abs. 1 SGB V** wird benötigt, damit die Einrichtung den entsprechenden Antrag zur Kostenübernahme an die Krankenkasse stellen kann.

Basisbetreuung und Symptomkontrolle

In der Arbeit mit sterbenden Personen besteht zwischen den Akteuren Einigkeit, dass die **Basisbetreuung** nicht unterschritten werden darf. Hierzu gehören fünf Punkte (nach Richter 2006; Huhn 2014):

- Eine menschenwürdige Unterbringung
- Menschliche Ansprache und Zuwendung
- Eine adäquate, bedürfnisorientierte Körperpflege
- Linderung von Schmerzen, Atemnot und Übelkeit
- Stillen von Hunger und Durst

Wenn die kausale Behandlung nicht mehr gelingen kann, rückt bei sterbenden Personen die **Symptomkontrolle** in den Mittelpunkt der medizinisch-pflegerischen Versorgung (nach Neubart 2015):

- Schmerzen
- Exsikkose
- Inappetenz/Malnutrition
- Übelkeit/Erbrechen
- Kachexie
- Dysphagie
- Dyspnoe

Um eine möglichst optimale Versorgung für den Patienten zu erreichen, ist eine enge Zusammenarbeit aller Professionen und mit den Angehörigen erforderlich. Insbesondere hinsichtlich des Krankenmonitorings und der anzuwendenden Maßnahmen bedarf es Interprofessionalität. Da der Patient und seine Angehörigen Fachleute der Erkrankung sind, haben diese häufig Copingstrategien für besondere Situationen entwickelt und können Hinweise geben, wie in bestimmten Problemsituationen verfahren werden kann.

2.3 Sterbehilfe

Nach den **Grundsätzen der Bundesärztekammer zur ärztlichen Sterbebegleitung** (2011) besteht keine ärztliche Verpflichtung zur Lebenserhaltung unter allen Umständen. Es gibt Situationen, in denen eine Begrenzung von Diagnostik und Therapie angezeigt ist. Als Gradmesser des ärztlichen Handelns gilt dabei das Selbstbestimmungsrecht des Patienten. Indem die Basisbetreuung des Menschen gesichert wird (menschenwürdige Unterbringung, Zuwendung, Körperpflege, Linderung von Schmerzen und belastenden Symptomen) geht die Aufgabe der Ärzte und sonstiger beteiligter Akteure in der Versorgung sterbender Menschen weit über das eigentliche medizinische Handeln hinaus (Pantel et al. 2014, BMFJS 2010). Danach ist der Behandlungsabbruch erlaubt und geboten. Eine **gezielte Lebensverkürzung** durch Eingriffe in die verbliebenen Lebensvorgänge um den Tod schneller herbeizuführen, ist jedoch **nicht erlaubt** und als vorsätzliche Tötung zu werten und **strafbar** (Lauster 2014). In seiner Entscheidung von 2020 hat das Bundesverfassungsgericht entschieden, dass die sog. geschäftsmäßige Sterbehilfe nicht mehr strafbewehrt ist (§ 217 StGB), wenn der Patient diese wünscht. Es bleibt abzuwarten, ob das Bundesinstitut für Arzneimittel und Medizinprodukte (BfArM) Anträge auf Genehmigung der Abgabe von Arzneimitteln zu Sterbezwecken künftig nicht mehr ablehnt.

2.3.1 Passive und indirekte Sterbehilfe

Als **passive Sterbehilfe** wird der Therapieabbruch bei todkranken Personen bezeichnet, bei denen eine Aussicht auf Heilung oder Besserung der derzeitigen Lebenssituation nicht erkennbar ist. Im Zweifel wird nach dem geäußerten oder mutmaßlichen Willen des Patienten gehandelt.

Von **indirekter Sterbehilfe** wird gesprochen, wenn durch die Vergabe von symptomlindernden Medikamente eine Lebensverkürzung in Kauf genommen wird. Dies kommt weitaus seltener vor, als gemeinhin angenommen wird. Überwiegend führt die systematische Gabe von Schmerz- und Beruhigungsmitteln eher zu einer minimalen Lebensverlängerung.

2.3.2 Aktive Sterbehilfe und assistierter Suizid

Die **aktive Sterbehilfe** wird häufig als „Hilfe zum Sterben" bezeichnet oder als „tätiges Herbeiführen des Todes". Es handelt sich hierbei um gezielte Maßnahmen, um den Tod direkt herbeizuführen. Die aktive Sterbehilfe ist in Deutschland, Österreich und der Schweiz verboten. In den Niederlanden, Belgien und Luxemburg ist die aktive Sterbehilfe unter Beachtung der jeweiligen Landesgesetze erlaubt.

Assistierter Suizid: Hierunter wird verstanden, dass andere Personen der sterbenden Person ein Mittel besorgen, das den Tod herbeiführt. Die **Beihilfe zum Suizid** (assistierter Suizid) ist in Deutschland und der Schweiz straffrei, also vom Gesetzgeber erlaubt, wenn es sich dabei nicht um eigennützige Interessen handelt. Auch die sog. geschäftsmäßige Sterbehilfe ist seit 2020 nicht mehr strafbewehrt (s. o.). In Deutschland bestehen jedoch Einschränkungen für medizinisches Personal (z. B. nach den Berufsordnungen für Ärzte), da für diese Gruppe das Gebot der Schutz- und Beistandspflicht (Fürsorgepflicht) dem Patienten gegenüber besteht. Das Verordnen von todbringenden Medikamenten zum assistierten Suizid verstößt gegen das Arzneimittelgesetz und ist demnach ebenfalls strafbar.

2.4 Trauer

Trauer gilt als eine angeborene emotionale Fähigkeit, die als sehr schmerzhaft erlebt wird und als innerer und äußerer Realisierungsprozess auf Verluste verläuft. Trauer wird ausgelöst durch den Verlust einer Person oder Sache oder durch das Aufgeben von Wünschen und Zielen, zu denen eine sinnerfüllte existenzielle Beziehung bestanden hat (nach Müller et al. 2006).

2.4.1 Trauerprozess

Trauer gestaltet sich als individueller Prozess, um den erlittenen Verlust zu überwinden und ihn in das Weiterleben zu integrieren. Die Trauerforschung spricht von Aufgaben, die im Trauerverlauf von der trauernden Person bewältigt werden müssen, um zu einem positiven Abschluss zu kommen und das zukünftige Leben zu gestalten. Dieser Prozess verläuft nach den Möglichkeiten und Präferenzen der trauernden Person. Dabei kann der Verlust lebenslänglich gespürt werden und die Trauer in vielleicht abgeschwächter Form lebenslänglich erhalten bleiben. Wichtig scheint in diesem Prozess, sich von der völligen Schocksituation des Verlusts zu einer Akzeptanz und Neuorientierung zu entwickeln.
Der Theologe Yorick Spiegel (1973) nennt folgende Aufgaben, die der Trauernde zu lösen hat:

- Auslösung der Trauer
- Strukturierung
- Anerkennung der Realität
- Entscheidung zum Leben
- Expression unakzeptabler Gefühle und Wünsche
- Bewertung des Verlustes
- Inkorporation des Verstorbenen
- Chance der Neuorientierung

Als besonders schwierig und für die trauernde Person stärker belastend wird beschrieben (mod. nach Worden 2006), wenn

- der Verlust völlig unerwartet eintritt,
- mehrere Verluste aufeinanderfolgen,
- der Verlust besonders dramatisch erlebt wurde (z.B. Suizid),
- ein nur mäßig ausgeprägtes soziales Netz vorhanden ist,
- geringes Selbstwertgefühl bzw. geringe Zielorientierung vorliegen oder
- keine weltanschauliche Ausrichtung vorhanden ist.

2.4.2 Trauerrituale

Jeder Mensch trauert auf seine eigene Weise. Ebenso entwickeln trauernde Personen ihre eigenen Rituale im Umgang mit Leid und Abschied. Respekt vor der Privatsphäre der verstorbenen Person und den Trauernden bestimmt das Handeln der professionellen Begleiter. Verstorbene sollen, wenn möglich in einem Raum aufgebahrt werden, der dem Anlass entsprechend ein Ort der Stille sein soll, der entsprechend gestaltet ist und in dem Aufräumarbeiten während der Anwesenheit der Angehörigen unterbleiben. Insbesondere der ursprüngliche Kulturraum der Personen muss berücksichtigt werden, entsprechende Rituale sollen möglich sein. Es kann im Vorfeld geklärt werden, ob besondere Wünsche für diese erste Abschiedsphase bestehen oder ob Angehörige das Umfeld für sich gestalten wollen und inwieweit das möglich ist. Viele Angehörige wollen die Totenwäsche

vornehmen und die verstorbene Person ankleiden. Das hat als Ritual der Trauer und des Abschieds besondere Bedeutung und sollte ermöglicht werden.
Auch für die Mitarbeiter können Abschiedsrituale sinnvoll sein. Wenn die Begleitung der verstorbenen Person über längere Zeit verlaufen ist und sich gemeinsam Erlebtes als Erinnerung zeigt, soll der Besuch im Abschiedsraum möglich sein. In der palliativen Versorgung und in Hospizen und Pflegeeinrichtungen werden häufig Trauerräume geschaffen, in denen eine Kerze brennt und ein Foto oder ein Text an die verstorbene Person erinnert. Damit erfahren die verstorbene Person und ihre Angehörigen eine Würdigung und für die Mitpatienten oder Mitbewohner ergibt sich die Möglichkeit der Teilnahme. Auch findet sich in solchen Ritualen eine Möglichkeit, die oft beklagte Anonymität des Sterbens in Institutionen teilweise aufzulösen.

2.5 Patientenverfügung

Elke Bachstein

2.5.1 Definition

Eine Patientenverfügung (▶ Abb. 2.2) ist eine schriftliche Festlegung eines einwilligungsfähigen Volljährigen für den Fall seiner Einwilligungsunfähigkeit, ob er in bestimmte, zum Zeitpunkt der Festlegung noch nicht unmittelbar bevorstehende Untersuchungen seines Gesundheitszustands, Heilbehandlungen oder ärztliche Eingriffe einwilligt oder sie untersagt (§ 1901a BGB).
Im konkreten Fall hat der Betreuer zu prüfen, ob diese Festlegungen in der Patientenverfügung zutreffen. Wenn dies so ist, hat der Betreuer dem Willen des Betreuten Ausdruck und Geltung zu verschaffen.
Falls keine Patientenverfügung vorliegt oder die Aussagen darin nicht für die aktuelle Lebenssituation zutreffen, muss der Betreuer (Bevollmächtigte) den mutmaßlichen Willen des Betroffenen feststellen und danach handeln. Dabei sind konkrete Anhaltspunkte und frühere mündliche oder schriftliche Äußerungen/Wertvorstellungen miteinzubeziehen.
Niemand darf zu einer Errichtung einer Patientenverfügung verpflichtet werden.

2.5.2 Voraussetzungen

Das Patientenverfügungsgesetz besagt, dass eine **schriftlich verfasste Patientenverfügung** auch im Falle der Bewusstlosigkeit gelten soll, sofern sie auf die aktuelle Situation zutrifft und Behandler und Betreuer im Konsens entscheiden, ob eine Maßnahme weitergeführt oder abgebrochen werden soll (▶ Abb. 2.2). Dabei ist der behandelnde Arzt verpflichtet, zu prüfen, welche Maßnahmen im Einklang mit dem Patientenwillen durchzuführen sind und erörtert diese mit dem Betreuer/Bevollmächtigten. In diesen Fällen braucht das Betreuungsgericht nicht angerufen zu werden.
Daher muss die Patientenverfügung konkrete Festlegungen für bestimmte Situationen enthalten. Eine Patientenverfügung setzt die Einwilligungsfähigkeit des Patienten voraus; sie bedarf der Schriftform (§ 1901a Abs. 1 Satz 1 BGB). Nach Auffassung der Bundesärztekammer, bindet eine eindeutige Patientenverfügung den Arzt (BÄK 2013).

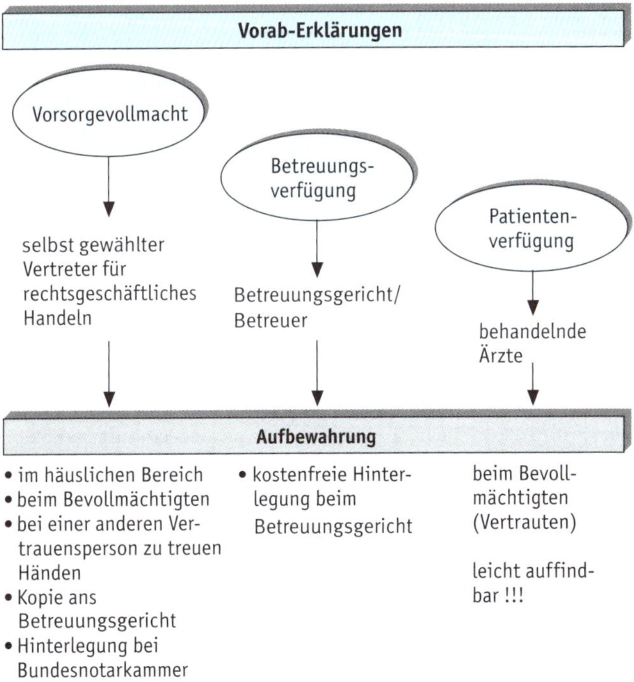

Abb. 2.2 Definition und Begriffsklärung – Voraberklärungen [L143]

Mit Beschluss des BGH vom 06.07.2016 (Az. XII ZB 61/16) wurden die Anforderungen an eine Patientenverfügung verschärft, sodass bei der Abfassung genau auf **konkrete Formulierungen** geachtet werden muss; allgemein gehaltene Anweisungen sind nicht ausreichend.
Es gibt ca. 180 Patientenverfügungen mit unterschiedlichen religiösen oder weltanschaulichen Schwerpunkten (z.B. christliche Patientenverfügung, Patiententestament, Patientenanwaltschaft u.a.), die vom Zentrum für medizinische Ethik in Bochum zusammengestellt wurden (www.ethikzentrum.de/patientenverfuegung).

2.5.3 Form

Zu empfehlen ist es, keine Formulare ausschließlich mit Ankreuzmöglichkeiten zu wählen, sondern solche mit Textbausteinen, mit denen es möglich ist, seine Verfügung individuell zu erstellen und es erkennbar ist, dass man sich mit der Thematik auseinandergesetzt hat.

2.5.4 Empfehlungen

Da es für die meisten Menschen eine besondere Hürde ist, sich überhaupt mit dem Thema auseinanderzusetzen, wird als Anregung die Broschüre des Bundesjustizministeriums empfohlen, die sowohl im Internet als PDF heruntergeladen werden als auch dort als unentgeltliches Druckexemplar angefordert werden kann. Weiterhin ist es empfehlenswert, sich mit seinem Hausarzt zu beraten, Unterstützung bei anerkannten Beratungsstellen zu suchen oder evtl. auch juristischen Rat einzuholen.

Im Übrigen ist kein Mensch an seine Wünsche oder Ablehnungen in der Patientenverfügung dauerhaft gebunden. Die Aussagen können jederzeit formlos widerrufen werden (§ 1901 Abs. 1 Satz 3 BGB). Ebenso sind mündliche Äußerungen des Patienten zu beachten.

Es ist nicht erforderlich, eine Patientenverfügung jährlich zu erneuern oder zu bestätigen. Es empfiehlt sich jedoch im eigenen Interesse, regelmäßig zu überprüfen, ob die seinerzeit getroffenen Festlegungen noch gelten sollen oder eventuell konkretisiert oder abgeändert werden sollten, dies ist mit einer erneuten Unterschrift und aktuellem Datum zu dokumentieren.

Um im Bedarfsfalle auch schnell erkennen zu können, was der Patient möchte oder ablehnt, ist es sinnvoll, einen bestimmten Aufbau der Patientenverfügung einzuhalten.

2.5.5 Empfohlener Aufbau einer Patientenverfügung

Zu folgenden Situationen sollten Aussagen getroffen werden:

- Eingangsformel
- Situationen, in denen die Patientenverfügung gelten soll
- Festlegungen zu ärztlichen und pflegerischen Maßnahmen
- Wünsche zum Ort der Behandlung
- Aussagen zur Verbindlichkeit
- Hinweise auf weitere Vorsorgeverfügungen
- Hinweis auf beigefügte Erläuterungen zur Patientenverfügung
- Organspende
- Besondere Vorlieben
- Sterbeort
- Schlussbemerkungen
- Datum, Unterschrift
- Aktualisierung(en), Datum, Unterschrift
- Hinweis auf weitere Verfügungen (Vorsorgevollmacht, Betreuungsverfügung ▶ Abb. 2.2)

Weiterführende Links

Broschüre zur Patientenverfügung (Bundesministerium der Justiz und für Verbraucherschutz)

www.bmjv.de/DE/Service/Formulare/Formulare_node.html (letzter Zugriff: 21. September 2019)

www.vorsorgeregister.de/Vorsorgevollmacht/Die-Patientenverfuegung.php (letzter Zugriff: 21. September 2019)

www.bmj.bund.de (letzter Zugriff: 21. September 2019)

www.justiz.bayern.de (letzter Zugriff: 21. September 2019)

2.6 Vollmacht

Elke Bachstein

2.6.1 Definition

Anders als bei der Patientenverfügung, bei der der Vollmachtgeber konkrete Aussagen zu seinen Behandlungswünschen festlegt, ermächtigt er hier eine Person seines Vertrauens in seinem Namen und mit Wirkung für ihn Erklärungen abzugeben, zu denen er infolge des Verlustes der Geschäftsfähigkeit selbst nicht mehr in der Lage ist. Eine spätere Geschäftsunfähigkeit führt nicht zum Erlöschen der Vollmacht. Sollten zum Zeitpunkt des Schreibens Zweifel an der Geschäftsfähigkeit des Vollmachtgebers bestehen, empfiehlt es sich, vorher ein ärztliches Attest oder eine notarielle Beurkundung einzuholen.

2.6.2 Voraussetzungen

Die Erklärung wie auch der Widerruf der Vollmacht setzen die Geschäftsfähigkeit sowie Volljährigkeit des Vollmachtgebers voraus.

Merke

Zu beachten ist: Ehegatten oder volljährige Kinder sind nicht automatisch gesetzliche Vertreter für den Betroffenen. Wenn keine Vollmacht vorliegt, muss ein Betreuer mit den entsprechenden Aufgabenkreisen vom zuständigen Betreuungsgericht bestellt werden.

Mit einer Vollmacht hat der Bevollmächtigte die gleichen Rechte wie der vom Betreuungsgericht bestellte rechtliche Betreuer und es bedarf keines gerichtlichen Verfahrens. Außerdem kann mit einer **Vorsorgevollmacht** die Anordnung einer Betreuung vermieden werden.
Als Gegenstand einer Vorsorgevollmacht kommen grundsätzlich alle Rechtsgeschäfte und Erklärungen in Betracht.
Eine Vollmacht kann jederzeit widerrufen werden.

2.6.3 Form und Wirksamkeit der Vollmacht

Im Allgemeinen bedarf die Erteilung einer Vollmacht keiner bestimmten Form. Auch eine mündlich erteilte Vollmacht ist wirksam. Im Geschäftsverkehr ist die Vorlage einer schriftlichen Vollmacht i.d.R. üblich.
Eine Vollmacht muss den Vor- und Zunamen des Vollmachtgebers wie auch den des Bevollmächtigten, Geburtsdatum, Anschrift, Ausstellungsdatum sowie die Unterschriften des Vollmachtgebers und des Vollmachtnehmers beinhalten.

Generalvollmacht

Die Vollmacht kann in Form einer **Generalvollmacht** erteilt werden. Diese ermächtigt eine oder mehrere Personen zur Ausführung aller Rechtsgeschäfte, soweit eine Vertretung zulässig ist. Sie ist grundsätzlich nicht auf bestimmte Befugnisse oder Aufgaben beschränkt, sondern gilt für alle Lebensbereiche.
Besser ist es jedoch, die einzelnen Vertretungsbereiche konkret (z.B. Verträge schließen, Vertretung bei Behörden, Gerichte) zu benennen.

Für bestimmte Aufgabenkreise z.B. freiheitsentziehende Maßnahmen oder bei Eingriffen mit erheblichen Gesundheitsbeeinträchtigungen **muss** die Vollmacht schriftlich erteilt sein und diese Bereiche ausdrücklich benennen (§ 1906 Abs. 5 BGB, § 1904 Abs. 2).

Grundsätzlich muss der Bevollmächtigte bei diesen Maßnahmen zuvor eine Genehmigung vom Betreuungsgericht einholen, sofern es sich nicht um einen Notfall handelt.

Für den Bereich Gesundheitssorge sollte der Bevollmächtigte zudem autorisiert werden, Krankenunterlagen einzusehen sowie alle Informationen durch die behandelnden Ärzte einzuholen; die Ärzte sind dafür von ihrer Schweigepflicht zu entbinden.

Bankvollmacht

Eine Bankvollmacht ist notwendig, um den Zugriff auf Konten des Vollmachtgebers zu erhalten. Oftmals erkennen Kreditinstitute nur ihre eigenen Formulare an.

Tipp

Am besten ist es, gemeinsam die Bank aufzusuchen, um auf den entsprechenden Formularen beide Unterschriften zu hinterlegen.

Notarielle Vollmacht

Eine Vollmacht kann auch bei einem Notar erstellt und hinterlegt werden. Dies muss immer dann erfolgen, wenn Immobilien vorhanden sind.

2.6.4 Wirksamkeit der Vollmacht

Der **Bevollmächtigte** ist mit Besitz der Originalvollmacht sofort handlungsfähig, wenn in der Vollmacht kein anderer Zeitpunkt angegeben ist. Der Bevollmächtigte sollte über die Erteilung und Aufbewahrung der Vollmacht informiert sein, um im Bedarfsfall seine Tätigkeit aufnehmen zu können.

Merke

Eine Vollmacht ist nur im Original gültig.

2.6.5 Vertretung bei Verhinderung eines Bevollmächtigten

Dem Bevollmächtigten kann in der Vollmacht die Möglichkeit eingeräumt werden, Untervollmachten zu erteilen, um im Bedarfsfall die Vertretung sicherzustellen.

Normalerweise endet die gesetzliche Vertretung mit dem Tod des Vollmachtgebers, es sei denn, dass verfügt ist, dass die Vollmacht über den Tod hinaus gelten soll. Sie muss dann von den Erben widerrufen werden. Aus diesem Grund sollten in der Vorsorgevollmacht möglichst klare Regelungen für den Todesfall getroffen werden.

2.6.6 Aufbewahrung der Vorsorgevollmacht

Die Vorsorgevollmacht sollte an einem leicht zugänglichen Ort aufbewahrt werden. Sie kann auch an eine Vertrauensperson übergeben werden, die sie im Bedarfsfall dem Bevollmächtigten aushändigt.
Das Original der Vollmacht kann z.B. bei einem Notar hinterlegt werden, der sie nur unter den vorher vereinbarten Bedingungen aushändigt.
Zudem besteht die Möglichkeit, die Information über das Vorliegen einer Vorsorgevollmacht beim Zentralen Vorsorgeregister der Bundesnotarkammer gegen eine geringe Gebühr zu hinterlegen.

Weiterführende Links

www.aok.de/inhalt/ueberblick-der-vollmachten-1 (letzter Zugriff: 21. September 2019)
www.bmjv.de/DE/Themen/VorsorgeUndPatientenrechte/Betreuungsrecht/Betreuungsrecht_node.html (letzter Zugriff: 21. September 2019)
www.vorsorgeregister.de (letzter Zugriff: 21. September 2019)

Voraussichtlich wird in Kürze das Vormundschafts- und Betreuungsrecht grundlegend geändert, was jedoch noch keine Berücksichtigung in dieser Auflage finden konnte. Den Text des Gesetzesentwurfs (Entwurf eines Gesetzes zur Reform des Vormundschafts- und Betreuungsrechts; Referentenentwurf des Bundesministeriums der Justiz und für Verbraucherschutz) finden Sie hier https://www.bmjv.de/SharedDocs/Pressemitteilungen/DE/2020/062320_Reform_Vormundschaft.html (letzter Zugriff: 4.8.2020)

3 Faktoren und Grundlagen für eine verbesserte Lebensqualität alternder Menschen

Heiner K. Berthold, Siegfried Huhn und Catharina Kissler

3.1 Was ist hohe Lebensqualität?

Siegfried Huhn

Die Einschätzung von Lebensqualität, insbesondere in Bezug auf die Ausprägung „hoch bis weniger hoch“, ist nur zum Teil durch objektive Kriterien messbar und zu interpretieren. Die Einschätzung liegt überwiegend im Ermessen der jeweiligen Person und ihrer subjektiven Lebensrealität. Deshalb kann eine gültige Bewertung nur aus der Sicht dieser Person erfolgen. Um jedoch eine Arbeitsgrundlage und Orientierung zu haben, werden von verschiedenen Akteuren im Gesundheitssystem Definitionen angeboten.

Die Arbeitsgruppe „Lebensqualität“ der Weltgesundheitsorganisation (WHO QOL) legt in ihrem Konzept eine Definition vor, die allgemeingültig die Grundlage in der Diskussion um Lebensqualität definiert (WHO 1997). Demnach gilt „(…) Lebensqualität als die individuelle Wahrnehmung der eigenen Lebenssituation im Kontext der jeweiligen Kultur und des jeweiligen Wertesystems in Bezug auf die persönlichen Ziele, Erwartungen, Beurteilungsmaßstäbe und Interessen.“

In den Medizinfachberufen bilden Gesundheit bzw. Krankheit eine wesentliche Grundlage zur Einschätzung von Lebensqualität. So beschreibt der Mediziner Klaus Dörner einen gesunden Menschen mit positiv erlebter Lebensqualität als „liebes-, leidens- und arbeitsfähig“. *Hierbei kann die Arbeitsfähigkeit für alte Menschen gesehen werden als die Fähigkeit, den Alltagsanforderungen gewachsen zu sein und diese zu bewältigen.*

Die Krankenschwester Liliane Juchli verbindet Gesundheit und Lebensqualität mit der Möglichkeit, „ein gelingendes Leben führen zu können“. Das darf verstanden werden als die Möglichkeit, ein selbstbestimmtes, den eigenen Bedürfnissen und Fähigkeiten entsprechendes Leben zu gestalten, das Kreativität zulässt und im gesellschaftlichen Kontext zu einem positiven Lebensgefühl führt.

Eine hohe Lebensqualität zu erleben bedeutet demnach nicht, von allen Unbilden frei zu bleiben, sondern über ausreichende Ressourcen zu verfügen, um mit Belastungen und Beeinträchtigungen körperlicher, seelischer und sozialer Art konstruktiv umgehen zu können und Bewältigungsstrategien zu entwickeln (Huhn u. Kämmer 2015).

Befragungen alter Menschen haben gezeigt, dass Lebensqualität weitgehend über Unabhängigkeit, Selbstbestimmung mit Selbstwirksamkeit und weitgehende körperliche und technische Mobilität definiert wird (Generali 2017). In Pflegebeziehungen und der Krankenhaussituation werden verständliche Informationen über die aktuelle Gesundheitssituation und Mitsprache beim Vorgehen als Verbindlichkeit in den Absprachen als Teil des Wohlbefindens und Sich-sicher-Fühlens gewünscht.

3.1.1 Gutes Leben im Alter

Das Modell eines „guten“ Lebens im Alter, von dem Altersforscher Lawton entwickelt, versucht, die Lebensqualität im Alter zu erklären und zu beschreiben. Es unterscheidet dabei vier Bereiche (▶ Tab. 3.1).

Gutes Leben im Alter und hohe Lebensqualität werden in dem Modell als Ergebnis eines Bewertungsprozesses des vergangenen, gegenwärtigen und zukünftig erwartbaren Person-Umwelt-Systems eines Menschen gesehen. Die Bewertungen sind im Lebensverlauf entsprechend den Einflussfaktoren natürlichen Schwankungen unterworfen, jedoch bildet sich häufig ein positives Lebensgrundgefühl heraus, das hilfreich ist, um auf Schwankungen mit den verschiedenen Qualitätsstufen flexibel reagieren zu können.

Tab. 3.1 Gutes Leben im Alter/Good Life Model (nach Lawton, 1996)

1. **Verhaltenskompetenz/ Behavioral Competence**	Beschreibt die weitgehend objektivierbaren Fähigkeiten einer Person (z. B. Alltagsselbstständigkeit, geistige Leistungsfähigkeit, soziale Fertigkeiten), die sich durch Tests oder Beobachtung erfassen lassen
2. **Erlebte Lebensqualität/ Perceived Quality of Live**	Gibt wieder, wie die Person selbst ihre körperlichen, seelischen und sozialen Lebensbereiche bewertet; dies erfolgt über die Selbstbewertung
3. **Objektive Umwelt/ Objective Environment**	Wirkung auf Verhaltenskompetenz und erlebte Lebensqualität entsprechend fördernder oder hemmender Bedingungen, kann objektiv und subjektiv eingeschätzt werden
4. **Subjektives Wohlbefinden/ Psychological Well-being**	Bildet das Ergebnis der drei vorherigen Dimensionen; es lässt sich insgesamt als Lebensqualität oder in einzelnen Bereichen, z. B. als Wohnzufriedenheit, Gesundheitszufriedenheit, soziale Teilnahme usw. erfassen

3

3.1.2 Selbstbestimmtheit, Selbstwirksamkeit und Vertrauen in die Pflegebeziehung

Selbstbestimmtheit und Selbstwirksamkeit

Selbstbestimmtes und selbstwirksames Leben (Huhn 2017 [mod. nach Menghini 2012]):

- **Befriedigung von Grundbedürfnissen**
  - Hygiene und körperliches Wohlbefinden
  - Genussvoll essen und trinken
  - Mobilität erhalten oder wiedererlangen
- **Unabhängigkeit im Denken und Fühlen**
  - Reduktion von Abhängigkeit
  - Ablösung von familiärer Verantwortung
  - Auf die eigene Lebensrealität konzentriert
- **Selbstakzeptanz und Selbstvertretung**
  - Selbstgefühl und Selbstwirksamkeit
  - Persönliches Selbstverständnis
  - Erfahrungsaustausch mit anderen
  - Wahrnehmen von Diskriminierung aufgrund von Alter, Einschränkungen, Pflegebedarf
- **Gleichwertigkeit in Begegnungen**
  - Teilnahme am öffentlichen Leben
  - Soziale Kontakte mit selbst gewählten Personen
  - Erleben von Gleichwertigkeit in Begegnungen/Beziehungen
- **Kontrolle über das eigene Leben**
  - Regelung eigener Angelegenheiten
  - Eigenverantwortung ausüben
  - Wahl von Wohnung und Wohnform
  - Artikulieren von Hilfebedarf
  - Wahl der Assistenz-/Pflegeperson

Vertrauen in die Pflegebeziehung

Eine aktuelle Befragung unter Bewohnern von Altenpflegeheimen zur Lebensqualität (Main-Kinzig-Kreis 2017) dokumentiert im Ergebnis die Erwartungen der Mehrheit der Befragten:

- **Was gehört zu guter Lebensqualität?**
  - Personen um sich zu haben, die als sorgend wahrgenommen werden und zu denen man Vertrauen bzw. eine tiefere Bindung hat.
  - Von anderen Personen Freundlichkeit, Hilfsbereitschaft und die Bereitschaft zu erleben, auf die eigenen Wünsche und Bedürfnisse einzugehen.
  - Die Möglichkeit zum Rückzug zu haben, wenn man seine Ruhe haben möchte.
  - Subjektiv sinnvolle Beschäftigungsmöglichkeiten zu haben.
- **Was beeinträchtigt die Lebensqualität?**
  - Keinen echten Gesprächspartner und nur wenig Gelegenheit zum Gespräch zu haben.
  - Unter Einsamkeit zu leiden.
  - Der Verlust der Selbstständigkeit.
  - Die Abhängigkeit von anderen Personen.

3.2 Prävention, Prophylaxe, Risikoverminderung

Siegfried Huhn

3.2.1 Prävention und Prophylaxe

Die Begriffe Prävention und Prophylaxe lassen sich nicht klar voneinander trennen und werden in der Medizin oft synonym verwendet. Der Prophylaxebegriff wird in den Pflegeberufen häufiger benutzt und bezieht sich auf konkrete pflegerische Maßnahmen zur Verhinderung von möglichen oder erwartbaren Komplikationen. Der Präventionsbegriff wird überwiegend für komplexere Geschehen mit multiplen Interventionen herangezogen und zielt darauf ab, Auslösefaktoren von Krankheiten zurückzudrängen oder auszuschalten. In der Regel werden für die Prävention interprofessionelle Strategien entwickelt (Medizin, Psychologie, Soziologie, Pädagogik), sie sind langfristig angelegt und zielen auf langfristige Veränderungen der Einstellung, des Verhaltens und des Erlebens.

Prävention

Unter Prävention im geriatrischen Kontext werden strategische Maßnahmen verstanden, die den altersbedingten Abbau verzögern oder mildern sollen. Viele chronische Erkrankungen, die im Alter auftreten, könnten vermieden oder hinausgezögert werden, da die Entstehung dieser Erkrankungen überwiegend mit Risikofaktoren erklärt wird. Die bekannten Risikofaktoren sind Rauchen, Alkoholmissbrauch, Fehlernährung, Bewegungsmangel und andere. Prävention zielt auf risikobezogene Verhaltensänderung zur Verhinderung oder zur Beeinflussung von Erkrankungen, die in der Zukunft liegen. Inwieweit jedoch eine entsprechende Änderung der Lebensgewohnheiten im Alter noch eine Prävention darstellt oder eine Verbesserung der gesundheitlichen Situation erwarten lässt, ist nicht hinreichend geklärt.

1. **Primärprävention**
   - Setzt vor Eintreten der Krankheit ein
   - Dient dazu, eine Erkrankung von vornherein zu verhindern
   - Zielgruppenspezifisch (Risikogruppen)
   - Gesunde und Personen ohne Krankheitssymptome
   - Beispiele sind Maßnahmen zur Ernährung, Bewegung, Stressbewältigung oder Suchtprävention, ggf. auch Impfungen
2. **Sekundärprävention**
   - Setzt im Frühstadium einer Krankheit an
   - Dient der Früherkennung von Krankheiten, der Eindämmung ihres Fortschreitens (Progredienz) und Chronifizierung der Erkrankung
   - Zielgruppen sind gesunde oder symptomlose Personen
   - Beispiele sind Maßnahmen wie Kochkurse bei Übergewicht, Sportgruppen
3. **Tertiärprävention**
   - Nach einer Akutbehandlung oder Manifestation einer Erkrankung
   - Dient dazu Folgeschäden und Rückfälle zu verhindern
   - Zielgruppen sind Patienten mit chronischen Beeinträchtigungen und Patienten in der Rehabilitation
   - Beispiele sind Balance- und Krafttraining nach hüftgelenksnaher Fraktur, Sport nach Schlaganfall
4. **Quartärprävention**
   - Das Ziel ist die Verhinderung von unnötiger Medizin und iatrogenen Schäden
   - Beispiele sind Regelung komplexer Medikamentenregime oder Krankheitsverläufe

Prophylaxe

Alte Menschen haben aufgrund von Polypathologie, Multimorbidität und Polypharmazie ein hohes Risiko, eine oder mehrere der nachfolgenden Komplikationen zu erleiden und bedürfen deshalb einer entsprechenden Prophylaxe:

- Dekubitus
- Pneumonie/Aspiration
- Sturz
- Dehydratation
- Intertrigo
- Inkontinenz
- Mobilitätseinbußen
- Weitere Infektionen

Verschiedene Impfungen werden für alte Menschen als Prophylaxe empfohlen und vielfach von den gesetzlichen Krankenkassen finanziert:

- **Schutzimpfungen:** Schutzimpfungen sind Bestandteil des Leistungskatalogs der gesetzlichen Krankenversicherung. Darüber hinaus können Krankenkassen die Kosten für bestimmte Reiseimpfungen übernehmen.
- **Indikationsimpfungen:** Bei erhöhter Gefährdung von Personen und bei Angehörigen bestimmter Alters- oder Risikogruppen: Influenza und Pneumokokkeninfektion (Standardimpfung für Personen >60 J.).

3.2.2 Risikoverminderung

Gesundheitsförderung

Während es in der Prävention und Prophylaxe um die Reduktion bzw. Vermeidung von Risikofaktoren geht, will die Gesundheitsförderung die Schutzfaktoren

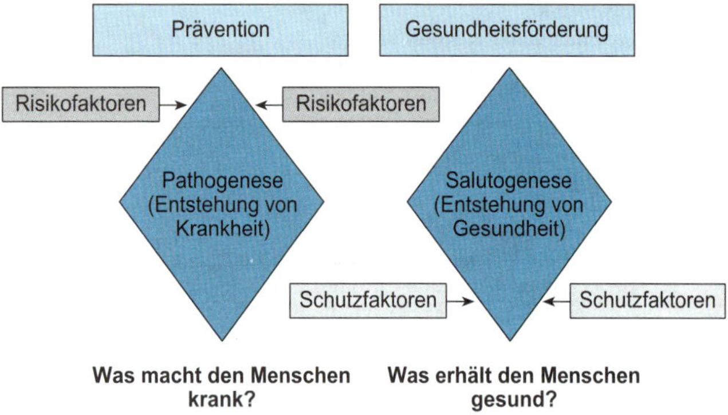

Abb. 3.1 Prävention und Gesundheitsförderung (nach Hurrelmann und Laaser 2006) [L141]

erhöhen und die gesundheitlichen Widerstandskräfte stärken. Dazu zählen neben den körperlichen und seelischen Aspekten auch die ökonomischen, kulturellen, sozialen, bildungsmäßigen und hygienischen Aspekte der Gesundheitsförderung. Im salutogenetischen Modell von Antonovsky wird davon ausgegangen, dass es ein Kontinuum gibt, dessen Pole Gesundheit und Krankheit sind, das sogenannte **G/K-Kontinuum:**

- **Prävention** zielt darauf ab, dass sich die Position des Individuums auf dem Kontinuum nicht nach rechts in Richtung Krankheit verschiebt. Ausgangsfrage **(Pathogenese):** Was macht krank?
- **Gesundheitsförderung** ist darauf ausgerichtet, die Position des Individuums nach links in Richtung Gesundheit zu verschieben. Ausgangsfrage **(Salutogenese):** Was hält gesund?

Prävention und Gesundheitsförderung ergänzen sich und haben als gemeinsames Ziel, die Gesundheit zu verbessern und zu erhalten (▶ Abb. 3.1).

Früherkennung und Vorsorge

Früherkennung von Krebs:

- Genitaluntersuchung (jährlich) auf Gebärmutterhalskrebs bei Frauen ≥ 20 J.
- Brustuntersuchung (jährlich) bei Frauen ≥ 30 J.
- Mammografiescreening (alle 2 J.) bei Frauen ≥ 50 J. bis zum Ende des 70. Lj.
- Prostatauntersuchung, Genitaluntersuchung (jährlich), Tastuntersuchung der Lymphknoten bei Männern ≥ 45 J.
- Ganzkörperuntersuchung der gesamten Haut bei Frauen und Männern ≥ 35 J.
- Dickdarm- und Rektum-Untersuchung (jährlich), Test auf verborgenes Blut (jährlich ≤ 54 J.) bei Frauen und Männern ≥ 50 J.
- 2 Darmspiegelungen (im Abstand von 10 J.) oder Test auf verborgenes Blut im Stuhl (alle 2 J.) bei Frauen und Männern ≥ 55 J.
- Hautkrebsscreening alle 2 J. ≥ 35 J.

Gesundheits-Check-up: Check-up (alle 2 J.) bei Frauen und Männern ≥ 35 J.: Ganzkörperuntersuchung mit Blutdruckmessung, Blutproben zur Ermittlung der Blutzucker- und Cholesterinwerte, Urinuntersuchung, ausführliches Gespräch mit dem Arzt.

Zahnvorsorgeuntersuchungen: Zahnvorsorgeuntersuchungen (1×/Kalenderhalbjahr) bei Frauen und Männern ≥ 18 J. Dies gilt auch dann, wenn in derselben Sitzung eine Zahnsteinentfernung, Röntgenuntersuchung oder Sensibilitätsprüfung durchgeführt wird.

Blickpunkt Ergotherapie

Der Fokus der Ergotherapie liegt darin, Menschen beim Erhalt ihrer Selbstständigkeit, der Partizipation sowie der zufriedenstellenden Ausführung relevanter Handlungen zu unterstützen. Hierbei kommen gezielte therapeutische Interventionen, Beratung, Umweltanpassung und Hilfsmittelversorgung zum Einsatz. Vorhandene Fähigkeiten werden gefördert und erhalten, verloren gegangene Fähigkeiten werden reaktiviert sowie Kompensationsmöglichkeiten bei Funktionsverlust entwickelt. Damit leistet die Ergotherapie einen wesentlichen Beitrag im multiprofessionellen geriatrischen Team.

3

3.3 Pflegebedürftigkeit vermeiden

Siegfried Huhn und Heiner K. Berthold

3.3.1 Mobilität erhalten

Siegfried Huhn

Eine Definition von Mobilität ist in ▶ Abb. 3.2 dargestellt.
Lageveränderung und Fortbewegen umfassen den Lagewechsel im Liegen und Sitzen, das Hinsetzen aus dem Liegen sowie das Aufstehen aus der sitzenden Position und das Umsetzen von einem Sitzmöbel in ein anderes (z. B. Transfer Bett/Stuhl) sowie das Gehen mit oder ohne Assistenz oder Hilfsmittel.

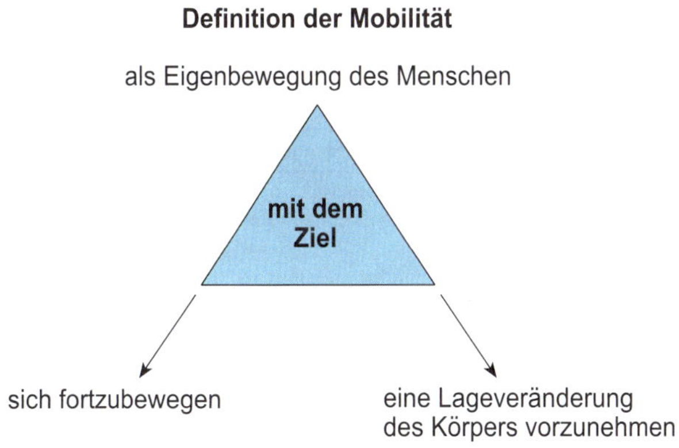

Abb. 3.2 Mobilität [L141]

Lokomotion: Die Fähigkeit von Lebewesen, sich fortzubewegen, um den alltäglichen Anforderungen gerecht zu werden, wird als „Lokomotion“ bezeichnet. Die Lokomotion für Menschen wird in die nachfolgenden Stufen oder Fähigkeitsgrade eingeteilt:

- Lagewechsel im Liegen
- Sich aufsetzen aus dem Liegen
- Frei sitzen über längere Zeit
- Positionswechsel im Sitzen
- Aufstehen aus dem Sitzen
- Frei stehen oder stehen mit Festhalten
- Gehen im Raum mit und ohne Hilfsmittel
- Treppen steigen
- Bewegen außerhalb des Hauses
- Teilnahme am Straßenverkehr

Gehfähigkeit: Als gehfähig gilt eine Person, die in der Lage ist, aus einem Stuhl aufzustehen, drei Meter zu gehen, umzukehren und sich wieder hinzusetzen.

Mobilitätsveränderungen im Alter

Die Abnahme funktioneller Fähigkeiten in Bewegungsläufen ist in ▶ Abb. 3.3 dargestellt. Einen Überblick über Risiken für den Mobilitätsverlust im Alter gibt ▶ Tab. 3.2.

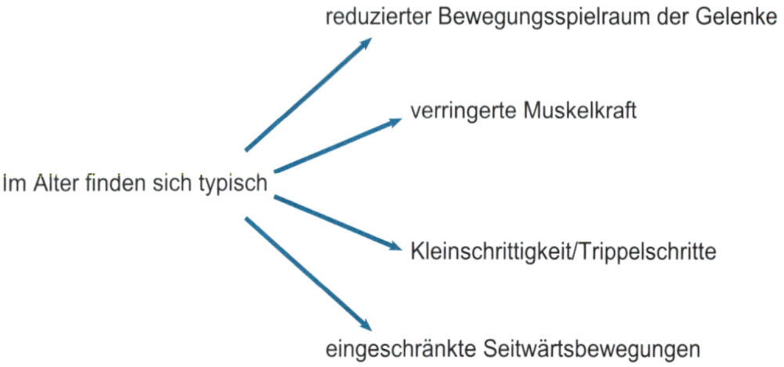

Abb. 3.3 Abnahme der funktionellen Fähigkeiten in Bewegungsläufen (Sölch 2015) [L143]

Tab. 3.2 Risiken für den Verlust von Mobilität
Pflege- oder therapieabhängige Faktoren
• Verordnete Bettlägerigkeit • Fixierungsmaßnahmen • Mobilitätseinschränkung durch Katheter, Infusionen oder ähnliche Versorgungen • Mangelernährung: längere Nahrungskarenz bzw. keine orale Nahrungsaufnahme; kaum Berücksichtigung der Patientenpräferenz in der Ernährung; nicht ausreichende Flüssigkeitsversorgung • Einschränkung in einer oder mehreren ADL • Polypharmazie, Einnahme von Medikamenten mit Einfluss auf die Mobilität (z. B. Schlafmittel, psychoaktive Substanzen) • Zu erwartende pflegerische oder medizinische Versorgung, die eine Ortsbindung erfordert

Tab. 3.2 Risiken für den Verlust von Mobilität *(Forts.)*

Psychologische Faktoren
• Vermeintliche Bettruhe oder Angst, das Bett zu verlassen • Soziale Isolation/Vereinsamung, geringe oder keine Unterstützung durch Angehörige • Fehlende Kommunikation und/oder Beschäftigung während des Aufenthalts • Pflegerische Versorgung aus praktischen Gründen auf das Bett bezogen und weniger auf Mobilitätsförderung oder Patientenbedürfnisse
Umgebungsabhängige Faktoren
• Mangelhafte Förderung der Mobilität, z. B. durch zu hohe Betten, Bettgitter, oder Servieren der Mahlzeiten am Bett • Fehlende/nicht ausreichende Sitzgelegenheiten und Essplätze im Zimmer • Fehlende Hilfen zur Unterstützung einer sicheren Mobilität, z. B. Handläufe, Haltegriffe, feststehende Nachttische, feste Toilettensitze, Duschstühle • Mangelhafte Orientierungshilfen, z. B. Uhr, Kalender, Lichtverhältnisse lassen die tageszeitliche Orientierung nicht zu; glänzende Bodenbeläge lassen den Boden glatt erscheinen (Sturzangst) • Lärmbelastung im Umfeld verhindert Entspannung und stört Nachtruhe/Schlaf • Sensorische Deprivation: fehlendes Bereitstellen von Brille oder Hörgerät
Quelle: Seniorfriendly Hospital: Factors Related to Hospitalization that Contribute to Functional Decline (Übersetzung Huhn 2015)

Mobilitätsförderung

Der Mobilitätsförderung und dem körperlichen Training kommt eine besondere Bedeutung zu. Mobil zu sein ist vielleicht der wichtigste Faktor für den Erhalt von Autonomie und Teilhabe. Mobilitätsförderung dient dem Erhalt und Wiedererlangen von Alltagskompetenz und sozialer Integration sowie der Prävention verschiedener Komplikationen im Krankheitsverlauf (▶ Tab. 3.3).

Bett- und Ortsfixierung entgegenwirken durch:

- Förderung eines sicheren und zur Bewegung motivierenden Umfeldes
- Funktionale Haltegriffe und frei zugängliche Handläufe
- Freiflächen zum Gehen, auch mit Hilfsmittel oder Assistenz
- Freie Stationsflure ohne Möbel (außer Sitzgelegenheit)
- Gemeinschaftsräume, Sitzgruppen außerhalb des Zimmers
- Angebot von Frühstück und Abendessen als Buffet im Speiseraum
- Gangschule auf verschiedenen Untergründen und mit unterschiedlichen Anforderungen
- Hilfsmittel einüben
- Räume für Balance- und Krafttraining
- Muskelaufbautraining
- Vermittlung von Gymnastikgruppen für nach dem Klinikaufenthalt

Hilfsmittel zur Mobilitätsförderung:

- Zur selbstständigen Lebensführung: Gehhilfen, Rollstühle, Notrufsysteme
- Zur Umfeldgestaltung: Haltegriffe, Toilettensitzerhöhung, Badewanneneinstiegshilfe
- Zur Unterstützung im Bett: Lagerungshilfsmittel, Bettzurichtungen, Aufrichtehilfe/Bettleiter
- Zur Erleichterung der Pflege: Pflegebetten und -stühle, Hebehilfen

Tab. 3.3 Konzepte zur Förderung von Bewegung und Wahrnehmung

Aktivitas Pflege®-Konzept (begründet durch Marlies Beckmann)	... ein auf Aktivierung ausgerichtetes Konzept, welches erhaltene Fähigkeiten unterstützen und erweitern sowie neue Möglichkeiten initiieren möchte. Gleichzeitig ist es darauf ausgerichtet, Grenzen der Personen, die miteinander in Interaktion sind, rechtzeitig zu erkennen und zu respektieren. Die Bewegungsanalyse ist dabei ein grundlegendes Beobachtungs- und Bewertungsinstrument. Durch sie werden Einschränkungen und Hemmungen (physisch und psychisch) erkannt und können gezielt angegangen werden, um Kontrakturen zu vermeiden oder zumindest eine Verschlechterung zu verhindern. Im Konzept sind insbesondere die Reduktion von Bewegungsschmerz und Gelenkmobilisation (besonders Schulter) zu nennen. Im Konzept sind Aspekte der Kinästhetik®, der Bobath-Therapie, der Basalen Stimulation® und anderer Konzepte zur Wahrnehmungsförderung enthalten und miteinander verknüpft.
Bobath-Konzept (begründet durch Berta u. Karel Bobath)	... ist ein multiprofessioneller Ansatz in der Rehabilitation und Therapie von Patienten mit Erkrankungen des zentralen Nervensystems. Besonders bekannt ist es in der Arbeit mit Schlaganfallkranken und zur Verhinderung von Spastizität. Elemente des Konzepts zur Bewegungsförderung sind in die Pflege integrierbar. Das Bobath-Konzept stellt einen Lernprozess dar. Die Klienten sollen lernen, die Kontrolle über die Muskelspannung und Bewegungsfunktionen wiederzuerlangen. Im Vordergrund stehen die Regulation des Muskeltonus und die Anbahnung physiologischer Bewegungsabläufe.
Kinästhetik in der Pflege® (begründet durch Frank Hatch und Lenny Maietta)	... Handlungskonzept, um die Bewegungskompetenz zu verbessern. Kinästhetik® ist das Studium der Bewegung und der Wahrnehmung, die wiederum aus Bewegung entsteht. Kinästhetik® versteht sich auch als die Lehre von der Bewegungsempfindung. Bewegung von Klienten wird als Dialog bzw. Interaktion gestaltet. Bewegungsabläufe werden kräftesparend und nach physiologischen Bewegungsmustern durchgeführt.
Aktivierend-rehabilitative Pflege – fördernde Pflege	... pflegerische Grundhaltung, durch die das Pflegeangebot an den Möglichkeiten (Ressourcen) und Zielen des Klienten ausgerichtet wird und der Bedarf an Unterstützung unter dem Aspekt der Förderung von Selbstständig- und Unabhängigkeit gestaltet wird. Dabei wird das Bedürfnis nach Autonomie gefördert. Die vorhandenen Möglichkeiten der Klienten werden erhalten und erweitert oder ein weiterer Abbau verzögert.
Drei-Schritte-Programm zur Mobilitätsförderung (Idee von Angelika Zegelin)	... ein Programm zur Förderung der Beweglichkeit. Idee ist es, Personen mit weitgehenden Einschränkungen der Mobilität einige Schritte mit Unterstützung gehen zu lassen. Personen, die bei größeren Entfernungen im Rollstuhl transportiert werden, sollen wenigstens die letzten drei Schritte laufen. Hierdurch soll ein Anreiz zu selbstständigem Bewegen gesetzt werden und ein Trainingseffekt einsetzen. Pflegende unterstützen soweit wie nötig und nehmen sich in der Assistenz mehr und mehr zurück.

Tab. 3.3 Konzepte zur Förderung von Bewegung und Wahrnehmung *(Forts.)*

Basale Stimulation® in der Pflege (begründet durch Andreas Fröhlich und Christel Bienstein)	... ist ein Konzept zur Förderung der Wahrnehmung und die Anregung primärer Körper- und Bewegungserfahrungen. Zielgruppe sind Menschen mit erheblicher Wahrnehmungsbeeinträchtigung, deren Eigenaktivität aufgrund mangelnder Bewegungsfähigkeit eingeschränkt ist. Mit einfachen Mitteln wird versucht, den Kontakt zu den Menschen aufzunehmen, um ihnen den Zugang zu ihrer Umgebung und ihren Mitmenschen zu ermöglichen und Lebensqualität zu erleben. Während Fröhlich das Konzept für den Bereich der Sonderpädagogik entwickelte, wurde es von Bienstein in Zusammenarbeit mit Fröhlich in den Bereich der Pflege übertragen.

3.3.2 Demenz behandeln

Heiner K. Berthold

Demenzerkrankungen bedeuten den **Abbau und den Verlust kognitiver Funktionen und Alltagskompetenzen.** Bei den Hochaltrigen sind über ein Drittel der Menschen betroffen. Neben dem Mobilitätsverlust ist eine Demenz der häufigste Grund für eine Aufnahme in ein Pflegeheim.

Der Verlauf ist meist progressiv und es kommt zu Beeinträchtigungen der zeitlich-örtlichen Orientierung, der Kommunikationsfähigkeit, der autobiografischen Identität und von Persönlichkeitsmerkmalen. Ein schweres Stadium ist häufig durch vollständige Hilflosigkeit und Abhängigkeit gekennzeichnet. Patienten haben häufig Dysphagie und Malnutrition. Kausale Behandlungsmöglichkeiten der primären Demenz (u. a. Alzheimer-Typ, vaskuläre Demenz, Mischformen) gibt es bisher nicht.

Für Angehörige, Pflegepersonal und das allgemeine Umfeld bedeuten Verhaltensauffälligkeiten wie herausforderndes Verhalten häufig eine besondere Belastung. Angehörige sind auch durch die Veränderungen des Kranken emotional belastet. Beim weitaus größten Anteil der Demenzpatienten sind Angehörige die primär Pflegenden. Auch bei den Angehörigen kommt es daher zu einem erhöhten Risiko für Überforderung, psychische und körperliche Erkrankungen.

Einwilligungsfähigkeit

Vor Durchführung von diagnostischen und therapeutischen Maßnahmen muss die Einwilligungsfähigkeit geprüft werden. Diese ist meist ab einer mittelschweren Demenz nicht mehr gegeben. Auf das Vorliegen einer Vorsorgevollmacht oder Patientenverfügung und ggf. gesetzliche Betreuung achten.

Therapieziele

Bei der Therapie unterscheidet man zwischen einer spezifischen **medikamentösen antidemenziellen Therapie** auf der einen und **psychosozialen Interventionen** auf der anderen Seite, die im Kontext eines Gesamtbehandlungsplans abgestimmt werden. Hinzu kommen medikamentöse Therapien und psychosoziale Interventionen bei Verhaltensauffälligkeiten.

Therapieziele sind selten die Verbesserung der Gedächtnisfunktionen im engeren Sinne, sondern die Funktionsfähigkeit und Führbarkeit des Patienten im Alltag. Auch psychische Symptome und demenzassoziierte Verhaltensauffälligkeiten gehören zu den durch Therapien zu beeinflussenden Bereichen.

Da das Pflegepersonal den Patienten nicht dauerhaft beobachten kann (außer bei Pflegeheimpatienten oder in anderen Wohnformen untergebrachten Patienten), ist ein enger Kontakt zu den Angehörigen essenziell für die Einschätzung (Fremdanamnese). Die Einschätzung des Verhaltens gelingt auch in der häuslichen Umgebung (bzw. im gewohnten Umfeld) am besten.
Bei der Bewertung von Fähigkeiten sollte neben den Funktionsbeeinträchtigungen die erhaltenen Funktionen besonders beachtet werden. Für die Betreuung eines Patienten ist es häufig wichtiger, zu wissen, was er kann als was er nicht kann.

Psychische und Verhaltenssymptome

Neben den kognitiven Störungen sind **Veränderungen des Erlebens und Verhaltens** charakteristisch für Demenzerkrankte. Für diese Symptome gibt es verschiedene Begriffe wie psychische und Verhaltenssymptome, nichtkognitive Symptome, psychiatrische Symptome, psychopathologische Symptome oder auch herausforderndes Verhalten. Zu den Symptomen des veränderten psychischen Erlebens gehören Depression und Angst oder auch sichtbare Verhaltensänderungen wie Aggressivität.
Die Gründe für Verhaltenssymptome liegen, neben den Gehirnveränderungen durch die Grundkrankheit, auch in einer erhöhten Vulnerabilität, auf externe (d. h. umweltbedingte) Stimuli mit verändertem psychischem Erleben und Verhalten zu reagieren. Dies kann die Art der Kommunikation sein, Veränderungen der Umgebung, aber auch körperliches Erleben. So ist es besonders schwierig, bei einem demenzkranken Patienten festzustellen, ob er Schmerzen oder andere körperliche Symptome hat. Wenn sich ein Demenzpatient mit verändertem Verhalten präsentiert, sollte immer nach externen Triggern, aber auch nach neu aufgetretenen körperlichen Erkrankungen gesucht werden. Denn vor einer pharmakologischen Behandlung von Verhaltenssymptomen unbekannter Ursache steht idealerweise immer die Beseitigung einer auslösenden Ursache.
Verhaltenssymptome entstehen häufig im interaktionellen Kontext. Diese Symptome sind als **herausforderndes Verhalten** konzeptualisiert worden, um eine Verantwortungszuweisung an den Erkrankten zu verhindern. Somit sind die umgebenden Personen des Demenzkranken gefordert, ihr Verhalten und die Umgebung zu reflektieren und zu modifizieren, da das Verhalten des Erkrankten Ausdruck einer für ihn unangenehmen, schwierigen oder verängstigenden Situation ist. Zur pflegerischen Intervention kommen verstehende Diagnostik zur Identifizierung von Bedingungsfaktoren, validierendes Verhalten und Erinnerungspflege in Betracht.
Zur **pharmakologischen Behandlung** von Verhaltenssymptomen kommen infrage:

- Antipsychotika (Neuroleptika)
- Antidepressiva
- Antikonvulsiva
- Tranquilizer (meist Benzodiazepine)

Da sich die meisten dieser Wirkstoffe ungünstig auf die kognitiven Funktionen auswirken, Delire fördern, das Sturzrisiko erhöhen und weitere Nachteile haben können, ist eine gute Krankenbeobachtung notwendig, damit diese pharmakologischen Therapien nur so kurz wie notwendig eingesetzt werden.
Besonders die langzeitige Gabe von Antipsychotika (z. B. Risperidon, Haloperidol) ist nicht nur mit schlechteren kognitiven Funktionen, sondern auch mit einem erhöhten Risiko für Mortalität und auch zerebrovaskuläre Ereignisse assoziiert. Im klinischen Alltag (v. a. in Pflegeheimen) werden viele Patienten leider langdauernd und in zu hohen Dosierungen unkritisch mit diesen Wirkstoffen behandelt.

Gesteigerte Psychomotorik

Bei Demenzkranken treten häufig ein gesteigerter Bewegungsdrang bzw. erhöhter Bewegungsdrang (z. B. scheinbar zielloses Umhergehen, „Wandering") oder repetitives Durchführen gleicher Bewegungsabläufe auf.

Bei **gesteigerter Bewegung** besteht, falls keine Beeinträchtigung anderer besteht und der Patient kein Leid zu haben scheint, zunächst keine Interventionsnotwendigkeit. Die andauernde Bewegung kann aber auch zu Gewichtsabnahme führen oder belastend für das Umfeld sein (bis hin zu Gefährdungen anderer). Eine Umgestaltung des Umfelds kommt therapeutisch infrage, ebenso in Ausnahmefällen eine sedierende pharmakologische Therapie (strenge Indikationsstellung). Wenn das Verhalten lediglich „lästig" ist, sind sedierende Arzneimittel genauso wenig indiziert wie freiheitsentziehende Maßnahmen.

Es existieren keine spezifischen psychosozialen Interventionen zur Therapie des Bewegungsdrangs, sodass eine Anpassung der Umgebung als einzige sinnvolle Maßnahme verbleibt.

3

Apathie

Mit eines der häufigsten Symptome einer fortgeschrittenen Demenz ist die Apathie, definiert durch **reduzierten Antrieb und Initiative.** Die Apathie kann zur emotionalen Belastung der Pflegenden führen und bedeutet häufig das Ende der Teilnahme der dementen Patienten am sozialen Leben.

Schlafstörungen

Schlafstörungen, die häufig in einen schwer gestörten Tag-Nacht-Rhythmus münden, bedeuten meist erhebliche Belastungen für das häusliche Umfeld, die Pflegenden und v. a. für den Stationsbetrieb eines Krankenhauses oder Pflegeheims. Pharmakologische Sedierung ist i.d.R. wenig erfolgreich und hat bedeutende Nachteile, z. B. erhöhte Sturzgefahr.

Appetit- und Essstörungen

Die meisten Demenzkranken leiden im Spätstadium der Erkrankung an Appetitmangel und nachfolgendem Gewichtsverlust.

Einem drohenden Gewichtsverlust sollte frühzeitig begegnet werden. Es wird, wenn möglich, eine familienähnliche Esssituation, verbale Unterstützung und positive Verstärkung empfohlen.

Bei V. a. Schluckstörungen (Dehydratation, Nahrungsverweigerung, unklarer Fieberschub, Verschleimung, vermehrtes Husten) sollten strukturierte Essensbeobachtung und Befragung des Umfeldes sowie ggf. logopädische Diagnostik veranlasst werden. Eine geeignete Koststufenwahl und Adaptation der Konsistenz von Flüssigkeiten erfolgt im Rahmen des Machbaren.

Es besteht allgemeiner Konsens, dass sich eine Ernährung über PEG-Sonde nicht positiv auf Überlebenszeit, klinische Symptomatik, Auftreten von Infektionen oder Dekubitalulzera auswirkt. Die Entscheidung, dennoch eine Ernährung über PEG-Sonde zu beginnen, muss immer im Einzelfall multiprofessionell getroffen werden. Der mutmaßliche Wille des Patienten ist dabei zu berücksichtigen.

Psychotisches Erleben

Halluzinationen und **Wahn** sind häufige Symptome bei Demenz. Die Folge können Angst oder Wut oder andere auffällige Verhaltensweisen sein. Bevor eine antipsychotische medikamentöse Therapie begonnen wird, sollten auslösende

Ursachen (Arzneimittel, Delir etc.) gesucht werden. Das Antipsychotikum der ersten Wahl ist Risperidon. Es kommen auch andere Mittel (z. B. Aripiprazol) infrage.

Psychosoziale Interventionen

Psychosoziale Interventionen als Therapie für Patienten und Angehörige haben ein deutlich breiteres Spektrum als medikamentöse Therapien. Die Wirksamkeit dieser Maßnahmen ist häufig nur begrenzt nachweisbar und zwar aufgrund der schwierigen standardisierten Durchführung und dem Fehlen entsprechender Studien.

Teil dieser Interventionen können **kognitive Verfahren** (bzgl. Gedächtnis, Aufmerksamkeit, Sprache etc.) sein. Dazu gehört auch die Biografiearbeit, in der autobiografische, insbesondere emotional positiv besetzte Altgedächtnisinhalte aktiviert werden. Die Wirksamkeit ist jedoch insgesamt gering und eher bei leichter bis mittelschwerer Demenz gegeben.

Ergotherapie wird verstanden als Intervention zur Verbesserung von Alltagsfunktionen und Handlungsfähigkeit mit dem Ziel der Verbesserung der Teilhabe und der Selbstversorgung. Weitere Maßnahmen sind **körperliche Aktivität, künstlerische Therapien** (Musik, Kunst, Tanz), **sensorische Verfahren** (Aromatherapie, Snoezelen/multisensorische Verfahren), Massagen/Berührung und Lichttherapie.

Pflegende Angehörige

Zur Prävention von Erkrankungen, die durch Pflege und Betreuung hervorgerufen werden, sollten strukturierte Angebote zur Reduktion von Belastung an Familien und Bezugspersonen erfolgen. Dazu gehören allgemeine Wissensvermittlung zur Erkrankung in Bezug auf Patientenverhalten, Bewältigungsstrategien, aber auch Entlastungsmöglichkeiten im Rahmen der lokal gegebenen Möglichkeiten. Sozialdienst bzw. kommunale Beratungsstellen einschalten.

Da Angehörige häufig die erkrankte Person nicht allein lassen können, haben sich telefonbasierte Interventionen bewährt.

3.3.3 Körperpflege und Mundpflege

Siegfried Huhn

Körperpflege

Die tägliche Körperpflege dient dem Wohlbefinden sowie der Reinigung des Körpers, um potenziellen Hautschäden entgegenzuwirken. Bei Personen mit Selbstpflegedefiziten in diesem Bereich wird der Unterstützungsbedarf den Möglichkeiten der Person angepasst und im Sinne einer therapeutisch-aktivierenden Pflege durchgeführt. Die Körperpflege wird um das Pflegeziel **„Förderung der Selbstständigkeit“** erweitert. Vorhandene Ressourcen werden in den Ablauf integriert, um diese zu erhalten oder zu erweitern. Die Kernaufgabe des Pflegehandelns besteht darin, die vorhandenen Fähigkeiten und Fertigkeiten auszuschöpfen und das Vertrauen der Person in die eigene Kompetenz zu stärken. Im Rahmen aktivierend-rehabilitativer Pflege werden darüber hinaus die taktil-kinästhetische Wahrnehmung stimuliert und die Fein- und Grobmotorik gefördert. Dabei können auch Kompensationsmechanismen oder der Einsatz bestimmter Hilfsmittel eingeübt werden.

Die aktivierend-rehabilitative Körperpflege durch Pflegepersonen innerhalb des therapeutischen Prozesses erfordert eine **spezielle Pflegeplanung** – in Abstimmung mit allen an der Versorgung beteiligten Berufsgruppen, in der

- die Ressourcen und der Unterstützungsbedarf festgehalten sind,
- das Vorgehen und die Handlungsabfolgen beschrieben sind,
- die zu einem bestimmten Zeitpunkt zu erwartenden Ergebnisse festgelegt werden (Kompetenzen, Ressourcen, Verhaltensmuster, Kompensationsmechanismen und Fähigkeiten in der selbstständigen Körperpflege) und
- die Beurteilung der Wirksamkeit möglich ist.

Bei Einbettung der Körperpflege in ein aktivierend-rehabilitierendes Therapiekonzept können **spezielle Förderkonzepte** zur Anwendung kommen, die im geriatrischen Team festgelegt und von allen Berufsgruppen zugrunde gelegt werden, z. B.:

- Gespürte Interaktion/pflegerisches Führen nach Affolter
- Bobath-Konzept/Ganzkörperwaschung nach Bobath
- Motor Relearning Program/Muskelkraftkontrolle
- Basale Stimulationen/therapeutische Ganzkörperwaschung

Mundgesundheit und Mundpflege – eine untrennbare Verbindung

Mundgesundheit bezieht sich auf die Zähne, den Zahnhalteapparat, die Zunge, die Kau- und Kieferfunktion sowie die Mundschleimhaut.

Die Mundpflege gilt als anspruchsvolle Tätigkeit, die vielfältige Kompetenzen erfordert. Diese zeigen sich besonders in der Begründbarkeit des Pflegehandelns, in der sozialen Aufmerksamkeit im Umgang mit Intimschranken, Scham und Ekel und nicht zuletzt in der handwerklichen Geschicklichkeit bei der Durchführung.

Die Mundhöhle und die Zähne brauchen eine reinigende Pflege, um feste und verflüssigte Nahrungsbestandteile, die sich mit dem Speichel verbinden und im Mundbereich anhaften, zu entfernen. Zur Mundhygiene gehören die Inspektion der Mundhöhle und das Erkennen und Beschreiben von Mundproblemen sowie das Auswählen geeigneter Mittel und Methoden zum Vorgehen bei der Reinigung und die Erfolgskontrolle.

Als entscheidend wird die **mechanische Reinigung** angesehen. Damit sind zunächst das mehrmals tägliche Zähneputzen etwa 30 Minuten nach der Mahlzeit (nicht früher) und das Reinigen der Zunge mit einer Zungenbürste gemeint. Gesunde Menschen mit ausreichender Wahrnehmung von Speiseresten im Mund und intakter Zungenbewegung werden ihren Mund reinigen können, ohne unbedingt mit den Fingern zu greifen. Bei pflegebedürftigen Personen müssen das Entfernen von Speiseresten und das Zähneputzen häufig durch eine Assistenzperson erfolgen. Das einfache Ausspülen des Mundes reicht für den Erhalt und die Förderung der Mundgesundheit nicht aus. Aktivierende Aspekte sind auch bei der Mundpflege zu berücksichtigen.

Merke

Voraussetzung einer gesunden Mundhöhle:

- Regelmäßige, fachgerechte Mundhygiene
- Gesunde Ernährung nach DGE
- Fluoride gegen Karies
- Regelmäßige zahnärztliche Kontrollen
- Zahnärztliche Prophylaxemaßnahmen

Mundspülungen

Fluoridhaltige Mundspüllösungen verstärken den Schutz vor Karies, indem sie das von der Zahnpasta aufgebaute Fluoriddepot vergrößern. Bei einer Spülung werden auch die Stellen erreicht, die mit der Zahnbürste nicht erreichbar sind. In Einzelfällen kann die

Lösung auch auf eine Kompresse aufgetragen und im Mund verteilt werden. Statt einer Spüllösung werden im Handel auch Gele vorgehalten, die aufgetragen werden können. Es können Spüllösungen angewandt werden, die zusätzlich Wirkstoffe enthalten, die die Schmerzempfindlichkeit freiliegender Zähne vermindern. Sollte bei den Bewohnern der Eindruck von Zahnschmerzen vorliegen, ist unbedingt ein Zahnarzt hinzuziehen, mit dem solche Lösungen besprochen werden. Antiseptische Produkte sollen möglichst nicht ohne ärztliche Empfehlung und auch nur kurze Zeit angewandt werden.
Grundsätzlich spricht nichts dagegen, die Mundpflege mit geschmacklich angenehmen Mitteln durchzuführen. Es gibt jedoch keinen Beleg dafür, dass für die normale Mundpflege spezielle Produkte dem normalen Leitungswasser überlegen sind. Auch die von Pflegepersonen häufig bevorzugten Kamille- oder Salbeilösungen haben in Untersuchungen keinen Vorteil gezeigt. Sollten Kräuteraufgüsse zur Mundreinigung verwendet werden, sollen diese auf keinen Fall länger als 3 Minuten ziehen, da dann Gerbsäuren frei werden, die einen bitteren Geschmack verursachen und die Schleimhaut austrocknen können.

Prothesenpflege

Herausnehmbarer Zahnersatz (Zahnprothesen) wird unter Wasser abgespült und dann mit einer weichen Bürste und Zahncreme gereinigt. Wird die Prothese nicht getragen, soll sie trocken gelagert werden. Wegen der Bruchgefahr am besten in einem gepolsterten und geschlossenen Gefäß. In die Zahnprothese können durch den Zahnarzt die Namensinitialen eingraviert werden, um eine Verwechslung zu vermeiden.

Zahnärztliche Versorgung

Pflegebedürftige bzw. transportunfähige Personen können zu Hause eine sogenannte „aufsuchende zahnmedizinische Betreuung“ in Anspruch nehmen. Wenngleich die Behandlung zu Hause nicht so intensiv oder umfangreich angeboten werden kann wie in einer Zahnpraxis, ist es doch ein erster Schritt, um zumindest einer Verschlechterung vorzubeugen. Bei nötigen chirurgischen Eingriffen kann durch einen Krankentransport auch der Besuch einer Praxis ermöglicht werden. Dies gilt selbstverständlich auch für in Pflegeheimen lebende Personen. Informationen hierzu oder auch Adressen spezialisierter Zahnärzte können über die Deutsche Gesellschaft für Alterszahnmedizin (dgaz) oder die Kassenzahnärztliche Bundesvereinigung (KZBV) abgerufen werden.
Die häusliche zahnärztliche Versorgung umfasst (www.dgaz-online.de/zahnarztsuche.html):

- Behandlung der Mundschleimhaut
- Prothesenversorgung insbesondere hinsichtlich Druckstellen, Sitz, Halt, Funktionsverbesserung und Reparaturen
- Entfernung harter und weicher Zahnbeläge
- Maßnahmen zur Schmelzhärtung
- Befestigung lockerer Kronen
- Ggf. Füllungen durchführen

3.4 Hygiene

Siegfried Huhn

Hohes Alter und Multimorbidität allein sind kein Risiko, eine nosokomiale Infektion zu erwerben, jedoch stellen sie einen Prädiktor dar. Als **nosokomiale Infektion** gelten alle Infektionen, die im zeitlichen Zusammenhang mit einer stationären oder ambulanten medizinischen Maßnahme stehen, soweit die Infektion nicht schon vorher bestanden hat.

Für Deutschland werden etwa 400.000 bis 600.000 nosokomiale Infektionen angenommen. Durch multiresistente Erreger werden etwa 30.000 Infektionen angenommen, wobei etwa die Hälfte dieser Infektionen Menschen zwischen 70 und 89 Jahren betreffen. Ein Drittel aller Infektionen wäre durch Einhaltung hygienischer Standards vermeidbar (RKI 2013, Tiemer et al. 2017).

3.4.1 Grundlagen

Hygiene in Krankenhäuser, Arztpraxen und Pflegeheimen unterliegt verschiedenen Rechtsgrundlagen und ist für alle Einrichtungen als **Teil des Qualitätsmanagements** verbindlich umzusetzen. Jede Einrichtung hat demnach die Pflicht, einen an die eigenen Bedingungen angepassten **Hygieneplan** zu erstellen. Ziel des Hygieneplans ist es, nosokomiale Infektionen zu verhüten und die Verbreitung von Krankheitserregern zu unterbrechen. Die Daten der relevanten Erreger müssen durch die Hygienefachkraft engmaschig bewertet werden.
Die Hygieneverordnungen der Bundesländer regeln auch die Weitergabe von Informationen und die Vorgaben zu datenschutzrechtlichen Fragen. So unterliegen bestimmte Krankheiten und das Auffinden von definierten Krankheitserregern der **Meldepflicht.**

3.4.2 Basishygiene

Basishygiene = mitdenken und mitmachen:
- Händehygiene
- Reinigung und Desinfektion von Flächen
- Aufbereitung von Medizinprodukten
- Abfallentsorgung
- Umgang mit Wäsche und Geschirr
- Persönliche Hygiene
- Einsatz persönlicher Schutzausrüstung

Händehygiene: Als wichtigster Überträger von Krankheitserregern gelten die Hände der Mitarbeiter. Die Händehygiene stellt daher die **wichtigste Maßnahme** gegen die Verbreitung von Erregern dar.
- **Was?**
  - Händewaschung
  - Händedesinfektion
  - Hautschutz
  - Einsatz von Schutzhandschuhen
- **Wann?**
  - Vor dem Arbeitsbeginn
  - Vor der Essenszubereitung und -verteilung
  - Nach der Toilettenbenutzung
  - Nach dem Naseputzen

Merke

5 Indikationen laut WHO:
1. Vor Patientenkontakt
2. Vor aseptischen Tätigkeiten
3. Nach Kontakt mit potenziell infektiösem Material
4. Nach Kontakt mit Patienten
5. Nach Kontakt mit der direkten Patientenumgebung

3.4.3 Hygiene bei Multiresistenz

3-/4-MRGN

MRGN = **m**ulti**r**esistente **g**ram**n**egative Stäbchen
- 3-MRGN = resistent gegen 3 ausgewählte Antibiotikawirkstoffgruppen
- 4-MRGN = resistent gegen 4 ausgewählte Antibiotikawirkstoffgruppen

Risikopatienten:
- Patienten aus 4-MRGN-Endemiegebieten
- Vormals positive Patienten
- Patienten, die zu 4-MRGN-Patienten Kontakt hatten, z. B. Versorgung im gleichen Zimmer

3

Merke
Barrieremaßnahmen = Isolation plus persönliche Schutzausrüstung

MRSA

MRSA = **m**ulti**r**esistente **S**taphylococcus-**a**ureus-Stämme
Seit einiger Zeit stagniert die Zahl der MRSA-Fälle in deutschen Krankenhäusern. Das liegt sowohl an der flächendeckenden Einführung von Hygienestandards als auch an den eingeführten Screeningprogrammen und der zunehmenden Dekolonisation auch im ambulanten Bereich.

Risikopatienten (nach KRINKO):
- Patienten mit bekannter MRSA-Anamnese
- Patienten aus Region/Einrichtung mit bekannt hoher MRSA-Prävalenz
- Dialysepatienten
- Patienten mit stationärem Krankenhausaufenthalt > 3 d in den zurückliegenden 12 Mon.
- Patienten, die regelmäßig direkten Kontakt zu MRSA haben (z. B. Kontakt zu landwirtschaftlichen Nutztieren)
- Patienten, die während eines stationären Aufenthalts Kontakt zu MRSA-Trägern hatten
- Patienten mit chronischen Hautläsionen
- Patienten mit Pflegebedürftigkeit und einem der nachfolgenden Risikofaktoren:
  - Antibiotikatherapie in den letzten 6 Mon.
  - Liegende Katheter

Screening bei definierten Risikopatienten:
- Abstrich beider Nasenvorhöfe
- Evtl. Rachenabstrich
- Wundabstrich
- Abstrich von Kathetern u. Ä.

Cave
Ohne Screening werden 69–85 % der bei Krankenhausaufnahme mit MRSA besiedelten Patienten nicht erkannt!

Dekolonisation: Hierunter wird ein Maßnahmenbündel verstanden:
- Patientenbezogen: Dekolonisation von Nase, Rachen, Haut, Haaren
- Umgebungsbezogen: Dekontamination von Bettwäsche, Pflegeutensilien, Kleidern, Zahnbürste, Rasierer usw.

Merke

Barrieremaßnahmen = Isolation plus persönliche Schutzausrüstung:

- Schutzkleidung:
  - Erregerdichte Schutzkittel
  - Handschuhe
  - Mund-Nasen-Schutz bei bestimmten Tätigkeiten mit Aerosolbildung oder Verwirbelungen wie beim Absaugen, Bettenmachen usw.
- Reihenfolge vor dem Verlassen des Zimmers:
  - Handschuhe auf links ausziehen
  - Zwischendesinfektion der Hände
  - Mundschutz entfernen
  - Schutzkittel ausziehen
  - Händedesinfektion

3.5 Besserung, Wiederherstellung, Heilung

Siegfried Huhn

3.5.1 Kuration und Wiederherstellung

Der Begriff **Kuration (Heilung)** zielt auf die Wiederherstellung des Zustandes vor der Erkrankung ab. In der Geriatrie wird auch von Kuration gesprochen, wenn zwar keine vollständige Heilung erzielt wird, jedoch keine funktionell relevanten Defekte zurückbleiben (Runge u. Rehfeld 2011). Für geriatrische Patienten wird davon ausgegangen, dass durch Kuration vorhandene Gesundheitslücken verkleinert werden können und dadurch bereits ein gesundheitlich akzeptabler Zustand erreicht wird. **Ziel der Kuration** wäre demnach nicht Heilung einer Krankheit, sondern der Erhalt oder das Erreichen von Selbstständigkeit, Unabhängigkeit und der Verbleib in der gewohnten Lebenssituation bei Krankheitseintritt. Dabei wird der kurative Ansatz durch präventive und rehabilitative Ansätze ergänzt bzw. ersetzt. Damit kommt man den begrenzten Leistungsreserven des alten Menschen entgegen und verfolgt eine Anpassung an persönliche Bedürfnisse, die nicht unbedingt Heilung beinhalten, sondern Leistungsfähigkeit bei eingeschränkter Alltagskompetenz verfolgen.

Ebenso muss der Begriff Wiederherstellung nicht als das Wiedererlangen des vorherigen Zustandes, sondern als Wiederherstellung eines akzeptablen, die Aktivitäten des täglichen Lebens ermöglichenden Zustandes gesehen werden. Dazu werden durchaus Möglichkeiten der Kompensation miteinbezogen.

3.5.2 Besserung

Überlegungen zur Besserung des aktuellen gesundheitlichen Zustandes kommen dann zum Tragen, wenn Kuration und Wiederherstellung nur begrenzt möglich sind. Hier wird in erster Linie eine **Symptomlinderung** angestrebt, die zu einer **Verbesserung der Lebensqualität** führt, angestrebt. Auch im Rahmen einer „Übertherapie" bei geringer Heilungsaussicht wird symptomatisch eine Besserung herbeigeführt. Die Orientierung liegt nicht im medizinisch Machbaren, sondern in der für den Patienten sinnvollen Lebensperspektive.

3.6 Hilfreiche Kommunikation

Siegfried Huhn

Alte Menschen erleben es häufig, dass eher über sie als mit ihnen gesprochen wird, oder Informationen nicht weitergegeben werden, weil angenommen wird, den alten Menschen damit zu überfordern. Mitarbeiter werden mitunter ungeduldig, da sie die Kommunikation den Möglichkeiten der Patienten anpassen müssen, das verlangsamte Denken und das Sprachverständnis berücksichtigen und den Wortschatz entsprechend wählen sollen. Bei fehlender oder mangelhafter Kommunikation und bei Zuschreibung der eher passiven Rolle im Kommunikationsprozess wird den Patienten eine relative Unmündigkeit vermittelt und lässt sie als Menschen zu einer Sache werden, über die verhandelt wird.

Hilfreiche Kommunikation gewährt den Patienten ein Mitspracherecht und bietet Unterstützung in deren Entscheidungsfindung und Zukunftsplanung für die altersbedingten Einschränkungen und gesundheitlichen Probleme. **Hilfreiche Kommunikation** im therapeutischen Prozess ist gekennzeichnet durch:

- **Respekt**
  - vor der Autonomie der Menschen.
  - vor deren gelebtem Leben und der Lebensleistung.
  - vor der Kultur und Religion der Menschen.
- **Offenheit**
  - für die Bedarfe und die Bedürfnisse der Menschen.
  - für das Erleben, Fühlen und Denken der Menschen.
  - für die Erfahrung der Menschen.
- **Wahrhaftigkeit**
  - im therapeutischen Feedback.
  - in Kritik und Selbstkritik.
  - im Umgang mit Regeln und Absprachen.
- **Verständlichkeit**
  - in der Vermittlung (Wort und Mimik).
  - im therapeutischen Angebot.
  - im Unterstützungsangebot.

Wichtige Gespräche und Informationenweitergabe sollen in einem angemessenen Rahmen stattfinden. Informationen „im Vorbeigehen" werden selten richtig verstanden. Informationen zu diagnostischen Befunden und zum Prozedere sollen zeitnah erfolgen. Die meisten Patienten sind in Sorge um ihre Gesundheit und Krankheitsentwicklung. Entsprechende Informationen stellen Klarheit her. Selbst Krankheitsbefunde sind oft leichter zu ertragen, als der Zustand der Ungewissheit.

3.7 Die Angehörigen

Siegfried Huhn

3.7.1 Angehörige als Co-Therapeuten

Informationsweitergabe

Pflegende Angehörige sollen möglichst früh in die medizinische und pflegerische Versorgung eingebunden werden. Am Behandlungsbeginn können Angehörige wichtige Informationen zur akuten Situation des Patienten sowie zum bisherigen Krankheitsverlauf geben und so die Diagnostik unterstützen. Auch Informationen zum bisherigen Umgang mit der Erkrankung und dem Pflegebedarf helfen, die Therapie und die Weiterbehandlung nach der Entlassung realistisch zu planen. Deshalb sollen Angehörige weitgehend in die Krankenhausversorgung eingebunden werden. Die Entlassung und spätere Versorgung soll im geriatrischen Team gemeinsam mit Patienten und Angehörigen geplant werden.

Therapiebegleitung

Im Therapieprozess und Krankheitsverlauf werden Angehörige zu **„Experten der Versorgung"**. Sie kennen dann die Besonderheiten der chronischen Erkrankung und des Pflegebedarfs, tragen wesentlich zur Therapietreue bei oder übernehmen die Durchführung von Verordnungen. Angehörige beobachten Veränderungen im Krankheitsgeschehen, sorgen für nötige Anpassungen, begleiten pflegetherapeutische Maßnahmen und führen diese fort.

3.7.2 Angehörige unterstützen

Mehrheitlich berichten pflegende Angehörige, dass sie die Betreuungs- und Pflegeaufgaben gern wahrnehmen, sich des Vertrauens bewusst sind und zu den Pflegebedürftigen einen neuen Zugang gefunden haben, der als Bereicherung der bisherigen Beziehung gesehen werden kann.

Bei allen positiven Aspekten geht die Betreuung chronisch Kranker und Pflegebedürftiger dennoch mit Belastungen und Einschränkungen einher. Häufig brauchen Angehörige Unterstützung zum Erhalt der eigenen Gesundheit und um Überlastungssituationen abzuwenden. Dabei fällt jedoch auf, dass Belastungen im Zusammenhang mit der Pflegesituation oft bagatellisiert werden. Auch werden vorhandene Überlastungszeichen, wie Schlafstörungen, körperliche Schmerzen oder Gewichtsverlust, vielfach nicht mit der Pflegesituation verbunden, sondern auf andere Gründe zurückgeführt. Für Pflegepersonen bedeutet das, diese Zeichen wahrzunehmen und sensibel zu thematisieren.

Angehörigenedukation

Bei der Angehörigenedukation handelt es sich um einen systematischen Prozess, der Patienten und deren Bezugspersonen (pflegende Angehörige) darin unterstützt, mit den Anforderungen und den Auswirkungen von gesundheitlichen Einschränkungen, Krankheit, Behinderung oder Pflegebedürftigkeit ohne eigene Überlastung umzugehen. Die Angehörigenedukation setzt sich aus folgenden Elementen zusammen:

- **Information:** ist eine gezielte Mitteilung über Sachinhalte zur Erkrankung und zum Pflegebedarf, zu speziellen Aspekten wie Medikamentenwirkung, Hilfsangeboten und zu möglichen Leistungsansprüchen bei Kranken- und Pflegekassen.
- **Schulung:** ist eine zielorientierte, kleinschrittige Vermittlung von Wissen und Fertigkeiten zur Versorgung pflegebedürftiger Personen. Dazu gehören auch praktische Anleitungen wie Lagerungstechniken, rückengerechte Patiententransfers oder Inkontinenzversorgung.
- **Beratung:** ist ein ergebnisoffener, bedürfnisgerechter und dialogischer Prozess zur Unterstützung der Entscheidungsfindung oder Problemlösung bei besonderen Fragestellungen.

3.8 Compliance und Adhärenz

Siegfried Huhn

Der Begriff **Compliance** meint das **Kooperationsverhalten des Patienten im Rahmen der Therapie.** Im Deutschen wird von „Therapietreue" gesprochen. Gute Compliance bedeutet ein konsequentes Befolgen der ärztlichen Anordnungen und therapeutischen Vorgaben. Bei chronischen und multiplen Erkrankungen ist die Compliance wichtig, um den Therapieverlauf und die Wirkung von Interventionen objektiv beurteilen zu können.

Da Entscheidungen für therapeutische Maßnahmen oft als paternalistisch und apodiktisch durch den Behandler und ohne Information und die Einbeziehung der Patienten vorgegeben worden sind, hat sich inzwischen im therapeutischen Prozess ein therapeutisches Miteinander und Aushandeln zwischen Patient und Behandler ergeben, das mit dem Begriff der Adhärenz beschrieben wird.

Als **Adhärenz** wird die **Einhaltung gemeinsam von Patient und Behandler festgelegter Therapieziele und entsprechender Maßnahmen** bezeichnet. Dem Behandler kommt die Pflicht zu umfassender patientenorientierter Beratung zu, damit sich der Patient für das Therapieziel und entsprechende Maßnahmen entscheiden kann (Informed Decision). Hieraus wird dann eine Therapievereinbarung geschlossen. Dadurch soll das gleichberechtigte Verhältnis zwischen Patient als persönlichem Experten seines Lebens und dem Therapeuten als fachlichem Experten für die Therapie herausgestellt werden. Von der gewünschten Mitsprache des Patienten verspricht man sich eine höhere Compliance.

3.8.1 Compliance

Die meisten Untersuchungen zur Compliance der Patienten beziehen sich auf die Medikamenteneinnahme, die sicherlich bei geriatrischen Patienten einen großen Raum einnimmt. Jedoch sind andere therapeutische Maßnahmen wie spezielle Diäten oder krankengymnastische Übungen und Bewegungsprogramme im Rahmen der Compliance von ähnlicher Bedeutung. Hinzu kommen Empfehlungen zur Risikoreduktion wie Ernährungsempfehlungen bei Übergewicht, Reduktion von Alkohol oder Nikotin und die Inanspruchnahme weiterer Fachberatung oder Selbsthilfegruppen.

Unabhängig vom Begriff der Therapietreue wird von Compliance auch gesprochen, um die Bereitschaft des Kranken und seines Umfeldes zu beschreiben, sich gegen eine Erkrankung zur Wehr zu setzen.

Ebenen der Therapietreue

Die WHO definiert fünf miteinander verknüpfte Ebenen, die auf die Compliance einwirken:

1. Sozioökonomische Faktoren (Armut, Ausbildungsstand, Arbeitslosigkeit)
2. Patientenabhängige Faktoren (Informiertheit und Wissen um die Relevanz, Fähigkeit zur Selbstorganisation, Vergesslichkeit)
3. Krankheitsbedingte Faktoren (Symptome, gefühlter Nutzen, gleichzeitige Depression)
4. Therapiebedingte Faktoren (Nebenwirkungen, Komplexität der Verabreichung)
5. Gesundheitssystem- und therapeutenabhängige Faktoren (Kostenübernahme, Behandlungsmöglichkeiten, Kommunikation)

Die Compliance ist umso höher, wenn der Patient

- von seiner allgemeinen Krankheitsanfälligkeit überzeugt ist,
- sich seiner Erkrankung gegenüber für besonders anfällig hält,
- die Ernsthaftigkeit seines Leidens erkennt,
- an die Wirksamkeit der Therapie glaubt,
- mit der medizinischen Betreuung zufrieden ist,
- von seinen Angehörigen in seiner Therapietreue unterstützt wird,
- sich nicht traut, die Ratschläge des Behandlers nicht zu befolgen,
- sich seiner Schwächen bezüglich seiner Selbstorganisation bewusst ist und Unterstützung sucht.

Non-Compliance

Das **Nichteinhalten therapeutisch notwendiger Maßnahmen** wird als Non-Compliance bezeichnet. Dabei wird zwischen absichtlicher und nicht absichtlicher Non-Compliance unterschieden. **Absichtliche Nichtbeachtung** von therapeutisch notwendigen Maßnahmen ist am ehesten mit mangelnder Information über deren Bedeutung, mit unerwünschten oder Wechselwirkungen sowie mit Stress und Kosten zu erklären. In einigen Fällen, insbesondere bei psychiatrischen Erkrankungen, wird auch das therapeutische Ergebnis vom Patienten nicht gewünscht. Bei **nicht absichtlicher Non-Compliance** wird am häufigsten Vergesslichkeit angenommen und das frühe Beenden von Maßnahmen bei subjektiv erlebter Besserung. Als wesentliche Faktoren der Non-Compliance werden inzwischen die mangelhafte Kommunikation zwischen Behandler und Patienten sowie eine nicht patientengerechte Sprache erachtet.
Eine ungenügende Compliance kann mit mehr Krankheitssymptomen, geringerer Lebensqualität und einem erhöhten Sterberisiko einhergehen. Auch lässt sich eine gewisse Anzahl von Krankenhauseinweisungen mit mangelnder Umsetzung der therapeutischen Vorgaben erklären.

3.8.2 Adhärenz

Adhärenz beschreibt das Einverständnis des Patienten, die gemeinsam mit dem Therapeuten beschlossenen Therapieziele und die dazu nötigen Interventionen nach besten Möglichkeiten einzuhalten. Damit wird dem Umstand Rechnung getragen, dass für den Therapieerfolg die Mitarbeit des Patienten ebenso wie die Fachkenntnis des Therapeuten entscheidend ist und beide als Behandlungspartner für den Erfolg eintreten. Es wird nach einer Übereinstimmung aller Beteiligten gesucht (Shared Decision Making). Der Schwerpunkt liegt auf der **Stabilisierung des Erkrankten** und darin, mögliche **Überforderungen durch Therapievorgaben auszuschalten.** Der Patient soll zum persönlichen Experten seiner Erkrankung werden. Dazu braucht es seine Mündigkeit und für alle Beteiligten Toleranz seiner Entscheidungen und das Akzeptieren von Ambivalenzen.

3.9 Heil- und Hilfsmittel/Kompensationen

Siegfried Huhn und Catharina Kissler

Hilfsmittel spielen in der geriatrischen Versorgung eine wichtige Rolle. Sie verbessern und erleichtern die Selbstständigkeit trotz funktioneller Einschränkungen und Behinderungen. Schon bei der Krankenhausaufnahme werden vorhandene Hilfsmittel erfasst.

Der korrekte Gebrauch von Hilfsmitteln kann während eines stationären Aufenthalts überprüft und verbessert werden. Häufig ist es sinnvoll, dass der Patient seine eigenen Hilfsmittel verwendet. Es ist beispielsweise besser, wenn er einen vorhandenen Rollator mitbringt (mitbringen lässt), als sich mit einem Leihrollator der Klinik vertraut zu machen und nach der Entlassung wieder seinen eigenen zu verwenden.
Besondere Aufmerksamkeit in Bezug auf korrekte Verwendung von Hilfsmitteln ist bei kognitiv eingeschränkten Patienten erforderlich. Es ist zu entscheiden, ob ein Hilfsmittel bei diesen Patienten tatsächlich hilft oder den Patienten eher gefährdet. So können ein falsch verwendeter Rollator oder Unterarmgehstützen zu einer Erhöhung der Sturzgefahr führen, wenn das Hilfsmittel nicht richtig eingesetzt wird.
Auch die Einschätzung der Motivation spielt für die Akzeptanz von Hilfsmitteln eine wichtige Rolle. So sind Kompressionsstrümpfe nur dann hilfreich, wenn sie regelmäßig korrekt angezogen werden und dies nicht nach dem Belieben des Patienten erfolgt.
Die Verordnung von Hilfsmitteln ist primär ärztliche Aufgabe. Die Notwendigkeit für Hilfsmittel wird jedoch multidisziplinär im geriatrischen Team festgelegt. Dabei werden neben den klassischen Teammitgliedern Ärzte, Pflege, Therapeutengruppen und Sozialdienst auch die Orthopädiemechaniker einbezogen. Eine enge Zusammenarbeit mit den Sanitätshäusern, die die Produkte einkaufen und ausliefern, ist vorteilhaft. Auch die Einbeziehung der familialen Pflege ist wichtig.
Nach den geltenden Bestimmungen der Sozialgesetzbücher können Hilfsmittel verordnet werden im Rahmen

- der kurativen Versorgung,
- der Versorgung als Maßnahme zum Ausgleich einer Behinderung und
- der medizinischen Rehabilitation.

Eine Beachtung auch der trägerspezifischen Regelungen ist erforderlich.
Die Hilfsmittelversorgung ist wichtiger Teil der Entlassungsplanung (Entlassungsmanagement) und sollte frühzeitig während des stationären Aufenthalts begonnen werden.
Bei Verordnung neuer Hilfsmittel ist es häufig günstig, diese bei einem stationären Aufenthalt bereits in die Klinik liefern zu lassen, damit der tägliche Umgang geübt werden kann und die korrekte Nutzung gewährleistet ist. Die Compliance wird dadurch langfristig erhöht.
Im Arztbrief und in der Pflegeüberleitung werden vorhandene und neue Hilfsmittel dokumentiert.

Merke
Zahlreiche Hilfsmittel sind nicht erstattungsfähig im Rahmen der GKV. Eine Beratung sollte aber dennoch erfolgen. Dazu gehören v. a. Hausnotrufsysteme. Für häusliche Umbauten oder den Einbau von Treppenliften gibt es teilweise beträchtliche Zuschüsse (meist bis zu 4.000 Euro pro Einzelmaßnahme).

3.9.1 Ambient Assisted Living

Siegfried Huhn

Unter Ambient Assisted Living (AAL; auch Active Assisted Living) versteht man den Einsatz von altersgerechten Assistenzsystemen für ein unabhängiges Leben unter Verwendung moderner technologischer Hilfsmittel und entsprechender Elektronik.

Hintergrund der Entwicklung von AAL-Systemen ist der Wunsch der meisten Menschen, so lange wie möglich in der eigenen Wohnung selbstbestimmt, autonom und mobil leben zu können.
Primäres Ziel des Einsatzes von AAL ist die **Sicherheit in der Häuslichkeit.** Die Systeme registrieren Gewohnheiten (z. B. inhäusige Wohnungsmobilität), werten diese aus und alarmieren bestimmte Personen (Angehörige, Pflegedienste), wenn die fortlaufend registrierten Zeiten und Schemata von der individuellen Norm abweichen.
Konkrete Beispiele: Sensoren in der Matratze zur Schlafanalyse, Aufstehhilfen am Bett, automatisches Lichteinschalten bei Bewegung, LED-Bänder als Wegweiser in der Wohnung, Toiletten mit erweiterten Funktionen zur Intimpflege, Sturzsensoren in den Fußböden, Zeitschaltuhren für Herdplatten, Sensoren am Kühlschrank zur Dokumentation des Nahrungsmittelverbrauchs, elektronische Tablettendose, Messung von Vitalfunktionen und Blutzucker, einfache Telekommunikation mit Angehörigen usw. Die denkbaren Techniken reichen bis hin zu Pflegerobotern.
Erweiterte Ziele der Entwicklung von AAL Systemen neben der Sicherheit sind die Erhaltung der Gesundheit und Funktionsfähigkeit von älteren Menschen sowie ein besserer Lebensstil für Personen mit körperlichen Beeinträchtigungen.
Die Technik ist v. a. angesichts der immer weiter steigenden Anzahl von Einpersonenhaushalten interessant. Die Entwicklung von AAL-Technologien wird mit öffentlichen Mitteln gefördert.
Hinderungsgründe für eine breite Implementierung in Deutschland sind die Kostenfrage für den Masseneinsatz, aber auch die weitverbreitete relative Zurückhaltung der Bevölkerung neuen Technologien gegenüber. Auch Ängste vor Abhängigkeit von Technik, Datenschutz, möglicher Missbrauch der Technologie etc. sind Hinderungsgründe. Zu den weiteren Hinderungsgründen gehört ebenfalls, dass die bislang angebotenen AAL-Systeme noch immer zu technisch und zu komplex sind, um breite Akzeptanz zu finden.
Kosten-Nutzen-Analysen weisen darauf hin, dass die Ausrüstung einer Seniorenwohnung den Umzug in ein Pflegeheim durchaus verzögern könnte und eine positive Kostenbilanz besteht. Der Ausbau der Technologie könnte auch einen gewissen Anteil des Fachkräftemangels im Pflegebereich (Mangel an Pflegeheimplätzen) kompensieren.

Hausnotruf

Der **Hausnotruf** gehört zu den frühesten Entwicklungen von AAL-Systemen und erfreut sich großer Beliebtheit und Akzeptanz. Angeboten wird er z. B. vom Deutschen Roten Kreuz und von den Johannitern.
Hausnotrufsysteme werden als Pflegehilfsmittel zur selbstständigeren Lebensführung anerkannt (Produktgruppe 52). Unter bestimmten Umständen werden die Kosten (meist etwa 20 EUR/Mon.) von der Pflegekasse übernommen. Ein bewilligter Pflegegrad ist erforderlich.

3.9.2 Privaten Wohnraum gestalten

Siegfried Huhn

Das Ziel jeder Wohnraumabklärung und -anpassung ist, den Verbleib und die selbstständige Lebensführung im eigenen Wohnumfeld zu ermöglichen und lange zu erhalten. Dazu wird der Wohnraum den Bedarfen der alten Menschen entsprechend gestaltet (▶ Tab. 3.4). Veränderungen sollen immer langsam und mit den betroffenen Personen zusammen gestaltet werden.

Tab. 3.4 Tipps für die Wohnraumgestaltung

Wohnraum	Inhalte von Schränken und Regalen so organisieren, dass häufig benutzte Dinge gut erreichbar sind. Schiebetüren an den Schränken sind von Vorteil. Sitzgelegenheiten der Körpergröße entsprechend (mind. 90°-Winkel in Hüfte und Knie), mit Armlehnen, rutschsicher und stabil. Feste Polsterung und eine ebene Sitzfläche sind zu empfehlen. Lehnsessel/Sofa evtl. fachmännisch erhöhen lassen. Schränke, Regale, Beistelltische, Lehnsessel **keinesfalls** auf Rollen. Fenstergriffe, Telefon und Lichtschalter gut erreichbar. Fensterbrett und Ablageflächen nicht vollgestellt, damit sie zum Festhalten verwendet werden können. Empfehlenswert ist ein schwerer, massiver Tisch, an dem man sich gut festhalten und aufstützen kann. **Cave:** Kippgefahr bei sehr leichten Tischen oder mit nur einem Mittelfuß!
Boden	Rutschende Teppiche, aufgebogene Teppichränder, Teppichfalten und lange Fransen können ein erhebliches Sturzrisiko darstellen. Teppiche sowie lose Fußmatten am besten mit doppelseitigem Klebeband oder rutschfester Unterlage fixieren. Alle Gehflächen von Gegenständen freihalten. Kabel hinter Regalen verlaufen lassen, an der Wand befestigen oder in Kabelschächten unterbringen. Türschwellen entschärfen, entfernen oder kontrastreich hervorheben. Treppenkanten mit selbstklebenden Antirutschstreifen versehen oder kontrastreich kennzeichnen. Hohe Schwellen z. B. auf Terrasse oder Balkon mit einer Rampe versehen oder Höhenunterschied durch wetterbeständigen Holzboden ausgleichen.
Beleuchtung	Ausreichende und blendfreie Beleuchtung. Lichtschalter gut zu erreichen und leicht zu bedienen (Kippschalter). Kontraste an Treppen und Übergängen. Evtl. Bewegungsmelder für den Weg zur Toilette und im Bereich der Eingangstüre.
Bad und WC	Rutschsichere Beläge in Bad und WC. Rutschfeste Matten in Badewanne und Dusche sind unerlässlich. Die Dusche bietet der Badewanne gegenüber Vorteile. Vor allem, bei schwellenfreiem Zugang. Falls nicht, kann ein Podest (muss unbedingt an der Ober- und Unterseite rutschfest und stabil sein!) Abhilfe schaffen. Bei Platzmangel können Duschschiebetüren durch einen Duschvorhang ersetzt werden. Diverse Hilfsmittel wie z. B. Duschsessel, Duschhocker oder Duschklappsitz erleichtern die Abläufe. Haltegriffe im Duschbereich und bei der Toilette sind zu empfehlen. Toilettensitzerhöhung erleichtert das Aufstehen (optional mit schwenkbaren Armlehnen). Handtücher, Waschutensilien, Spülknopf, Toilettenpapier und Toilettenbürste gut erreichbar platzieren. Beim Waschbecken sind Einhandmischer und lange Griffhebel eine große Erleichterung. Den Badezimmerspiegel evtl. tiefer montieren, schräg stellen oder einen langen Spiegel montieren. Sitzgelegenheit zum An- und Ausziehen im Bad. **Badezimmertüre sollte nach außen zu öffnen sein, damit im Notfall Helfer hineinkönnen.**

Tab. 3.4 Tipps für die Wohnraumgestaltung *(Forts.)*

Schlafzimmer	Das Bett im Bedarfsfall erhöhen, z. B. mit Holzstaffeln. **Cave:** Nicht mit einer zweiten Matratze! Rutschgefahr! **Tipp:** Der empfohlene Bewegungsraum vor dem Bett beträgt 150 cm. Genügend Platz, um sich mit einer Gehhilfe sicher vor dem Bett zu bewegen. Hilfsmittel verwenden wie z. B. Bettleiter. Nachtlicht oder Bewegungsmelder anbringen und darauf achten, dass der Lichtschalter gut erreichbar ist. Telefon in Reichweite und evtl. Toilettenstuhl für die Nacht. Schrank mit Schiebetüren und langen Griffen. Kleiderstange auf Augenhöhe oder tiefer montieren. Die Kleidung der Jahreszeit entsprechend lagern. Aktuelles immer gut erreichbar.
Küche	Für den Transport einen Servierwagen verwenden. Kühlschrank wenn möglich auf Augenhöhe. Häufig genutzte Utensilien griffbereit verstauen (Ordnung in den Schränken). Sitzgelegenheit, damit Arbeitsabläufe im Sitzen verrichtet werden können. Rauchmelder anbringen.
Im Notfall	Schlüssel beim Nachbarn oder Schlüsselsafe. Geregelte Telefonkontakte oder sonstige Verabredungen treffen. Notrufsystem und das Notrufarmband auch in der Nacht tragen. Seniorengerechtes Telefon/Handy mit Notruftaste.

II Rahmenbedingungen bei geriatrischen Patienten

4 Rechtliche und versicherungstechnische Aspekte

Elke Bachstein, Jens Frieß, Siegfried Huhn und Andreas Kutschke

4.1 Pflegeversicherung

Jens Frieß und Siegfried Huhn

Die soziale Pflegeversicherung ist eine Pflichtversicherung zur Absicherung der Kosten bei eintretendem Pflegebedarf. Die Pflegeversicherung wurde 1995 in Deutschland als ein eigenständiger Zweig der Sozialversicherung eingeführt und ist im Sozialgesetzbuch XI (SGB XI) gesetzlich geregelt. Alle Bestimmungen gelten auch für privat krankenversicherte Personen.

Versicherungspflichtig ist jede Person, die Mitglied einer gesetzlichen oder privaten Krankenversicherung ist. Die Pflegepflichtversicherung bildet – neben der gesetzlichen Kranken-, Unfall-, Renten- und Arbeitslosenversicherung – den jüngsten eigenständigen Zweig der Sozialversicherungen und wird auch als „fünfte Säule" der Sozialversicherung bezeichnet. Jede gesetzliche Krankenkasse und jede private Krankenversicherung ist verpflichtet, ihren Versicherten neben der Krankenversicherung auch eine Pflegeversicherung anzubieten. Weil der Grundsatz gilt, dass die Pflegeversicherung der Krankenversicherung folgt, versichern gesetzlich Krankenversicherte das Pflegerisiko bei einer gesetzlichen Pflegekasse, während privat Krankenversicherte verpflichtet sind, das Pflegerisiko bei einem privaten Krankenversicherungsunternehmen abzusichern.

Die Leistungen der Pflegeversicherung werden nach „Graden der Pflegebedürftigkeit" gewährt. Bei professioneller ambulanter oder (teil-)stationärer Pflege werden die Kosten bis zu bestimmten Höchstbeträgen übernommen. Über die Pflegeversicherung können auch Pflegehilfsmittel, Maßnahmen zur Wohnraumanpassung sowie Leistungen ehrenamtlich Pflegender (Pflegegeld) geltend gemacht werden. Die Pflegepflichtversicherung ist jedoch keine Vollversicherung. Um eine vollständige Absicherung zu erzielen, ist der Abschluss einer privaten Pflege-Zusatzversicherung notwendig. Bei Bedürftigkeit besteht Anspruch auf Hilfe zur Pflege als bedarfsorientierte ergänzende Sozialleistung.

Die Pflegeversicherung tritt bei der ambulanten (häusliche Pflege), stationären (Altenheim) und teilstationären (Tagesbetreuung) Pflege ein.

Die Kranken- und Pflegeversicherung unterscheiden die Pflegeleistungen in Behandlungspflege und Grundpflege. Diese beiden Begriffe sind rein versicherungstechnisch zu verstehen und treffen keine Aussage über die qualitative Bedeutung einer pflegerischen Tätigkeit. Sie werden sowohl gesetzlich vorgegeben, als auch in den Verträgen zwischen Leistungserbringer und Kostenträgern geregelt.

4.1.1 Behandlungspflege

Hierunter fallen alle Pflegeverrichtungen, die durch die Krankenversicherung finanziert werden und i. d. R. durch Ärzte delegiert (verordnet) werden. Neben den Kosten für die Pflegehandlung und den Besuch des ambulanten Dienstes (Personalkosten) werden auch die zur Behandlung notwendigen Medikamente und Materialien finanziert. Im Vertragsverhältnis wird überwiegend erwartet, dass die Behandlungspflege durch ausgebildete Mitarbeiter erbracht wird. Die Verantwortung der ordnungs- und sachgemäßen Durchführung liegt dann bei der ausführenden Person.

4.1.2 Grundpflege

Darunter fallen die Leistungen durch die Pflegekassen entsprechend den festgestellten Unterstützungsbedarfen in den Verrichtungen des täglichen Lebens. Es handelt sich hierbei ausdrücklich nicht um medizinisch-therapeutische Maßnahmen. Die Pflegemaßnahmen und hauswirtschaftlichen Tätigkeiten erfordern keine Ausbildung in der Kranken- oder Altenpflege und können durch Mitarbeiter mit geringerer Qualifikation erbracht werden, wenn die Pflegedienstleitung sich von deren Fähigkeiten überzeugt hat und diese für geeignet hält. Die Verantwortung liegt bei der delegierenden Pflegedienstleitung.

4.2 Pflegebedürftigkeit und Pflegegrade

Jens Frieß und Siegfried Huhn

4.2.1 Der neue Pflegebedürftigkeitsbegriff

Mit dem Pflegestärkungsgesetz II stellt die Bundesregierung die Versorgung pflegebedürftiger Menschen auf eine neue Grundlage. Wesentlich ist dabei der neue Pflegebedürftigkeitsbegriff, bei dem somatische und mentale Beeinträchtigungen gleichermaßen berücksichtigt werden. Dabei soll das neue Verfahren der Begutachtung besonders in der Begutachtung von Menschen mit Demenzerkrankung gerechter werden. Zukünftig wird es nicht mehr um den defizitorientierten und in Minuten abgebildeten Hilfebedarf, sondern um den Grad der Selbstständigkeit der Person bei der Bewältigung ihres Alltags gehen. Dabei stehen die Ressourcen stärker als bisher im Vordergrund: „Pflegebedürftig sind Personen, die wegen einer körperlichen, geistigen oder seelischen Krankheit oder Behinderung in erheblichem oder höherem Maße der Hilfe bedürfen. Nach der Definition des Pflegeversicherungsgesetzes sind damit Personen erfasst, die wegen einer körperlichen, geistigen oder seelischen Krankheit oder Behinderung im Bereich der Körperpflege, der Ernährung, der Mobilität und der hauswirtschaftlichen Versorgung auf Dauer – voraussichtlich für mindestens sechs Monate – in erheblichem oder höherem Maße der Hilfe bedürfen." (BMG 2015).

4.2.2 Pflegegrade und Begutachtungsinstrument

Die Pflegebedürftigkeit wird über ein durch die Vertragspartner neu festgelegtes Verfahren, dem **Begutachtungsinstrument** (BI), erhoben. Das Begutachtungsinstrument besteht aus acht Modulen, anhand derer der **Pflegebedarf** festgestellt wird und als errechneter **Pflegegrad** in Prozent- oder Punktwerten zugeordnet wird. Der Pflegegrad bestimmt die Höhe der zu erwartenden Leistung.

Fünf Pflegegrade

▶ Abb. 4.1.

Module des Begutachtungsinstruments (BI)

Die acht Module des Begutachtungsinstruments werden in Prozentangaben unterschiedlich gewichtet. Aus der Gesamtprozentzahl ergibt sich die Zuordnung zu einem Pflegegrad mit entsprechender Leistung durch die Pflegekasse (▶ Tab. 4.1).

4.3 Abrechnungsmodalitäten

Jens Frieß und Siegfried Huhn

Leistungen der Pflegekasse werden nur auf Antrag gewährt (§ 33 SGB XI). Antragsberechtigt ist die versicherte Person oder deren Vertreter. Im Sozialrecht kann Anträge stellen, wer das 15. Lebensjahr vollendet hat (§ 36 SGB I). Für jüngere Minderjährige handeln die Eltern oder ein bestellter Vormund als gesetzliche Vertreter. Der Antragsteller kann eine andere Person bevollmächtigen (§ 13 SGB X

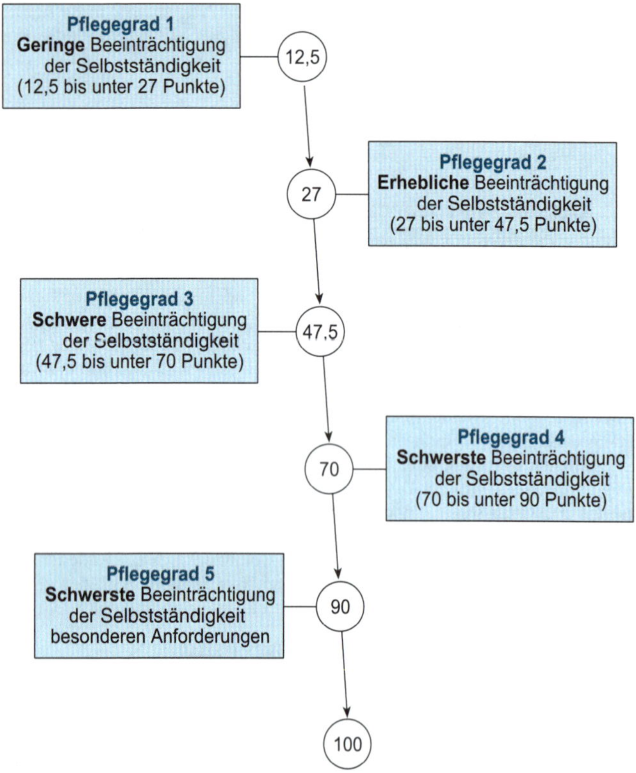

Abb. 4.1 Die 5 Grade der Pflegebedürftigkeit (Pflegegrade; Quelle: BMG 2016) [L141]

Tab. 4.1 Module des Begutachtungsinstruments (BI)

Modul	Beschreibung	Gewichtung
1: Mobilität	Hierzu werden motorische Fähigkeiten wie der Positionswechsel im Bett, Fortbewegen innerhalb des Wohnbereichs und Treppensteigen begutachtet. Die Bewertung findet innerhalb einer vierstufigen Skala mit den Abstufungen selbstständig, überwiegend selbstständig, überwiegend unselbstständig, unselbstständig statt	10 %
2: Kognitive und kommunikative Fähigkeiten	Hier werden geistige Funktionen wie die zeitliche und örtliche Orientierung, das Verstehen und Umsetzen von Aufforderungen und die Fähigkeit, Entscheidungen zu treffen begutachtet. Das Modul bildet mentale Fähigkeiten ab, die Auswirkung auf die gesamte Lebensführung der Person haben.	15 % (zusammen mit Modul 3)

Tab. 4.1 Module des Begutachtungsinstruments (BI) *(Forts.)*

Modul	Beschreibung	Gewichtung
3: Verhaltensweisen und psychische Problemlage	Hierbei geht es um krankheitsbedingte Verhaltensweisen, die selbst nicht gesteuert werden können und wiederkehrend auftreten. Das sind z. B. motorische Verhaltensauffälligkeiten (Agitiertheit), Beschädigung von Gegenständen, Ängste, Antriebsverarmung, Aggressivität und nächtliche Unruhe.	15 % (zusammen mit Modul 2)
4: Selbstversorgung	Hier geht es um die Einschätzung des Hilfebedarfs bei Tätigkeiten der Körperpflege, des An- und Auskleidens, der Ernährung und der Ausscheidung.	40 %
5: Umgang mit krankheits- und therapiebedingten Anforderungen	Hier werden der Grad der Selbstständigkeit bei Maßnahmen wie Medikamenteneinnahme und Verbandwechsel bewertet. Die Bewertung hängt von der Komplexität der der Maßnahmen ab.	20 %
6: Gestaltung des Alltagslebens und soziale Kontakte	Hier sind sowohl kognitive als auch motorische Fähigkeiten von Bedeutung. Bewertet wird u. a., ob die Personen mit anderen Menschen in Kontakt treten und ihren Tagesablauf gestalten können.	15 %
7: Außerhäusliche Aktivitäten	Hier wird bewertet, ob die Person ihre Wohnung bzw. ihren Wohnbereich selbstständig verlassen kann oder sich außerhalb des Wohnbereichs selbstständig fortbewegen, öffentliche Verkehrsmittel nutzen oder in einem Pkw mitfahren kann.	Keine
8: Haushaltsführung	Hierzu zählen z. B. das Einkaufen für den täglichen Bedarf, Zubereiten einfacher Mahlzeiten, Aufräum- und Reinigungsarbeiten oder die Regelung finanzieller Angelegenheiten.	Keine

Bevollmächtigte und Beistände). Betreuer vertreten den volljährigen Pflegebedürftigen bei der Antragstellung, wenn diese Aufgabe zu deren Betreuungsbereich gehört. Von der Pflegekasse ist innerhalb von 5 Wochen ab Antragseingang über den Antrag zu entscheiden und darüber ein schriftlicher Bescheid zu erteilen. Wird diese Frist überschritten und hat die Pflegekasse die Verzögerung zu vertreten, muss sie für jede begonnene Woche der Fristüberschreitung unverzüglich 70 EUR an den Antragsteller zahlen (§ 18 Abs. 3b SGB XI).

Leistungen beim Erstantrag werden nicht rückwirkend erbracht. Bei Erhöhung der Pflegebedürftigkeit während des Leistungsbezugs gilt dagegen, dass die höheren Leistungen gegebenenfalls rückwirkend ab dem Zeitpunkt gewährt werden, ab dem die höhere Pflegestufe vorgelegen hat (§ 48 Abs. 1 Satz 2 Nr. 1 SGB X). Verringert sich die Pflegebedürftigkeit, treten die geringeren Leistungen oder der Wegfall der Leistungen nur dann rückwirkend ein, wenn der Pflegebedürftige wusste oder wegen grober Fahrlässigkeit nicht wusste, dass sein Anspruch ganz oder teilweise weggefallen ist (§ 48 Abs. 1 Satz 2 Nr. 4 SGB X).

Sind Leistungen nur befristet bewilligt worden, muss vor Ablauf der Frist ein neuer Antrag gestellt werden. Hierauf muss die Pflegekasse hinweisen. Ein verspätet gestellter Antrag wirkt dann wie ein neu gestellter Antrag.

Die **Leistungsbewilligung** hängt von der Zuordnung zu einem Pflegegrad ab. Sollte sich der Pflegebedarf verringern, also eine Verbesserung eintreten, soll keine Rückgradierung vorgenommen werden. Dadurch erfährt die möglicherweise aktivierend-rehabilitative Versorgung mit entsprechendem Erfolg eine Würdigung bzw. die mögliche Förderung einen Anreiz. Vor dem PSG II wurde im Falle einer Verbesserung eine Rückstufung vorgenommen.

4.4 Betreuung

Elke Bachstein

4.4.1 Voraussetzungen

Eine Betreuung wird immer dann notwendig, wenn ein volljähriger Mensch nicht mehr in der Lage ist, aufgrund einer psychischen Krankheit oder einer körperlichen, geistigen oder seelischen Behinderung seine Angelegenheiten ganz oder teilweise zu besorgen (§ 1896 BGB). Den Antrag auf Betreuung kann der Betroffene selbst stellen. Sollte er dazu nicht in der Lage sein, wird eine Betreuung von Amts wegen bestellt. Wenn der Betroffene ausschließlich aufgrund körperlicher Beeinträchtigung nicht fähig sein sollte, seine Angelegenheiten zu besorgen, so kann nur er einen Antrag auf Betreuung stellen. Auch ein Geschäftsunfähiger kann einen Antrag stellen. Gegen den freien Willen des Volljährigen darf ein Betreuer nicht bestellt werden.

4.4.2 Aufgabenkreise § 1896 Abs. 2 BGB

Ein Betreuer darf nur für Aufgabenkreise bestellt werden, in denen die Betreuung notwendig ist. Sie ist nicht erforderlich, wenn andere Möglichkeiten der Hilfe bestehen.
Aufgabenkreise:

- Gesundheitssorge
- Aufenthaltsbestimmungsrecht
- Vermögenssorge
- Post, Fernmeldeverkehr
- Einwilligungsvorbehalt gem. § 1903 BGB

Als **Betreuer** kommen natürliche Personen, Vereinsbetreuer, Behördenbetreuer in Betracht. Es können auch mehrere Betreuer bestellt werden, wenn die Angelegenheiten des Betreuten hierdurch besorgt werden können. Die Betreuung umfasst alle Tätigkeiten, die sich aus den Aufgabenkreisen ergeben; der Betreuer hat die Angelegenheiten zum Wohl des Betreuten zu besorgen (§§ 1901, 1901a BGB). Der Betreuer vertritt den Betreuten in seinem Aufgabenbereich gerichtlich und außergerichtlich (§ 1902 BGB).

4.4.3 Genehmigungspflicht des Betreuungsgerichts

Bei bestimmten Maßnahmen ist außer der Einwilligung des Betreuers auch die **Genehmigung des Betreuungsgerichtes** notwendig:

- Bei **ärztlichen Maßnahmen (§ 1904 BGB),** wenn die Gefahr eines schweren Gesundheitsschadens oder der Tod nicht auszuschließen sind, es sei denn, es liegt eine Patientenverfügung gem. § 1901a BGB vor, die auf die aktuelle Situation zutrifft.
- Bei der **Unterbringung (§ 1906 BGB)**.
- Bei freiheitsentziehenden Maßnahmen.
- Bei ärztlichen Zwangsmaßnahmen.
- Bei der Aufgabe der Mietwohnung.

Weiterführender Link

BMJV: Betreuungsrecht, 2018. www.bmjv.de/DE/Themen/VorsorgeUndPatientenrechte/VorsorgeUndPatientenrechte_node.html (letzter Zugriff: 25. September 2019)

4.5 Freiheitsentziehende und -beschränkende Maßnahmen

Elke Bachstein, Andreas Kutschke und Siegfried Huhn

4.5.1 Freiheitsentziehung

Elke Bachstein

Freiheitsentziehende Maßnahmen (FEM) liegen vor, wenn ein Mensch seinen Willen, sich frei zu bewegen, für längere Zeit oder regelmäßig nicht verwirklichen kann. Auch wenn der Betroffene nicht freiheitsfähig sein sollte (mangels Einsichtsfähigkeit), so wäre dennoch eine Freiheitsentziehung anzunehmen, wenn der Betroffene daran gehindert werden würde, seinem natürlichen Fortbewegungsdrang zu folgen.

4.5.2 Freiheitsbeschränkung

Elke Bachstein

Freiheitsbeschränkung ist, wenn die betroffene Person nicht regelmäßig, also aus bestimmtem Anlass bzw. zu einer festgelegten Zeit (z. B. nachts) wiederholend oder über einen längeren Zeitraum in ihrem Bewegungsspielraum begrenzt wird.
Orientierung bietet Art. 104 GG im Wortlaut „bis zum Ablauf des folgenden Tages". In diesem Zeitraum sind freiheitsentziehende Maßnahmen ohne richterliche Genehmigung möglich. Spätestens nach Ablauf dieser Frist muss ein Richter die Freiheitsentziehung genehmigen oder die Maßnahme ist sofort zu beenden.
Erfolgt dies nicht, so liegt eine Freiheitsberaubung gem. § 239 StGB vor, die mit Freiheits- oder Geldstrafe geahndet werden kann.

4.5.3 Freiheitsentziehende Maßnahmen

Elke Bachstein

Freiheitsentziehende Maßnahmen können sein:

- Anbringen von Bettgittern
- Fixierung, Anlegen von Hand- und Fußgurten, Bauchgurte
- Sicherheitsgurt am Stuhl oder Rollstuhl, Feststellen von Bremsen
- Therapietisch, Vorsatztische
- Sogenannte Schutzdecken
- Overalls, die den Patienten in seinen Bewegungsmöglichkeiten einschränken
- Abschließen von Türen
- Einschließen in der eigenen Wohnung
- Täuschung
- Schwergängige Türen
- Bewegungsmelder
- Trickschlösser
- Ausübung von psychischem Druck, Drohung

- Wegnahme von Kleidung, Brille, Gehhilfen
- Das Entziehen von Hilfsmitteln, die der Betroffene zur Fortbewegung benötigt
- Personenortungsanlagen
- Verabreichung von Psychopharmaka mit stark sedierender Wirkung
- Medikamente, die mit der Absicht gegeben werden, dass der Patient seinen Aufenthaltsort nicht selbstständig verändern kann

4.5.4 Keine freiheitsentziehenden Maßnahmen

Elke Bachstein

Auch wenn Maßnahmen mit freiheitsentziehendem Charakter angewandt werden, sind nicht alle Handlungsweisen als Freiheitsberaubung zu werten, z. B. wenn sie in erster Linie dem Schutz des Bewohners dienen oder der Betroffene seine Einwilligung erteilt hat. Keiner richterlichen Genehmigung bedürfen:

- Die Maßnahme erfolgt nicht regelmäßig.
- Die Maßnahme wird nicht länger als bis zum Ablauf des Folgetages angewandt.
- Das Bettgitter wird auf Wunsch des einwilligungsfähigen Bewohners angebracht.
- Das Bettgitter ist nur auf einer Seite angebracht, sodass das Bett auf der anderen Seite ungehindert verlassen werden kann.
- Das Bettgitter/Bettseitenteil ist so niedrig, dass es überstiegen werden kann.
- Dem Betroffenen fehlt es am natürlichen Willen zur Ortsveränderung (Bewusstlosigkeit).
- Bei körperlicher Fortbewegungsfähigkeit bei gleichzeitigem Unvermögen, einen gezielten Fortbewegungswillen erkennen zu lassen.
- Kurzfristige Sicherung aus Krankheitsgründen, z. B. nach Operationen.
- Sicherheitsgurt, wenn die Öffnung durch Betroffenen unproblematisch möglich ist.

4.5.5 Rechtfertigungsgründe

Elke Bachstein

Freiheitsentziehende Maßnahmen sind unter folgenden **Voraussetzungen** zulässig:

- Die Einwilligung des einwilligungsfähigen Betroffenen liegt vor (er muss nicht geschäftsfähig sein, jedoch einwilligungsfähig sein und die Tragweite der Maßnahme erkennen können).
- Die Einwilligung des gesetzlichen Vertreters liegt vor, wenn:
  - der Betreuer gem. § 1906 BGB seine Einwilligung erteilt.
  - der Bevollmächtigte die Maßnahme aufgrund schriftlich erteilter Bevollmächtigung durch den Betroffenen, worin die freiheitsentziehende Maßnahme ausdrücklich erwähnt wird, genehmigt.
- § 32 StGB Notwehr.
- § 34 StGB rechtfertigender Notstand.

Merke

Betreuer und Bevollmächtigte benötigen die Genehmigung durch das Betreuungsgericht.

4.5.6 Alternativen

Elke Bachstein

Um weitestgehende Bewegungsfreiheit für alle Bewohner zu ermöglichen, sollten in der Praxis vermehrt Konzepte alternativer Schutzvorkehrungen zur Anwendung kommen. Diese sollten einerseits die Freiheit so wenig wie möglich einschränken, andererseits aber auch sicherstellen, dass ein Bewohner nicht zu Schaden kommt. Es bieten sich folgende Möglichkeiten an:

- **Bei Desorientiertheit und Umtriebigkeit des Patienten**
  - Beschäftigung oder Spaziergang anbieten
  - Bettfluchtsensor (bei Verlassen des Bettes ertönt ein Signal im Dienstzimmer)
  - Personenortungsanlagen (richterliche Genehmigung muss vorliegen)
  - Verstärkte Personalpräsenz
  - Zusammenlegung von betroffenen Bewohnern in einer speziellen Wohneinheit
  - Entsprechende Fortbildungsveranstaltungen und Schulungen des Personals
- **Bei Sturzgefährdung**
  - Bettmulden
  - Lagerungskissen etc.
  - Matratze vors Bett
  - Tiefer verstellbares Bett

Um freiheitsentziehende Maßnahmen zu vermeiden, wurden in verschiedenen Einrichtungen alternative Konzepte erarbeitet und das Prozessverfahren durch besonders geschulte Verfahrenspfleger ergänzt (Werdenfelser Weg, http://werdenfelser-weg-original.de).

4

4.5.7 Fixierungsmaßnahmen

Andreas Kutschke

Begriffsbestimmung

Als Fixierung wird jede Bewegungseinschränkung eines Menschen mit mechanischen Vorrichtungen (z. B. Bauchgurte und Bettgitter) und die Vorenthaltung oder Wegnahme eines Rollstuhles oder ähnlicher Bewegungshilfen bezeichnet mit dem Ziel, die Person an der Fortbewegung zu hindern (▶ Kap. 4.5.3).

Über die in ▶ Kap. 4.5.3 beschriebenen freiheitsentziehenden Maßnahmen (FEM) hinaus ist es zudem möglich, durch Zwang, Einschüchterung oder die Vorenthaltung von notwendiger Kleidung, einen Menschen an der Bewegung zu hindern. Diese oft subtilen und ethisch problematischen Maßnahmen werden hier nicht näher beschrieben.

Einsatz und Dokumentation von Fixierungen

Voraussetzung für den Einsatz von Fixierungsmaßnahmen ist, dass alle anderen Möglichkeiten der Problembewältigung ausgeschöpft wurden. Wird der Patient dann durch eine FEM geschützt, werden in der Dokumentation die Umstände und Notwendigkeiten und die Intervention selbst beschrieben. Es wird ein Fixierungsprotokoll angelegt, in dem die Frequenz der Überwachung festgelegt wird. Diese sollte im Regelfall stündlich durchgeführt werden, jedoch 2 Stunden niemals überschreiten. **Grundsätzlich gilt:** Je unruhiger ein Patient ist, desto häufiger muss die Kontrolle stattfinden. Das mögliche „An- und Abfixieren" sollte festgelegt werden und nur durch Personen durchgeführt werden, die eine Situationseinschätzung vornehmen können und in der Handhabe des Fixierungssystems geschult sind. Fixierungssysteme unterliegen dem Medizinproduktegesetz (MPG). Jedes „An- und Abfixieren“ wird mit Uhrzeit und Handzeichen dokumentiert. Inhalte der **Dokumentation** sind (Borutta 2004):

- Grund für die Durchführung der Maßnahme
- Art der Maßnahme
- Beginn und Ende der Maßnahme
- Handzeichen der jeweils durchführenden Person
- Anforderungen der Maßnahmenüberwachung
- Beschreibung der Häufigkeit der Kontrollen der Fixierung und des Befindens des Patienten
- Begleitung und Beobachtung während der Maßnahme
- Verlaufskontrolle mit Handzeichen
- Fallbesprechungen, in denen die Aktualität der Maßnahmen, eine Reduktion der Maßnahmen oder deren Dauer überprüft wird

Aus der **Verlaufskontrolle** soll ersichtlich sein, dass die angewandte Maßnahme immer noch notwendig ist und nicht durch eine andere weniger einschneidende Maßnahme ersetzt werden kann. Die **Dokumentation** der Maßnahmen ist gesetzlich vorgegeben. Sollten **Medikamente** im Sinne von Freiheitsentziehung verabreicht werden, wird dies ebenso dokumentiert. Zusätzlich soll die Wirkung dieser Medikamente bzw. deren unerwünschte Wirkungen detailliert im Berichtsblatt bzw. einem speziellen Protokoll dokumentiert werden. Eine Überprüfung zur weiteren Notwendigkeit des Medikaments soll stattfinden und dokumentiert werden.

Durchführung

Alle freiheitsbeschränkenden Maßnahmen werden in ihrer Durchführung fachlich überwacht. Die Verantwortung hierfür ist festzulegen. Besonders bei körpernahen Fixierungen wie Bauch-, Schulter oder Handfixierungen ist es notwendig, dass

- sich das Material in einem einwandfreien Zustand befindet.
- das Material den Anforderungen des Medizinproduktegesetzes entspricht.
- die Mitarbeiter/Pflegenden in der Handhabung eingewiesen sind.
- die Anwendung regelmäßig überprüft wird.
- nur geeignetes Material verwendet wird.
- Gebrauchsanleitungen vorgehalten werden.

Das Bundesinstitut für Arzneimittel und Medizinprodukte geht davon aus, dass Bauchgurte zur Patientenfixierung im Bett konstruktiv sicherzustellen haben, dass sie sich nicht von der Taille aus weiter kopfwärts verlagern können und Patienten nicht herausschlüpfen können. Zudem hat die Gurtkonstruktion auch eine Verlagerung des Patienten über die Bettkante hinaus zu verhindern. Fixiergurte, welche diese Eigenschaften nicht aufweisen, sind nicht anzuwenden oder sind entsprechend nachzurüsten.

- An **Bettgittern** wird bei bewegungsunruhigen Bewohnern zum Schutz vor Verletzung eine werksseitige Polsterung angebracht, die ein Einklemmen von Gliedmaßen oder ein Strangulieren ausschließt.
- **Bauchgurte** werden fachgerecht, nicht zu fest und nicht zu weit, angelegt. Wenn notwendig, wird der Bauchgurt an dem beweglichen Teil des Bettrahmens befestigt.
- Zusätzliche **Polsterungen** im Bauchgurt die werksseitig nicht empfohlen werden, werden nicht angebracht.
- Die **Seitenbefestigungen** des Bauchgurtes werden immer angebracht. Bettgitter werden **hochgestellt.**

Wird der **Bauchgurt in einem Stuhl oder Rollstuhl** benutzt, muss in jedem Fall das Risiko eines „Nach-vorn-Kippens" des Stuhls ausgeschlossen werden. Außerdem wird unter Umständen das „Nach-unten-Rutschen" des Patienten nicht verhindert. Sollte dieses Risiko bestehen wird eine hierfür vorgesehene Vorrichtung angebracht. Bauchgurte für Stühle oder Rollstühle sind zweckgebundene spezielle Produkte und nicht im Bett zu verwenden!

Jede FEM stellt für den Betroffenen eine außergewöhnliche und unbekannte Situation dar, die oft nicht nachvollziehbar ist. Dies bedeutet, dass der Patient in dieser Situation mit Aufmerksamkeit und Feingefühl begleitet werden muss. Angehörige werden über die FEM umfänglich informiert.

Begründend für eine Zwangsmaßnahme ist eine Selbst- oder Fremdgefährdung, sofern diese Gefährdung nicht anders verhindert werden kann. In der geriatrischen Patientenversorgung gibt es viele Ursachen für freiheitsentziehende Maßnahmen, allerdings konzentrieren sich die Begründungen überwiegend auf Sturzgefährdung und auf herausforderndes Verhalten, wie Weglaufen oder Aggressivität der Patienten.

In der Vergangenheit hat die Rechtsunsicherheit auf der Seite von Angehörigen, Medizinern und Pflegepersonen dazu beigetragen, mit einer freiheitsbeschränkenden Maßnahme eine höhere Sicherheit herstellen zu wollen. In letzter Zeit setzt sich eine stärkere Wahrnehmung der Persönlichkeitsrechte durch, dies wird unter anderem durch Bundesgerichtsurteile aus dem Jahr 2005 unterstützt, in denen die persönliche Freiheit höher eingeschätzt wird, als der Wunsch nach Sicherung, auch oder gerade bei dem Vorliegen einer Demenz.

Grundannahme ist, dass FEM als Notfallmaßnahme zu werten sind, und das erste Ziel aller Akteure ist, die Selbstbestimmung und Bewegungsfreiheit der Patienten zu erhalten und zu unterstützen und die körperliche und seelische Unversehrtheit sowie die Freiheit und Sicherheit jeder hilfs- und pflegebedürftigen Person hin.

5 Organisation der interprofessionellen Versorgung

Siegfried Huhn

Grundzüge der medikamentösen Therapie bei geriatrischen Patienten

- Therapie der motor. und nicht motorischen Symptome ist symptomatisch
- Oberstes Therapieprinzip ist der Erhalt von funktioneller Selbstständigkeit, Alltagskompetenz, Teilhabe und Lebensqualität
- Spezifisches Therapieziel: Verbesserung der motor. Funktionen
- Einfluss der Begleiterkrankungen auf diese Aspekte und auf die Parkinson-Symptome berücksichtigen, v. a.
  - Kardiovaskuläre Erkrankungen
  - Pulmonale Erkrankungen
  - Gelenk- und Skeletterkrankungen
  - Andere ZNS-Erkrankungen
- Balance zwischen Symptomkontrolle und therapielimitierenden Nebenwirkungen finden (s. u.)

Therapiebeginn im höheren Lebensalter i. d. R. mit Levodopa, im jüngeren Alter mit Dopaminagonist (jeweils als Monotherapie). Auch MAO-B-Hemmer stehen bei jüngeren Pat. für die Therapieeinleitung zur Verfügung.

Achtung!

Cave in späteren Stadien oder bei älteren Pat. mit kognitiven Einschränkungen. Keine klare Evidenz für eine Verlangsamung des Krankheitsverlaufens mit Dopaminagonisten!

5

Blickpunkt Medizin

Sturz im Krankenhaus

- Bei jedem Sturz im Krankenhaus den diensthabenden Arzt umgehend verständigen. Sturzprotokoll gemeinsam ausfüllen. Gemeinsam analysieren, welche Sturzursache die wahrscheinlichste sein könnte.
- Die Ärzte sollten informiert werden, wenn Patienten über zunehmenden Schwindel, niedrigen Blutdruck oder andere präsynkopale Symptome klagen. Ärzte sollten auch über gehäufte Toilettengänge der Patienten informiert werden (Harnwegsinfekt? Diuretika-Überdosierung?)
- Flüssigkeitsdefizite, die nicht oral ausgeglichen werden können, müssen parenteral behandelt werden → rechtzeitige Info an Ärzte.
- Sorgfältige Abstimmung zwischen Pflege, Ärzten und Betreuern über freiheitsentziehende Maßnahmen (Fixierung). Zeiträume dokumentieren! Ggf. gerichtliche Anordnung oder rechtfertigenden Notstand dokumentieren.
- Wenn die Pflege eine besondere Sedierung nach Bedarfsmedikationen beobachtet (Schlafmittel, Schmerzmittel etc.) sollte die Info an die Ärzte weitergegeben werden.

Merke

Bei Stürzen im Krankenhaus oder in einer Pflegeeinrichtung wird zur Qualitätssicherung ein **Sturzprotokoll** nach den lokalen Gepflogenheiten oder

Dokumentationspflichten angefertigt (z. B. Expertenstandard Sturzprophylaxe in der Pflege [DNQP]).
1. Situationsbeschreibung
2. Beteiligung von Personen
3. Zeugen
4. Beschreibung von Umgebungsfaktoren
5. Aktivitäten vor dem Sturz
6. Ort des Sturzes
7. Zustand vor dem Sturz
8. Folgen des Sturzes
9. Eingeleitete Folgemaßnahmen

Wichtige Bestandteile zur **forensischen Absicherung** der Dokumentation: Der letzte Zeitpunkt, an welchem der Patient vor dem Sturz gesehen wurde, Zeugen, Vidierung des Sturzprotokolls, Ersteller und Datum des Sturzprotokolls.

Blickpunkt Physiotherapie

Zu den größten Risikofaktoren gehört die Muskelschwäche (RR 4,4 zu stürzen), sowie Gang- und Gleichgewichtsstörrungen (RR 2,9 zu stürzen). Die Physiotherapie bietet spezifische Abklärung und individuelle Trainingsmöglichkeiten an:
- Adaptationsmöglichkeiten beim Gehen (Richtungs-, Tempowechsel, gehen über Hindernisse, gehen und gleichzeitig sprechen)
- Testung der Gleichgewichtsfunktionen (steady state: normale und schmale Unterstützungsfläche, reaktiv: korrektiv und Schutzschritte, Proaktiv: Koordination Ziel und Stützmotorik bei Bewegungsübergängen)
- Funktions- und Kompensationsfähigkeit der peripheren Gleichgewichtssysteme (Vestibulum, Sensorik, Visus)
- Krafttestung

Blickpunkt Sozialdienst

Bei Patienten, die vor einer Entlassung stehen, hilft der Sozialdienst bei:
- Beantragung eine Eil-Pflegestufe
- Vorbereitung und Anregung einer rechtlichen Betreuung und Beratung Angehöriger
- Organisation der Kurzzeitpflege in Absprache mit Angehörigen

5.1 Strukturen der geriatrischen Versorgung

Für eine adäquate geriatrische Versorgung ist ein bundesweites flächendeckendes, abgestuftes Gesamtkonzept erforderlich. Im Zentrum der Versorgung stehen die Hausärzte. An der Spitze der Versorgung stehen geriatrische Fachabteilungen in Krankenhäusern, die bestimmte Strukturmerkmale aufweisen müssen. Diese Abteilungen sind besonders für den Übergang von der Akutbehandlung über die frührehabilitative in eine rehabilitative Behandlung wichtig.

Die Etablierung von **Geriatriekonzepten** ging in Deutschland nicht von ärztlicher Seite aus, sondern fand ihren Ursprung in gesundheitspolitischen Strukturen. Daher sind Geriatriekonzepte regional und von Bundesland zu Bundesland verschieden, ebenso die ärztlichen Weiterbildungsordnungen.
Es gibt derzeit in Deutschland etwa 406 geriatrische Fachabteilungen mit insgesamt etwa 18359 ausgewiesenen geriatrischen Betten. Dies entspricht einem Anteil von <5 % aller Krankenhausbetten. Die Anzahl der geriatrischen Betten steigt kontinuierlich. Die Fallzahl pro Jahr beträgt etwa 300000 mit einer durchschnittlichen Verweildauer von etwa 16 Tagen. Geriatrische Kliniken haben meist eine Vollauslastung, d.h. eine durchschnittliche Belegung von >90 %.
Geriatrische Fachabteilungen sind die Spitze der geriatrischen Versorgung. Ein abgestuftes Versorgungsnetz stützt sich auf Krankenhausabteilungen, Tageskliniken (teilstationäre Versorgung), geriatrische Rehabilitation, ambulante und mobile Rehabilitation sowie die ambulante ärztliche Versorgung. **Hausärzte** übernehmen den größten Anteil an der geriatrischen Versorgung.

5.1.1 Stationäre Krankenhausbehandlung – multi- und interprofessionelle Zusammenarbeit

Geriatrische Fachabteilungen in Krankenhäusern haben die höchste Kompetenz auf dem Gebiet der geriatrischen Medizin. In diesen Fachabteilungen werden geriatrisch-frührehabilitative Komplexbehandlungen im Rahmen eines therapeutischen Gesamtkonzepts durchgeführt. Hieran werden hohe personelle, räumliche und apparative Anforderungen gestellt.
Die Behandlungen sind definitionsgemäß Akutbehandlungen mit frührehabilitativen Komponenten. Die akutmedizinische Versorgung geht i.d.R. übergangslos in eine rehabilitative Behandlung über. Eine strikte definitorische Trennung zwischen Akutmedizin und Reha-Medizin ist nicht sinnvoll, da bei den meisten geriatrischen Krankheitsverläufen Behandlungsphasen nicht eindeutig voneinander abgegrenzt werden können. Dies ist durch die Multimorbidität bedingt, bei der einzelne Erkrankungen oder geriatrische Symptomenkomplexe unterschiedliche Akuität oder Behandlungspflichtigkeit haben können.
Die Akutgeriatrie versorgt akut erkrankte, konservativ zu behandelnde Patienten, bei denen eine Erkrankung entweder akut neu aufgetreten ist oder sich eine bekannte chronische Erkrankung akut verschlechtert hat, sodass eine Krankenhausbehandlung erforderlich ist. Je nach Vorhandensein anderer konservativer und chirurgischer Fachabteilungen muss individuell entschieden werden, welche Abteilung den geriatrischen Patienten initial federführend betreut. Dabei ist eine funktionierende interprofessionelle Zusammenarbeit essenziell. Bei bestimmten Erkrankungsbildern ergibt sich die primäre fachliche Zuständigkeit von selbst (z.B. Versorgung einer hüftnahen Fraktur, akuter Schlaganfall, akuter Myokardinfarkt, akute obere GI-Blutung etc.).
Idealerweise sollte bereits in der Notaufnahme (Rettungsstelle) ein Geriater hinzugezogen werden, wenn bestimmte Patientenmerkmale erfüllt sind. Es hat sich bei geriatrischen Patienten als sinnvoll erwiesen, intern möglichst wenig zu verlegen. Deshalb können interprofessionelle Stationen (z.B. Station für Alterstraumatologie) sinnvoll sein, auf denen ein Patient den gesamten stationären Verlauf verbringt und die Behandlung parallel durch Unfallchirurgen und Geriater erfolgt.
Es ist auch zu bedenken, dass sich bei geriatrischen Patienten bestimmte Aspekte einer Erkrankung nach Stabilisierung wieder destabilisieren können. Die Versorgung auch dieser Situationen sollte wünschenswerterweise ohne interne Verlegung

(abgesehen von intensivmedizinischer Verlegung) darstellbar sein. Die Voraussetzungen sind jedoch strukturell zwischen verschiedenen Krankenhäusern unterschiedlich organisiert. Möglich wären z. B. Konsil- oder Liaisondienste.

Geriatrische frührehabilitative Komplexbehandlung

Akutgeriatrien erbringen die sog. geriatrisch-frührehabilitative Komplexbehandlung (genau genommen definiert als Abrechnungsmodalität der Krankenkassen, laut Prozedurenkatalog OPS 8-550.0, 8-550.1 oder 8-550.2).
OPS 8-550 darf nur einmal pro stationärem Aufenthalt angewandt werden und nur so lange, wie akutstationärer Behandlungsbedarf besteht. Letzterer wird nach den **Kriterien der G-AEP** (German Appropriate Evaluation Protocol = Grundlage für die Beurteilung der Notwendigkeit stationärer Behandlungen) definiert.

Merke

G-AEP-Kriterien: hilfreiche Kriterien für geriatrische Patienten

- **A:** Schwere der Erkrankung
- **B:** Intensität der Behandlung
- **C:** Operation/Invasive Maßnahme (außer Notfallmaßnahmen)
- **D:** Komorbiditäten in Verbindung mit Operationen oder krankenhausspezifischen Maßnahmen
- **E:** Notwendigkeit intensiver Betreuung in Verbindung mit Operationen oder anderen krankenhausspezifischen Maßnahmen
- **F:** Soziale Faktoren, aufgrund derer eine sofortige medizinische Versorgung des Patienten nicht möglich wäre, in Verbindung mit Operationen oder krankenhausspezifischen Maßnahmen – geprüft und dokumentiert

Quelle u. a.: https://gkv-spitzenverband.de/media/dokumente/krankenversicherung_1/amb_stat_vers/ambulantes_operieren/aop_vertrag/KH_G-AEP-Kriterien_2004-04-06.pdf

Mindestmerkmale zur Erbringung der OPS 8-550

Dauer des stationären Aufenthalts, Therapieeinheiten:

- OPS 8-550.0: mind. 7 Behandlungstage, mind. 10 Therapieeinheiten von durchschnittlich 30 min, davon max. 10 % als Gruppentherapie
- OPS 8-550.1: mind. 14 Behandlungstage, mind. 20 Therapieeinheiten von durchschnittlich 30 min, davon max. 10 % als Gruppentherapie
- OPS 8-550.0: mind. 21 Behandlungstage, mind. 30 Therapieeinheiten von durchschnittlich 30 min, davon max. 10 % als Gruppentherapie

Weitere Mindestmerkmale:

- Behandlung durch ein geriatrisches Team unter fachärztlicher Behandlungsleitung (Geriater). Die fachärztliche Behandlungsleitung muss überwiegend in der zugehörigen geriatrischen Einheit tätig sein.
- Standardisiertes geriatrisches Assessment zu Beginn der Behandlung in mind. 4 Bereichen (Selbsthilfefähigkeit, Mobilität, Kognition, Emotion) und am Ende der geriatrisch-frührehabilitativen Behandlung in mind. 2 Bereichen (Selbsthilfefähigkeit, Mobilität).

Merke

Lässt der Zustand des Patienten die Erhebung einzelner Assessmentbestandteile nicht zu, ist dies zu dokumentieren. Nachholen, wenn es der Zustand erlaubt.

- Soziales Assessment zum bisherigen Status in mind. 5 Bereichen (soziales Umfeld, Wohnumfeld, häusliche/außerhäusliche Aktivitäten, Pflege-/Hilfsmittelbedarf, rechtliche Verfügungen).

Merke
Lässt der Zustand des Patienten die Erhebung einzelner Assessmentbestandteile nicht zu, ist dies zu dokumentieren. Unbedingt nachholen, wenn es der Zustand erlaubt oder fremdanamnestisch erheben.

- Wöchentliche Teambesprechung unter Beteiligung aller Berufsgruppen einschließlich fachärztlicher Behandlungsleitung mit wochenbezogener Dokumentation bisheriger Behandlungsergebnisse und weiterer Behandlungsziele.
- Aktivierend-therapeutische Pflege durch besonders geschultes Personal.

Merke
Mindestens eine Pflegefachperson muss eine strukturierte curriculare Zusatzqualifikation Geriatrie von mind. 180 h haben sowie über eine mind. 6-monatige Erfahrung in einer geriatrischen Einrichtung verfügen.

5

- Teamintegrierter Einsatz von mind. 2 der folgenden 4 Therapiebereiche: Physiotherapie/physikalische Therapie, Ergotherapie, Logopädie/fazioorale Therapie, Psychologie/Neuropsychologie.

Der Medizinische Dienst der Krankenkassen (MDK) stellt Auslegungshinweise zur Codierprüfung zur Verfügung (https://kcgeriatrie.de/Info-Service_Geriatrie/Seiten/OPS-Kodes.aspx). Diese Hinweise sollen Gutachter bei der Prüfung der sachgerechten Kodierung der OPS unterstützen.

Indikationsstellung zur „Komplexbehandlung"

Die „geriatrische Frührehabilitation" ist besonders indiziert bei Patienten, die als bedingt rehabilitationsfähig eingeschätzt werden oder bei solchen mit noch unsicherer Rehabilitationsprognose sowie bei solchen mit akutmedizinischem Diagnostik- oder Therapiebedarf. Dazu gehören z. B. folgende Situationen:

- Noch nicht durchgehend stabile Vitalparameter
- Akutmedizinischer, kurativer oder palliativer Behandlungsbedarf von Begleiterkrankungen
- Kreislaufinstabilität, herabgesetzte kardiopulmonale Belastbarkeit oder andere, eine regelmäßige aktive Teilnahme an Reha-Maßnahmen behindernde Zustände
- Andere Krankheitsfolgen oder Zustände, die einer Rehabilitationsmaßnahme entgegenstehen (Desorientiertheit, schwer zu versorgende Wunden, schwere Depression, Delir oder Demenz)

Definitionen

Geriatrischer Patient

Der **geriatrische Patient** zeichnet sich durch ein erhöhtes Risiko aus, im Rahmen zusätzlicher Gesundheitsprobleme nachhaltige Beeinträchtigungen seiner Selbstbestimmung und selbstständigen Lebensführung bis hin zur Pflegebedürftigkeit zu erleiden. Diese Begriffsdefinition stellt ein notwendiges, aber kein hinreichendes Kriterium für eine spezifisch geriatrische Versorgung dar.

Der Grund für das beschriebene erhöhte Risiko sind eingeschränkte Reservekapazitäten. Diese sind durch altersphysiologische Veränderungen oder durch bereits vorbestehende Schädigungen von Körperfunktionen und -strukturen bedingt.
Sie führen häufig zu Behandlungskomplikationen/Folgeerkrankungen (z. B. Delir, Infektionen, Stürze, verzögerte Rekonvaleszenz) und zusätzlichen Beeinträchtigungen der Aktivitäten und Teilhabe.
Zur Definition „geriatrischer Patient" gehört

- eine geriatrietypische Multimorbidität und
- ein höheres Lebensalter (i. d. R. ≥ 70 J.).

Unter **Multimorbidität** wird das Vorliegen von mind. 2 chronischen Krankheiten mit sozialmedizinischer Relevanz verstanden (Seger et al. 2016). Die Krankheiten sind chronisch, wenn sie mind. ½ J. bestehen oder voraussichtlich anhalten werden. Sie sind sozialmedizinisch relevant, wenn sie alltagsrelevante Beeinträchtigungen von Aktivitäten zur Folge haben, die für die Teilhabe bedeutsam sind.
Geriatrietypisch ist diese Multimorbidität insbesondere beim Vorliegen nachfolgender Schädigungen der Körperfunktionen und -strukturen (in variabler Kombination):

- Kognitive Defizite
- Starke Sehbehinderung
- Ausgeprägte Schwerhörigkeit
- Depression, Angststörung
- Sturzneigung und Schwindel
- Chronische Schmerzen
- Sensibilitätsstörungen
- Herabgesetzte Arzneimitteltoleranz
- Inkontinenz (Harninkontinenz, Stuhlinkontinenz)
- Störungen im Flüssigkeits- und Elektrolythaushalt
- Dekubitalulzera
- Fehl- und Mangelernährung (▶ Abb. 5.1)
- Herabgesetzte körperliche Belastbarkeit/Gebrechlichkeit

Folgen geriatrietypischer Multimorbidität betreffen häufig die Bereiche Mobilität, Selbstversorgung, Kommunikation und Haushaltsführung. Geriatrietypische Multimorbidität führt nicht selten zu Mehrfachmedikation, häufigen Krankenhausbehandlungen und der Verordnung von Hilfsmitteln.
Bei im Vordergrund stehender geriatrietypischer Multimorbidität kann das Alterskriterium auf < 70 J. abgesenkt werden (bis zu 60 J.).
Bei einem Lebensalter ≥ 80 J. kann auf die Verknüpfung von Alter und geriatrietypischer Multimorbidität verzichtet werden, da bei dieser Altersgruppe bereits aufgrund alterstypisch abnehmender körperlicher und geistiger Reserven eine Anpassung an neu aufgetretene Gesundheitsprobleme oder veränderte Kontextfaktoren erschwert ist, typischerweise häufiger Komplikationen und Folgeerkrankungen auftreten und ein erhöhtes Risiko eines Verlustes an Selbstbestimmung und einer selbstständigen Lebensführung besteht (Vulnerabilität). Hinweise auf diese Vulnerabilität können z. B. sein: vorbestehender Pflegegrad, Komplikationen während eines Krankenhausaufenthalts, kognitive Beeinträchtigungen oder ein erhöhter Unterstützungsbedarf bei den ADL.

Geriatrisches Team

Das multiprofessionelle geriatrische Team setzt sich aus fachärztlichem Leiter (Geriater ist Behandlungsleiter und fachlich weisungsbefugt gegenüber den Teammitgliedern), ärztlichem Dienst sowie Fachpflegedienst zusammen; darüber hinaus: Physio- und physikalischer Therapeut, Ergotherapeut, Logopäde (klinische Linguistik), Psychologe/Neuropsychologe und Vertretern des Sozialdienstes zusammen. Diese Berufsgruppen sind nach den Definitionen des Sozialgesetzbuches erforderlich.

Mini Nutritional Assessment
MNA®

Nestlé NutritionInstitute

Name: Vorname:
Geschlecht: Alter (Jahre): Gewicht (kg): Größe (m): Datum:

Füllen Sie den Bogen aus, indem Sie die zutreffenden Zahlen in die Kästchen eintragen. Addieren Sie die Zahlen des Screenings. Ist der Wert ≤ 11, fahren Sie mit dem Assessment fort, um den Mangelernährungs-Index zu erhalten.

Screening

A Hat der Patient während der letzten 3 Monate wegen Appetitverlust, Verdauungsproblemen, Schwierigkeiten beim Kauen oder Schlucken weniger gegessen?
0 = starke Abnahme der Nahrungsaufnahme
1 = leichte Abnahme der Nahrungsaufnahme
2 = keine Abnahme der Nahrungsaufnahme ☐

B Gewichtsverlust in den letzen 3 Monaten
0 = Gewichtsverlust > 3 kg
1 = nicht bekannt
2 = Gewichtsverlust zwischen 1 und 3 kg
3 = kein Gewichtsverlust ☐

C Mobilität
0 = bettlägerig oder in einem Stuhl mobilisiert
1 = in der Lage, sich in der Wohnung zu bewegen
2 = verlässt die Wohnung ☐

D Akute Krankheit oder psychischer Stress während der letzten 3 Monate?
0 = ja 2 = nein ☐

E Neuropsychologische Probleme
0 = schwere Demenz oder Depression
1 = leichte Demenz
2 = keine psychologischen Probleme ☐

F Body Mass Index (BMI): Körpergewicht in kg / (Körpergröße in m)²
0 = BMI < 19
1 = 19 ≤ BMI < 21
2 = 21 ≤ BMI < 23
3 = BMI ≥ 23 ☐

Ergebnis des Screenings (max. 14 Punkte) ☐☐

12-14 Punkte:	Normaler Ernährungszustand
8-11 Punkte:	Risiko für Mangelernährung
0-7 Punkte:	Mangelernährung

Für ein tiefergehendes Assessment fahren Sie bitte mit den Fragen G-R fort

Assessment

G Lebt der Patient eigenständig zu Hause?
1 = ja 0 = nein ☐

H Nimmt der Patient mehr als 3 verschreibungspflichtige Medikamente pro Tag?
0 = ja 1 = nein ☐

I Hat der Patient Druck- oder Hautgeschwüre?
0 = ja 1 = nein ☐

J Wie viele Hauptmahlzeiten isst der Patient pro Tag?
0 = 1 Mahlzeit
1 = 2 Mahlzeiten
2 = 3 Mahlzeiten ☐

K Eiweißzufuhr: Isst der Patient
- mindestens einmal pro Tag Milchprodukte (Milch, Käse, Joghurt)? ja ☐ nein ☐
- mindestens zweimal pro Woche Hülsenfrüchte oder Eier? ja ☐ nein ☐
- täglich Fleisch, Fisch oder Geflügel? ja ☐ nein ☐

0,0 = wenn 0 oder 1 mal «ja»
0,5 = wenn 2 mal «ja»
1,0 = wenn 3 mal «ja» ☐,☐

L Isst der Patient mindestens zweimal pro Tag Obst oder Gemüse?
0 = nein 1 = ja ☐

M Wie viel trinkt der Patient pro Tag? (Wasser, Saft, Kaffee, Tee, Milch ...)
0,0 = weniger als 3 Gläser / Tassen
0,5 = 3 bis 5 Gläser / Tassen
1,0 = mehr als 5 Gläser / Tassen ☐,☐

N Essensaufnahme mit / ohne Hilfe
0 = braucht Hilfe beim Essen
1 = isst ohne Hilfe, aber mit Schwierigkeiten
2 = isst ohne Hilfe, keine Schwierigkeiten ☐

O Wie schätzt der Patient seinen Ernährungszustand ein?
0 = mangelernährt
1 = ist sich unsicher
2 = gut ernährt ☐

P Im Vergleich mit gleichaltrigen Personen schätzt der Patient seinen Gesundheitszustand folgendermaßen ein:
0,0 = schlechter
0,5 = weiß es nicht
1,0 = gleich gut
2,0 = besser ☐,☐

Q Oberarmumfang (OAU in cm)
0,0 = OAU < 21
0,5 = 21 ≤ OAU ≤ 22
1,0 = OAU > 22 ☐,☐

R Wadenumfang (WU in cm)
0 = WU < 31
1 = WU ≥ 31 ☐

Assessment (max. 16 Punkte) ☐☐,☐
Screening ☐☐,☐
Gesamtauswertung (max. 30 Punkte) ☐☐,☐

Auswertung des Mangelernährungs-Index

24-30 Punkte	☐	Normaler Ernährungszustand
17-23,5 Punkte	☐	Risiko für Mangelernährung
Weniger als 17 Punkte	☐	Mangelernährung

Ref. Vellas B, Villars H, Abellan G, et al. *Overview of MNA® - Its History and Challenges*. J Nut Health Aging 2006; 10: 456-465.
Rubenstein LZ, Harker JO, Salva A, Guigoz Y, Vellas B. Screening for Undernutrition in Geriatric Practice: *Developing the Short-Form Mini Nutritional Assessment (MNA-SF)*. J. Geront 2001; 56A: M366-377.
Guigoz Y. The Mini-Nutritional Assessment (MNA®) *Review of the Literature – What does it tell us?* J Nutr Health Aging 2006; 10: 466-487.

Mehr Informationen unter: www.mna-elderly.com

Abb. 5.1 MNA-Anamnese zur Bestimmung des Ernährungszustandes älterer Menschen [V494]

Weitere Professionen, die im SGB nicht erwähnt werden und deren Leistungen nur bedingt abrechenbar sind, sind die Diätassistenz, Heilpädagogik, Musiktherapie, Kunsttherapie sowie die Seelsorge.

5.1.2 Teilstationäre Krankenhausbehandlung (geriatrische Tagesklinik)

Im Rahmen eines gestuften geriatrischen Versorgungskonzepts können Krankenhausbehandlungen im vollstationären Bereich in einer **geriatrischen Tagesklinik** weitergeführt werden. **Cave:** nicht mit einer Tagespflege verwechseln.

5

Umgekehrt können aber auch ambulante Patienten in eine geriatrische Tagesklinik eingewiesen werden, wenn sie einer Krankenhausbehandlung bedürfen, ein vollstationärer Aufenthalt aber nicht erforderlich ist.

Mindestanforderungen für die **teilstationäre Behandlung:** Der Patient verbringt werktags etwa 6,5–8 h in der Tagesklinik. Er schläft zu Hause und muss in der Lage sein, morgens zur Abholung vor dem Haus zu stehen; dies bedeutet, er muss sich anziehen und waschen sowie allein frühstücken können. Das Zurechtkommen über das Wochenende muss ebenfalls sichergestellt sein.

Die Abrechnung der teilstationären Behandlung erfolgt gemäß Ziffer OPS 8-98a. Auch zu dieser OPS gibt es Auslegungshinweise des MDK.

Es erfolgt eine teamintegrierte Behandlung unter fachärztlicher Behandlungsleitung. Eine wöchentliche Teambesprechung ist **nicht** wie bei der OPS 8-550 vorgeschrieben; die Behandlung erfolgt dennoch auf der Basis regelmäßiger multiprofessioneller Teambesprechungen. Die Dokumentation der Behandlungsergebnisse und weiteren Behandlungsziele soll i.d.R. nicht älter als 5 teilstationäre Behandlungstage sein.

Assessments: Beginn des geriatrischen Assessments am 1. teilstationären Behandlungstag, ab dem 2. teilstationären Behandlungstag wird das Vorhandensein eines höchstens 4 Wo. alten, teilstationär erhobenen Assessments gefordert. Für Aktualisierungen sind in Anlehnung an die OPS 8-550 Erhebungen in den Bereichen Mobilität und Selbsthilfefähigkeit, im Rahmen des Sozialassessments ist der Nachweis eines Abgleichs mit Vorbefunden ausreichend.

Die behandlungstägliche ärztliche Visite muss erfolgen und in der Krankenakte dokumentiert werden.

Die tägliche Gesamtaufenthaltsdauer (Ankunfts- und Abfahrtszeiten) muss aus der Dokumentation hervorgehen.

Für die Codierung der umfassenden Behandlung sind neben den Kriterien der Grundvoraussetzungen therapeutische Interventionen aus mind. 2 der üblichen 5 Bereiche an jedem codierten Behandlungstag erforderlich. Die Abrechnung erfolgt jedoch tagesgleich und nicht, wie bei der OPS 8-550, auf der Basis ganzer Wochen.

5.1.3 Geriatrische Institutsambulanz (SGB V § 118 a)

Die Einrichtung **geriatrischer Institutsambulanzen (GIA)** nach SGB V § 118 a wurde im Jahr 2012 beschlossen. Geriatrische Fachabteilungen können zu einer GIA vom Zulassungsausschuss ermächtigt werden, um eine ausreichende ambulante geriatrische Versorgung zu gewährleisten.

Bislang gibt es nur wenig Erfahrung mit GIA, da durch die Spitzenverbände der Leistungserbringer die Einrichtung der Ambulanzen politisch nicht gewünscht ist. Anträge werden häufig mit der Begründung negativ beschieden, dass eine Versorgung geriatrischer Patienten durch die niedergelassene Ärzteschaft gewährleistet sei. In manchen Bereichen können jedoch durchaus Defizite in der prä- oder poststationären Versorgung festgestellt werden.

GIA können nach Überweisung durch den Hausarzt tätig werden. Qualitätsgesicherte Leistungen müssen bei der KV beantragt werden.

Die Aufgaben einer GIA sind lediglich die Durchführung der Assessments sowie die Erstellung eines Behandlungsplans. Dieser wird dann durch den Hausarzt umgesetzt, d.h. die GIA werden nicht selbst therapeutisch tätig.

Praktisch erfolgt i.d.R. eine (telefonische) Vorabklärung zwischen Hausarzt und Geriater, ob die Überweisung eines Patienten in die GIA sinnvoll ist. Falls das Konsil zu einem negativen Ergebnis kommt, kann das Konsil somit ohne Patientenkontakt fallabschließend sein und sich die Patientenvorstellung beim Geriater erübrigen.

Für die Vorstellung in einer GIA kommen Patienten infrage, die aufgrund der Art, Schwere und Komplexität ihrer Krankheitsverläufe einen besonders aufwendigen geriatrischen Versorgungsbedarf aufweisen.
Das geriatrische Basisassessment (Ziffer 03360) bleibt Aufgabe des Hausarztes. Für die spezialisierte geriatrische Diagnostik stehen besondere EBM-Ziffern zur Verfügung (1321, 30981, 30984).
Probleme: häufig nur telefonische Kontakte zwischen Hausarzt und Geriater, unzureichende Basisassessments vorhanden, Probleme beim Patiententransport in die GIA, hoher Zeitaufwand mit vergleichbar geringer Vergütung, keine Rückmeldung, ob Therapieempfehlungen umgesetzt wurden und ggf. mit welchem Erfolg.

5.1.4 Geriatrische Rehabilitation, andere Rehabilitationsmaßnahmen

Geriatrische Rehabilitation: In vielen Bundesländern bestanden oder bestehen geriatrische Rehabilitationskliniken nach § 111 SGB V. Im Gegensatz zu den Patienten einer Akutgeriatrie (nach § 109 SGB V) müssen bestimmte Kriterien an die Rehabilitationsfähigkeit eines Patienten erfüllt sein. Dazu gehören stabile Vitalparameter (Herz-Kreislauf, Atmung, Puls, Blutdruck, Temperatur), eine abgeschlossene Diagnostik bezüglich der rehabilitationsbegründenden Erkrankungen, allgemeine psychische und physische Belastbarkeit des Patienten für die geplanten Reha-Maßnahmen und eine ausreichende Selbstständigkeit in den ADL.
In vielen Rehakliniken ist es z. B. erforderlich, dass sich ein Patient selbstständig waschen und ankleiden kann und ohne Hilfe den Speisesaal erreicht.
Es empfiehlt sich, bei der Patientenanmeldung die Anforderungen direkt mit der jeweiligen Reha-Klinik abzuklären.
Ambulante/mobile geriatrische Rehabilitation: Diese Arten der geriatrischen Rehabilitation sind überwiegend an Hausarztpraxen angebunden. Es gibt aber auch geriatrische Fachabteilungen, die eine mobile Rehabilitation vorhalten, d.h. Therapeuten kommen direkt zu den Patienten in die Häuslichkeit.
Andere Rehabilitationen: Je nach Krankheitsbild kommen z. B. auch orthopädische, neurologische oder kardiologische Rehabilitationen für eine Anschlussheilbehandlung infrage. Die Bundesarbeitsgemeinschaft für Rehabilitation hält online zahlreiche Informationen bereit, so z. B. vollständige Adressenverzeichnisse von Einrichtungen (www.bar-frankfurt.de).

5.2 Dokumentation und Evaluation der Therapie

5.2.1 Geriatrische Teamsitzung

Die **geriatrische Teamsitzung (Teambesprechung)** ist das „Hochamt der Geriatrie“. Die Teambesprechung ist zum einen eine notwendige Voraussetzung, um geriatrische Komplexpauschalen für die **stationäre Behandlung** abrechnen zu dürfen (in der teilstationären Behandlung [Tagesklinik] ist keine Teamsitzung vorgeschrieben), zum anderen ist die Teamsitzung der höchste Beschlusskörper für die Evaluation der bisherigen und die Planung der weiteren Behandlung eines Patienten.
Die geriatrische Teamsitzung erfordert sowohl die Anwesenheit der fachärztlichen Behandlungsleitung (Geriater), der auch die Moderation der Sitzung übernehmen soll, als auch die Anwesenheit aller anderen Berufsgruppen. Die Mitglieder des geriatrischen Teams bringen sich auf Augenhöhe in die Diskussion und Entscheidungen ein, wobei bei Uneinigkeit der ärztliche Behandlungsleiter das letzte Wort hat.

Die strengen strukturellen Auflagen des Gesetzgebers zur Erbringung stationärer geriatrischer Leistungen, die höchstrichterlich in ihrer Berechtigung bestätigt wurden und die zunehmend durch die Kostenträger bzw. die MDK überprüft werden, stellen auf der anderen Seite sicher, dass Fachabteilungen mit den entsprechenden strukturellen Voraussetzungen ein Alleinstellungsmerkmal für die Erbringung der geriatrischen Therapie haben.

Dokumentation

Das Bundessozialgericht (BSG) hat in seinem Urteil B 1 KR 19/17 R vom 19.12.2017 die **Dokumentationspflichten der Teamsitzung** noch einmal präzisiert und zum Teil verschärfte Vorgaben aufgestellt, die über die in der OPS geforderten Anforderungen hinausgehen.
Unter Beteiligung aller Berufsgruppen müssen die individuell erreichten Behandlungsergebnisse und die weiteren Behandlungsziele in den wöchentlichen Teambesprechungen schriftlich dokumentiert werden. Der Umfang der Dokumentation hat sich an dem Ziel zu orientieren, den individuellen Rehabilitationsprozess transparent und die therapeutisch-rehabilitativen Maßnahmen plausibel zu machen. Dazu müssen die Beiträge der patientenbezogen beteiligten Berufsgruppen dokumentiert sein, aber auch die Beiträge der Berufsgruppen, die ggf. im Einzelfall nicht an der Behandlung eines individuellen Patienten beteiligt sind. Die Nennung von Globalzielen („Verbesserung der Mobilität") genügt nicht.
Es hat sich bewährt, in der Teambesprechung eine **zweifache Dokumentation** anzufertigen:

- Dokumentation der anwesenden Personen und Zugehörigkeit zu einer Berufsgruppe (der MDK darf anlassbezogen namentliche Anwesenheitslisten anfordern [die Initialen der Namen reichen aus]).
- Patientenindividuelle Dokumentation (diese Dokumentation muss nicht von jedem Anwesenden abgezeichnet werden; sie kann auch vollelektronisch erfolgen).

5

Formulierung von Therapiezielen

Die **wesentliche Aufgabe der Teambesprechung** ist die Formulierung von Therapiezielen aufgrund der Befunde aus Assessments und Untersuchungen sowie der individuellen Patientenwünsche, der Machbarkeit, der Prioritätensetzung und zahlreicher anderer Faktoren.
In den meisten Kliniken finden Teambesprechungen zu einem festen wöchentlichen Zeitpunkt statt. Grundsätzlich wird jeder Patient besprochen, der sich zum Zeitpunkt der Teambesprechung stationär befindet. Voraussetzung ist allerdings, dass die wesentlichen Assessments abgeschlossen sind und die Berufsgruppen den Patienten kennengelernt haben. Sinnvolle Beschlüsse zu einem Behandlungsfall sind deshalb am Aufnahmetag und am Tag danach eher selten möglich. Es kann aber auch vorkommen, dass die erste Teambesprechung zu einem Behandlungsfall erst 1 Wo. nach Aufnahme stattfindet. Dies ist formal nicht zu beanstanden, das Team muss sich aber darüber bewusst sein, dass der stationäre Aufenthalt ggf. schon zur Hälfte vorbei ist. Bei Abrechnung einer OPS 8-550.2 finden i.d.R. Teambesprechungen pro Behandlungsfall statt.

Merke

Findet die Teambesprechung immer an demselben Wochentag statt und fällt dieser auf einen Feiertag, muss die Teambesprechung auf den Tag davor oder danach verlegt werden.

Zielformulierung: Eine wöchentliche Teambesprechung impliziert, dass Zwischenziele definiert und ihre Erreichung in einer weiteren Teambesprechung evaluiert werden. Es müssen aber auch langfristige Ziele formuliert werden. In Teambesprechungen werden jedem Behandlungsfall gewöhnlich max. 5–10 min eingeräumt (meist eher 5 als 10 min). Bei Anwesenheit von etwa 6–7 Berufsgruppen bedeutet dies für jeden Teilnehmer eine nur kurze Redezeit, wenn auch noch über die unterschiedlichen Redebeiträge diskutiert werden soll (es soll!). Es ist deshalb naheliegend, dass die Teambesprechungen gut vorbereitet werden müssen und sich jeder Teilnehmer der Teambesprechung konkrete Gedanken macht, was er den anderen Teammitgliedern über einen Patienten sagen möchte. An oberster Stelle steht, dass jeder Teilnehmer seine Patienten persönlich gut kennt. Dies ist im Klinikalltag nicht immer möglich (Schichtwechsel, Urlaube, wechselnde Zuständigkeiten etc.). Die kollegiale Information über den Patienten erfolgt deshalb im Vorfeld. Falls kein persönlicher Austausch möglich ist, erfolgen eine möglichst informative schriftliche Dokumentation und eine detaillierte Übergabe.
Es ist sinnvoll, bereits vorab relevante Befunde und Vorschläge für Therapieziele in das Teamprotokoll einzutragen. Es versteht sich aber von selbst, dass konkrete Beschlüsse über Therapieziele erst im Team getroffen werden. Das Protokoll der Teamsitzung (wichtiges Dokument der Krankenakte!) wird während der Teambesprechung abgeschlossen. Verantwortlich dafür ist der ärztliche Dienst.
In vielen geriatrischen Kliniken wird an der Verbesserung der Qualität der Teambesprechungen und der Dokumentation der Teamprotokolle gearbeitet. Eine besondere Herausforderung ist die Formulierung von Therapiezielen. Dabei hat sich das **SMART-Konzept** bewährt, das ursprünglich aus dem Projektmanagement (oder auch Personalmanagement) kommt, aber auf den medizinischen Bereich gut übertragen werden kann. SMART ist ein Akronym für **S**pecific, **M**easurable, **A**chievable, **R**easonable und **T**ime Bound (▶ Abb. 5.2):

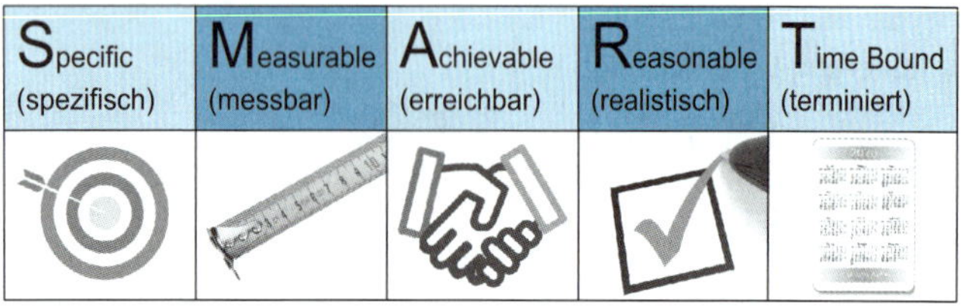

Abb. 5.2 SMART-Konzept [L141, J787]

- **Specific** (spezifisch): Ziele müssen eindeutig definiert sein, d.h. so spezifisch wie möglich und nicht vage. Wichtige Fragen bei der Formulierung von Zielen:
  - Was soll erreicht werden?
  - Warum ist dieses Ziel wichtig?
  - Wer ist an der Umsetzung beteiligt?
  - Wo erfolgt die Umsetzung?
  - Welche Ressourcen sind erforderlich, wo liegen die Limitierungen?
- **Measurable** (messbar): Ziele müssen messbar, d.h. objektivierbar sein. Beispiele aus dem klinischen Alltag: Gehstrecke, DEMMI-Score (▶ Abb. 5.3), Trinkmenge, aufgenommene Kalorien, Gewichtszunahme, Schmerzmittelverbrauch, Häufigkeit eines Verbandwechsels etc.

De Morton Mobility Index (DEMMI)

	0	1	2
Bett			
1. Brücke	□ nicht möglich	□ möglich	
2. Auf die Seite rollen	□ nicht möglich	□ möglich	
3. Vom Liegen zum Sitzen	□ nicht möglich	□ geringe Unterstützung □ Supervision	□ selbstständig
Stuhl			
4. Sitzen im Stuhl ohne Unterstützung	□ nicht möglich	□ 10 Sek.	
5. Aus dem Stuhl aufstehen	□ nicht möglich	□ geringe Unterstützung □ Supervision	□ selbstständig
6. Aus dem Stuhl aufstehen, ohne die Arme zu Hilfe zu nehmen	□ nicht möglich	□ möglich	
Statisches Gleichgewicht (ohne Gehhilfe)			
7. Ohne Unterstützung stehen	□ nicht möglich	□ 10 Sek.	
8. Stehen mit geschlossenen Füßen	□ nicht möglich	□ 10 Sek.	
9. Auf den Fußspitzen stehen	□ nicht möglich	□ 10 Sek.	
10. Im Tandemstand mit geschlossenen Augen stehen	□ nicht möglich	□ 10 Sek.	
Gehen			
11. Wegstrecke +/- Gehhilfe Gehhilfe (kennzeichnen): keine / Gehbock / Stock / Rollator / andere	□ nicht möglich □ 5 m	□ 10 m □ 20 m	□ 50 m
12. Selbstständiges Gehen	□ nicht möglich □ geringe Unterstützung □ Supervision	□ selbstständig mit Gehhilfe	□ selbstständig ohne Gehhilfe
Dynamisches Gleichgewicht (ohne Gehhilfe)			
13. Stift vom Boden aufheben	□ nicht möglich	□ möglich	
14. Vier Schritte rückwärts gehen	□ nicht möglich	□ möglich	
15. Springen	□ nicht möglich	□ möglich	
ERGEBNISSE DER SPALTEN			

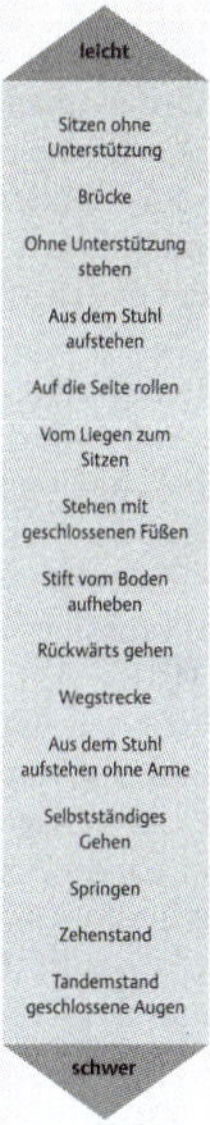

ROHWERT /19
(Summe der Spaltenergebnisse)

DEMMI-SCORE /100
(MDC_{90} = 9 Punkte; MCID = 10 Punkte)*

DEMMI-Rohwert Umrechnungstabelle

Rohwert	0	1	2	3	4	5	6	7	8	9	10	11	12	13	14	15	16	17	18	19
DEMMI-Score	0	8	15	20	24	27	30	33	36	39	41	44	48	53	57	62	67	74	85	100

Name Patient: ______________________ Kommentare:
Datum: ______________________
Name Tester: ______________________
Unterschrift: ______________________

* MDC = Minimal Detectable Change (Eine Veränderung von bis zu 9 Punkten zwischen zwei Messzeitpunkten kann messfehlerbasiert sein und ist daher nicht klinisch relevant.)
MCID = Minimal Clinically Important Difference (Erst bei einer Veränderung von mindestens 10 Punkten ist die Mobilitätsverbesserung des Patienten klinisch als relevant einzustufen.)

Abb. 5.3 De Morton Mobility Index (DEMMI) [F1042]

- **Achievable** (erreichbar): hinter diesem Stichwort steckt sowohl die konkrete Erreichbarkeit eines Ziels (attainable), aber auch „accepted" (akzeptiert), „assignable" (einem bestimmten Verantwortlichen zuweisbar), „aspirational" (erstrebenswert) oder „appropriate" (angemessen).
  Die Erreichbarkeit ist häufig der kritischste Punkt. Ein Patient mit einer länger dauernden demenziellen Entwicklung, der ein akutes Delir entwickelt, wird kognitiv voraussichtlich nicht besser werden, als er vor dem Delir gewesen ist. Ein Patient mit maximal Zimmermobilität vor einer Schenkelhalsfraktur wird nach Remobilisierung kaum eine außerhäusliche Mobilität erreichen.
- **Reasonable** (realistisch): Das Ziel muss realistisch erreichbar sein. Manchmal wird das R auch als „relevant" gedeutet.
- **Time Bound** (terminiert): Das Ziel muss in einer vorab definierten Zeit erreichbar sein. Dieser Punkt hat häufig für die Planung eines stationären

Aufenthalts (z. B. geriatrisch-frührehabilitative Komplextherapie) eine große Bedeutung. Für viele Krankheitsbilder gibt es Erfahrungswerte, was während eines 2- bis 3-wöchigen stationären Aufenthalts erreichbar ist.
Im Projektmanagement unterscheidet man kurz- und mittelfristige Ziele (taktische Ziele) und langfristige Ziele (strategische Ziele). Übertragen auf eine klinische Situation könnte ein kurzfristiges Ziel nach plötzlicher Immobilisierung sein, dass der Patient während des stationären Aufenthalts in der ersten Woche lernt, sich selbstständig an die Bettkante zu setzen, in der zweiten Woche mit Hilfe in den Stuhl/Rollstuhl transferiert wird und in der dritten Woche den Transfer selbstständig schafft. Ein langfristiges Ziel wäre, die Aufrechterhaltung des stationären Therapieerfolgs nach Rückkehr in die Häuslichkeit und zusätzlich die Erreichung einer selbstständigen Rollstuhlmobilität.
Die Zeitachse spielt aber auch auf der Ebene der verbleibenden Lebenszeit eine wichtige Rolle bei der Formulierung von Zielen.

Das SMART-Akronym ist auch zu **SMARTER** erweitert worden, wobei das **E für Effizienz** (Aufwand-Nutzen-Relation, Ressourcenverbrauch) und das **R für Reviewed** (im Sinne von evaluiert) stehen.
Im Projektmanagement wird immer auf die **schriftliche Dokumentation der Ziele** in einem Projektplan und die periodische Überprüfung der (Teil-)Umsetzung (Milestones) Wert gelegt. Darüber hinaus werden die Ziele in vorgegebenen Abständen überprüft (haben sie sich geändert?) und ggf. angepasst. Diese Schritte werden in den Teambesprechungen vollzogen.

5

5.2.2 Qualitätssicherung

Es stehen verschiedene Instrumente zur Qualitätssicherung zur Verfügung. Die beiden bedeutendsten sind **GEMIDAS Pro** und das **Qualitätssiegel Geriatrie.**

GEMIDAS Pro

Der Bundesverband Geriatrie e.V. hat das geriatrische Minimum-Data-Set GEMIDAS Pro entwickelt. Geriatrische Einrichtungen, die ihre Daten einspeisen, dürfen auch an den Auswertungen teilnehmen.

Qualitätssiegel Geriatrie

Das Qualitätsmanagement von geriatrischen Einrichtungen kann, wie das aller Krankenhäuser, durch ein geeignetes Instrument zertifiziert werden (meist KTQ, ISO 9001 oder EQFM). Das Qualitätssiegel Geriatrie des Bundesverbandes Geriatrie beruht auf dem Verfahren nach DIN EN ISO 9001. Es ist sowohl im akutgeriatrischen Bereich als auch in der Reha-Geriatrie anwendbar. Es kann ohne ein Grundzertifikat erworben werden. An der Zertifizierung ist die Firma EQ ZERT beteiligt (www.eqzert.de; www.bv-geriatrie.de/qualitaet/qualitaetssiegel-geriatrie).

5.3 Delegation

5.3.1 Grundlagen

- Übertragung von Aufgaben, Kompetenzen und Verantwortung auf andere, i.d.R. hierarchisch nachgeordnete Mitarbeiter oder organisatorische Einheiten.
- Die Delegation innerhalb medizinischer Einrichtungen erfolgt normalerweise im Rahmen zuvor festgelegter Aufgabenverteilungen.

- Die Delegation erfolgt auch als **Kompetenzdelegation** an andere Berufsgruppen, die aufgrund ihrer fachlichen Qualifikation eher in der Lage sind, eine Aufgabe zu erfüllen.
- Die Delegation von Aufgaben setzt die Weisungsbefugnis der Delegationsgeber voraus.
- Die Delegationsgeber müssen sich von der Kompetenz und Motivation und ggf. dem weiteren Unterstützungsbedarf der Delegationsnehmer überzeugen.
- Formale Qualifikationen gelten i. d. R. als Nachweis der Kompetenzen der Delegationsnehmer.
- Die Delegationsnehmer müssen prüfen, ob sie über die jeweils nötige Kompetenz und sonstige Ressourcen verfügen, um die delegierte Aufgabe übernehmen können.
- Die Delegation kann von beiden Seiten abgelehnt werden.

5.3.2 Nicht delegationsfähige medizinische Aufgaben

- Anamnese, Untersuchungen des Patienten, Bewertung/Befundung auch durch andere erbrachte Ergebnisse und Diagnostik
- Indikationsstellung
- Invasive diagnostische Eingriffe
- Therapieentscheidung und Monitoring
- Aufklärung und Beratung des Patienten
- Operative Eingriffe
- Psychotherapie

5.4 Der geriatrische Patient in der zentralen Notaufnahme

Im Vergleich zu jüngeren Patienten stellen sich ältere Menschen, insbesondere >80-Jährige, häufiger in der Notaufnahme vor, kommen jedoch später zur Vorstellung und öfter mit dem Rettungsdienst. Sie nehmen mehr Zeit und Ressourcen in der Notaufnahme in Anspruch, werden häufiger stationär aufgenommen und haben ein hohes Risiko, wieder vorstellig zu werden. In der Gruppe der alten Patienten sind Morbidität und Mortalität höher als bei jüngeren Patienten, ebenso funktioneller Abbau und das Risiko, institutionalisiert zu werden. Chronologisches Alter allein ist jedoch kein Kriterium, um von einer schlechteren Prognose auszugehen, zumal andere Faktoren, wie Komorbidität oder späte Diagnosestellung einen weit größeren Einfluss haben.

Exemplarische Besonderheiten geriatrischer Patienten:

- **Geriatrischer Patient:** Definition weniger über Alter als über Multimorbidität, erhöhte Vulnerabilität, Komorbidität, Risiko der Chronifizierung und des Autonomieverlusts.
- **Hochrisikopatient:** komplexe Problemstellung mit Behandlungsdringlichkeit.
- **Triagesystem:** auch bei schwerwiegenden Erkrankungen stehen oft Allgemeinsymptome im Vordergrund. Deshalb besteht eine Gefahr der Fehleinschätzung mit einer zu geringen Triage.
- **Häufigkeit:** etwa 30% >70-jährige, 20% >80-jährige Patienten. In einigen Fachabteilungen zeigt sich ein überproportionaler Anstieg älterer Patienten. Auf einer Intensivstation ist inzwischen etwa jeder sechste Patient >80 J. alt.

- **Anamnese:** optimale Bedingungen herstellen, geräuscharmes Umfeld, erforderliche Hilfsmittel wie Brille oder Hörgerät sollten beim Patienten sein.
- **Ersteinschätzung:** durch Geriater oder Screening mithilfe des ISAR-Fragebogens, wenn nötig weiteres geriatrisches Assessment und nachfolgend spezifische geriatrische Behandlung.
- **Begleiterkrankungen:** 3–9 Begleiterkrankungen sind zu erwarten, bis zu 12 % aller Krankenhausaufenthalte sind auf Polypharmazie mit Neben- und Wechselwirkungen zurückzuführen.
- **Atypische Symptomatik:** asymptomatische oder oligosymptomatische Verläufe. Infektionen in bis zu 30 % der Fälle ohne erhöhte Temperatur oder bronchiale Infekte liegen vor, obwohl das Kardinalsymptom „Husten" fehlt. Oft wird Verschlechterung des Allgemeinzustands, verminderte Mobilität, Nahrungsverweigerung, Schläfrigkeit, neue Kognitionseinschränkung angegeben.
- **Delir als Notfall:** Ein Delir ist ein Syndrom, akut auftretende Verwirrtheit, als Abgrenzung von Demenz. Es weist auf eine andere zugrunde liegende Problematik hin.

Geriatrische Therapiekonzepte in der stationären Behandlung älterer, geriatrischer Patienten sind wirksam. Daher ist es wichtig, diese Patienten bereits bei der (Not-) Aufnahme zu erkennen und wenn möglich in die geriatrische Weiterbehandlung zu übergeben.

5

5.4.1 Screening

ISAR-Score

ISAR steht für „Identification Of Seniors At Risk" (▶ Tab. 5.1). Es wird als Screening-Instrument für ältere Menschen in der Notaufnahme empfohlen. Die Fragen werden entweder vom Patienten selbst oder seinen Angehörigen mit „Ja" oder „Nein" beantwortet. Für jede Ja-Antwort wird 1 Punkt vergeben. Bei > 2 Punkten wird eine weitere geriatrische Evaluation empfohlen. Nach ISAR kommt ein Patient für ein geriatrisches Management infrage, wenn

- das Alter ≥ 75 beträgt,
- ein ISAR-Punktwert von > 2 Punkten erhoben wird,
- der Patient Orientierungsstörungen aufweist,
- ein primär geriatrisches Problem vorliegt,
- klinischer Bedarf/besondere Herausforderung bestehen.

Tab. 5.1 ISAR – Geriatrisches Screening [F1042-002][1]

Hilfebedarf	1. Waren Sie vor der Erkrankung oder Verletzung, die Sie in die Klinik geführt hat, auf regelmäßige Hilfe angewiesen?	□ Ja □ Nein	1 0
Akute Veränderung des Hilfebedarfs	2. Benötigten Sie in den letzten 24 h mehr Hilfe als zuvor?	□ Ja □ Nein	1 0
Hospitalisation	3. Waren Sie innerhalb der letzten 6 Mon. für einen oder mehrere Tage im Krankenhaus?	□ Ja □ Nein	1 0
Sensorische Einschränkung	4. Haben Sie unter normalen Umständen erhebliche Probleme mit dem Sehen, die nicht mit einer Brille korrigiert werden können?	□ Ja □ Nein	1 0

Tab. 5.1 ISAR – Geriatrisches Screening (*Forts.*)			
Kognitive Einschränkung	5. Haben Sie ernsthafte Probleme mit dem Gedächtnis?	□ Ja □ Nein	1 0
Multimorbidität	6. Nehmen Sie pro Tag ≥6 verschiedene Medikamente ein?	□ Ja □ Nein	1 0
Jedes Ja wird mit einem Punkt bewertet. Ab einer Punktzahl von >2 Punkten wird eine weitere geriatrische Evaluation empfohlen.			
Seniorfriendly Hospitals 2004/Malteser Krankenhaus Köln 2017			

Qualitätsindikatoren

- Obligatorischer Ausschluss eines Delirs in der Notaufnahme
- Identifizierung eines geriatrischen Handlungsbedarfs im Aufnahmeprozess
- Medikamentenanamnese inklusive Plausibilitätsprüfung zum Aufnahmezeitpunkt
- Identifikation möglicher Sturzrisiken
- Geriatrisches Fachwissen und soziale Kompetenz im Team

5.4.2 Geriatrische Notfälle

Vorstellungsgründe

Delir: Das Delir wird definiert als Bewusstseinsstörung mit vorübergehenden Einschränkungen der kognitiven Leistung, der Wahrnehmung und der Aufmerksamkeit mit tageszeitlichen Schwankungen. Es handelt sich um einen prinzipiell reversiblen Zustand.

AZ-Verschlechterung: Hierunter werden Symptome wie allgemeine Schwäche, Inappetenz, Schläfrigkeit, Verwirrtheit, vermehrte Stürze und anderes verstanden. Diese unspezifischen Merkmale können Zeichen einer ernsthaften Krankheit sein, zumindest wenn sie plötzlich auftreten und progredient verlaufen.

Stürze: Stürze sind ein großes Problem im Alter. Die Ursachen sind multifaktoriell, zumeist liegen intrinsische und extrinsische Gründe vor. Etwas mehr als die Hälfte der Patienten bleibt unverletzt. Verletzungen, mit denen Patienten in der Notaufnahme vorstellig werden:

- 20–30 % der Patienten haben kleinere Verletzungen.
- Etwa 10 % haben relevante Verletzungen mit Krankenhausbehandlung.
- Rund 5 % haben Frakturen an Handgelenk, Fuß- und Sprunggelenk, Becken,
- 1–2 % haben hüftgelenksnahe Frakturen.

Diarrhö: Die Durchfallerkrankung alter Menschen wird hier als geriatrischer Notfall aufgenommen, da alte Menschen mit dem Wasser- und Elektrolytverlust wesentlich schneller als jüngere Menschen dehydrieren. Die akute Diarrhö erfordert deshalb eine schnelle Abklärung und Therapie mit Ausgleich des Wasserverlusts, um Folgen der Dehydratation abzuwenden.

Verdacht auf Gewalt und Vernachlässigung

Gewalt gegen alte Menschen kommt sowohl im familiären als auch im institutionellen Umfeld vor. In der Notaufnahme müssen Behandler auch diese Möglichkeit für Verletzungen einbeziehen. Dabei geht es um ein frühzeitiges Erkennen und Eingreifen, um weitere Übergriffe zu verhindern. Direkte körperliche Gewalt kommt dabei seltener vor als die Vernachlässigung. **Hinweise können sein:**

- Untypische Verletzungsmuster
- Fragwürdige Anamnese (kann der Patient sich selbst verletzt haben?)
- Großflächige, ungewöhnliche Hämatome, Ablederungen (besonders bei immobilen Patienten)
- Zeichen der Vernachlässigung: Verschmutzung, Hygienemängel, Hautveränderungen, Wunden, Untergewicht, Exsikkose
- Doctor-Hopping (durch Angehörige initiiert)

Bei Verdacht:
- Beratung im Team empfohlen
- Beratung mit weiteren Kollegen
- Absprache mit Abteilungsleitung
- Absprache mit Rechtsabteilung
- Beratung durch Betreuungsgericht
- Beratung durch Polizei
- Schweigepflicht beachten

5.5 Entlassung

5.5.1 Allgemeines

Mit dem Krankenhausstrukturgesetz (KHSG) wurde im § 39 Abs. 1a SGB V ein Anspruch des Patienten auf ein umfassendes Entlassungsmanagement festgeschrieben. Den geriatrischen Kliniken war schon vor Beschluss dieses Gesetzes die Notwendigkeit eines guten Entlassungsmanagements bekannt und es wurde weithin praktiziert. Andere Krankenhausdisziplinen haben hier teilweise großen Nachholbedarf.

Hintergrund

Den Krankenhäusern fallen für den Prozess des Entlassungsmanagements und für die Gestaltung des Übergangs vom stationären zum ambulanten Sektor wesentliche Aufgaben zu. Von der Aufnahme des Patienten an und während des gesamten Aufenthalts und Behandlungsverlaufs müssen wichtige Entscheidungen und erforderliche Maßnahmen getroffen werden, um einen sicheren Übergang zum ambulanten Sektor zu gewährleisten. Problematische Entwicklungen nach der Entlassung haben ihren Ursprung häufig schon während des stationären Aufenthalts, wenn keine systematische Ermittlung der nachstationären Anforderungen stattfindet. Versorgungsbrüche erhöhen häufig das Risiko gesundheitlicher Komplikationen sowie sozialer Probleme, insbesondere im geriatrischen Bereich. Sie können die Genesung der Patienten sowie deren Lebens- und Versorgungssituation negativ beeinflussen und zu dem sog. **Drehtüreffekt** mit häufiger Wiederaufnahme führen.

Begriffsbestimmung

Das Entlassungsmanagement beschreibt generell den Vorgang der Überleitung von Patienten aus der stationären Versorgung in die ambulante Weiterversorgung. Das Entlassungsmanagement
- ist ein umfassender Prozess, der mehrere Handlungsschritte von der stationären Aufnahme des Patienten bis zu dessen Entlassung einschließt.
- fokussiert auf den Versorgungsbedarf beim Übergang vom Krankenhaus zu den nachsorgenden Leistungserbringern.
- dient der Unterstützung der Patienten beim Wechsel der Versorgungsumgebung.

Voraussetzungen

- Abläufe und Verantwortlichkeiten sind festgelegt.
- Die Rahmenbedingungen für das Entlassungsmanagement sind festgelegt.
- Entlassungsverantwortliche sind zur Koordination des Entlassungsprozesses befähigt.
- Die Versorgungsrisiken und der Unterstützungsbedarf sind erkannt, Maßnahmen werden initiiert.
- Die Kommunikation zwischen den prozessteilnehmenden Leistungserbringern findet rechtzeitig statt und alle notwendigen Informationen werden übermittelt
- Die Evaluierung der im Rahmen der Entlassungsplanung initiierten Maßnahmen erfolgt regelmäßig.

Ziele des Entlassungsmanagements

- Die Gewährleistung der kontinuierlichen Versorgung
- Die Verbesserung der Kommunikation zwischen den beteiligten ambulanten oder stationären Versorgungsbereichen
- Die Sicherstellung eines Ansprechpartners nach der Entlassung
- Die Entlastung von Patienten und Angehörigen
- Vermeidung weiterer ungeplanter Wiederaufnahmen ins Krankenhaus
- Vermeidung einer ambulanten Notfallbehandlung nach der Entlassung
- Vermeidung von Versorgungslücken nach Beendigung der Krankenhausbehandlung

Der Patient

- fühlt sich selbstbestimmt und kompetent im Versorgungsprozess.
- erfährt Unterstützung in seinem Selbstmanagement.
- wird bedarfsgerecht und zeitnah nachbehandelt und weiterversorgt.

5

5.5.2 Neue Regelungen

Neu in den seit dem 1. Oktober 2017 geltenden Regelungen ist für die Krankenhäuser, dass sie die Möglichkeit haben, auch Arznei-, Verbands-, Heil- und Hilfsmittel sowie häusliche Krankenpflege zu verordnen. Sie können auch die Arbeitsunfähigkeit feststellen.

Die Deutsche Krankenhausgesellschaft (DKG) hat eine Umsetzungshilfe zum Rahmenvertrag über das Entlassmanagement erarbeitet. Es sollten v.a. lokale Regelungen beachtet werden, da verschiedene Krankenhäuser abweichende Umsetzungslevels erreicht haben.

Patienten müssen zuerst schriftlich über das Entlassmanagement informiert werden und in die Durchführung schriftlich einwilligen. Diese Information und die Einwilligung sollten bereits bei der Aufnahme vermittelt bzw. eingeholt werden (→ Aufnahmebüro).

Bei Zustimmung soll ein geeignetes Assessment zum Entlassmanagement durchgeführt und auf dieser Basis ein Entlassplan für den Patienten erstellt werden. Zu beteiligen sind alle Berufsgruppen, die beim jeweiligen Patienten für das Entlassmanagement benötigt werden, also neben Ärzten und Pflege auch Sozialdienst und Therapeuten.

Verordnungsrecht

Krankenhäuser können im Rahmen des Entlassmanagements Arzneimittel, Heilmittel und Hilfsmittel verordnen, auch häusliche Krankenpflege oder AU-Bescheinigungen, soweit dies für die Versorgung des Versicherten unmittelbar nach der Entlassung erforderlich ist. Sie müssen dies aber nicht tun (keine

allgemeine Verpflichtung). Die Erforderlichkeit hat sich sowohl an den medizinischen als auch an den organisatorischen Aspekten zu orientieren. Ist der Patient nach seiner Entlassung aus der Krankenhausbehandlung in der Lage, rechtzeitig einen niedergelassenen Vertragsarzt aufzusuchen und sich dort die notwendigen Leistungen verordnen zu lassen, ist eine Verordnung durch das entlassende Krankenhaus nicht erforderlich, da keine Versorgungslücke entsteht. Es versteht sich von selbst, dass im geriatrischen Bereich Verordnungen mit Augenmaß umgesetzt werden, um zwischen Aufwand, Zweckmäßigkeit und einer eventuell vorhandenen Anspruchshaltung einen notwendigen Ausgleich herzustellen.
Das Verordnungsrecht besteht im Krankenhaus auch für Ärzte ohne Facharztstatus, wenn diese unter fachärztlicher Aufsicht oder Anleitung stehen.
Mögliche Verordnungen können für einen Zeitraum von bis zu 7 Kalendertagen vorgenommen werden. Bei Arzneimitteln sind Packungen mit dem kleinsten Packungsgrößenkennzeichen zu verordnen. Patienten sind darauf hinzuweisen, dass Arzneimittelverordnungen innerhalb von 3 Werktagen in einer öffentlichen Apotheke einzulösen sind – danach ist eine Abgabe nicht mehr zulässig. Die Verordnung ist grundsätzlich am Tag der Entlassung auszustellen; Ausfertigungsdatum und Entlassungsdatum sind daher identisch und dieser Tag wird in die 3-Tage-Frist der Gültigkeit der Verordnung mit eingerechnet.
Bei der Verordnung von Arzneimitteln gelten die gesetzlichen und untergesetzlichen Regelungen, z. B. als wichtigstes Regelwerk die Arzneimittel-Richtlinie (AM-RL). Diese Regelwerke sind gewöhnlich den niedergelassenen Vertragsärzten eher bekannt als den Krankenhausärzten, deshalb besteht Schulungsbedarf für im Krankenhaus tätige Ärzte.
Auch Betäubungsmittel können (und sollen) im Rahmen des Entlassmanagements verordnet werden. Es gelten das Betäubungsmittelgesetz (BtMG) und die Betäubungsmittel-Verschreibungsverordnung (BtMVV). BtM-Rezeptvordrucke werden von der Bundesopiumstelle des BfArM (Bundesinstitut für Arzneimittel und Medizinprodukte) ausschließlich personenbezogen für einen Arzt herausgegeben und sind nur zu dessen persönlicher Verwendung bestimmt. **Cave:** nicht mit BtM-Anforderungsscheinen für den Stationsbetrieb verwechseln.
Verordnungssteuerung und Aut-idem-Regelung: Arzneimittelverordnungen im Rahmen des Entlassmanagements sollen grundsätzlich unter der Wirkstoffbezeichnung erfolgen, die Ersetzung durch ein wirkstoffgleiches Präparat (aut idem) sollte möglichst nicht ausgeschlossen werden. Öffentliche Apotheken sind verpflichtet, die Ersetzung durch ein wirkstoffgleiches Präparat vorzunehmen, für das ein Rabattvertrag mit der Krankenkasse des Patienten besteht (oder, soweit nicht vorhanden, eines der 3 preisgünstigsten Arzneimittel abzugeben). **Cave:** Bei einer Verordnung im Krankenhaus wird i.d.R. der umgekehrte Weg beschritten: Die Verordnung erfolgt nach Handelsnamen entsprechend der Hausliste der Apotheke des Krankenhauses, es sei denn, es gibt Gründe für eine krankenhausinterne Aut-idem-Verordnung.
Verordnung von Heilmitteln: Die Verordnung von Heilmitteln erfolgt nach der Heilmittel-Richtlinie (HeilM-RL) des G-BA. Verordnungsfähige Heilmittel finden sich auf der Homepage des G-BA (www.g-ba.de). Auch Heilmittel dürfen nur für einen Zeitraum von 7 Kalendertagen verordnet werden.
Verordnung von Hilfsmitteln: Für die Verordnung ist die Hilfsmittel-Richtlinie des G-BA sowie das vom GKV-SV erstellte Hilfsmittelverzeichnis zu beachten. Bei **Verbrauchshilfsmitteln** gilt die 7-Tage-Frist; bei **Gebrauchshilfsmitteln,** die zur dauerhaften Verwendung bestimmt sind, gibt es keine Begrenzung der Verordnungsdauer. **Beachte:** Hilfsmittel, die einer individuellen Anpassung bedürfen, sollten i.d.R. nicht im Rahmen des Entlassmanagements verordnet werden

→ unmittelbare Erforderlichkeit der Verordnung zur Überbrückung einer Versorgungslücke prüfen. Ausnahmen sind möglich und müssen begründet werden (z. B. individuelle Anpassung von Beatmungsgeräten).
Verordnung von häuslicher Krankenpflege: Für die Verordnung ist die Häusliche Krankenpflege-Richtlinie (HKP-RL) zu beachten. Es gilt ebenfalls die 7-Tage-Frist. Wird häusliche Krankenpflege verordnet, ist der weiterbehandelnde Vertragsarzt zu informieren (am besten im ärztlichen Entlassbrief). Die HKP-RL enthält eine Liste der verordnungsfähigen Maßnahmen (Grundpflege, hauswirtschaftliche Versorgung und Behandlungspflege).
Die Verordnung von HKP ist genehmigungspflichtig durch die Krankenkasse. Das Krankenhaus hat den Versicherten bei der Durchführung des Genehmigungsverfahrens zu unterstützen. Es nimmt Kontakt zu den Kranken- und Pflegekassen auf, und zwar bevor ein entsprechender Leitungserbringer eingebunden wird. Die Maßnahmen sind nur genehmigungsfähig, wenn sie weder vom Versicherten noch von im Haushalt lebenden Angehörigen oder sonstigen Personen durchgeführt werden können. Auch diese Verordnungen sind spätestens am dritten Arbeitstag nach Ausstellung der Verordnung bei der Krankenkasse vorzulegen.
Bescheinigung der Arbeitsunfähigkeit: Das Krankenhaus kann eine AU für einen Zeitraum von bis zu 7 Kalendertagen feststellen. Es gilt die Arbeitsunfähigkeits-Richtlinie des G-BA (AU-RL). Der weiterbehandelnde Vertragsarzt ist über die AU-Feststellung zu informieren. Im geriatrischen Bereich kommt eine AU-Feststellung eher selten vor.

5.5.3 Pflegerische und ärztliche Entlassungsinformationen

Die Ziele des Entlassungsmanagements durch Ärzte liegen in der Gewährleistung der kontinuierlichen Versorgung, der Verbesserung der Kommunikation zwischen den beteiligten ambulanten oder stationären Versorgungsbereichen sowie der Vermeidung von Wiederaufnahmen. Im Krankenhaus eingeleitete Therapiemaßnahmen sollen weitergeführt werden. Dazu ist eine enge Vernetzung mit den nachbehandelnden Versorgern notwendig.

Pflegerische Entlassungsinformationen

Die wichtigsten Entlassungsinformationen im Überleitungsboden (Bundesverband Geriatrie 2017):

1. Hausarzt bzw. Fachärzte
2. Medizinische Entlassungsdiagnosen
3. Klinischer Verlauf
4. Allergien/paradoxe Reaktionen
5. Medikamentenplan
6. Pflegediagnosen (z. B. Kontinenzprofil, Mobilität)
7. Nachstationär relevante Pflegebedarfe
8. Pflegerelevante Risiken/Prophylaxen
9. Pflegekomplikationen (z. B. Dekubitus)
10. Pflegerelevante Ernährungsprobleme
11. Relevante Sozialanamnese/Unterstützungssysteme
12. Sonstige Dienstleister (z. B. Physiotherapie, Logotherapie)

Ärztliche Entlassungsinformationen

Die wichtigsten Entlassungsinformationen im Kurzarztbrief (Bundesverband Geriatrie 2017):

1. Aufnahmediagnosen
2. Entlassungsdiagnosen
3. Medikation
4. Medikamentenreaktionen/-unverträglichkeiten
5. Diagnosebezogene Medikation
6. Erforderliche medizinische Hilfsmittel
7. Erreichbarkeit des Stationsarztes
8. Angaben zu eingeleiteten Kurmaßnahmen/Anschlussheilbehandlung
9. Weiteres therapeutisches Prozedere
10. Empfehlungen zur weiteren Verordnungsnotwendigkeit/-dauer
11. Entlassmanagement
12. Konzeptskizze für ein Qualitätssicherungsverfahren

Die wichtigsten Entlassungsinformationen im Entlassungsbrief (Bundesverband Geriatrie 2017):

1. Entlassungsdiagnosen
2. Medikation
3. Medikamentenreaktionen/-unverträglichkeiten
4. Pathologische Untersuchungsbefunde
5. Durchgeführte Untersuchungen
6. Pathologische Laborbefunde
7. Durchgeführte Maßnahmen
8. Aufgetretene Komplikationen
9. Weiteres therapeutisches Prozedere
10. Diagnosebezogene Medikation

5.5.4 Patienten- und Angehörigeninformation

Patientenaufklärung: Die aktive Einbindung der Patienten in den Entlassungsprozess wird inzwischen als unumgänglich angesehen. Dabei wird die regelhafte Information, Schulung, Beratung und Aufklärung der Patienten durch die jeweiligen Professionen gefordert. **Aufklärung**

- über den weiteren Verlauf des Heilungsprozesses
- über mögliche oder zu erwartende Störungen
- über Notfallinterventionen
- über Möglichkeiten der Kompensation.

Ein weiteres Ziel ist es, die Patienten und Angehörige dahingehend zu informieren und ggf. zu schulen, dass sie sich im Entlassungsprozess sicher und selbstbestimmt fühlen und insbesondere an den Schnittstellen zwischen den Versorgungseinheiten für sich selbst Sorge tragen können. **Informationen**

- zu Ansprechpartnern nach der Entlassung
- über die weiteren Schritte der nachstationären Versorgung (Organisation der Anschlussheilbehandlung/Rehabilitation, Folgetermin bei einem weiterbehandelnden Arzt, Reha-Fachhandel)
- zur bedarfsgerechten Vorbereitung des häuslichen Umfelds (z. B. Beseitigung von Sturzgefahrenquellen, Haltevorrichtungen, Rampen an Treppen)
- zum Umgang mit der Pflegesituation zu Hause (mobilisieren, Körperpflege, besondere Hygienemaßnahmen)
- Verhaltensweisen, Tätigkeiten, Vermeidung und Vorsorge für die nachstationäre Phase
- über notwendige oder hilfreiche Materialien und Hilfsmittel sowie die Kostenübernahme

- zu Unterstützungsmöglichkeiten in der nachstationären Versorgung (ambulanter Pflegedienst, häusliche Krankenpflege)
- hinsichtlich einer angemessenen, therapieunterstützenden Ernährung des Patienten
- über die notwendigen Medikamente (Medikamentenplan)
- zu den einzunehmenden Medikamenten:
  - Welche neuen Medikamente gibt es?
  - Wie lange müssen die neuen Medikamente eingenommen werden?
  - Wann und wie oft sollen die Medikamente verabreicht werden?
  - Welche Haupt-, Neben- und Wechselwirkungen haben die Medikamente bzw. sind zu erwarten?

5.6 Therapiesysteme, -modelle und -konzepte

5.6.1 Geriatrisches Behandlungskonzept

Grundlagen

Die Geriatrie befasst sich mit den spezifischen Erkrankungen oder Unfallfolgen älterer, multimorbider Patienten. Der Fokus einer geriatrischen Behandlung richtet sich weniger auf eine einzelne Erkrankung und den akuten Behandlungsbedarf. Vielmehr stehen auf der Grundlage multidimensionaler Diagnosestellung die komplexen Zusammenhänge der verschiedenen gesundheitlichen Beeinträchtigungen im Mittelpunkt. Das geriatrische Behandlungskonzept folgt der aktivierend-rehabilitativen Versorgung. Hierunter wird eine therapeutische Versorgung verstanden, die alte und multimorbide Patienten in ihrem Unterstützungsbedarf unter Einbeziehung der persönlichen und sozialen Ressourcen fördert. Verfolgt werden die Aspekte:

- Beziehungen erhalten und fördern
- Förderung von Teilhabe
- Biografieorientierte Therapieangebote
- Mobilitätserhalt und -förderung
- Selbstfürsorge bzw. Hilfe zur Selbsthilfe

Der geriatrischen Versorgung liegt ein ganzheitlicher, interprofessioneller und interprofessioneller Anspruch zugrunde. Patienten und deren Angehörige werden frühzeitig in den Entscheidungsprozess einbezogen. Das aktuelle Gesundheitsproblem wird im Kontext alterstypischer Einschränkungen und Erkrankungen sowie der Lebenssituation mitsamt ihren Folge- und Wechselwirkungen gesehen. Ziel ist es, möglichst den Zustand vor dem Akutereignis und der Krankenhauseinweisung wiederherzustellen, die Selbstversorgung zu fördern, Pflegebedürftigkeit zu vermeiden und eine wünschenswerte Lebensgestaltung zu erreichen. Dabei richtet sich die Behandlung nicht nur auf das krankenhausinterne Geschehen, sondern darüber hinaus unter Berücksichtigung der jeweiligen Lebensrealität auf die Entlassungssituation mit Angeboten der ambulanten oder teilstationären Weiterversorgung. Geriatrische Versorgung ist demnach an ein Entlassungsmanagement gebunden.

Assessments, Diagnosen und Zielformulierung

Geriatrische Patienten zeichnen sich überwiegend durch hohe Abhängigkeit und Vulnerabilität in ihrer Versorgungsbeziehung aus. Deshalb braucht es evaluierte Assessments zur Bedarfserhebung und Diagnosestellung für alle Professionen sowie der Identifizierung der Präferenzen von Patienten und deren mitbetroffene Bezugspersonen. Erfolgt die Bewertung von Defiziten und Ressourcen nur oberflächlich und sind Bedarfserhebung und therapeutische und persönliche Zielformulierungen nur vage dargestellt, können Maßnahmen zufällig richtig oder zufällig falsch sein und fördern oder schaden. Auf der Basis theoretischer und praktischer Überlegungen werden für die Patienten im Teamprozess Ziele festgelegt und von allen Professionen deren spezifischer Beitrag bereitgestellt.

5.6.2 System der fördernden Prozesspflege

Grundlagen

Das System der fördernden Prozesspflege wurde von der Pflegewissenschaftlerin Monika Krohwinkel aus Forschungsarbeiten in der Akut- und Rehabilitationsversorgung von Schlaganfallkranken und in der Langzeitpflege in Deutschland und England entwickelt. Es stellt die spezifischen Aufgaben der Pflegeberufe im therapeutischen Prozess heraus. Dabei geht es darum, wie pflegebedürftige Personen und ihre mitbetroffenen Bezugspersonen im Pflegeprozess gefördert werden können, um vorhandene Fähigkeiten und Ressourcen zu erhalten, weitere zu erlangen und wiederzuerlangen. Die Aufgabe der Pflegeberufe im therapeutischen Team besteht darin, aus der Pflegesituation heraus Möglichkeiten zu erfassen oder zu entwickeln, die den Patienten und ihren Bezugspersonen helfen, ihre Bedürfnisse zu befriedigen und mit den jeweiligen Einschränkungen in ihren Aktivitäten, ihren Beziehungen und ihren existenziellen Erfahrungen zurechtzukommen. Das pflegerische Handeln wird darauf abgestellt, das Wohlbefinden und die Unabhängigkeit der Personen zu fördern und eine stabile Alltagskompetenz zu erlangen. Die Grundlage bilden der ständige Austausch und die aktive Wechselbeziehung zwischen theoretisch-wissenschaftlichen Erkenntnissen und der pflegepraktischen Erfahrung im Austausch mit den Präferenzen der Patienten und Bezugspersonen und den unterschiedlichen Akteuren des Teams.

5

Defizitäre Kategorien der Pflege: Krohwinkel findet in ihren Untersuchungen Ursachen, die eine Förderung der Möglichkeiten des Patienten behindert und fasst diese in vier Kategorien zusammen:

- **Unsichtbarkeit:** Die möglichen negativen Auswirkungen von Pflegemaßnahmen werden nicht oder nur begrenzt erkannt. Die Präferenzen werden nicht oder nicht ausreichend berücksichtigt. Pflegeentscheidungen werden oft paternalistisch gefällt.
- **Fragmentierung:** Zusammenhänge von Bedürfnissen, Fähigkeiten und Problemen werden nicht oder nicht ausreichend erkannt. Das Pflegeangebot wird zerlegt und nicht ganzheitlich/zusammenhängend gestaltet.
- **Diskontinuität:** Patienten/Bewohner erhalten mit Wechsel der Pflegeperson ein unterschiedliches Pflegeangebot. Pflegeangebote werden beliebig und nicht konzeptionell eingebunden.
- **Abhängigkeit:** Pflege wird an den Defiziten des Patienten ausgerichtet. Fähigkeiten werden nicht erkannt. Patienten werden in Abhängigkeit gehalten, ihre Selbstversorgungsfähigkeit zu wenig berücksichtigt (Krohwinkel 2017).

Ziele in der fördernden Prozesspflege:

- Von der Unsichtbarkeit zur Sichtbarkeit
- Von der Fragmentierung zur Verknüpfung
- Von der Diskontinuität zur Kontinuität
- Von der Abhängigkeit zur Ressourcenförderung

Aktivitäten, Beziehungen und existenzielle Erfahrungen des Lebens (ABEDL)

▶ Tab. 5.2.

Tab. 5.2 ABEDL-Konzepte und -Kategorien

Der Mensch benötigt Fähigkeiten und Ressourcen sowie eine sichere und fördernde Umgebung um als Person …	
I. **… Aktivitäten des Lebens zu realisieren und hierbei mit existenziellen Erfahrungen umgehen zu können**	• … kommunizieren zu können • … sich bewegen zu können • … vitale Funktionen aufrechtzuerhalten • … sich pflegen zu können • … sich kleiden zu können • … ausscheiden zu können • … essen und trinken zu können • … ruhen, schlafen und sich entspannen zu können • … sich beschäftigen, lernen und sich entwickeln zu können • … die eigene Sexualität leben zu können • … für eine sichere und fördernde Umgebung sorgen zu können
II. **… soziale Beziehungen sichern und gestalten und dabei mit existenziellen Erfahrungen umgehen zu können**	• … im Kontakt sein und bleiben zu können (mit sich und den anderen) • … Beziehungen erlangen, erhalten und wiedererhalten zu können
III. **… mit existenziellen Erfahrungen umgehen und sich hierbei entwickeln zu können**	• … fördernde Erfahrungen machen zu können • … mit belastenden und gefährdenden Erfahrungen umgehen zu können • … Erfahrungen, welche die Existenz fördern oder gefährden, unterscheiden zu können • … lebensgeschichtliche Erfahrungen einbeziehen zu können • … Sinn finden zu können
IV. **… soziale Bereiche sichern und gestalten und dabei mit existenziellen Erfahrungen umgehen zu können**	

Quelle: Krohwinkel 2017

5

III Assessments, Befund, Diagnostik

6 Geriatrische Assessments

Heiner K. Berthold und Siegfried Huhn

6.1 Allgemeines

Das geriatrische Assessment dient der Objektivierung von Fähigkeitsstörungen wie eingeschränkter Selbsthilfefähigkeit, Mobilitätseinschränkungen, Sturzgefährdung, kognitiver Defizite sowie emotionaler Störungen wie Depressionen oder Angststörungen. Das geriatrische Assessment richtet sich aber nicht nur auf das Erkennen vorhandener Defizite, es zielt auch darauf, vorhandene Ressourcen zu erkennen. Denn gerade bei alten und hochbetagten Menschen ist es eine der Hauptaufgaben, das Potenzial für Verbesserungen zu erschließen.

Definition (to assess = untersuchen, abwägen): Unter (umfassendem) geriatrischem Assessment (Comprehensive Geriatric Assessment, CGA) versteht man einen multidimensionalen und interprofessionellen diagnostischen Prozess mit dem Ziel, die medizinischen, psychosozialen und funktionellen Probleme und Ressourcen des Patienten zu erfassen und einen umfangreichen Behandlungs-, Versorgungs- und Betreuungsplan zu entwickeln. Das Konzept wurde initial von dem US-amerikanischen Geriater Laurence Z. Rubenstein (Oklahoma City) entwickelt.

Das geriatrische Assessment bildet die Grundlage für die Therapieplanung, die Therapieüberwachung und die Kontrolle des Therapieerfolgs.

Die Durchführung typischer Assessments nach den Vorgaben der Arbeitsgruppe Geriatrisches Assessment (AGAST) ist in ▶ Tab. 6.1 dargestellt.

Tab. 6.1 Geriatrisches Assessment: typische Instrumente

Bezeichnung	Untersuchter Gegenstand	Durchführende Berufsgruppe
Geriatrisches Screening nach Lachs	Allgemeines Screening	Arzt; nach Schulung delegierbar
Barthel-Index	Selbsthilfefähigkeit	Pflege
Geldzähltest nach Nikolaus	Selbsthilfefähigkeit	Ergotherapie
Handkraftmessung	Allgemeine physische Fitness, Sarkopenie	Ergotherapie, Physiotherapie
Mini-Mental-Status-Test	Kognition	Ergotherapie, Psychologie, Neuropsychologie
Uhrentest	Kognition	Ergotherapie, Psychologie, Neuropsychologie
Timed-up-and-go-Test	Mobilität	Physiotherapie
Tinetti-Test	Mobilität, Sturzgefahr	Physiotherapie
DEMMI	Mobilität	Physiotherapie, Ergotherapie
Geriatrische Depressionsskala	Stimmung, Affekt	Ergotherapie, Psychologie, Neuropsychologie
Sozialstatus n. Nikolaus[1]	Soziale Situation	Sozialdienst

[1] In mind. 5 Bereichen (soziales Umfeld, Wohnumfeld, häusliche/außerhäusliche Aktivitäten, Pflege- und Hilfsmittelbedarf, rechtliche Verfügungen)

6

6.1.1 Hausärztliches Assessment

Auch Hausärzte können Assessments durchführen sowie geriatrische Patienten behandeln und diese mit Ziffern aus dem EBM abrechnen.

- Hausärztlich-geriatrisches Basisassessment: Ziffer 03360
- Hausärztlich-geriatrischer Betreuungskomplex: Ziffer 03362

Die Kriterien für die Abrechnung dieser Gebührenziffern sind vergleichbar mit den Kriterien, die an Patienten bei der stationären Versorgung angelegt werden.

6.1.2 Argumente für die Durchführung von Assessments

Aus folgenden Gründen sollen Assessments durchgeführt werden:

- Systematisches, strukturiertes Vorgehen („damit nichts vergessen wird").
- Verbesserung der diagnostischen Präzision.
- Unterstützung bei der Formulierung von Therapiezielen.
- Grundlage für Prioritätensetzung bei der Therapieplanung (Dringlichkeit, Umfang und Intensität der zu ergreifenden Maßnahmen).
- Entscheidungen für (oder gegen) Maßnahmen sind „objektiver".
- Standardisierte Instrumente erlauben bessere Kommunikation.
- Möglichkeit, Rehabilitationspotenzial „praktisch" zu ermitteln.
- Prognostische Aussagen (z. B. künftige Entwicklung von Hilfsbedürftigkeit).
- Bessere Dokumentation, Bestandteil von Qualitätsmanagement.
- Ermöglicht Abrechnung von Krankenhausleistungen.
- Assessment immer zusammen mit Behandlungsplanung sehen und Behandlungserfolge quantifizieren.

6.1.3 Zeitaufwand für Assessments

Die Entscheidung für ein umfangreiches geriatrisches Assessment bedeutet eine zeitliche Investition. Neben Vorüberlegungen, ob diese Maßnahmen finanziell honoriert werden, sollte erwogen werden, ob die Ergebnisse des Assessments Konsequenzen für den Patienten haben. Diese Überlegungen erfolgen im Rahmen kurzer medizinischer (z. B. anamnestischer) Untersuchungen. Screenings haben ihren Platz zeitlich vor den Assessments. Sie sind meist sensitiver als Assessments, aber weniger spezifisch. ▶ Tab. 6.2 gibt einen Anhalt für den zeitlichen Aufwand.

Tab. 6.2 Zeitaufwand für geriatrisches Assessment

	Bekannter Patient [min]	Neuer Patient [min]
Anamnese und körperliche Untersuchung	30–45 (45–60)	45–60 (60–75)
Kognitiver und affektiver Status	20 (20)	20 (20)
Funktioneller Status ADL, IADL	15 (20)	15 (20)
Häusliche Umgebung	15 (15)	15 (15)
Sozioökonomischer Status und Fremdanamnese	20 (20)	20 (20)
Gesamtzeit	100–115 (120–130)	115–130 (135–150)

Nach: W. von Renteln-Kruse. Die Zahlen stellen den durchschnittlichen Aufwand in Minuten dar (in Klammern den Aufwand bei aufwendigeren, komplizierten Patienten).

6

6.2 Kurzbeschreibung der Assessments

6.2.1 Geriatrisches Screening nach Lachs

Erstbeschreibung durch M. S. Lachs (1990). Dieses Instrument ist häufig das zuerst angewandte Instrument im Rahmen der speziellen geriatrischen Diagnostik; es ist ein Screening-Instrument, **kein** Assessment-Instrument.

Hauptziel: Screening zur Entscheidungsfindung, ob der diagnostische Prozess durch Assessments fortgesetzt werden soll. Wichtiges Instrument zur geriatrischen Fallidentifikation; erste Schwerpunktidentifikation der klinisch-geriatrischen Probleme.

Durchführung: überall jederzeit, z. B. am Bett im Rahmen eines geriatrischen Konsils oder in der Notaufnahme nach Durchführung des ISAR-Screenings; durchführbar im Prinzip nach Schulung durch alle Berufsgruppen. Zeitbedarf 5–10 min.

Elemente: 15 Items, max. 16 Punkte (▶ Tab. 6.3).

Tab. 6.3 Geriatrisches Screening nach Lachs

	Domäne	Untersuchung	Auffälliges Resultat
1.	Hören	Flüstern der Zahlen in ca. 50 cm Abstand in das angegebene Ohr (anderes Ohr zuhalten): • Links 6–1–9 • Rechts 2–7–3	Mehr als eine Zahl wird falsch erkannt
2.	Sehen	„Hat sich Ihre Sehfähigkeit in letzter Zeit verschlechtert?"; Fingerzahl mit Brille in 2 m Entfernung erkennen; Lesen einer großen Überschrift (Nahvisus)	Kein korrektes Erkennen bzw. Lesen möglich oder die Frage wird mit „Ja" beantwortet
3.	Arme	• Beide Hände hinter den Kopf legen • Enen Stift vom Tisch/von der Bettdecke aufnehmen	Mind. eine Aufgabe wird nicht gelöst
4.	Beine	Patienten bitten aufzustehen, einige Schritte zu gehen und sich wieder hinzusetzen	Patient ist dazu nicht selbstständig in der Lage
5.	Urin-kontinenz	„Konnten Sie den Urin in letzter Zeit versehentlich nicht halten?"	Falls „Ja"
6.	Stuhl-kontinenz	„Konnten Sie den Stuhl in letzter Zeit versehentlich nicht halten?"	Falls „Ja"
7.	Ernährung	Schätzen des Patientengewichts	Beim Vorliegen von Unter- oder Übergewicht
8a.	Kognition – Kurzzeit-gedächtnis	Den Patienten bitten, sich die 3 Begriffe zu merken: Apfel – Pfennig – Tisch; ihn bitten, die Begriffe zu wiederholen	Wenn einer der Begriffe nicht erinnert werden kann
8b.	Kognition – Kurzzeit-gedächtnis	Nach den unter 8a. genannten Begriffen fragen	Wenn mind. einer der Begriffe nicht genannt werden kann

Tab. 6.3 Geriatrisches Screening nach Lachs (*Forts.*)

	Domäne	Untersuchung	Auffälliges Resultat
9.	ADL	• „Können Sie sich selbst anziehen?" • „Können Sie mindestens eine Treppe steigen?" • „Können Sie selbst einkaufen gehen?"	Wenn eine Frage mit „Nein" beantwortet wird
10.	Stimmung	„Fühlen Sie sich oft traurig oder niedergeschlagen?"	Falls „Ja"
11.	Soziale Unterstützung	„Haben Sie Personen, auf die Sie sich verlassen und die Ihnen zu Hause regelmäßig helfen können?" (ggf. Namen notieren)	Falls „Nein"
12.	Allg. Risikofaktoren	„Waren Sie in den letzten 3 Monaten in Krankenhausbehandlung?"	Falls „Ja"
13.	Allg. Risikofaktoren	„Sind Sie in den letzten 3 Monaten gestürzt?"	Falls „Ja"
14.	Allg. Risikofaktoren	„Nehmen Sie regelmäßig >5 verschiedene Arzneimittel ein?"	Falls „Ja"
15.	Allg. Risikofaktoren	„Leiden Sie häufig unter Schmerzen?"	Falls „Ja"

Allgemeine Kommentare zum Screening nach Lachs dokumentieren: Hinweis auf akuten Verwirrtheitszustand, Aphasie, Paresen, Kooperationsverweigerung etc. (nach Lachs 1990)

6

Interpretation: Je mehr Punkte, desto eher liegen geriatrische Syndrome vor bzw. bestehen eine geriatrietypische Multimorbidität und eingeschränkte ADL.

6.2.2 Barthel-Index

Erstveröffentlichung durch F. I. Mahoney und D. W. Barthel (1965, ▶ Tab. 6.4). In der Geriatrie wird nach dem Hamburger Einstufungsmanual verfahren.
Ziel: Erfassung von Selbstversorgungsfähigkeiten und Berücksichtigung von Aspekten des Pflegeaufwands.
Konstruktion: Bei jedem Item können 0, 5, 10 oder 15 Punkte vergeben werden (unterschiedliche maximale Punktzahl bei den Items). In der Addition ergeben sich 0 (schlechtestes) bis 100 (bestes Ergebnis) Punkte.
Durchführung: Es werden nur Punkte vergeben, wenn der Patient nicht aufgefordert werden muss die entsprechende ADL zu realisieren, sondern diese Handlungen selbstständig und ohne Aufforderung erledigt. Bei fehlendem Antrieb aber ansonsten selbstständiger Durchführung wird die zweithöchste Einstufung vergeben.
Im Krankenhaus wird der Barthel-Index am Tag der Aufnahme und vor der Entlassung erhoben; bei stationärem Aufenthalt >7–10 d wird er wöchentlich erhoben.
Elemente: Essen, Transfer (Aufsetzen und Umsetzen), sich waschen, Toilettenbenutzung, Baden/Duschen, Aufstehen und Gehen, Treppensteigen, An- und Auskleiden, Stuhlkontinenz, Urinkontinenz.

Tab. 6.4 Barthel-Index[1]

Domäne	Fähigkeit	Punkte
Essen	Komplett selbstständig oder selbstständige PEG-Beschickung/-Versorgung	10
	Hilfe bei mundgerechter Vorbereitung, aber selbstständiges Einnehmen oder Hilfe bei PEG-Beschickung/-Versorgung	5
	Kein selbstständiges Einnehmen und keine MS/PEG-Ernährung	0
Aufsetzen und Umsetzen	Komplett selbstständig aus liegender Position in (Roll-)Stuhl und zurück	15
	Aufsicht oder geringe Hilfe (ungeschulte Laienhilfe)	10
	Erhebliche Hilfe (geschulte Laienhilfe oder professionelle Hilfe)	5
	Wird faktisch nicht aus dem Bett transferiert	0
Sich waschen	Vor Ort komplett selbstständig inkl. Zähneputzen, Rasieren und Frisieren	5
	Braucht Hilfe	0
Toilettenbenutzung	Vor Ort komplett selbstständige Nutzung von Toilette oder Toilettenstuhl inkl. Spülung/Reinigung	10
	Vor Ort Hilfe oder Aufsicht bei Toiletten- oder Toilettenstuhlbenutzung oder deren Spülung/Reinigung erforderlich	5
	Benutzt faktisch weder Toilette noch Toilettenstuhl	0
Baden/Duschen	Selbstständiges Baden oder Duschen inkl. Ein-/Ausstieg, sich reinigen und abtrocknen	5
	Badet oder duscht mit Hilfe	0
Aufstehen und Gehen	Ohne Aufsicht oder personelle Hilfe vom Sitz in den Stand kommen und mind. 50 m ohne Gehwagen (aber ggf. mit Stöcken/Gehstützen) gehen	15
	Ohne Aufsicht oder personelle Hilfe vom Sitz in den Stand kommen und mind. 50 m mithilfe eines Gehwagens gehen	10
	Mit Laienhilfe oder Gehwagen vom Sitz in den Stand kommen und Strecken im Wohnbereich bewältigen	5
	Kann sich nicht mind. 50 m fortbewegen	0
Treppensteigen	Ohne Aufsicht oder personelle Hilfe (ggf. mit Stöcken/Gehstützen) mind. 1 Stockwerk hinauf- und hinuntersteigen	10
	Mit Aufsicht oder Laienhilfe mind. ein Stockwerk hinauf- und hinuntersteigen	5
	Kann nicht Treppensteigen	0

Tab. 6.4 Barthel-Index (*Forts.*)		
Domäne	**Fähigkeit**	**Punkte**
An- und Auskleiden	Zieht sich in angemessener Zeit selbstständig Tageskleidung, Schuhe (und ggf. benötigte Hilfsmittel z. B. ATS, Prothesen) an und aus	10
	Kleidet mind. den Oberkörper in angemessener Zeit selbstständig an und aus, sofern die Utensilien in greifbarer Nähe sind	5
	Braucht Hilfe	0
Stuhlkontrolle	Ist stuhlkontinent, ggf. selbstständig bei rektalen Abführmaßnahmen oder AP-Versorgung	10
	Ist durchschnittlich nicht mehr als 1×/Wo. stuhlinkontinent oder benötigt Hilfe bei rektalen Abführmaßnahmen/AP-Versorgung	5
	Ist durchschnittlich > 1×/Wo. stuhlinkontinent	0
Urinkontrolle	Ist urinkontinent oder kompensiert seine Urininkontinenz/versorgt seinen DK komplett selbstständig und mit Erfolg (kein Einnässen von Kleidung und Bettwäsche)	10
	Kompensiert seine Urininkontinenz selbstständig und mit überwiegendem Erfolg (durchschnittlich nicht > 1×/d Einnässen von Kleidung und Bettwäsche) oder benötigt Hilfe bei der Versorgung seines Urinkathetersystems	5
	Ist durchschnittlich > 1×/d urininkontinent	0

[1] Kurzfassung des Hamburger Einstufungsmanuals. Langversion siehe z. B. www.kcgeriatrie.de; (Mahoney 1965)

Interpretation:

- 0–30 Punkte → weitgehend pflegeabhängig
- 35–80 Punkte → hilfsbedürftig
- 85–95 Punkte → punktuell hilfsbedürftig

Der Barthel-Index hat mit die größte Bedeutung für die **Beurteilung der Selbsthilfefähigkeit** eines Patienten, u. a. als Einschätzungsinstrument durch die Kostenträger. Er wird auch bereitwillig zur Beurteilung eines Therapieerfolgs herangezogen. Die Aussagekraft der Punktesumme ist jedoch begrenzt. Mitunter haben völlig verschiedene Patienten identische Summen-Scores, verlieren ihre Punkte aber in unterschiedlichen Items. Deshalb ist es wichtig, sich die Einzelergebnisse genau anzuschauen. Zur Illustration ▶ Tab. 6.5:

- Eine volle Punktzahl bedeutet nicht, daß der Betroffene ohne Hilfe (in der Häuslichkeit) zurechtkommt.
- Bei kognitiven Defiziten werden die Fähigkeiten mitunter vom Patienten nicht adäquat eingesetzt. Auch bei Antriebsdefiziten (z. B. schwere Depression) muß die Einschätzung der Fähigkeiten differenziert und im Gesamtkontext bewertet werden.
- Das Ergebnis unterliegt dem Einfluß von Kontextfaktoren (z. B. Handläufe, steile Stufen, Schwellen etc.).
- Unter Therapie ist mitunter kein Zuwachs beim Barthel-Index zu beobachten, auch wenn der Patient Fortschritte macht.

Tab. 6.5 Beispiel Barthel-Index (mit gleichem Summen-Score von 60/100) bei zwei unterschiedlichen Patienten

	Beispielpatient A	Beispielpatient B
	(Polyarthrose, fortgeschrittene Demenz, Harn- und Stuhlinkontinenz)	(Z. n. Schlaganfall mit Hemiparese, kognitiv unauffällig)
Essen	5	10
Aufsetzen	15	10
Waschen	0	5
Toilette	5	5
Baden/Duschen	0	0
Aufstehen und Gehen	15	5
Treppen	10	0
Ankleiden	5	5
Stuhlkontinenz	0	10
Urinkontinenz	5	10
Summe	**60**	**60**

- Das Ergebnis des Barthel-Index unterliegt einer großen Variabilität zwischen den Untersuchern (inter-rater variability) sowie einer großen Schwankung bei wiederholten Untersuchungen (geringe Re-Test-Zuverlässigkeit).

6

6.2.3 Functional Independence Measure (FIM™)

Erstbeschreibung durch C.V. Granger et al. (1993). Der FIM ist ein weiteres Instrument zur Messung der funktionellen Selbstständigkeit im Alltag. Testanleitung zum Download unter: https://kcgeriatrie.de/Assessments_in_der_Geriatrie/Documents/fim.pdf.

Elemente: Fremderhebungsbogen mit 18 Items, davon im motorischen Teil Items 1–13 (A–M) mit Selbstversorgung, Kontinenz, Transfer, Fortbewegung und im kognitiven Teil Items 14–18 (N–R) mit Kommunikation und kognitiven Fähigkeiten. Bei jedem Item werden 7 Skalierungsstufen vergeben (völlige Unselbstständigkeit, ausgeprägter Hilfebedarf, mäßige Hilfestellung, Kontakthilfe/geringe Hilfestellung, Beaufsichtigung/Vorbereitung, eingeschränkte Selbstständigkeit und völlige Selbstständigkeit.

Bewertet wird nur, was der Patient tatsächlich aus eigenem Antrieb in seiner aktuellen Situation tut, nicht was er von seiner Motorik theoretisch oder unter anderen äußeren Bedingungen könnte.

Durchführung: meist Pflege, erheblicher Schulungsbedarf. Zeitbedarf 5–15 min.

Interpretation: Bei 18 Items und einer 7-stufigen Ausprägungsskala sind zwischen 18 und 126 Punkte erreichbar (davon 5–35 Punkte im kognitiven Teil). Je weniger Punkte, desto größer die motorische bzw. kognitive Einschränkung.

Nachteile: In Analogie zum Barthel-Index ist der Summen-Score relativ aussagearm, die Interpretation muss auf der Ebene der Einzel-Items erfolgen. Das Instrument ist nicht zur quantitativen Ableitung eines Hilfsbedarfs geeignet. Das Instrument ist durch Copyright geschützt.

6.2.4 IADL: instrumentelle Aktivitäten (nach Lawton und Brody)

Erstbeschreibung durch M. P. Lawton und E. M. Brody (1969).
Ziel: Erfassung der erweiterten ADL (d.h. Alltagsfähigkeiten komplexerer Natur).
Elemente: 8 Bereiche des täglichen Lebens (▶ Tab. 6.6).
Durchführung: Erhebung meist durch den Sozialdienst, aber auch durch andere Berufsgruppen. Direkte Befragung, Befragung von Bezugspersonen oder direkte Beobachtung. Zeitbedarf ca. 5–10 min.

Tab. 6.6 Instrumentelle Aktivitäten (IADL) nach Lawton und Brody

Domäne	Frage	Punktzahl
Telefon	Benutzt Telefon aus eigener Initiative, wählt Nummern	1
	Wählt einige bekannte Nummern	1
	Nimmt ab, wählt nicht selbstständig	1
	benutzt das Telefon überhaupt nicht	0
Einkaufen	Kauft selbstständig die meisten benötigten Sachen ein	1
	Tätigt wenige Einkäufe	0
	Benötigt bei jedem Einkauf Begleitung	0
	Unfähig zum Einkaufen	0
Kochen	Plant und kocht erforderliche Mahlzeiten selbstständig	1
	Kocht erforderliche Mahlzeiten nur nach Vorbereitung durch Drittpersonen	0
	Kocht selbstständig, hält aber benötigte Diät nicht ein	0
	Benötigt vorbereitete und servierte Mahlzeiten	0
Haushalt	Hält Haushalt instand oder benötigt zeitweise Hilfe bei schweren Arbeiten	1
	Führt selbstständig kleine Hausarbeiten aus	1
	Führt selbst kleine Hausarbeiten aus, kann aber Wohnung nicht rein halten	1
	Benötigt Hilfe bei allen Haushaltsverrichtungen	1
	Nimmt überhaupt nicht teil an täglichen Verrichtungen im Haushalt	0
Wäsche	Wäscht sämtliche eigene Wäsche	1
	Wäscht kleine Sachen	1
	Gesamte Wäsche muss auswärts versorgt werden	0
Transportmittel	Benutzt unabhängig öffentliche Transportmittel, eigenes Auto	1
	Bestellt und benutzt selbstständig Taxi, jedoch keine öffentlichen Transportmittel	1
	Benutzt öffentliche Transportmittel in Begleitung	1
	Beschränkte Fahrten im Taxi oder Auto in Begleitung	0
	Reist überhaupt nicht	0

Tab. 6.6 Instrumentelle Aktivitäten (IADL) nach Lawton und Brody (*Forts.*)		
Domäne	**Frage**	**Punktzahl**
Arznei-mittel	Nimmt Arzneimittel in genauer Dosierung und zum korrekten Zeitpunkt eigenverantwortlich ein	1
	Nimmt vorbereitete Arzneimittel korrekt ein	0
	Kann korrekte Einnahme von Arzneimitteln nicht handhaben	0
Geld-haushalt	regelt finanzielle Geschäfte selbstständig (Budget, Schecks, Einzahlung, Gang zur Bank)	1
	Erledigt tägliche kleinere Ausgaben, benötigt aber Hilfe bei Einzahlung, Bankgeschäften	1
	Ist nicht mehr fähig, mit Geld umzugehen	0
Für jede Kategorie wird die Fähigkeit markiert, die dem höchsten Level der Aktivität entspricht; Gesamtpunktzahl bei Frauen 8 Pkt., bei Männern 5 Pkt. (Domänen Kochen, Haushalt und Wäsche fallen weg).		

Bewertung: Gesamtpunktzahl Frauen max. 8 Pkt., Männer max. 5 Pkt.
Vorteile: selbsterklärende Fragen, einfache Durchführung, Delegierbarkeit; leichte Anwendung in der hausärztlichen Praxis möglich.
Nachteile: keine abgestuften Antwortmöglichkeiten innerhalb der einzelnen Items (nur Ja/Nein), daher Informationsverlust durch wenig differenzierte Antworten. Die geschlechtsspezifisch getrennte Auswertung (Frauen = Haushalt) ist nicht mehr zeitgemäß.

6.2.5 Geldzähltest nach Nikolaus

6

Erstbeschreibung durch T. Nikolaus et al. (1995).
Ziele: Erfassung von Teilbereichen der ADL aus den Bereichen Feinmotorik, Kognition und Sehschärfe.
Aufgabe: Der Patient soll einen definierten Betrag von 9,80 EUR zählen. Das Geld befindet sich in einer Geldbörse mit Hartgeld- und Papiergeldfach. Stückelung: 1 5-EUR-Schein, 1 2-EUR-Münze, 2 1-EUR-Münzen, 1 50-Cent-Münze, 3 10-Cent-Münzen.
Durchführung: mündliche Aufgabenstellung durch den Untersucher (Ergotherapie, alle Berufsgruppen). Abbruch nach 3 Fehlversuchen oder > 300 s ohne Ergebnis. Zeitbedarf: 3–5 min
Dokumentation: Dauer in Sekunden bis zur korrekten Lösung; Anzahl der Lösungsversuche; Dokumentation der Schwierigkeiten
Interpretation:

- < 45 s: Selbstständigkeit
- 45–70 s: Risiko für Hilfsbedürftigkeit
- > 70 s: erhebliche Hilfsbedürftigkeit

Vorteile: praktisch relevantes instrumentelles Handlungsfeld, einfach durchführbar, macht Spaß.
Nachteile: Eine komplex zusammengesetzte Handlung wird untersucht, bei deren Nichtgelingen die Einzelkomponenten analysiert werden müssen.

6.2.6 DEMMI-Test

De Morton Mobility Index, Erstbeschreibung durch N.A. de Morton (2008; ▶ Abb. 5.3).
Ziel: Assessment der Mobilität.
Elemente: 15 Items, hierarchischer Aufbau von leicht bis schwer in 5 Kategorien, Bett, Stuhl, statisches Gleichgewicht, Gehen, dynamisches Gleichgewicht.
Durchführung: In der Regel durch Physiotherapie oder Ergotherapie, andere Berufsgruppen können geschult werden. Zeitbedarf ca. 10 min (bei sehr immobilen Patienten auch in 2–3 min durchführbar). Der Rohwert wird in einen Score von 0 bis 100 umgerechnet.
Interpretation: Veränderungen ≤ 9 Punkte sind klinisch nicht relevant (sog. Minimal Detectable Change); Veränderungen ≥ 10 Punkte sprechen für eine Mobilitätsverbesserung (sog. Minimal Clinically Important Difference). Dabei ist eine Veränderung um beispielsweise 20 Punkte im unteren Bereich (z. B. 30 auf 50) gleichbedeutend mit einer Veränderung im oberen Bereich (z. B. 70 auf 90 Punkte).
Vorteile: gut operationalisiert und leicht durchführbar, hierarchische Zunahme der Schwierigkeit, geringe Boden- und Deckeneffekte (d.h., auch sehr immobile und sehr mobile Patienten können erfasst werden). Die einzelnen Items haben einen direkten Bezug zur Mobilität im Alltag.
Nachteile: wie viele Mobilitätstest bei kognitiv eingeschränkten Patienten schwer durchführbar.

6.2.7 Tinetti-Test

Beschreibung durch die amerikanische Geriaterin Mary E. Tinetti (1986).
Ziel: Prüfung von Balance (▶ Tab. 6.7) und Gang (▶ Tab. 6.8), Bestimmung des Sturzrisikos.
Durchführung: In der Regel durch Physiotherapeuten, Zeitbedarf je nach Mobilität 5–20 min. Hilfsmittel erlaubt (Dokumentation).
Elemente (max. 28 Pkt.):

1. Balancetest (Gleichgewicht, max. 15 Pkt.)
2. Gehprobe (max. 13 Pkt.)

Tab. 6.7 Tinetti-Test Teil 1 (Balancetest)

	Punkte	0	1	2	3	4
1.	Gleichgewicht im Sitzen	Unsicher	Sicher, stabil			
2.	Aufstehen vom Stuhl	Nicht möglich	Nur mit Hilfe	Diverse Versuche; rutscht nach vorn	Braucht Armlehne oder Halt (nur 1 Versuch)	In einer fließenden Bewegung
3.	Balance in den ersten 5 s	Unsicher	Sicher, mit Halt	Sicher, ohne Halt		

Tab. 6.7 Tinetti-Test Teil 1 (Balancetest) (*Forts.*)

	Punkte	0	1	2	3	4
4.	Steh-sicherheit	Unsicher	Sicher, aber ohne geschlossene Füße	Sicher, mit geschlossenen Füßen		
5.	Balance mit geschlossenen Augen	Unsicher	Sicher, ohne Halt			
6.	Drehung um 360° mit offenen Augen	Unsicher; braucht Halt	Diskontinuierliche Bewegung, beide Füße am Boden vor dem nächsten Schritt	Kontinuierliche Bewegung, sicher		
7.	Stoß gegen die Brust (3× leicht)	Würde ohne Hilfe oder Halt fallen	Muss Füße bewegen, behält aber Balance	Gibt sicheren Widerstand		
8.	Hinsetzen	Lässt sich plumpsen, unzentriert, braucht Lehne	Flüssige Bewegung			

Summe max. 15 Pkt. Dokumentation, welche Hilfsmittel benutzt wurden

6

Tab. 6.8 Tinetti-Test Teil 2 (Gehprobe)

	Punkte:	0	1	2
1.	Schrittauslösung (Pat. wird aufgefordert zu gehen)	Gehen ohne fremde Hilfe nicht möglich	Zögert; mehrere Versuche, stockender Beginn	Beginnt ohne Zögern zu gehen, fließende Bewegungen
2.	Schritthöhe (von der Seite beobachtet)	Kein selbstständiges Gehen möglich	Schlurfen oder übertriebenes Hochziehen	Fuß total vom Boden gelöst, max. 2–4 cm über dem Boden
3.	Schrittlänge (von Zehen des einen bis Ferse des anderen Fußes)		Weniger als Fußlänge	Mind. Fußlänge
4.	Schrittsymmetrie	Schrittlänge variiert, Hinken	Schrittlänge bds. gleich	
5.	Gangkontinuität	Kein selbstständiges Gehen möglich	Phasen mit beiden Füßen am Boden; diskontinuierlich, Pausen	Beim Absetzen des einen wird der andere Fuß gehoben, keine Pausen

Tab. 6.8 Tinetti-Test Teil 2 (Gehprobe) (*Forts.*)

	Punkte:	0	1	2
6.	Wegabweichung	Kein selbstständiges Gehen möglich	Schwanken, einseitige Abweichung	Füße werden entlang einer imaginären Linie abgesetzt
7.	Rumpfstabilität	Abweichung, Schwanken, Unsicherheit	Rücken und Knie gestreckt, kein Schwanken des Rumpfes, Arme werden nicht zur Stabilisierung abgewinkelt	
8.	Schrittbreite	Gang breitbeinig oder über Kreuz	Füße berühren sich beinahe	
Summe max. 13 Pkt. Dokumentation, welche Hilfsmittel benutzt wurden				

Interpretation:

- 20–28 Pkt.: Mobilität kaum eingeschränkt
- 15–20 Pkt.: Mobilität leicht eingeschränkt, Sturzrisiko gering
- 10–14 Pkt.: Mobilität mäßig eingeschränkt, ggf. Hilfsmittel nötig
- < 10 Pkt.: Mobilität deutlich eingeschränkt, erhöhtes Sturzrisiko

Ein Vorteil der Testbatterie ist, dass natürliche Bewegungsabläufe beobachtet werden und Einzelkomponenten einer möglichen Mobilitätsstörung untersuchbar sind. **Nachteile:** erheblicher Zeitbedarf; Schulung erforderlich, Punkteskala ist nicht wie bei DEMMI eine Intervallskala, deshalb ist der Tinetti-Test mehr ein qualitativer als ein quantitativer Test der Mobilität. **Tipp für Ärzte:** sich die Ergebnisse des Tinetti-Tests individuell vom Physiotherapeuten erläutern lassen.

6

6.2.8 Timed-up-and-go-Test

Erstbeschreibung durch D. Podsiadlo und S. Richardson (1991).
Beschreibung: Der TUG-Test besteht darin, dass ein Patient aus einem Stuhl (Sitzhöhe ca. 46 cm) mit Lehne und Armlehnen aufstehen, 3 m gehen, sich umdrehen, zurückkehren und sich wieder auf den Stuhl setzen soll. Hilfsmittel (z. B. Stock) sind erlaubt (dokumentieren). Die Untersuchung darf durch den Untersucher einmal demonstriert und durch den Patienten einmal geübt werden.
Durchführung: überall und durch alle Berufsgruppen durchführbar. Zeitbedarf ca. 1–5 min.
Bewertung: Der Zeitbedarf dieser lokomotorischen Leistung wird in Sekunden dokumentiert:

- < 10 s: normal (keine Einschränkung der Alltagsmobilität)
- 11–19 s: geringe Einschränkung der Alltagsmobilität
- 20–29 s: abklärungsbedürftige, funktionell relevante Mobilitätseinschränkung
- > 30 s: ausgeprägte Mobilitätseinschränkung, meist besteht Interventions-/Hilfsmittelbedarf
- Falls Durchführung nicht möglich, entsprechend dokumentieren

Vorteil: einfach anwendbar, große Bedeutung für praktische Aktivitäten.
Nachteil: Patient muss grundsätzlich in der Lage sein, aufzustehen. Falls Fortschritte beim Gehen erzielt werden, er aber nicht aufstehen kann, besteht ein Boden-Effekt.

6.2.9 Weitere Tests zur Erfassung von Mobilität und Stand- und Gangunsicherheit

Schrittlänge <35 cm: Eine kurze Schrittlänge per se ist ein Indikator für Gangunsicherheit (Tinetti-Test, s. o.).
Gehtempo (V_{max}) 5 m >5 s: Ein spontanes langsames Gehtempo zeigt Gangunsicherheit an, ebenso ein reduziertes maximal erreichbares Gehtempo. Ein langsamer spontaner Gang ist auch mit einem verkürzten Überleben assoziiert.
Geh- und Zähltest: Beim Geh- und Zähltest werden gleichzeitige ZNS-Prozesse stimuliert, die bei vielen Patienten zu einer wechselseitigen Beeinflussung dieser Prozesse führen („stop walking when talking").

- Stufe 1: schnelles Gehen (4 m).
- Stufe 2: beim schnellen Gehen in 3er-Schritten von 100 rückwärts zählen.
- Stufe 3: Beim Triple-Test kann man die Komplexität noch steigern, indem zusätzlich zum Gehen und Zählen ein gefülltes Wasserglas getragen werden muss.

Romberg-Test: klassischer klinisch-neurologischer Test zur Untersuchung des Gleichgewichtssinns. Durchführung: zunächst Stehen mit geschlossenen Füßen, dann Augenschließen; evtl. zusätzlich Arme vorhalten, ggf. zusätzlich leichte Schubse in verschiedene Richtungen.
Unterberger-Tretversuch: klassischer klinisch-neurologischer Test zur Untersuchung des Gleichgewichtssinns und der beteiligten Reflexbahnen. **Durchführung:** Auf-der-Stelle-Treten mit geschlossenen Augen. Positiv, wenn Abweichung von >45° nach 50 Schritten.
Tandemstand und -gang:

- **Tandemstand:** Der Patient soll 10 s im Tandemstand stehen, d.h. beide Füße in einer Linie hintereinander, wobei die Ferse des einen Fußes die Spitze des anderen berührt. Die Arme hängen locker, die Augen sind geöffnet. Hilfe bei der Einnahme der Position ist erlaubt. Jedes Umsetzen der Beine beendet den Versuch. Die beste Umsetzung von drei Versuchen wird gewertet (Dauer des Tandemstands in Sekunden dokumentieren).
- **Tandemgang:** Der Patient soll 8 Schritte im Tandemgang setzen, d.h. auf einer (am besten markierten) Linie je einen Fuß so vor den anderen setzen, dass die Ferse des einen Fußes die Spitze des anderen berührt. Jedes Umsetzen der Beine, ein Abstand der Ferse von >2 cm von der Fußspitze oder eine seitliche Abweichung von mehr als einer halben Fußbreite aus der Spur beendet den Versuch. Gezählt wird die maximale Anzahl korrekt gesetzter Schritte in drei Versuchen.

Chair-Rising-Test (Aufsteh-Test): Performance-Test zur Beurteilung der Kombination aus Beinkraft und Mobilität. Patient soll so schnell wie möglich 5× ohne Einsatz der Arme aus einem Stuhl üblicher Höhe aufstehen. Durchführbarkeit durch alle Berufsgruppen. Zeitbedarf ca. 2–3 min. **Bewertung:** Dokumentation der Zeit in Sekunden (auffällig sind Werte >12 s). Falls der Patient nur <5× aufstehen konnte, dokumentieren. Sonstige Besonderheiten ebenfalls dokumentieren.
Functional-Reach-Test: maximale Distanz, die jemand mit ausgestreckten Armen und sicherem Stand nach vorn reichen kann. Je geringer, umso höher das Risiko künftiger Stürze (2–3 cm, OR = 8; 3–15 cm OR = 4; 15–25 cm OR = 2; >25 cm, OR = 1). Einfach anwendbar, sensitiv auch für Verlaufskontrollen. Am besten vor einer Wand durchführen.
Berg-Balance-Scale: Testbatterie zur Untersuchung von Gleichgewicht und Stabilität. Elemente: Transfer–sitzend/stehend, Transfer–stehend/sitzend, Transfer–sitzend/setzend, freies Sitzen, freies Stehen, stehend mit geschlossenen Augen,

stehend, Füße eng beieinander, Tandemstand (Füße hintereinander), stehend umschauen, im Stand eine ganze Drehung vollziehen, Gegenstand vom Boden aufheben, Steppen (abwechselnd viermal mit jedem Fuß), auf einem Bein stehen, Arme waagerecht nach vorn strecken (mit Beugung des Oberkörpers). Überlappung mit Items aus dem Tinetti-Test und dem DEMMI-Test (s. o.).

6.2.10 Sturzrisiko

Sturzrisiko-Skala nach S. Huhn (1998/2000).
Ziel: Erfassung des Sturzrisikos unter Berücksichtigung von Alter, mentalem Zustand, Kontinenz, Stürze in der Vorgeschichte, Aktivitätslevel, Gang und Gleichgewicht, Zahl der Arzneimittel und Alkoholgebrauch.
Durchführung: einfache Erfassung durch alle Berufsgruppen
Elemente: ▶ Tab. 6.9.

Tab. 6.9 Sturzrisiko-Skala nach Huhn

Parameter	4 Punkte	3 Punkte	2 Punkte	1 Punkt	Punkte
Alter	–	> 80 J.	70–79 J.	60–69 J.	
Mentaler Zustand	Zeitweise verwirrt/desorientiert	–	Verwirrt/desorientiert	–	
Kontinenz	Urin- und stuhlinkontinent	Kontinent, braucht jedoch Hilfe	–	Blasenverweilkatheter, Enterostoma	
Stürze in der Vorgeschichte	Bereits > 3 × gestürzt	–	Bereits 1 × or. 2 × gestürzt	–	
Aktivitäten	Beschränkt auf Bett und Stuhl	Aufstehen aus Bett mit Hilfe	–	selbstständig/benutzt Bad und Toilette	
Gang und Gleichgewicht	Ungleichmäßig/instabil, kann im Stehen und Gehen kaum die Balance halten	Orthostatische Störung/Kreislaufprobleme beim Aufstehen und Gehen	Gehbehinderung/evtl. Gehen mit Gehhilfe oder Assistenz	–	
Arzneimittel (hier auch zukünftig geplante sowie die der letzten 7 d)	≥ 3 Wirkstoffe	2 Wirkstoffe	1 Wirkstoff		
Alkohol (auch Melissengeist, Pepsinwein o. Ä.)	Regelmäßig		Gelegentlich		

Interpretation:
- ≤4 Pkt.: geringes Sturzrisiko
- ≥4 Pkt.: Maßnahmen zur Sturzverhütung einleiten
- 5–10 Pkt.: hohes Sturzrisiko
- 11–24 Pkt.: sehr hohes Sturzrisiko

Vorteile: Daten leicht zu erheben
Nachteile: keine prospektive Evaluation vorhanden

6.2.11 Handkraftmessung

Erstbeschreibung der Handkraft als Prädiktor für die Mortalität durch P. Philipps (1986)
Ziel: Bestimmung der Handkraft
Durchführung: Zusammendrücken eines geeichten Druckmessgeräts mit der Hand. Durchführung meist durch Physiotherapie oder Ergotherapie. Bestimmung der maximalen Kraft in kg jeweils für die rechte und linke Hand, von je 3 Messungen wird die beste verwendet. Zeitbedarf 3–5 min. Paresen sowie ggf. kognitive Einschränkungen oder fehlende Mitarbeit dokumentieren.
Interpretation: Normwerte aus der Berliner Altersstudie II:
- Männer 60–69 J. re 41,9 ± 7,3 kg, li 38,6 ± 6,6 kg; ≥ 70 J. re 40,2 ± 6,8 kg, li 37,1 ± 6,8 kg
- Frauen 60–69 J. re 26,2 ± 4,8 kg, li 23,8 ± 4,4 kg; ≥ 70 J. re 25,2 ± 5,1 kg, li 22,4 ± 4,8 kg

Es besteht eine positive Korrelation mit der Gesamtkörperkraft und eine negative Korrelation mit dem Sturz- und Frakturrisiko. Je geringer die Handkraft im Rahmen akuter Erkrankungen, umso eher ist von einer verminderten Selbsthilfefähigkeit auszugehen.
Insgesamt ist die Handkraft ein eher unspezifischer Indikator für körperliche Schwäche. Sie nimmt im Laufe des Lebens kontinuierlich ab. Es besteht eine große interindividuelle Variabilität bereits bei jungen, gesunden Menschen.

6.2.12 Uhrentest

Auch Clock-Completion-Test (CCT) genannt. Erstbeschreibung durch Y. I. Watson (1993)
Ziel: Prüfung komplexer Handlungsplanung und visuell-konstruktiver Fähigkeiten
Durchführung: Einzeichnen der Ziffern 1–12 in einen auf einem Blatt Papier vorgegebenen Kreis (Variante nach Watson). Zusätzlich Einzeichnen zweier Zeiger (Uhrzeit 10 vor 2 oder 10 nach 11), Variante nach Shulman.
Meist durch Ergotherapie, aber durch alle Berufsgruppen durchführbar. Auf störungsfreies Setting achten. Paresen und Sehstörungen beachten. Zeitbedarf 2–3 min.
Interpretation (Watson):
- Fehler in den Quadranten I–III: je 1 Fehlerpunkt
- Fehler im Quadranten IV: 4 Fehlerpunkte
- Ab 4 Fehlerpunkten Interpretation als auffällige Einschränkungen

Interpretation (Shulman):
- Score 1, wenn Uhr perfekt (1–12 an der richtige Stelle, korrekte Uhrzeit)
- Score 2, wenn leichte visuell-räumliche Fehler (z. B. Abstände zwischen den Ziffern ungleichmäßig, Ziffern außerhalb des Zifferblatts, Verwendung von Linien zur Orientierung, Verdrehung des Zifferblatts)
- Score 3, wenn fehlerhafte Uhr bei erhaltener visuell-räumlicher Darstellung (z. B. nur ein Zeiger, Uhrzeit als Text, keine Uhrzeit)

- Score 4, wenn mittelgradige Desorganisation, korrektes Einzeichnen der Uhr unmöglich (z. B. sehr unregelmäßige Zwischenräume, keine Ziffern, Ziffern > 12, Rechts-links-Umkehr, Dysgraphie)
- Score 5, wenn schwergradige visuell-räumliche Desorganisation (wie 4, aber stärker ausgeprägt)
- Score 6, wenn keine Darstellung der Uhr

Vorteil: leicht durchführbar, gute Ergänzung zum MMSE; erlaubt häufig frühzeitige Erkennung von kognitiven Einschränkungen.
Nachteil: schwierige konkrete Bewertung einer Störung; es müssen visuelle und feinmotorische Probleme ausgeschlossen sein; der Uhrentest gibt aber gute Hinweise auf einen Neglect.

6.2.13 Mini-Mental-Status-Test (MMST)

Auch Folstein-Test oder Mini-mental State Examination genannt (1975)
Ziel: kurzer Test mit 30 Items zum Screening auf kognitive Defizite; international etabliert
Durchführung: meist durch Psychologie oder Ergotherapie; auf ungestörtes Setting achten
Elemente (max. Score 30):

- Zeitliche Orientierung (5): Frage nach aktueller Zeit und, wenn nötig, ergänzende Nachfrage bzgl. Jahr, Monat, Wochentag, Tag, Jahreszeit
- Örtliche Orientierung (5): Frage nach dem aktuellen Aufenthaltsort (nicht Wohnort) und ergänzendes Nachfragen bzgl. Bundesland, Stadt oder Landkreis, Ort oder Stadtteil, Name des Krankenhauses (o. Ä.), Stockwerk oder Station
- Merkfähigkeit (3): sich 3 Begriffe merken (Apfel, Pfennig, Tisch) und nachsprechen
- Aufmerksamkeit und Rechnen (5): von 100 7 subtrahieren und vom Ergebnis ebenso und so fort
- Erinnerungsfähigkeit (3): die 3 Begriffe aus dem vorletzten Element erinnern
- Sprache (2): einen Stift und eine Armbanduhr, die gezeigt werden, richtig benennen
- Repetition (1): die Phrase „kein Wenn und oder Aber" richtig nachsprechen
- Komplexe Handlungen (6):
  - 3 Anweisungen richtig befolgen: ein Blatt Papier nehmen, es falten und es auf den Boden legen (3)
  - Die Aufforderung „Augen zu" von einem Blatt lesen und befolgen (1)
  - Irgendeinen Satz formulieren und aufschreiben (1)
  - 2 sich überlappende Fünfecke nachzeichnen (Interlocking Pentagons) (1)

Interpretation:

- ≤ 10 Pkt.: schwere kognitive Einschränkung
- 11–17 Pkt.: moderate kognitive Einschränkung
- 18–24 Pkt.: milde kognitive Einschränkung

Vorteile: hoher Bekanntheitsgrad, einfach zu erheben
Nachteile: Es gibt ein Copyright auf den Test. Geringe Sensitivität bei leichten Formen der kognitiven Beeinträchtigung.
Der Test ist nicht für eine kurzfristige Verlaufsbeobachtung oder für die Messung eines Therapieerfolgs geeignet (Lerneffekte). Das Ergebnis kann vom prämorbiden Bildungsniveau abhängig sein. Keine altersbezogene Normierung.
Es gibt Elemente, bei denen der Patient sehen können muss und Elemente, bei denen er handmotorische Fähigkeiten haben muss.

6

6.2.14 DemTect

Erstbeschreibung durch J. Kessler et al. (2000)
Ziel: Assessmentverfahren zur Erfassung kognitiver Einschränkungen
Durchführung: In der Regel durch Psychologie oder Ergotherapie. Störungsfreies Setting beachten. Zeitbedarf ca. 10–20 min.
Elemente (Testbogen: https://kcgeriatrie.de/Assessments_in_der_Geriatrie/Documents/demtect.pdf):

- Wortliste: Es wird eine Wortliste mit 10 Wörtern vorgelesen, von denen der Proband möglichst viele wiederholen soll (Reihenfolge egal); dasselbe noch einmal (dieselben Worte); max. 20 Pkt.
- Zahlen umwandeln: Zahlen in Ziffern ausgedrückt und in Worten geschrieben sollen in die jeweils andere Schreibweise umgewandelt werden; max. 4 Pkt.
- Supermarktaufgabe: Patient soll spontan möglichst viele Dinge nennen, die man im Supermarkt kaufen kann. Zeit 1 min; max. 30 Pkt.
- Zahlenfolge rückwärts: Zahlenfolgen mit 2–6 Zahlen sollen in umgekehrter Reihenfolge wiedergegeben werden; max. 6 Pkt.
- Erneute Abfrage der Wortliste: Der Patient wird gebeten, möglichst viele der 10 Wörter aus dem ersten Element zu erinnern.

Interpretation: Erreichte Punktzahlen in die Tabellen des Testbogens eintragen. Die Ergebnisse der 5 Elemente werden zusammengezählt:

- > 12 Pkt.: altersgemäße kognitive Leistung
- 9–12 Pkt.: leichte kognitive Störung
- < 9 Pkt.: deutlicher V. a. ein demenzielles Syndrom

Vorteile: leichte Durchführbarkeit. Höhere Sensitivität bei beginnenden kognitiven Störungen im Vergleich zum MMSE. Adaptierung für Altersgruppen 40–59 J. und ≥ 60 J. Zur Verlaufsbeurteilung eher geeignet als der MMSE.
Nachteile: nicht geeignet für Probanden < 40 J. Zeitlicher Aufwand größer als beim MMSE.

6

6.2.15 Geriatrische Depressionsskala (GDS)

Erstbeschreibung durch J. A. Yesavage et al. (1982). Befragungsinstrument zur Erfassung depressiver Störungen.
Durchführung: meist durch Ergotherapeuten, aber auch durch Pfleger, Ärzte, Psychologen etc. möglich. Im störungsfreien Setting durchführen. Der Patient soll spontan und zügig antworten, kein langes Nachdenken zulassen. Falls keine eindeutigen Ja/Nein-Antworten möglich sind, soll er die Aussage als „eher zutreffend" oder „eher nicht zutreffend" einstufen. Zeitbedarf: meist 5 min (▶ Tab. 6.10).

Tab. 6.10 Geriatrische Depressionsskala (GDS) [F508]

	Frage	Ja	Nein
1.	Sind Sie grundsätzlich mit Ihrem Leben zufrieden?		
2.	Haben Sie viele Ihrer Aktivitäten und Interessen aufgegeben?		
3.	Haben Sie das Gefühl, Ihr Leben sei unausgefüllt?		
4.	Ist Ihnen oft langweilig?		

Tab. 6.10 Geriatrische Depressionsskala (GDS) (*Forts.*)

	Frage	Ja	Nein
5.	Sind Sie die meiste Zeit guter Laune?		
6.	Haben Sie Angst, dass Ihnen etwas Schlimmes zustoßen wird?		
7.	Fühlen Sie sich die meiste Zeit glücklich?		
8.	Fühlen Sie sich oft hilflos?		
9.	Bleiben Sie lieber zu Hause, anstatt auszugehen und Neues zu unternehmen?		
10.	Glauben Sie, mehr Probleme mit dem Gedächtnis zu haben als die meisten anderen?		
11.	Finden Sie, es sei schön jetzt zu leben?		
12.	Kommen Sie sich in Ihrem jetzigen Zustand ziemlich wertlos vor?		
13.	Fühlen Sie sich voller Energie?		
14.	Finden Sie, dass Ihre Situation hoffnungslos ist?		
15.	Glauben Sie, dass es den meisten Leuten besser geht als Ihnen?		

Max. Punktzahl 15 Pkt. (>5 bedeutet V. a. depressive Störung; **cave:** Es gibt je 1 Pkt. bei „Nein" auf die Fragen 1, 5, 7, 11 und 13 sowie bei „Ja" auf die übrigen Fragen.)

Interpretation:
- 0–5 Pkt.: unauffällig
- ≥ 6 Pkt.: depressive Störung wahrscheinlich

Vorteil: einfache Erhebung
Einschränkungen: Es erfordert manchmal Geschick, den Patienten zu einer spontanen Antwort zu bewegen.

6

6.2.16 Soziale Situation

Erfassung der sozialen Situation (nach T. Nikolaus 1994). Umfänglicher Fragebogen zur sozialen Situation, Erfassung wesentlicher personen- und umfeldbezogener Kontextfaktoren, Angaben zu sozialen Kontakten und zur Unterstützung, zu Aktivitäten, wirtschaftlichen Verhältnissen und zur Wohnsituation
Durchführung: meist durch Mitarbeiter des Sozialdienstes, auch delegierbar. Zeitbedarf 10–15 min.
Elemente:
- Teil 1: soziale Kontakte und Unterstützung (max. 6 Pkt.)
- Teil 2: soziale Aktivitäten (max. 5 Pkt.)
- Teil 3: Wohnsituation (max. 11 Pkt.)
- Teil 4: ökonomische Verhältnisse (max. 3 Pkt.)

Bewertung: max. 27 Pkt.; ≥ 17 Pkt. soll dringender Anlass bestehen, die soziale Situation zu klären.
Vorteil: Der Fragebogen kann als Anregung verwendet werden, welche Gesichtspunkte der sozialen Situation in einer „freien" Befragung berücksichtigt werden sollen.

Nachteile: erheblicher Zeitaufwand notwendig, für die Lösung konkreter Versorgungsprobleme aber zu wenig detailbezogene Präzision. Der angegebene Cut-off-Wert erscheint angesichts der Heterogenität der Einzel-Items zweifelhaft.

6.2.17 Mini Nutritional Assessment (MNA)

Erstbeschreibung durch Y. Guigoz et al. (1994).
Ziel: Instrument zur Erfassung des Risikos für Unter- und Mangelernährung (▶ Abb. 5.1).
Elemente: zweistufiger Aufbau: in einem ersten Screening-Teil werden 6 Fragen mit max. 14 Pkt. gestellt; werden ≥ 12 Pkt. erzielt, ist die Erhebung beendet und es besteht kein Risiko. Bei < 12 Pkt. wird der Hauptteil mit 12 Items durchgeführt, darunter 2 anthropometrische Messungen, mit max. 16 Pkt.
Durchführung: durch Pflege, Ärzte oder Diätassistenten. Schulung erforderlich. Die Daten werden teilweise erfragt (auch fremdanamnestisch), teilweise aus den Unterlagen entnommen und teilweise gemessen. Zeitbedarf für die volle Batterie 10–20 min.
Bewertung: max. 30 Pkt. können erreicht werden. 17–23,5 Pkt. Risikobereich für Unterernährung, < 17 Pkt. schlechter Ernährungszustand.
Vorteile: international eingeführt und überall verfügbar; in zahlreichen Studien evaluiert.

6.2.18 Karnofsky-Index

Erstbeschreibung durch D. A. Karnofsky (1949). Der Karnofsky-Index wurde ursprünglich für den onkologischen Bereich entwickelt und wird verwendet, um symptombezogen Einschränkungen in Aktivitäten, Selbstversorgungsfähigkeit und Lebensqualität zu beschreiben und prognostisch zu bewerten.
Der Index reicht von 100 % (keine Einschränkungen) bis 0 % (Tod) und wird in 10 %-Schritten angegeben (▶ Tab. 6.11).

6

Tab. 6.11 Karnofsky-Index

Prozent	Merkmale
100	Keine Beschwerden, keine Zeichen der Krankheit
90	Fähig zu normaler Aktivität, kaum oder geringe Symptome
80	Normale Aktivität mit Anstrengung möglich, deutliche Symptome
70	Selbstversorgung; normale Aktivität oder Arbeit nicht möglich
60	Einige Hilfestellung nötig, selbstständig in den meisten Bereichen
50	Hilfe und medizinische Versorgung wird oft in Anspruch genommen
40	Behindert; qualifizierte Hilfe benötigt
30	Schwerbehindert; Hospitalisation erforderlich
20	Schwerkrank; intensive medizinische Maßnahmen erforderlich
10	Moribund; unaufhaltsamer körperlicher Verfall
0	Tod

6.3 Hinweise für die Interpretation der Assessments

Das Kompetenz-Centrum Geriatrie gibt Hinweise für die Interpretation der Assessments. Bei der Anwendung der Tests kann sich der Untersucher durch die angesprochenen Fragen anregen lassen.

- Welchen Erfassungsschwerpunkt und welchen Erfassungsumfang (wo misst der Test, wo misst er nicht?) besitzt das Testinstrument?
- Kontextfaktoren: Welchen zusätzlichen Einflüssen unterliegt das Assessment-Ergebnis?
- Ursächliche Zusammenhänge: Assessments sagen weder etwas über ursächliche Zusammenhänge aus noch über die bisherige Dauer einer bereits bestehenden Schädigung oder über die voraussichtliche Dauer (Prognose).
- Differenzierungsgrad und Sensitivität für Veränderungen: Welche Änderungen im Assessment sind in der Lage, eine Veränderung (zum Besseren oder zum Schlechteren) zuverlässig zu erfassen? Wie viel Abstufungen gibt es innerhalb der einzelnen Items? Gibt es Boden- oder Deckeneffekte?
- Bewertungsspielräume: Haben die Untersucher Vorstellungen von den Interpretationsspielräumen bei der praktischen Durchführung des Assessments?
- Kenntnisse der Statistik: Bestehen ausreichende Kenntnisse in den biometrischen Grundlagen und der Teststatistik der Assessments (Einschätzung der verwendeten Ordinal- oder Intervallskalen, Bewertung von Summen-Scores etc.)?
- Grenzwerte und Korridore von Assessmentinstrumenten im Einzelfall: Besteht ausreichende Zurückhaltung bei der Bewertung und Interpretation von Ergebnissen im Einzelfall?
- Bedeutung des Erhebungszeitpunkts: Zu welchem Zeitpunkt genau wurde das jeweilige Assessments erhoben? Wie sind kurzfristige Wiederholungen des Assessments oder Wiederholungen im Verlauf zu beurteilen?

In zwei häufigen und typischen Situationen ist ein kenntnisreicher und kritischer Umgang mit den o. g. Punkten wichtig: der Post-hoc-Rechtfertigung einer stationären Aufnahme und der geplanten Weiterverlegung eines Patienten in eine Reha-Maßnahme. Kostenträger und Weiterbehandler wünschen z. B. häufig einen hohen Stellenwert eines Barthel-Index bei der Einschätzung eines Patienten, der aber in vielen Fällen durch eine differenzierte Darstellung der Eigenschaften eines Patienten relativiert wird. Es ist wichtig, Kenntnisse und Erfahrungen sowohl bei der Durchführung standardisierter Assessment-Instrumente als auch in der differenzierten Darlegung einer klinischen Situation zu sammeln und beide Ansätze angemessen zu berücksichtigen.

IV Die Top 15 der akutgeriatrischen Fälle

7 Schlaganfall

Siegfried Huhn und Sandra Signer

Klinische Präsentation Mögliche Symptome: brachiofaziale Parese, beinbetonte Hemiparese, Gesichtsfeldstörung, Aphasie, Neglect, Ataxie. Allgemeinsymptome wie Verwirrtheit, Gedächtnisstörung etc.
FAST-Test (Face, Arms, Speech, Time): Untersuchung auf faziale Parese, Armhalteversuch und Sprachstörung. Jedes dieser Symptome ist hinweisend auf einen Schlaganfall. Weitere Untersuchung auf Blickparese, Visusstörung, Beinparese, Hemihypästhesie.

Erstmaßnahmen Sicherung der Vitalfunktionen, ggf. Intubation und Beatmung, großlumiger Zugang am nichtparetischen Arm, kardiale Stabilisierung, ggf. Sauerstoff, Harnblasenkatheter.

Diagnostik Schnellstmöglicher Beginn (wenn möglich schon im Rettungswagen).

Anamnese
- Schlaganfallvorgeschichte (Erstereignis, frühere Ereignisse)
- Antikoagulation? (Präparat, Dosierung, Zeitpunkt der letzten Einnahme, Compliance)
- Thrombozytenaggregationshemmung
- Möglichst präzise Bestimmung des Symptombeginns: präzise Dokumentation (ggf. als unklar oder „Zeitpunkt zuletzt beschwerdefrei gesehen“ dokumentieren)
- Bisheriges Selbstversorgungslevel feststellen, Angehörigen- bzw. Betreuerkontakte

Blickpunkt Medizin

Neurologische und internistische Basisdiagnostik: Bewusstsein, Pupillomotorik, Hirnnerven, Gelenkbeweglichkeit, akute Kopfschmerzen, Nackensteifigkeit etc.
Sofortige Bildgebung (CT, besser MRT): Klärung ob ischämischer oder hämorrhagischer Schlaganfall, Lokalisation, Ausdehnung, Stadium.
Labor: internistisches Basislabor, BGA, Gerinnung, BZ.
Häufigste Differenzialdiagnosen: hypertensive Enzephalopathie, subdurales Hämatom, Migräneanfall, epileptische Anfälle, intrazerebrale Raumforderung, Meningitis oder Enzephalitis, SHT, Stoffwechselstörungen (z. B. Hypoglykämie).
Weiterführende Diagnostik:
- EKG, LZ-EKG, ggf. Event-Recorder, Echokardiografie (transthorakal oder transösophageal): Abklärung von kardialen Emboliequellen oder anderen kardialen Ursachen
- Bildgebende Diagnostik der extra- und intrakraniellen Gefäße
- Dysphagiescreening, ggf. erweiterte Dysphagiediagnostik

Blickpunkt Physiotherapie

- **Frührehabilitation** beginnt bereits auf der Stroke Unit. Weitergehende Reha nach funktioneller Einschätzung (Barthel, Frührehabilitationsindex).
- Folgerehabilitation planen.
- Motorische Komplikationen und Spastizität behandeln, Sekundärprävention.

Intensive Krankenbeobachtung in der Pflege

- **Neurologische und psychiatrische Komplikationen:** Delir, Depression, Angststörung, Epilepsie, Schwindel und Gleichgewicht, kognitive Störungen
- **Neuropsychologie:** Kommunikationsstörungen (z. B. Aphasie, Alexie) Störungen der visuellen Wahrnehmung, Neglect, Apraxien, Exekutivfunktionen
- **Präventionsmaßnahmen:** Dekubitus, Pneumonie, Aspiration; Mundprobleme

Schlaganfallassoziierte internistische Komplikationen erkennen und behandeln: kardiale Probleme (Herzrhythmusstörungen, Tako-Tsubo-Kardiomyopathie, Herzinsuffizienz etc.), Pneumonie (v. a. auch Aspirationspneumonie), Dysphagie, gastrointestinale Störungen, Malnutrition (frühzeitiges Ernährungsmanagement), Sarkopenie, Harnwegsinfekte, Inkontinenz, Gerinnungsstörungen und Thromboembolien, schlafbezogene Atmungsstörungen, Schmerzsyndrome.

Kardiovaskuläres Risikofaktorenmanagement ▶ Kap. 34.

8 Sturz im Alter

Siegfried Huhn und Silvia Knuchel

Definition: unfreiwilliges, plötzliches, unkontrolliertes Herunterfallen oder -gleiten des Körpers auf eine tiefere Ebene aus dem Stehen, Sitzen oder Liegen.
Ein Sturz gehört zu den einschneidendsten Erlebnissen im Leben eines alten Menschen. Stürze führen häufig zu Verletzungen, Krankenhausaufnahmen, zum Verlust der Selbstständigkeit und zu massiver Sturzangst mit Mobilitätseinschränkungen.

Klinische Präsentation Stürze erfolgen überwiegend ohne direkte Beobachtung durch Zeugen. Der Gestürzte wird entweder hilflos vorgefunden oder er kann sich aufhelfen und Hilfe rufen. Die klinische Präsentation reicht von unverletzt über leichte bis zu schweren Verletzungen aus dem unfallchirurgischen/orthopädischen Bereich, Hautverletzungen, Wunden, Augenverletzungen, bis hin zu internistischen und/oder neurologischen oder psychiatrischen Erkrankungen, die Teil der Sturzursache sein können.
Die meisten Stürze sind multifaktoriell, haben aber häufig einen identifizierbaren Auslöser.

Diagnostik Bei jedem Sturz ist eine Ursachenforschung erforderlich! Anamnese und Fremdanamnese, Geriater einbinden.

Anamnese Sturzumstände (Ort, Zeit, Tätigkeit beim Sturz, verwendete Hilfsmittel), Zeitpunkt des letzten Sturzes davor, Anzahl Stürze im Jahr, im letzten Monat; Bewusstseinsverlust, Vorboten, selbstständiges Aufstehen vom Boden, Liegezeit (CK-Erhöhung, Nierenfunktion); akute und chronische Erkrankungen (Exazerbation einer chronischen Erkrankung).
Klinische Befunderhebung: frühere Sturzereignisse, Gang- und Gleichgewichtsstörungen, Muskelschwäche, Sarkopenie, Frailty, Visusminderung, Hörminderung, Gelenkaffektionen der unteren Extremitäten, neurologische Erkrankungen, kognitive Einschränkungen, Depression, Inkontinenz, Schwindel, Ernährungszustand; Polypharmazie, bestimmte Wirkstoffe (alle sedierenden Wirkstoffe, Neuroleptika, Antihypertensiva, Diuretika).
Umgebungsfaktoren: Stolperfallen, schlechte Beleuchtungsverhältnisse, ungünstige Bodenbeschaffenheit, ungeeignetes Schuhwerk, ungeeignete Hilfsmittel, Fehlgebrauch der Hilfsmittel.

Blickpunkt Medizin

- Klinische körperliche Untersuchung beim liegend aufgefundenen Patienten zunächst am Ort des Auffindens (z. B. zum Ausschluss schwerer Wirbelsäulenverletzungen, anderer Frakturen, Kopfverletzungen, neurologischer Symptome).
- Internistisches Standardlabor, gezielte Labor- und apparative Untersuchung je nach Erkrankung.
- Bei Stürzen im Krankenhaus muss ein Sturzprotokoll angelegt werden (▸ Kap. 28.1.3; bei Stürzen in Einrichtungen interne Regelungen beachten.

Erstmaßnahmen Intravenöse **Flüssigkeitsgabe** und angemessene **Schmerztherapie**. Die Erstmaßnahmen richten sich nach Art und Schwere der erlittenen Verletzungen (Knochen, Weichteile, Augen, Zungenbiss), der Grundkrankheiten, evtl. akuter (auslösender) Erkrankungen.
Dabei besonders an folgende den **Sturz auslösende Erkrankungen** denken: Harnwegsinfekt, Pneumonie, andere Infektionen, Herzrhythmusstörungen, Anämie, Exsikkose, Hypotonie, hypertensive Entgleisung, Schlaganfall (z. B. TIA), Anfallsleiden, Unterzuckerung, jede Form einer Medikamentenüberdosierung, Intoxikationen, Delir.

Weiterführende Maßnahmen Geriatrisches multiprofessionelles Assessment sowie anschließende gezielte Diagnostik. Behandlung und Stabilisierung von Grundkrankheiten und Medikamentenreview mit ggf. Deprescribing.

Maßnahmen in der Pflege
- Überwachung (Vitalparameter, Vigilanz, Neurologie)
- Überwachungsintervalle abstimmen
- Ggf. Kontinenzberatung
- Angehörigenberatung; ggf. Wechsel der Versorgungsform
- Funktions- und Verhaltenstraining (Alltagssituationen, Aufstehen aus dem Bett, Waschen und Anziehen usw.)
- Ggf. Brille und/oder Hörgeräte überprüfen, auf Nutzung achten
- Ernährungsberatung, Unterstützung bei der Nahrungsaufnahme

Blickpunkt Physiotherapie
- **Therapeutische Frühmobilisation:** Therapeutische Frühmobilisation mit dem Ziel, eine Dekonditionierung zu vermeiden, die (meist über Angst des Patienten) zu einer Erhöhung des Sturzrisikos führt; ggf. Frührehabilitation
- **Gezielte individualisierte Physiotherapie:** Gleichgewichtstraining, Kraft- und Ausdauertraining, Training von bestimmten Bewegungsmustern (z. B. Transfers), Hilfsmittelanpassung, Hilfsmittelschulung, Maßnahmen zur Knochengesundheit (z. B. Osteoporosegymnastik)

Iatrogene Immobilisierung (Bettgitter, Aufstehverbot etc.) wird meist mit dem Ziel verordnet, sich selbst forensisch abzusichern, hilft dem Patienten aber nicht, Vertrauen in seine Gangstabilität zu bekommen, wieder mobil zu werden noch Sturzangst zu vermeiden.

Blickpunkt Sozialdienst
Bei Patienten, die vor einer Entlassung stehen, hilft der Sozialdienst bei:
- Beantragung von speziellen Hilfsmitteln
- Wohnraumanpassung, Notrufsysteme, Smarthome-Systeme
- Gutes Entlassungsmanagement
- Information zu rechtlichen Aspekten (Pflegeversicherung)
- Organisation weiterer Unterstützungsangebote (z. B. Haushaltshilfe)

9 Frakturen

Heiner K. Berthold und Siegfried Huhn

Klinische Präsentation Bei noch unbekannter Fraktur kann bereits Information über die **Art des Traumas** zu Anhaltspunkten führen (Sturz auf die Seite, Sturz auf den ausgestreckten Arm, Rasanztrauma). Bei fehlendem Trauma kann es sich um Spontanfrakturen, ggf. pathologische Frakturen handeln.
Die **häufigsten Frakturen im Alter** sind: proximale Femurfraktur, distale Radiusfraktur, proximale Humerusfraktur.

Erstmaßnahmen Akutversorgung und Lagerung nach Erfordernis. Stabilisierung von Atmung und Herz-Kreislauf-Funktionen. Adäquate Schmerztherapie.

Diagnostik Unfallchirurgische Diagnostik je nach Verletzung (klinisch, radiologisch etc.). Eruierung des Verletzungsmechanismus. Frühere Frakturen? Stürze? Osteoporose bekannt?

Blickpunkt Medizin
Risikoeinschätzung:
- Bestimmung des OP- und perioperativen Risikos
- Diagnostik des Narkoserisikos durch Anästhesie und Innere Medizin (v. a. Hypothermierisiko)
- Bestimmung der postoperativen Vulnerabilität (z. B. vorbestehende Frailty, vorbestehende Einschränkungen in der Selbstversorgung, vorbestehendes Mobilitätsdefizit)

Geriatrische Diagnostik:
- Präzise Arzneimittelanamnese
- Abklärung Abhängigkeiten (Alkohol, Nikotin, Arzneimittel, Drogen) → mögliche Entzugsprobleme
- Labor: Internistisches Basislabor, insbes. BB und Gerinnung
- Situation vor Verletzung eruieren (Mobilität, ADL, Versorgungslevel, Kognition, Komorbiditäten, Betreuungssituation)

Wichtigste internistische Erstmaßnahmen: Präoperative Behandlung eines Volumenmangels, Ausgleich von gestörten Elektrolyten, ggf. Behandlung einer Anämie, ggf. Behandlung eines akuten Nierenversagens. Behandlung von unkontrollierten Rhythmusstörungen; ggf. kurzfristige BZ-Einstellung.

- Delirprävention
- Internistisch-geriatrische kritische Revision der Medikation
- Information von Angehörigen; bei elektiven Maßnahmen Einverständnis (ggf. von Betreuern) einholen
- Benzodiazepine zur Prämedikation (Anxiolyse) nur im Ausnahmefall (kognitive Verschlechterung, Delir, Atemdepression)

Weiterführende Maßnahmen

- **Globales Therapieziel** ist es, die durch die Fraktur verursachte funktionelle Desintegration möglichst schnell und möglichst vollständig reversibel machen. Interprofessionelle Therapieplanung.
- **Frühe Ziele:** Belastungsstabilität, Frühmobilisierung, möglichst kurzer stationärer Aufenthalt.
- **Mittelfristige Ziele:** Schmerzprävention, Vermeidung von Komplikationen, Wiedererlangung der ADL.
- **Langfristige Ziele:** gute Funktionalität, Prävention erneuter Frakturen.
- Mit am wichtigsten für einen guten Verlauf sind **Schmerztherapie bzw. -prävention** und die möglichst frühe **Mobilisierung,** interprofessionelle **Fallkonferenzen** und internistische **Thromboembolieprophylaxe.**

Maßnahmen in der Pflege

- Nahrungskarenz für feste Nahrung 6 h vor OP; Flüssiges 2 h
- Prävention: Dekubitus, Thrombose, Pneumonie, Sturz
- Post-OP frühzeitiger DK-Auslassversuch
- Unterstützung bei ATL
- Entlassmanagement frühzeitig planen

Blickpunkt Physiotherapie

- Frührehabilitation/Absprache mit Arzt und Pflegepersonen
- Bewegungstraining zur Angstminderung vor Sturz
- Gehhilfe, Hilfsmittelanpassung, Hilfsmittelschulung

10 Exazerbierte COPD

Nicola Greco und Siegfried Huhn

Definition: COPD-Exazerbation ist die über ≥ 2 d anhaltende Verschlechterung der respiratorischen Symptome mit Notwendigkeit einer Therapieintensivierung. Auslöser ist meist eine virale Infektion, selten auch eine bakterielle.
Schweregrad der Exazerbation definiert durch Ausmaß der „Health Care Utilization“:

- **Leicht:** Therapie mit zusätzlichen kurzwirksamen Bronchodilatatoren durch den Patienten selbst
- **Mittelschwer:** systemisches Kortikosteroid und/oder Antibiotikum erforderlich
- **Schwer:** stationäre Behandlung erforderlich
- **Sehr schwer:** intensivierte Therapie (ITS/IMC) erforderlich

Klinische Präsentation Leitsymptome sind Zunahme der Dyspnoe und/oder des Hustens, des Sputumvolumens und der Sputumpurulenz.
Potenziell lebensbedrohlicher Zustand (90-Tage-Letalität > 10 %).

Diagnostik

Anamnese: sorgfältige Erhebung der Exazerbationshäufigkeit.
Basisdiagnostik: Vitalparameter, Atemfrequenz, Temperatur, Sauerstoffsättigung; internistisches Basislabor plus CRP oder Procalcitonin, EKG, Rö-Thorax in zwei Ebenen.
Im **Krankenhaus** ggf. zusätzlich arterielle oder kapilläre BGA, Differenzialblutbild, NT-pro-BNP, Troponin, D-Dimere, ggf. CT Thorax, Echokardiografie.
Falls Sputum gewonnen werden kann, ist dies hilfreich bei Notwendigkeit einer stationären Aufnahme, bei fehlendem Ansprechen auf Antibiotika, bei > 2 Exazerbationen/J., beim Vorhandensein von Bronchiektasen, bei Immunsuppression.

Blickpunkt Medizin

- **Kriterien für stationäre Aufnahme:** rasch progrediente oder schwere Dyspnoe, hohe Atemfrequenz, Verschlechterung der O_2-Sättigung, Zunahme oder Auftreten neuer Symptome (z. B. Ödeme, Zyanose), neurologische Symptome (Verwirrtheit, Schläfrigkeit), schlechter AZ, instabile Komorbiditäten, Versagen einer ambulanten Vortherapie, Fehlen einer adäquaten häuslichen Versorgung.
- **Kriterien für ITS-Aufnahme:** therapierefraktäre schwere Dyspnoe, persistierende Hypoxämie (PaO_2 < 55 mmHg) trotz O_2-Gabe, progrediente Hyperkapnie mit respiratorischer Azidose (pH < 7,35), Kreislaufinsuffizienz, anhaltende Bewusstseinsstörung.

Weiterführende Maßnahmen

Oberstes Ziel ist die möglichst schnelle und vollständige Remission der Exazerbation.

Das Risiko einer erneuten Exazerbation ist in den ersten Wochen nach einer Exazerbation am höchsten. Das kardiovaskuläre Risiko (häufigste Todesursache bei einer Exazerbation) ist in den ersten Wochen nach Exazerbation am höchsten.

Maßnahmen in der Pflege

- Notfallsituation: enger Austausch mit medizinischem Personal
- Ruhe mit atemunterstützender Positionierung
- Wenn möglich Sputum gewinnen
- Intensive Überwachung aller Vitalwerte und Atemsituation
- Kontrolle neurologischer Auffälligkeiten: Verwirrtheit; Schläfrigkeit
- Psychische Situation, insbesondere Angstzustände und Unruhe
- Ernährungssituation; ggf. hochkalorische Trink- oder Sondennahrung
- Sauerstoffgabe nach Anordnung (bei respiratorischer Insuffizienz)

11 Dekompensierte Herzinsuffizienz

Heiner K. Berthold und Siegfried Huhn

Die akute Dekompensation einer chronischen Herzinsuffizienz ist ein häufiger Notfall bei geriatrischen Patienten. Die primäre Diagnostik erfolgt klinisch. Es muss meist die Frage geklärt werden, ob ambulant behandelt werden kann oder stationär eingewiesen werden muss. Phasen der akuten Dekompensation sind ein wichtiger prognostischer Faktor (60-Tage-Mortalität nach Dekompensation ca. 10 %).

Klinische Präsentation Das klinische Bild kann sehr vielfältig sein, besonders da es auch symptomatische Überlappungen mit pulmonalen oder anderen Erkrankungen geben kann (z. B. exazerbierte COPD, Lungenembolie). Allgemeinsymptome können der Dekompensation vorausgehen (Müdigkeit, mehr Ödeme, Gewichtszunahme, Atemnot bei geringerer Belastung).
Mögliche **klinische Befunde:** Tachypnoe, Tachykardie, Arrhythmie, dritter oder vierter Herzton, Hypoxie, periphere Ödeme und Aszites, Rasselgeräusche, erhöhter Jugularvenendruck, kalte Extremitäten, geringe Urinausscheidung, Pleuraergüsse, hepatojugulärer Reflux.
Bei folgenden Kriterien sollte großzügig **stationär eingewiesen** werden: symptomatische Hypotension oder hydropische Dekompensation als Hinweis auf dekompensierte Herzinsuffizienz, schwere Ruhedyspnoe (Ruhetachypnoe, $SpO_2 < 90\,\%$), hämodynamisch relevante Arrhythmie (inkl. neu aufgetretenes VHF), wiederholte ICD-Schocks, bedeutende Elektrolytverschiebungen (Hyponatriämie, Hypo- oder Hyperkaliämie), neu aufgetretene oder dekompensierte Komorbiditäten (z.B. Pneumonie, Lungenembolie, diabetische Ketoazidose, Schlaganfall, akutes Nierenversagen, delirante Entwicklung u. v.m.).

Diagnostik

Labor: internistisches Basislabor, NT-pro-BNP, Troponin, BGA (oder Sättigung).
Sonstige Diagnostik: EKG, Echokardiografie inkl. Pleurasonografie, Rö-Thorax (großes Herz, Pleuraergüsse, zentrale Stauung)

Auslösende Ursachen suchen:

- Kardial: koronare Ischämie (ggf. Revaskularisation), (Tachy-)Arrhythmien, Klappeninsuffizienzen, Endokarditis, Herzbeuteltamponade, Aortendissektion
- Nichtadhärenz: Flüssigkeitsrestriktion, Dauermedikation
- Neue Arzneimittel: Wirkstoffe, die eine Niereninsuffizienz auslösen oder verstärken können (z. B. NSAR), negativ inotrope Wirkstoffe (z.B. Diltiazem, Verapamil), systemische Kortikosteroide
- Komorbiditäten: unkontrollierte Hypertonie, Niereninsuffizienz, Infektionen, Anämie, Lungenembolie, exazerbierte COPD, Schilddrüsenerkrankungen, Substanzmissbrauch (Alkohol, Stimulanzien).

Verlauf: Bei schwerer Unruhe/Angstzuständen kann Morphin gegeben werden (es sollte die Möglichkeit zur Beatmung und Kreislaufunterstützung gegeben sein). Niedrig beginnen, Sättigung und AF überwachen.
Weitere Therapie in Abhängigkeit von Ursachen bzw. Komplikationen. Zu den häufigsten Ursachen gehören hypertensive Entgleisung, Vorhofflimmern (mit

tachykarder Überleitung), Myokardinfarkt bzw. akute Koronarsyndrome. Die häufigsten Komplikationen sind Hypotension, Elektrolytentgleisung, Nierenversagen und Herzrhythmusstörungen.
Bei häufig rezidivierenden Dekompensationen und/oder fortgeschrittener Herzinsuffizienz Maßgaben für End-of-life-Entscheidungen erarbeiten (z.B. DNR, Patientenverfügung etc.).

Maßnahmen in der Pflege

- Prävention: Dekubitus, Thrombose, Pneumonie, Sturz
- Medikamentenmanagement
- Trinkmenge festlegen und protokollieren
- Unterstützung bei ATL; Frühmobilisation nach Absprache
- Entlassungsmanagement frühzeitig planen

Blickpunkt Physiotherapie

- Frühmobilisation; Kooperation mit Pflege bzgl. Vorgehen
- Frührehabilitation/Absprache mit Arzt und Pflegepersonen
- Bewegungstraining zur Angstminderung vor Überlastung

12 AZ-Verschlechterung

Heiner K. Berthold und Siegfried Huhn

Häufigste Leitdiagnose bei Krankenhauseinweisung oder Notarzt- und Rettungsdiensteinsätzen. Hohes Risiko, dass die Notfallsituation nicht ausreichend erkannt, sondern bagatellisiert wird.

Klinische Präsentation Häufiger als akut aufgetretene Neuerkrankungen sind graduelle (schneller oder langsamer verlaufende) Verschlechterungen chronischer Krankheiten. Die Veränderungen werden häufig eher von Angehörigen oder Pflegenden bemerkt als von den Patienten selbst. Die AZ-Verschlechterung kann unterschiedlich beschrieben werden, wie Schwäche, Schlappheit, „geht nicht mehr so", Wesensveränderung, Trinkunlust, Inappetenz, größeres Schlafbedürfnis, Interessenverlust, Vernachlässigung von Routinen etc.

> **Cave**
> Häufig werden durch atypische Symptompräsentation akute Erkrankungen übersehen.

Häufige und typische Ursachen für AZ-Verschlechterung:
- Schwere Infektion/Sepsis (V. a. Harnwegsinfekte und Pneumonien)
- Exsikkose
- Verschlechterung der Nierenfunktion, Elektrolytstörungen
- Metabolische Entgleisungen (z. B. Hyper-/Hypoglykämie)
- Unerwünschte Arzneimittelwirkungen (UAW)
- Subakutes kardiales oder zerebrovaskuläres Ereignis
- Akutes Abdomen (z. B. Appendizitis, Cholezystitis)
- Harnverhalt
- Anämie
- Subduralhämatom
- Malnutrition, z. B. bei onkologischer Erkrankung oder bei Immobilität
- Exazerbiertes Schmerzsyndrom
- Herzrhythmusstörungen
- Nicht erkannte Frakturen
- u. v. m.

Diagnostik Die Diagnostik erfolgt breit, systemorientiert und nicht symptomorientiert.

Blickpunkt Medizin

- Ausführliche Anamnese (soweit durchführbar) und Fremdanamnese, Angehörige und Bezugspersonen einbeziehen. Genaue Arzneimittelanamnese; Therapieverlauf bereits bestehender Erkrankungen; Compliance erforschen.
- Zustand vor der Einweisung (Kognition, ADL, Mobilität), Zeitachse konstruieren; Symptome, Beschwerden und Beobachtungen und deren Dynamik zusammentragen und auf die Zeitachse anwenden.
- Beginn und Geschwindigkeit der Veränderungen herausarbeiten. Besonderes Augenmerk auf alle medizinischen Maßnahmen legen (neue Arzneimittel, operative Eingriffe, Behandlungen). Hausarzt kontaktieren.
- Sorgfältige klinische Untersuchung inklusive neurologischer Untersuchung.
- Internistisches Basislabor; EKG; Rö Thorax.

Erstmaßnahmen Symptomorientierte medizinische Erstmaßnahmen. Klärung, in welchem Setting die weitere Diagnostik/Therapie erfolgen kann und soll (zu Hause, im Pflegeheim, in der Notaufnahme eines Krankenhauses).

Weiterführende Maßnahmen Gegebenenfalls geriatrische Assessments. Behandlung von akuten Erkrankungen, Stabilisierung bzw. Optimierung der Behandlung von chronischen Krankheiten.

Maßnahmen in der Pflege

- Engmaschige Überwachung: Vitalwerte, Bewusstsein
- Prävention: Dekubitus, Thrombose, Pneumonie, Sturz
- Unterstützung bei ATL
- Entlassungsmanagement frühzeitig planen

Blickpunkt Physiotherapie

- Frühmobilisation; Kooperation mit Pflege bzgl. Vorgehen
- Frührehabilitation/Absprache mit Arzt und Pflegepersonen
- Bewegungstraining zur Unterstützung der ATL

13 Exsikkose (Dehydratation)

Heiner K. Berthold und Siegfried Huhn

Exsikkose (Dehydratation) ist ein führender Grund für Krankenhausaufnahmen eines alten Patienten. Zahlreiche Fälle von Exsikkose können und müssen auch in der Häuslichkeit oder im Pflegeheim diagnostiziert und behandelt werden.

Klinische Präsentation Allgemeine Zeichen der Dehydratation sind Müdigkeit, Somnolenz, Verwirrtheit, Fieber, Herz-Kreislauf-Versagen.

- Klinisch trockene Mundschleimhaut, fehlender Speichelsee unter der Zunge, trockene Zunge, Schluckstörungen, Sprachstörungen, Schleimhautläsionen
- Tachykardie, Schwindel, Synkope, orthostatische Störungen
- Oligurie, Anurie, fehlende Schweißbildung

Diagnostik Anamnestisch und diagnostisch mögliche **Ursachen** für eine Exsikkose herausarbeiten (v. a. zur Vermeidung von Wiederholungsfällen). Hauptgründe sind:

- **Erhöhte Verluste:** Diuretika (iatrogen oder bei Compliance-Störungen), gastrointestinale Verluste (Erbrechen, Durchfall), Infekte mit Schwitzen und Fieber, osmotische Diurese (z. B. Hyperglykämie bei entgleistem Diabetes mellitus); seltene Ursachen (Hyperthyreose, großflächige Wunden oder Dekubiti, renaler Salzverlust, NNR-Insuffizienz)
- **Verminderte Zufuhr:** vermindertes Durstempfinden, mangelndes Angebot (z.B. bei Pflegedefiziten), Immobilität, Störungen der Feinmotorik, Paresen, Dysphagie, Demenz, Depression, Aphasie, sedierende Arzneimittel, Arzneimittel mit Geschmacksstörungen als UAW; Nichtbeachtung eines vermehrten Bedarfs (bei Flüssigkeitsverlusten, Fieber, Schwitzen, erhöhte Umgebungstemperatur)

Labor: Hypernatriämie (Muskelkrämpfe, EKG-Veränderungen), erhöhte Osmolalität, Hkt ↑, Hb ↑, Leukos ↑, Kreatinin und Harnstoff ↑, Gesamteiweiß ↑. Urinausscheidung meist vermindert (mit Harnkonzentration, d. h. spez. Gewicht ↑), außer bei Polyurie.

Differenzierung aufgrund von Klinik, Natrium und Osmolalität in isotone, hypotone oder hypertone Dehydratation.

Erstmaßnahmen

- Entscheidung aufgrund der Schwere des Krankheitsbildes und anderer Umstände
- über Zufuhrweg der Rehydratation (parenteral, p. o., enteral, s. c.); bei schwerem Defizit meist i. v. Gabe erforderlich
- Auf unerwünschte Wirkungen der Therapie achten (Überwässerung der Lunge, periphere Ödeme, Elektrolytstörungen)
- Auswahl der Elektrolytlösung nach Na, K und BZ bzw. Begleiterkrankungen:
  - Bei Na > 145–150 mmol/l den größeren Teil der Infusionsmenge als freies Wasser (= Glukose 5 %) geben, den Rest als isotonische Elektrolytlösung
  - Bei normalem Na isotonische Elektrolytlösung geben
  - Bei Hyponatriämie NaCl 0,9 %, ggf. höher konzentriert
  - Bei der Berechnung des Bedarfs Komorbiditäten beachten (Herzinsuffizienz, Hypokaliämie, Hyponatriämie, erhöhtes ADH, kompensierte Niereninsuffizienz)

Maßnahmen in der Pflege

- Intensive Überwachung: Vitalparameter, Bewusstsein, Ein- und Ausfuhr, Gewicht
- Trinkplan: feste Zeitstruktur, feste vorgegebene Mengen, Vorlieben beachten, Erinnerungshilfen, Überwachung und Dokumentation (▸ Kap. 5.2)
- Unterstützung in den ATL; Dekubitusprophylaxe

Weiterführende Maßnahmen Auslösende Ursachen weiter diagnostizieren bzw. behandeln (Infektsanierung, BZ-Einstellung, Arzneimittelrevision, Behandlung von Grundkrankheiten wie Herzi- oder Niereninsuffizienz)

Blickpunkt Physiotherapie

- Therapeutische Frühmobilisation
- Trainings zur Unterstützung der ATL
- Präventive Maßnahmen

14 Elektrolytstörungen

Heiner K. Berthold

Elektrolytstörungen gehören zu den häufigsten Gründen für Krankenhauseinweisungen bei alten Menschen.

Klinische Präsentation

- **Hyponatriämie:** Überwässerung, aber auch Normovolämie und Exsikkose möglich, Übelkeit, Erbrechen, Kopfschmerzen, Verwirrtheit bis Koma, Krampfanfälle, Hypotonie, Tachykardie
- **Hypokaliämie:** Adynamie, muskuläre Schwäche, Verwirrtheit, Tachyarrythmien, ventrikuläre Rhythmusstörungen
- **Hyperkaliämie:** Rhythmusstörungen (klinisch und im EKG)
- **Hypernatriämie:** Schwäche bis Koma, neuromuskuläre Schwäche, Verwirrtheit, fokale neurologische Defizite, Symptome der hypertonen Dehydratation; häufige Elektrolytstörung bei präfinalen Patienten
- **Hyperkalzämie:** meist Zufallsbefund im Labor. Schwäche, Exsikkose, Erbrechen, Rhythmusstörungen, Verkalkungen in Weichteilen; bei hyperkalzämischer Krise ($Ca^{++} > 3{,}5$ mmol/l) schnelle Entwicklung von Polyurie und Polydipsie, Exsikkose, evtl. Fieber, Erbrechen, hämorrhagische Pankreatitis, Verwirrtheit, Somnolenz

14

Diagnostik Zunächst auslösende Ursachen eruieren:

- **Hyponatriämie:** zahlreiche medikamentöse Ursachen (Diuretika, Carbamazepin, TZA, SSRI, Neuroleptika, Morphin, NSAR etc.), dekompensierte Herzinsuffizienz, dekompensierte Leberzirrhose, akutes/chronische Nierenversagen, Morbus Addison, schwere Hypothyreose, langfristige reine Sondenernährung, SIADH (▶ Kap. 37.4.1).
- **Hypokaliämie:** Diuretika, gastrointestinale Verluste (Erbrechen, Diarrhö), Verschiebungen (Alkalose, Insulin, Betamimetika). EKG: QT-Verlängerung, U-Welle. Bei schwerer Niereninsuffizienz kann gleichzeitig ein Mg-Mangel bestehen.
- **Hyperkaliämie:** präanalytischen Fehler ausschließen (langes Stauen, Hämolyse bei der Blutabnahme, lange Transportzeiten). Häufig: Hämolyse, Niereninsuffizienz (Diätfehler bei Dialysepatienten), Arzneimittel (v. a. in Kombination), z. B. ACE-Hemmer, Sartane, kaliumsparende Diuretika, NSAR, Cotrimoxazol, selten auch Heparin oder Betablocker. Diagnostisch: BGA, EKG, Labor (v. a. Nierenfunktion).
- **Hypernatriämie:** Ursachen häufig iatrogen (vermehrte NaCl-Zufuhr z. B. über Kurzinfusionen, Penicilline), vermehrter Wasserverlust, extrarenale Verluste (Schwitzen, Diarrhö, Erbrechen). Manchmal starke Exsikkose.
- **Hyperkalzämie:** maligne Erkrankungen (osteolytische Metastasen, Paraneoplasien, Plasmozytom), extreme Immobilisation, prim. HPT, Hyperthyreose, Morbus Addison, Sarkoidose, Vitamin-D-Intoxikation, andere Arzneimittel. Diagnostik: Labor, PTH, Vitamin D, EKG, BGA, Rö Thorax, Sono Leber, LK, Niere und Nebennieren.

Erstmaßnahmen

- Auslösende Ursachen behandeln, Medikation überprüfen, ggf. ändern oder absetzen
- Wasserdefizit berechnen

Weiterführende Maßnahmen

Bei den weiterführenden Maßnahmen ist häufig ein **Medikationsreview** am effektivsten, wenn Arzneimittel zu den auslösenden Ursachen beigetragen haben. Abschließende Behandlung oder Stabilisierung einer auslösenden Grunderkrankung. Aufklärung über die subjektiven Symptome der jeweiligen Elektrolytstörung, damit erneute Episoden schneller erkannt werden.

Maßnahmen in der Pflege

- Intensive Überwachung: Vitalparameter; Bewusstsein, Unruhe
- Monitorüberwachung: Rhythmusstörungen
- Ein- und Ausfuhrkontrolle; Rehydrierung nach Absprache
- Unterstützung bei ATL
- Medikamentenmanagement
- Entlassungsmanagement frühzeitig planen

15 Parkinson

Heiner K. Berthold und Sandra Signer

Klinische Präsentation Das idiopathische **Parkinson-Syndrom (PS)** ist klinisch definiert durch das Vorliegen von Akinesie bzw. Bradykinesie und einem der folgenden **Kardinalsymptome:** Rigor, Ruhetremor, posturale Instabilität.
Fakultative nichtmotorische Symptome sind sensorische Symptome (Dysästhesien, Schmerzen, Hyposmie), vegetative Symptome (Störungen von Blutdruck, Temperatur, Blasen- und Darmfunktion, sexuellen Funktionen), psychische Symptome (v. a. Depression), Schlafstörungen, kognitive Symptome (frontale Störungen, in fortgeschrittenen Stadien Demenz). Die nichtmotorischen Symptome können teilweise schon vor den motorischen Symptomen manifest werden. Stadieneinteilung (▶ Tab. 15.1).

Tab. 15.1 Stadieneinteilung (nach Hoehn und Yahr)

Stadium	Beschreibung
0	Asymptomatisch (keine Anzeichen der Erkrankung)
1	Nur einseitige Beteiligung
2	Beidseitige Beteiligung ohne Gleichgewichtsstörungen
3	Leichte bis mäßig ausgeprägte beidseitige Beteiligung; gewisse Haltungsinstabilität, jedoch körperlich unabhängig; braucht Unterstützung zum Ausgleich beim Zugtest
4	Starke Behinderung; kann aber ohne Hilfe gehen und stehen
5	Ohne fremde Hilfe auf den Rollstuhl angewiesen oder bettlägerig

Diagnostik PS ist eine klinische Diagnose!
Internistische und neurologische klinische Untersuchung; psychiatrischen Symptomen erfragen; sorgfältige Arzneimittelanamnese.
Zerebrale Bildgebung. Gegebenenfalls neuropsychologische Diagnostik, EEG, angiologische Untersuchung der kopfversorgenden Gefäße, kardiale Diagnostik, Dysphagiediagnostik (in jedem Fall Dysphagie-Screening).
Gegebenenfalls Levodopa-Test.
Wichtige Differenialdiagnosen: vaskuläre Ursachen, Normaldruckhydrozephalus, essenzieller Tremor, Depression.

Erstmaßnahmen abhängig vom akutmedizinischen Einweisungsgrund; komplexe Arzneimittelschemata prüfen bzw. umsetzen; neurologische Fachärzte beteiligen.
Parkinson-Krise (akinetische Krise): intensivmedizinische Behandlung unter Hinzuziehung von neurologischen Spezialisten.

Maßnahmen in der Pflege

- Prävention: Dekubitus, Thrombose, Pneumonie, Sturz
- Medikamentenmanagement
- Logopädie: Schluckprobleme abklären, Ernährungsplanung, Kostform festlegen
- Unterstützung bei ATL; Aufsteh- und Gehtraining
- Patienten- und Angehörigenberatung
- Entlassungsmanagement frühzeitig planen

Blickpunkt Medizin

Therapiekomplikationen:

- Wirkfluktuationen:
  - Wearing-off- oder End-of-dose-Akinesie: möglichst gleichmäßige Levodopa-Konzentrationen anstreben, ggf. Reduktion der Einzeldosen bei kleineren Dosierintervallen; Retardpräparate oder schnell wirksame Präparate einsetzen; immer zunächst prüfen, ob die Medikation so wie angeordnet genommen wird.
  - On-off-Fluktuationen (= Freezing) als plötzlicher Wirkverlust der Therapie unabh. von der Medikamenteneinnahme: therapeutisch schwieriger.
- Dyskinesien: falls bedingt durch max. Levodopa-Konzentrationen – kleinere Dosierintervalle mit geringeren Einzeldosen.
- Psychiatrische Symptome: je nach Art behandeln (Demenz, Depression, Psychose, Impulskontrollstörungen, Schlafstörungen); psychotisches Erleben oder Albträume häufig als UAW der Parkinson-Medikation (dann ggf. Reduktion oder Umstellung).

Blickpunkt Physiotherapie

- Therapeutische Frühmobilisation
- Trainings zur Unterstützung der ATL
- Präventive Maßnahmen

Blickpunkt Sozialdienst

Bei Patienten, die vor einer Entlassung stehen, hilft der Sozialdienst bei:

- Entlassungsmanagement frühzeitig planen
- Beantragung von speziellen Hilfsmitteln
- Wohnraumanpassung, Notrufsysteme, Smarthome-Systeme
- Information zu rechtlichen Aspekten (Pflegeversicherung)
- Organisation weiterer Unterstützungsangebote (z. B. Haushaltshilfe)
- Informationen zu Selbsthilfe

16 Demenz

Siegfried Huhn

Klinische Präsentation Die Demenz ist ein komplexes klinisches Krankheitsbild mit Störungen des Gedächtnisses (Aufnahme und Wiedergabe neuerer Informationen, Verlust früher erlernter und vertrauter Inhalte), des Denkvermögens (vernünftiges Urteilen, Informationsverarbeitung, Ideenfluss) und der emotionalen Kontrolle (Sozialverhalten, Motivation).
Meist schleichender Beginn; Dauer mind. 6 Mon.; deutliche Beeinträchtigung der Selbstständigkeit im Alltag. Ursachen ▶ Kap. 33.4, Stadieneinteilung (▶ Tab. 16.1).

Tab. 16.1 Stadieneinteilung der Demenz

Stadium	Beschreibung
Früh	Verlust der Berufsfähigkeit, Schwierigkeiten bei komplexen Alltagsaktivitäten, in den ADL noch selbstständig (MMSE meist < 23–24)
Mittel	Nur bedingt selbstständige Lebensführung möglich, zunehmender Hilfebedarf in den ATL (MMSE meist < 20)
Spät	In allen ATL max. Hilfe notwendig, zuletzt Inkontinenz (Urin und Stuhl), Immobilität, Mutismus, Dysphagie, Gewichtsverlust (MMSE meist < 10)

Diagnostik Erkennen kognitiver Einschränkungen, ggf. über Fremdanamnese, Screening (z. B. MMSE).
Auch an **Mild Cognitive Impairment (MCI)** denken: definiert als subjektiv empfundene und testpsychologisch objektivierbare Verschlechterung der Denkfunktionen, die über das nach Alter und Bildung des Betroffenen zu Erwartende hinausgeht, jedoch im Alltag zu keiner wesentlichen Beeinträchtigung führt. Die häufigsten Ursachen für kognitive Einschränkungen sind eine vorbestehende demenzielle Entwicklung oder ein Delir oder Mischformen (z. B. Delir auf Demenz).

> **Cave**
> „Kognitive Einschränkung" nicht man mit „demenzieller Entwicklung" gleichsetzen!

Systematische Diagnostik: Die Hauptaufgabe der internistischen Diagnostik ist es, mögliche behandelbare Ursachen einer demenziellen Entwicklung (oder anderer Ursachen für kognitive Einschränkungen) zu identifizieren bzw. auszuschließen.

Blickpunkt Medizin

Bestandteile der Diagnostik:

- Eigen- (soweit möglich) und Fremdanamnese, sorgfältige Arzneimittelanamnese
- Körperliche Untersuchung
- Neuropsychologische Untersuchung
- Labordiagnostik (ggf. einschl. Liquoruntersuchung), EKG
- Bildgebende Verfahren (CT, MRT, ggf. PET, SPECT)

Erstmaßnahmen Aufgabe des Arztes ist zunächst die Kontaktaufnahme zu den Angehörigen und die Klärung der rechtlichen Situation (Betreuung, Patientenverfügung etc.).

Versorgungssetting für demenzkranke Patienten

- Besonders qualifiziertes und motiviertes Personal, auch mit erhöhtem Personalschlüssel
- Besondere Sicherheitsvorkehrungen, räumliche Anpassungen
- Tagesstrukturierte Angebote
- Intensiver Angehörigenkontakt
- Angepasstes Entlassmanagement

Erkennen und Behandeln von Verhaltensauffälligkeiten: Ursachen oder Trigger suchen, ggf. vermeiden (häufig multifaktorielle Genese [Ortswechsel allein reicht aus], Delir, Schmerzen).

Therapie: zunächst Allgemeinmaßnahmen (Abschirmung, Tagesstruktur, Bezugspersonen).

- **Pharmakotherapie** bei Erregungszuständen, Aggressivität: Benzodiazepine möglichst vermeiden; zunächst Monotherapie mit hochpotenten Neuroleptika (z. B. Haloperidol, Risperidon in niedriger Dosierung) oder niedrigpotenten Neuroleptika (z. B. Melperon, Pipamperon). Regelmäßige Indikationsprüfung, Therapie so kurz wie möglich.
- **Fixierung** nur in absoluten Ausnahmefällen (rechtliche Rahmenbedingungen einhalten). Falls möglich und medizinisch vertretbar, Verlegung in eine gerontopsychiatrische Fachabteilung erwägen.

Krankenhausentlassung: Sollte anlässlich eines Krankenhausaufenthaltes eine bisher nicht bekannte demenzielle Entwicklung festgestellt worden sein, sollte diese dokumentiert und kommuniziert werden (Patient, Angehörige) und ggf. eine weitere Diagnostik/Therapie angeregt werden.

Maßnahmen in der Pflege

- Reizabschaltung: Hektik vermeiden, geräuscharmes Umfeld gestalten
- Beziehungsgestaltung
- Ess- und Trinkverhalten prüfen, ggf. Assistenz anbieten
- Prävention: Dekubitus, Thrombose, Pneumonie, Sturz
- Unterstützung weiterer ATL
- Entlassmanagement frühzeitig planen

17 Delir

Heiner K. Berthold und Siegfried Huhn

Syndrom mit zerebraler Dysfunktion und neuropsychiatrischen Symptomen. Die Diagnose erfolgt immer klinisch.

Klinische Präsentation

Leitsymptome: Akuter Beginn und Fluktuation der Symptome sind charakteristisch; neben zentralnervösen Symptomen auch periphere Symptome möglich:

- Bewusstsein: verminderte Aufmerksamkeit, Bewusstseinsstörung
- Kognition: Wahrnehmungsstörung (Illusionen, Halluzinationen), Beeinträchtigung des abstrakten Denkens und des Kurzzeitgedächtnisses, Desorientierung, auch Wahn möglich
- Psychomotorik: rein hyperaktive Formen sehr selten; meist Wechsel zwischen Hypo- und Hyperaktivität, verlängerte Reaktionszeiten, veränderter Redefluss, verstärkte Schreckreaktion, Nesteln, Sprachstörungen
- Schlaf: gestörter Schlaf-Wach-Rhythmus, Albträume, nachts Verschlechterung
- Affekt: Depression, Angst, Aggressivität

Mögliche periphere Symptome: trockene Haut und Schleimhäute, Fieber, Mydriasis, Harnverhalt, Obstipation bis hin zum paralytischen Ileus, tachykarde Herzrhythmusstörungen, Blutdruckabfall

Diagnostik

Anamnese: Risikofaktoren erfassen. Risikofaktoren sind höheres Lebensalter, zerebrale Vorschädigung, Arzneimittel, Demenz, Multimorbidität, Malnutrition, Schmerzsyndrom, Hör- und Sehstörungen, Exsikkose, verminderte Mobilität, eingeschränkte ADL.

Auslöser eruieren: neues Arzneimittel, kürzliche OP, ITS-Behandlung, Katheter, sonstige Fremdkörper am Körper, akuter Infekt, akute Schmerzen, Lärm, neue Umgebung, immobilisierende Maßnahmen, psychosozialer Stress, Insomnie, akute metabolische Entgleisungen, akute Erkrankungen (z. B. akutes Nierenversagen). Zahlreiche Auslöser sind iatrogene Maßnahmen, auch mangelnde pflegerische Mobilisierung, Fixierung.

Arzneimittelanamnese: Anticholinergika? Neue Arzneimittel? Wiederaufnahme einer AM-Therapie, die aus Compliance-Gründen unterbrochen war? Besonders delirogene Wirkstoffe ▶ Kap. 33.1.1.

Labor und apparative Diagnostik: internistisches Basislabor, ggf. Liquor. EKG, weitere Untersuchungen anlassbezogen.

Formal sollte der **Confusion Assessment Method (CAM)** durchgeführt werden. Weitere Details zur Diagnostik ▶ Kap. 33.1.3. Dort finden sich auch Hilfsfragen zur Aufmerksamkeit, zu Denkstörungen und zum kognitiven Assessment.

> **Merke**
> Ein Delir ist bei einem geriatrischen Patienten häufig das einzig erkennbare Symptom einer (noch) nicht erkannten körperlichen Erkrankung.

Erstmaßnahmen Überwachung Vitalparameter, ggf. ITS. Ein schweres Delir erfordert Krankenhausbehandlung.
Behandelbare Zustände therapieren (Entzündung/Infektion [Pneumonie, Harnwegsinfekt], Elektrolytstörungen, Exsikkose, Korrektur eines entgleisten Säure-Basen-Haushalts), BZ-Entgleisung, Schmerzen, Arzneimittelüberdosierung [z.B. Lithium, Digitalis] etc.), anticholinerge Medikation reduzieren oder absetzen.
Medikamentöse Maßnahmen:
- Hochpotente Neuroleptika (z. B. Haloperidol 2–4 × 0,5–1 mg), erste Wahl
- Atypische Neuroleptika (z. B. Risperidon 2 × 0,25–1 mg)
- Niedrigpotente Neuroleptika (z. B. Pipamperon), wenn Sedierung im Vordergrund steht
- Benzodiazepine (möglichst kurze HWZ, z.B. Lorazepam 3 × 0,5–1 mg oder Oxazepam 1 × 2,5–10 mg)
- Bei Pat. mit Morbus Parkinson ggf. Quetiapin oder Clozapin

Maßnahmen in der Pflege

Basismaßnahmen:
- Intensive Überwachung: Vitalparameter, neurol.-psych. Auffälligkeiten
- Orientierung (Uhr, Kalender, Foto)
- Reizabschirmung (Zimmer, Personalwechsel, Lärm), aber auch keine vollständige Reizdeprivation
- Kommunikationshilfen (Brille, Hörgerät)
- Gute Beleuchtung (Tag-Nacht-Rhythmus)
- Persönliche Zuwendung, vertraute Bezugsperson
- Vorbeugung selbstverletzenden Verhaltens; FEM als absolute Ausnahme

Blickpunkt Medizin
Weiterführende Maßnahmen:
- Eine möglichst schnelle und vollständige Remission verbessert die Gesamtprognose des Patienten.
- Therapie der Grundkrankheit abschließen.
- Medikamentöse antidelirante Therapie steuern, mit dem Ziel diese auszuschleichen. Bei Versagen Dosissteigerung oder Umsetzen auf anderen Wirkstoff. Die medikamentösen Maßnahmen sind rein symptomatisch und sollen so kurz wie möglich durchgeführt werden.
- Nichtmedikamentöse Allgemeinmaßnahmen fortsetzen, Delirprävention bzw. Sekundärprävention. Besonders wichtig ist Frühmobilisierung.
- Kognition: Orientierungshilfen, täglich kognitiv stimulierende Aktivitäten.

18 Depression

Heiner K. Berthold und Siegfried Huhn

Klinische Präsentation

Hauptsymptome: Depressive Störungen sind psychopathologische Syndrome von bestimmter Dauer, die durch gedrückte düstere Stimmung, Interessenverlust und Freudlosigkeit sowie Antriebsmangel und erhöhte Ermüdbarkeit gekennzeichnet sind.

Zusatzsymptome können sein: verminderte Konzentration und Aufmerksamkeit, vermindertes Selbstwertgefühl und Selbstvertrauen, Gefühle von Schuld und Wertlosigkeit, negative und pessimistische Zukunftsperspektiven, Suizidgedanken/-handlungen, Schlafstörungen und verminderter Appetit.

Diagnostik Ein hochsensitives (aber nicht sehr spezifisches) Screening kann mit dem sog. **Zwei-Fragen-Test** durchgeführt werden.

Zwei-Fragen-Test

- Fühlten Sie sich im letzten Monat häufig niedergeschlagen, traurig bedrückt oder hoffnungslos?
- Hatten Sie im letzten Monat deutlich weniger Lust und Freude an Dingen, die Sie sonst gern tun?

Werden beide Fragen mit „Ja" beantwortet, sollte eine formale Exploration einer depressiven Erkrankung erfolgen.

Die Diagnostik von Depressionen im Alter ist erschwert:

- Häufig ausgeprägte somatische Beschwerden
- Sozialer Rückzug
- Häufig Klagen über kognitive Störungen („Pseudodemenz")
- Symptome oft wenig charakteristisch (z. B. eher Antriebsverlust, Schlafstörungen, vegetative Störungen etc.)
- Körperliche Erkrankungen können die depressiven Symptome überlagern

Zur formalen Diagnostik gehört das Vorliegen von mind. 2 (schwere Episode: 3) der Hauptsymptome, die über mind. 2 Wochen anhalten.

Diagnostisches Basisprogramm (je nach Hauptindikation für die stationäre Aufnahme bzw. Grund für den Arztkontakt): klinische Untersuchung, standardisiertes Assessment (GDS), weitere geriatrische Assessments, Routinelabor, EKG, ggf. EEG, neuropsychologische Testung, zerebrale Bildgebung, ggf. Liquorpunktion.

Cave

Die klinische Einschätzung und ggf. Exploration einer möglichen Suizidalität hat große Bedeutung (ggf. fachärztliches Konsil Psychiatrie oder Gerontopsychiatrie einholen).

Erstmaßnahmen Strategische Entscheidung zu Behandlungssetting. Bei **akuter Suizidalität** psychiatrische Einrichtung mit den entsprechenden Überwachungsmöglichkeiten erwägen. Das therapeutische Setting muss auch die somatischen Erfordernisse abdecken.

Weiterführende Maßnahmen: antidepressive Behandlung; aktiv-abwartende Begleitung = Watchful Waiting oder niederschwellige psychosoziale Intervention

- Pharmakotherapie
- Psychotherapeutische Behandlung
- Sozio- und Physiotherapie (z. B. therapeutisches Milieu, Bewegungstherapie, Aktivitätsprogramm, Tagesstrukturierung, aktivierende Pflege etc.)
- Kombinationen der genannten Maßnahmen

Therapieentscheidungen orientieren sich an der Schwere der Erkrankung, dem bisherigen Verlauf, den Patientenpräferenzen sowie an Begleiterkrankungen und weiteren Umständen.

Möglichkeiten der **sekundären Prävention** nutzen:

- Strategien und Kompetenzen zur Bewältigung von kritischen „Life Events"
- Wohnortnahe begleitende Angebote (Seniorenzentren, Begegnungsstätten, Selbsthilfegruppen)
- Ggf. Änderung der Wohnform zur Abwendung der sozialen Isolation (betreutes Wohnen etc.)
- Kommunikation der Beteiligten (Familie, Betreuer, Hausarzt, andere Fachärzte)

Maßnahmen in der Pflege

- Intensive Überwachung wegen mögl. Suizidalität
- Klare Absprachen im Team zu Interventionen
- Persönliche Zuwendung, vertraute Bezugsperson
- Vorbeugung selbstverletzenden Verhaltens oder sonstiger Besonderheiten

19 Unerwünschte Arzneimittelwirkungen

Heiner K. Berthold und Siegfried Huhn

Unerwünschte Arzneimittelwirkungen (UAW) sind bei älteren Menschen häufig ursächlich für Krankenhausaufnahmen. Sie treten im Alter häufiger auf als bei jüngeren Menschen, verlaufen schwerer und häufiger tödlich. Sie sind bei älteren Patienten schwerer zu erkennen als bei jüngeren.

Risikofaktoren sind v. a. Multimorbidität, Polypharmazie, weibliches Geschlecht, verminderte Organfunktionen (Niere) und zerebrale Beeinträchtigungen.

Entsprechend ihrer Häufigkeit und Wichtigkeit finden sich die auslösenden Wirkstoffe am häufigsten unter den folgenden Wirkstoffgruppen:

- Neuropsychiatrische Wirkstoffe
- Kardiovaskuläre Wirkstoffe
- Gerinnungshemmende Wirkstoffe einschl. TAH
- Antidiabetika
- Schmerzmittel (NSAR, Opioide und Opiate)
- Wirkstoffe mit anticholinergen Eigenschaften
- Wirkstoffe mit enger therapeutischer Breite bei eingeschränkter Nierenfunktion
- Antibiotika

Klinische Präsentation Prinzipiell kann fast jedes klinische Symptom bzw. jeder pathologische Laborwert auch durch eine UAW verursacht sein. Klinisch präsentiert sich der Patient daher entsprechend. Die UAW muss immer von einer normalen Krankheit oder einem Symptom mit Krankheitswert abgegrenzt werden.

Klassische **Indikator-Symptome für eine UAW** können sein:

- Sturz, neu aufgetretene Bewegungsstörung
- Akute Verschlechterung der Nierenfunktion (eGFR)
- Neu aufgetretene Elektrolytstörung (z. B. Hyponatriämie, Hypokaliämie)
- Schwindel, Benommenheit, neu aufgetretene systolische Hypotension
- Bradykardie
- Herzrhythmusstörungen (Puls, subjektiv, EKG [z. B. AV-Blockierungen, QT-Syndrom, Extrasystolie])
- Neu aufgetretene Obstipation
- Akute Dyspepsie, Bauchschmerzen, Übelkeit
- Akut aufgetretene Diarrhö
- Akute Blutung, neu aufgetretene Anämie
- Akut aufgetretener Verwirrtheitszustand
- Kognitive Verschlechterung, Beschleunigung eines demenziellen Prozesses
- Trockener Mund, Harnverhalt, Sehstörungen, andere Zeichen von anticholinergen Wirkungen
- Neu aufgetretene Schlafstörungen
- Andere neu aufgetretene Laborauffälligkeiten, z. B. Leberwerte, Gerinnungswerte
- Andere spezifische, bekannte UAW (z. B. symptomatische Hypoglykämie, Nebenwirkungen von Digitalis etc.)

Diagnostik Anamnese, klinische Untersuchung, Laboruntersuchung sowie entsprechende apparative Untersuchungen, damit die Symptomatik objektiviert werden kann.

Sorgfältige Arzneimittelanamnese, in den meisten Fällen ist dazu eine Fremdanamnese erforderlich. Besonderes Augenmerk auf Änderungen der Medikation (neue Wirkstoffe, abgesetzte Wirkstoffe, veränderte Dosierung). Gezielt nach Compliance-Änderungen suchen. Gezielt nach OTC-Medikationen fragen.

- Interaktionscheck durchführen – ggf. computergestützt –, um eine UAW durch Interaktion auszuschließen.
- Ggf. sofort bei Aufnahme Blut für eine spätere gezielte Plasmaspiegelbestimmung asservieren.
- Ggf. Tox-Screening.

Erstmaßnahmen Behandlung und Stabilisierung der jeweiligen Organfunktionen. Je nach Art und Schweregrad kann ein Absetzen (Pausieren) des angeschuldigten Wirkstoffs oder eine Dosisänderung bereits helfen. In anderen Fällen geht die Therapie bis hin zur ITS-Behandlung oder auch Blutreinigungsverfahren, Gabe von Antidots etc.

Bewusst eine Verschreibungskaskade zu vermeiden suchen (▶ Kap. 44.3.3).

Weiterführende Maßnahmen

- Stabilisierung der durch die UAW ausgelösten Symptome
- Geriatrisches Assessment
- Revision der Wirkstoffliste, Abgleich mit Listen potenziell ungeeigneter Arzneimittel, Deprescribing erwägen (▶ Kap. 44.5.1)
- Bei wiederholten UAW ggf. TDM erwägen, ggf. pharmakogenetische Diagnostik erwägen
- Compliance-Schulung (Patient, ggf. Angehörige oder Pflegepersonal)
- UAW-Meldung erwägen (▶ Kap. 44.3)

Maßnahmen in der Pflege

- Intensive Überwachung: Vitalparameter, Bewusstsein, Unruhe
- Medikamentenmanagement
- Flüssigkeitszufuhr und -protokoll
- Prävention: Dekubitus, Sturz

20 Ambulant erworbene Pneumonie

Heiner K. Berthold und Siegfried Huhn

Alte Patienten mit ambulant erworbener Pneumonie werden überwiegend stationär behandelt. Patienten mit einem hohen Risiko müssen als Notfälle angesehen und entsprechend behandelt werden.

Klinische Präsentation

- Atemwegssymptome: Husten, Auswurf, Dyspnoe, Thoraxschmerzen
- Allgemeinsymptome: Fieber, Hypothermie, Krankheitsgefühl, „grippale" Symptome, Kreislaufbeschwerden, Bewusstseinsstörung
- Klinische Befunde: Tachypnoe, Tachykardie, arterielle Hypotonie, fokaler Auskultationsbefund

Diagnostik Die Gesamtheit der initialen diagnostischen Maßnahmen soll das Risiko abschätzen und prognostische Marker ergeben. Hochrisikopatienten müssen identifiziert und entsprechend behandelt werden.

Die Risikoprädiktion erfolgt mit den **CRB-65-Kriterien** (bei ≥ 1 Kriterium positiv Krankenhauseinweisung empfohlen):

- Bewusstseinsstörung: neu aufgetreten
- Atemfrequenz: ≥ 30/min
- Blutdruck: < 90 / ≤ 60 mmHg
- Alter: ≥ 65 J.

Zusätzliche Parameter, die ein erhöhtes Risiko anzeigen: Komorbiditäten (chronische kardiale, neurologische, renale oder maligne Begleiterkrankung; potenziell dekompensiert), Sauerstoffsättigung < 90 %, funktioneller Status chronisch bettlägerig (> 50 % des Tages)

Internistisches Standardlabor.

Rö Thorax (am besten in zwei Ebenen); ggf. Sonografie zum Nachweis eines Infiltrates.

Die Vortestwahrscheinlichkeit für ein nachgewiesenes Infiltrat steigt bei Vorliegen der folgenden Befunde: fehlende Rhinorrhö, Dyspnoe und/oder erhöhte Atemfrequenz, fokaler Auskultationsbefund, Fieber, Tachykardie > 100/min, erhöhtes CRP (> 20–30 mg/l) → dann auch beim ambulanten Patienten Rö Thorax anstreben.

Im Krankenhaus Blutkulturen vor Erstgabe der Antibiotika; Bestimmung des Legionellen- und Pneumokokken-Antigens im Urin.

Wichtigste Differenzialdiagnosen: Ein Infiltratnachweis grenzt die Pneumonie zur akuten Bronchitis ab → bei Letzterer keine Antibiotikabehandlung erforderlich. Im Zweifel ggf. zusätzlich Procalcitonin bestimmen.

Weitere Differenzialdiagnosen: exazerbierte COPD, dekompensierte Herzinsuffizienz, Virusinfektion (bei entsprechender epidemiologischer Situation [www.rki.de] ggf. Influenza-PCR durchführen).

Weitere Diagnostik bei schweren Formen: Laktat im Serum, mehrere Blutkulturen, intensive Überwachung der Vitalparameter, ggf. Monitor, Überwachung (BGA) und Therapie einer respiratorischen Insuffizienz.

Erstmaßnahmen Entscheidung über stationäre Einweisung (ambulante Therapie erwägen, wenn kein hohes Letalitätsrisiko, orale Medikation sicher durchführbar, keine Komplikationen, keine soziale Kontraindikation = Versorgung nicht gewährleistet)
Im Krankenhaus erfolgt eine weitere Evaluation des Letalitätsrisikos. Bei erforderlicher maschineller Beatmung bzw. Vasopressortherapie sofortige ITS-Verlegung. Bestimmung des Risikos mit Minorkriterien (wenn > 2 zutreffen liegt ein Notfall vor):

Maßnahmen in der Pflege

- Intensive Überwachung: Vitalparameter
- Medikamentenmanagement
- Sputumgewinnung
- Prävention: Dekubitus, Sturz, Thrombose
- Frühmobilisation nach Absprache

Klinische Stabilitätskriterien: siehe Parameter des Qualitätsmanagements (in jedem Krankenhaus verfügbar) → QM-Bögen ausfüllen

- Herzfrequenz ≤ 100/min
- Atemfrequenz ≤ 24/min
- Systolischer Blutdruck ≥ 90 mmHg
- Körpertemperatur ≤ 37,8 °C
- Fähigkeit zur oralen Nahrungsaufnahme
- Normaler Bewusstseinszustand
- Keine Hypoxämie (pO_2 ≥ 60 mmHg bzw. SaO_2 ≥ 90 %)

Blickpunkt Physiotherapie

- Therapeutische Frühmobilisation
- Trainings zur Unterstützung der ATL
- Frührehabilitation

21 Infektiöser Isolationspatient

Heiner K. Berthold

Potenziell ist jeder Patient infektiös oder hat einen unbekannten Infektionsstatus, sodass generell allgemeine hygienische Maßnahmen zum Selbstschutz und zum Schutz anderer Patienten durchgeführt werden müssen.

Klinische Präsentation: Im geriatrischen Bereich spielen folgende **Infektionen** mengenmäßig die größte Rolle:

- Infektiöse Enteritis unklarer Ursache
- Norovirus
- Clostridienenteritis
- Influenza
- Herpes zoster
- Besiedelung oder Infektion mit Problemkeimen: MRSA i. d. R. keine Symptome, aber die Besiedelung ist ein Risikofaktor für den Erwerb einer eigenen Infektion; zudem stellen asymptomatische Träger eine Reservoir für die Transmission des Erregers auf andere Patienten, Mitarbeiter oder Angehörige dar.

Diagnostik

- Screening: Vorschriften zur Probenentnahme des jeweiligen lokalen Labors beachten. Bei kulturellem Nachweis der Erreger (beste Spezifität) dauert es bis zum Erhalt der Ergebnisse meist 24–48 h.
  - MRSA: Nasenvorhof, Rachen
  - MRGN: Rektalabstrich, Stuhlprobe
  - Acinetobacter spp.: auch großflächige Hautabstriche
- Jedes Krankenhaus und jede Gesundheitseinrichtung hat einen Hygieneplan.

> **Merke**
> Die beste Maßnahme im Kampf gegen Problemkeime ist die Kombination aus aktivem Screening und hygienischen Maßnahmen.

Erstmaßnahmen

- Die entscheidende Strategie für Schutzmaßnahmen orientiert sich weniger an den Erregern (agent-based Maßnahmen), sondern mehr an der Kontagiosität (action-based Maßnahmen).
- Zu den hochkontagiösen Erregern gehören Influenzaviren, Coronaviren und Varizellen. Sie werden wahrscheinlich aerogen übertragen (Husten, Niesen, Sprechen, Absaugen, Intubieren).
- Andere hochkontagiöse Erreger werden durch Kontakt (sog. Schmierinfektion) fäkal-oral oder über Gegenstände oder Vehikel (Speisen) übertragen (Noroviren, Rotaviren, auch Masernvirus). Aber auch Noroviren können „durch die Luft fliegen", wenn auch nicht auf aerogener Basis.

- Weniger kontagiose Erreger werden nur durch direkten Kontakt übertragen. Allerdings sind auch Oberflächen, persönliche Gegenstände und Wäsche besiedelt. MRSA oder VRE haben eine hohe Tenazität auf Oberflächen (Wochen bis Monate).
- Je höher die Kontagiosität, umso strikter müssen räumliche **Isolationsmaßnahmen** durchgeführt werden.
- Isolierte Patienten dürfen ihr Zimmer nicht mehr verlassen; falls notwendig, mit erforderlichen Schutzmaßnahmen. **Cave:** kognitiv eingeschränkte Patienten.
- Die Zimmertür von Patienten mit hochkontagiösen Erregern soll nur kurz geöffnet werden. Sie darf bei Erregern mit nichtaerosoler Übertragung durch die Luft auch einmal länger geöffnet sein (Noro, Rota).
- Zimmer mit Hygieneschild kennzeichnen.
- Ist die Unterbringung besiedelter Patienten im Mehrbettzimmer erforderlich, sollten die Mitpatienten möglichst geringe Risiken aufweisen (offene Wunden, Drainagen, Tracheostoma, Inkontinenz, Immunsuppression.
- Kohortierungen: möglich bei Vorliegen des gleichen Problemkeims (Rücksprache mit Hygienefachkraft).
- Bei Herpes zoster können erkrankte Patienten sich selbst an den Augen oder Schleimhäuten infizieren → Patientenaufklärung, ggf. Schutzmaßnahmen (Handschuhe)

Weiterführende Maßnahmen ▶ Tab. 21.1.

- Schriftliches Aufklärungsmaterial für Patienten und Angehörige zum Verhalten im Krankenhaus oder in der Einrichtung bereithalten (z.B. Bundeszentrale für gesundheitliche Aufklärung, BzgA).

Tab. 21.1 Unterbringung

Erreger	Maßnahmen
Infektiöse Enteritis unklarer Ursache	Einzelzimmer mit eigenem WC; keine Kohortenisolierung
Noro	Einzelzimmer mit eigenem WC, Kohortenisolierung möglich
Clostridien	Einzelzimmer mit eigenem WC bei unkontrollierten Durchfällen bzw. Inkontinenz oder bei unzureichender persönlicher Hygiene; Kohortenisolierung möglich
Influenza, Coronaviren	Einzelzimmer; keine Kohortenisolierung von Verdachtsfällen; Pat. darf mit Mundschutz das Zimmer verlassen (nicht im Pandemiefall). Ggf. FFP2-Maske, bei Intubationen sogar FFP3
Zoster	Gemeinsames Zimmer mit Varizellen-immunen Patienten ohne aktuelle Abwehrschwäche möglich; Einzelzimmer auf Stationen mit immunsupprimierten Patienten
MRSA-Träger	Bis zum Vorliegen der Screening-Ergebnisse müssen Patienten nicht isoliert werden (es sei denn hochgradiger Verdacht). Besiedelte Patienten Einzelzimmer, auch Kohortenisolierung
3MRGN-Träger	Falls adäquates hygienisches Verhalten möglich → Mehrbettzimmer, eigener Toilettenstuhl (nur Einzelzimmer, wenn keine adäquate Hygiene möglich). Auch Kohortierung möglich
4MRGN-Träger	Isolation, auch für die Dauer des Erregernachweises. Eigene Toilette oder Toilettenstuhl. Auch Kohortierung möglich
VRE (LRE, LVRE)	Einzelzimmer mit eigenem WC, Kohortenisolierung möglich. Bei bettlägerigen Patienten kann funktionelle Bettplatzisolierung durchgeführt werden

- Bei mit Problemkeimen besiedelten Patienten wird im Einzelfall entschieden, ob dekolonisiert werden soll (s. o.).
- Informationen zum Infektiositätsstatus in den Arztbrief bzw. die Pflegeüberleitung schreiben. Bei Diagnosestellung nach Entlassung unbedingt nachmelden (und Nachmeldung dokumentieren).
- Meldepflichten beachten (Infektionsschutzgesetz): § 6 IfSG Arztmeldepflicht bzw. § 42(1), §7 IfSG Labormeldepflicht.

V Symptomkomplexe

22 Die geriatrischen Is

Siegfried Huhn

Mit Entstehen der Fachdisziplin Geriatrie wurde von den „Riesen der Geriatrie" gesprochen. Darunter werden als besondere geriatrische Probleme zunächst Inkontinenz, Immobilität, Instabilität und Stürze sowie intellektueller Abbau zusammengefasst. Wegen der Anfangsbuchstaben wurde zusätzlich die Bezeichnung der **„vier Is"** gewählt. Inzwischen haben sich weitere Probleme für die Versorgung alter Menschen ergeben, die in Anlehnung an die Erstbezeichnung weiterhin als „geriatrische Is" gelistet werden. Dabei handelt es sich lediglich um den Versuch, über die Anfangsbuchstaben ein Ordnungssystem herzustellen. Die geriatrischen Is können als erste Annäherung und Orientierung gelten und beschreiben die pflegerischen Besonderheiten der Patientengruppe, reichen jedoch als grundsätzliche Klassifizierung geriatrischer Probleme nicht mehr aus. ▶ Tab. 22.1 nennt die einzelnen Themen und die pflegerelevanten Merkmale.

Tab. 22.1 Die „RIesen" in der Geriatrie (Grundprobleme geriatrischer Patienten; eigene Darstellung)

Immobilität	• Bettlägerigkeit/Fatigue • Mobilitätsförderung/-training • Sekundärerkrankungen/Prophylaxen • Sensorische Deprivation • Rückengerechtes Pflegehandeln • Hilfsmittel zur Pflegeerleichterung
Instabilität	• Stürze und Sturzangst • Bewegungseinschränkung • Kraft- und Balancetraining • Aufsteh- und Gehtraining • Hilfsmittel/Wohnraumanpassung • Medikation
Inkontinenz	• Kontinenzerhalt und -förderung • Hilfsmittel zur Kontinenzförderung • Inkontinenzprofile und -versorgung • Hilfsmittel zur Inkontinenzversorgung • Psychosoziale Belange, z. B. Scham • Sexualität und Kontinenzprobleme
Intellektuelle Einbußen	• Altersbedingte Verlangsamung • Delirantes Syndrom • Demenzielle Erkrankung • Betreuungskonzepte • Selbstbestimmung/Selbstwirksamkeit • Herausforderndes Verhalten
Inappetenz	• Verlust an Hunger und Durst • Malnutrition und Dehydratation • Ess- und Trinkstrategien • Unterstützende Hilfsmittel • Assistenz/Darreichen der Nahrung • Parenterale Ernährung
Iatrogenität	• Polypharmazie • Inaktivierung/Ortsfixierung • Bettlägerigkeit/Lagerungsformen • Freiheitsentziehende Maßnahmen
Insomnie	• Verlängerte Einschlaflatenz • Verminderte Anteile von Tief- und REM-Schlaf • Vermehrte Leichtschlafstadien • Häufige nächtliche Wachphasen
Isolation	• Vereinsamung durch altersbedingten Verlust von Partnern/Freunden/sozialen Gefügen • Mobilitätseinschränkung führt zu geringem Bewegungsradius

23 Chronische Schmerzen

Heiner K. Berthold und Siegfried Huhn

23.1 Grundlagen

23.1.1 Definition

Meist bestehen die Schmerzen > 3–6 Mon. Auch chronisch intermittierende Schmerzen müssen zum Syndrom der chronischen Schmerzen gerechnet werden. Bei chronischen Schmerzen haben Schmerzen ihre Aufgabe als „Warnsignal" verloren und gehen in ein eigenständiges Krankheitsbild (ICD 10 F45.41 Schmerzstörung) über. Von besonderer Bedeutung ist, dass die medikamentöse Therapie häufig zu unerwünschten Wirkungen führt und dem Patienten dadurch ein zusätzlicher Schaden entsteht.
Chronische Schmerzen sind ein **geriatrisches Syndrom** überwiegend multifaktorieller Ursache, das selten dauerhaft erfolgreich behandelt werden kann, zu einer Verschlechterung der Lebensqualität, zu Funktionsverlusten, Stürzen, Depressionen oder Angstzuständen, Schlafstörungen und sozialen Störungen führen kann.
Schmerzempfinden ist interindividuell sehr unterschiedlich und unterliegt kulturellen, familiären und anderen Einflüssen. Schmerzen haben einen sehr variablen Einfluss auf Gefühle, insbesondere die Krankheitsangst, sowie auf die Lebensqualität, die Selbstwirksamkeit, die persönlichen Bedürfnisse, auf Aufmerksamkeit und Zuwendung und auf einen möglichen sekundären Krankheitsgewinn.

23.1.2 Prävalenz

23

Schmerzsyndrome im Alter gehören mit zu den prävalentesten Syndromen. Die Häufigkeit liegt bei > 30 %, möglicherweise auch höher. Der Anteil ist bei Pflegeheimbewohnern mit einer Häufigkeit von wahrscheinlich > 50 % deutlich höher als bei selbstständig lebenden Menschen.

23.1.3 Klassifikation

Es gibt keine allgemein anerkannte Klassifikation. Die meisten Schmerzsyndrome im Alter sind überwiegend durch muskuloskelettale Ursachen bedingt und sind üblicherweise multilokulär. Es ist sinnvoll, bei starken chronischen Schmerzen zwischen tumorbedingten und nicht tumorbedingten Ätiologien zu unterscheiden, da sich daraus Konsequenzen für die Pharmakotherapie ableiten. Auch sollte pathophysiologisch zwischen nozizeptiven und neuropathischen Schmerzen unterschieden werden.

23.1.4 Ursachen und Risikofaktoren

Pathogenese

Organbezogen sind die häufigsten **Ursachen** für chronische Schmerzen
- degenerative Gelenkerkrankungen und
- untere Rückenschmerzen (LWS-Syndrome),

gefolgt von
- Osteoporoseschmerzen,
- muskulärer Insuffizienz (muskulärer Hartspann),
- Tumorschmerzen,
- Herpes zoster,
- Arteriitis temporalis,
- Polymyalgia rheumatica,
- peripherer arterieller Verschlusskrankheit (PAVK),
- Polyneuropathien,

- Dysästhesien nach Schlaganfall und Schmerzen nach Frakturen sowie
- Migräne und Spannungskopfschmerzen.

Man kann **nozizeptive** Schmerzen (z. B. Arthrose, Kompressionsfrakturen der Wirbelkörper) und **neuropathische** Schmerzen (z. B. diabetisch bedingt) unterscheiden. Gemischte Ätiologien sind häufig.

- **Nozizeptive Schmerzen** entstehen aufgrund einer physiologischen Stimulation von Nozizeptoren bei intaktem afferentem somatosensorischem System. Der auslösende Prozess liegt im peripheren Gewebe (z. B. Arthrose, rheumatoide Arthritis).
- **Neuropathische Schmerzen** entstehen als direkte Folge einer Erkrankung oder Läsion des zentralen und/oder peripheren somatosensorischen Nervensystems, z. B. bei postzosterischer Neuralgie, schmerzhaften Polyneuropathien, Schmerzen bei traumatischen Nervenläsionen oder infolge von Rückenmark- oder Hirnschädigungen.
- **Mixed-Pain-Syndrom** bezeichnet das gleichzeitige Vorliegen einer neuropathischen Schmerzkomponente und zusätzlichen nozizeptiven Schmerzen. Dieses Schmerzsyndrom wird teilweise bei Patienten mit Rückenschmerzen, bei Tumorpatienten oder bei Patienten mit komplexen regionalen Schmerzen (z. B. Patienten mit diabetischem Fuß) beobachtet.

Risikofaktoren

Zu den altersassoziierten Veränderungen, die einen Einfluss auf Schmerzentstehung und Schmerzwahrnehmung haben, zählen u. a.

- Muskelatrophie und Sarkopenie,
- Knochenatrophie und Osteoporose,
- Schleimhautatrophie,
- Veränderungen der Körperzusammensetzung (erhöhter Fettanteil, verminderter Wasseranteil),
- die Abnahme elastischer Fasern im Bindegewebe sowie
- Veränderungen der Funktion von Nervenzellen

23

Faktoren, die einen Einfluss auf die Diagnostik und die Schmerzerfassung haben, sind u. a.

- Multimorbidität und Polypharmazie,
- Underreporting (Verschweigen oder Herunterspielen der Schmerzintensität),
- verändertes Sensorium,
- Kommunikationsstörungen (Sehen und Hören),
- die Änderung der Lernfähigkeit und kognitive Einschränkungen sowie
- die Änderung im Schmerzerleben mit Depression, Rückzug und Vereinsamung, Empfinden von Sinnlosigkeit und Ausweglosigkeit.

23.2 Diagnostik und Untersuchung

23.2.1 Anamnese

Patienten sollen im Rahmen ihrer Möglichkeiten die Lokalisation, Art, Dauer, Häufigkeit und Begleitumstände des Auftretens sowie die subjektive Schmerzempfindung (z. B. klopfend, stechend, brennend) möglichst genau beschreiben.

Eine sehr sorgfältige Anamnese ist für die bislang durchgeführten therapeutischen, v. a. pharmakotherapeutischen Maßnahmen wichtig (welche? wann? mit welchem Erfolg? mit welchen unerwünschten Wirkungen? mit welcher persönlichen Akzeptanz?).

Eine besondere Herausforderung ist die Schmerzanamnese und -erfassung bei kognitiv eingeschränkten Patienten (z. B. Patienten mit Demenz)

23.2.2 Assessments

Bei allen geriatrischen Patienten mit chronischen Schmerzen sollten Assessments für ADL, Lebensqualität, Depression und Kognition durchgeführt werden.

23.2.3 Untersuchungen und weiterführende Diagnostik

Untersuchungen erfolgen nach den organbezogenen Standards der Inneren Medizin, Neurologie, Chirurgie, Traumatologie und Orthopädie, Urologie, Gynäkologie etc.
Im Vordergrund stehen die funktionelle Untersuchung des Bewegungsapparats und der Muskulatur sowie eine eingehende neurologische Untersuchung. Es empfiehlt sich die Suche nach Triggerpunkten.
Klinisch klagen die Patienten mit neuropathischen Schmerzen häufig über brennende Spontanschmerzen, schmerzhafte Berührungsempfindlichkeit (Hyperalgesie) oder Schmerzattacken. Besonders häufig bei Patienten mit Diabetes mellitus.
Gegebenenfalls muss an die Suche nach Entzündungszeichen gedacht werden (klinisch und laborchemisch).

Schmerzdiagnostik

Zur Schmerzdiagnostik kann der **Deutsche Schmerzfragebogen** verwendet werden. In einfacher Form können gezielte Fragen zu den Schmerzen gestellt werden:

- Wo tut es weh (mit dem Finger die Körperstelle zeigen lassen)?
- Wann tut es weh?
- Wie ist der Schmerz?
- Was tritt zusätzlich zu den Schmerzen auf?
- Was kann die Schmerzen beeinflussen?
- Wie ist der zeitliche Verlauf der Schmerzen (▶ Abb. 23.1)?
- Was hat bisher geholfen/den Schmerz gelindert?

Instrumente zur Erfassung der Schmerzintensität sind entweder die Markierung der Intensität auf visuellen Analogskalen (VAS), numerischen Ratingskalen (NRS) oder verbalen Ratingskalen (VRS; ▶ Abb. 23.1) oder folgende einfache Frage: „Wie beurteilen Sie die Erträglichkeit Ihrer Schmerzen (▶ Abb. 23.2)? Die mögliche Antwort lautet:

- ☐ Entfällt, ich bin schmerzfrei.
- ☐ Ich kann sie gut ertragen.
- ☐ Ich kann sie gerade noch ertragen.
- ☐ Ich kann sie schlecht ertragen.
- ☐ Ich kann sie nicht mehr ertragen.

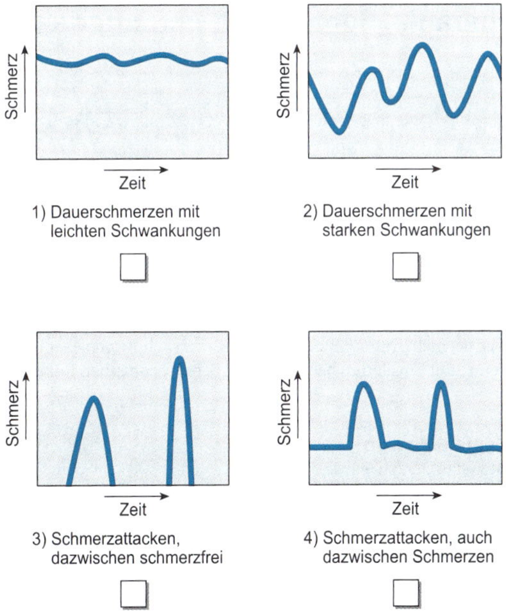

Abb. 23.1 Schmerzverlauf [L141]

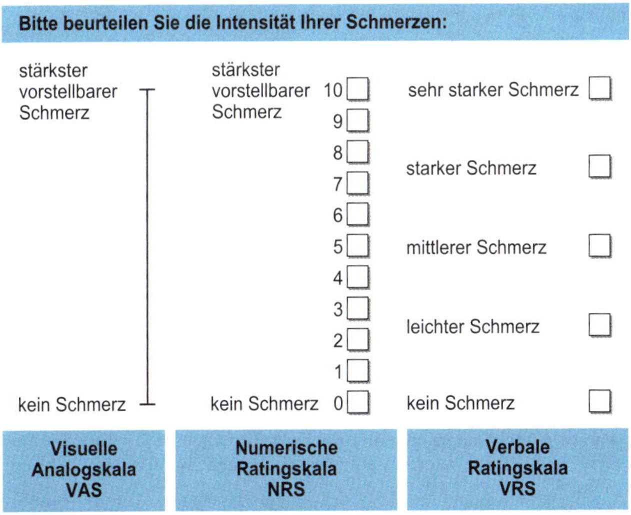

Abb. 23.2 Instrumente zur Erfassung der Schmerzintensität [L141]

23.3 Therapie, Behandlung und Interventionen

Merke
Wenn immer möglich: kausale Therapie einer schmerzverursachenden Erkrankung.

Gerade in der Therapie chronischer Schmerzen kommt eine Kombination aus pharmakologischen (d. h. analgetischen und koanalgetischen) Maßnahmen, physio- und ergotherapeutischen, psychologischen und sozialtherapeutischen Interventionen infrage. Es sollte immer auch an die Möglichkeit eines rehabilitativen Ansatzes gedacht werden.
Während chronische Tumorschmerzen (falls erforderlich) mit Opiaten behandelt werden sollten, ist bei nicht tumorbedingten chronischen Schmerzen eher eine inadäquate Überversorgung mit Opiaten zu beobachten (z. B. bei chronischen Rückenschmerzen).

Blickpunkt Medizin
Grundsätze der Therapie
- Bezugsarzt sollte als Bezugsperson für die Schmerztherapie zuständig und gut und problemlos erreichbar sein. Vertretungen regeln!
- Frühzeitiges Einbeziehen von Schmerzspezialisten; insbesondere auch spezialisierte Pflegepersonen (Pain Nurse).
- Therapeutische Allianz bilden. Einen Behandlungsplan erstellen und verfolgen, regelmäßig überprüfen und ggf. revidieren.
- Therapie an funktionellen Defiziten und Lebensqualität orientieren; nicht zwingend auf jede kleinste Änderung des Befindens reagieren.
- Zuversicht vermitteln, jedoch ohne unrealistische Heilsversprechen.
- Am Ende jeder Visite (bzw. jedes Praxistermins) die positiven Aspekte betonen.

23

23.3.1 Medikamentöse Therapie

Grundprinzipien der medikamentösen Therapie beim geriatrischen Patienten sind:
- **Therapie wenn möglich oral.** Transdermale Systeme oder invasive Verfahren bedürfen einer besonderen Indikationsstellung. Dazu gehören z. B. Patienten mit Schluckstörungen, Patienten mit nachgewiesenen Resorptionsstörungen und Patienten, bei denen die Reduktion der Anzahl der einzunehmenden Tabletten zu einer Steigerung der Compliance führt.
- **Immer festes Schema,** vorzugsweise WHO-Schema. Dabei Tagesrhythmik des Schmerzes berücksichtigen.
- **Bedarfsmedikation** gegen Durchbruchschmerzen aufschreiben.
- Besonders bei der Schmerztherapie gilt aufgrund altersbedingter Besonderheiten mit pharmakokinetischer Relevanz der Grundsatz **„Start low – go slow“.**
- **Paracetamol** ist aufgrund seines günstigen Sicherheitsprofils der Wirkstoff der ersten Wahl bei älteren Menschen mit leichten bis mittelstarken chronischen Schmerzen.
- **Kombinationstherapie** erwägen (Wirkstoffe mit unterschiedlichen Wirkmechanismen), anstelle Monotherapie auszudosieren.

- Therapie mit **nichtsteroidalen Antirheumatika (NSAR)** aufgrund der kardiovaskulären, gastrointestinalen, renalen und anderen NW so kurz wie möglich.
- Bei Patienten mit **Depression** als Komorbidität frühzeitig **SSRI** (z. B. Citalopram) oder **SSNRI** (Venlafaxin, Duloxetin) erwägen.

WHO-Schema:

- Stufe I: Nichtopioidanalgetika (Paracetamol, NSAR, Metamizol; ▶ Tab. 23.1)
- Stufe II: Stufe I + schwache Opioide (Tilidin, Tramadol; ▶ Tab. 23.2)
- Stufe III: Stufe I + Opiate (Morphin, Oxycodon, Hydromorphon, Fentanyl TTS; ▶ Tab. 23.3, ▶ Tab. 23.4, ▶ Tab. 23.5)

Als Stufe IV (formal nicht zum WHO-Schema gehörend) bezeichnet man invasive Techniken bei der Schmerztherapie, z. B. peridurale Injektionen, spinale Injektionen, periphere Lokalanästhesie oder Stimulation des Rückenmarks.

Wirkstoffauswahl auf Stufe I:

Im Kontext der Komorbiditäten und pathophysiologischen Schmerzursachen:

- Nozizeptorschmerz muskuloskelettal: eher NSAR
- Viszeraler Nozizeptorschmerz/innere Organe: eher Metamizol
- Schmerzen mit vermuteter entzündlicher Komponente: eher NSAR

Wirkstoffauswahl auf Stufe II und III:

- Immer Stufe I beibehalten.
- Keine Kombination von Wirkstoffen der Stufen II und III.
- Die Basis der Behandlung bilden Präparate mit langer Wirkdauer (zumeist retardiert). In der Dauertherapie keine nicht retardierten Präparate verwenden.
- Zur Dosisfindung und Behandlung von Durchbruchschmerzen werden nicht retardierte Präparate verwendet. Die Einmaldosis bei Durchbruchschmerzen beträgt etwa ⅙ bis ⅒ der Tagesdosis.

Tab. 23.1 Schwach wirksame Schmerzmittel

Wirkstoff	Initialdosierung [mg]	Tageshöchstdosis [mg]
Paracetamol	2–4 × 500	4.000
Ibuprofen[1]	2–3 × 400	1.600–2.400
Diclofenac	2–3 × 50	150–200
Naproxen	2–3 × 250	75–1.250
Celecoxib	1–2 × 100	200
Etoricoxib	1 × 60	90
Metamizol	3–4 × 500	4.000

Retardierte Zubereitungen verwenden; Dosisangaben für die orale Zufuhr
[1] Ibuprofen ist das NSAR der Wahl bei alten Menschen.

Tab. 23.2 Mittelstarke Opioide

Wirkstoff	Initialdosierung [mg]	Tageshöchstdosis [mg]
Tilidin/Naloxon	2–3 × 50	600
Tramadol	2–3 × 50	600

Retardierte Zubereitungen verwenden. Dosisangaben für die orale Zufuhr.

23

Tab. 23.3 Starke Opiate

Wirkstoff	Verfügbare orale Präparationen	Dosierintervall [h]	Dosierbeispiel
Morphin	Retardtabl. à 10/30/60/100/200 mg, Retardgranulat in denselben Wirkstärken	8–12 (–24)	3 × 20 mg ret.
Oxycodon	Retardtbl. à 5/10/20/40 mg	(8–)12	2–3 × 10–20 mg ret.
Hydromorphon	Retardkps. à 4/8/16/24 mg	(8–)12	2–3 × 4 mg ret.
Buprenorphin	0,2/0,4 mg	8–12	2–3 × 0,4 mg s.l.

Bei Opiaten gibt es keine Dosisobergrenze.

Tab. 23.4 Opiate: Transdermales System („Pflaster")

Wirkstoff	Verfügbare Präparate	Dosierintervall [h]
Fentanyl TTS	12/25/50/75/100 µg/h	Wechsel alle 72 h

23

Tab. 23.5 Empfehlungen bei Nieren- und/oder Leberinsuffizienz

WHO-Stufe	Wirkstoff	Niereninsuffizienz	Leberinsuffizienz
I	Paracetamol	↓	Ø
	NSAR, COX-2-Hemmer	Ø	⇊
	Metamizol	(↓)	(↓)
II	Tilidin/Naloxon	↔	⇊
	Tramadol	↓	(↓)
	Codein	↓	↔
	Dihydrocodein	↓	Keine Daten
III	Morphin	⇊	↓
	Oxycodon	↓	↓
	Hydromorphon	(↓)	↓
	Fentanyl	↓	↔
	Buprenorphin	↔	Keine Daten
	Levomethadon	↔	↔

↔ = vermutlich kein Einfluss auf Wirkstärke und -dauer
↓ = Dosisreduktion und/oder Verlängerung des Dosierintervalls
⇊ = bei ausgeprägter Insuffizienz vermeiden
Ø = vermeiden

Merke

3B-Regel für die Einnahme von Schmerzmitteln
- **„By the clock“**: nach der Uhrzeit, entsprechend der jeweiligen Wirkdauer (und der Tagesrhythmik des Schmerzes)
- **„By the ladder“**: gemäß Stufenschema (Stufe I immer beibehalten)
- **„By mouth“**: vorzugsweise oral

Hinweise zur Präparatumstellung bei Opiaten

Das Standardopiat ist Morphin (in retardierter Form). Andere Opiate werden nur eingesetzt, wenn der therapeutische Erfolg mit Morphin nicht erreichbar ist.
Kein abruptes Absetzen von starken Schmerzmitteln (möglicher Entzug). Daher bei Umstellung die Äquivalenzdosis immer sorgfältig ausrechnen. „Anfluten“ bei Umstellung auf TTS beachten.

Hinweise zur Applikation über Sonde:

- Paracetamol/Ibuprofen: Tabletten mörsern oder direkt suspendieren
- Metamizol: Tropfen verwenden (dann aber keine Retardwirkung)
- Tilidin/Naloxon: Tropfen verwenden (dann aber keine Retardwirkung; BTM-Pflicht)
- Palladon/Hydromorphon ret.: Kapsel öffnen, Inhalt suspendieren
- Sevredol (unretardiert): Tabletten mörsern oder direkt suspendieren; alternativ Morphin-Tropfen 0,5 % (1 ml = 5 mg)
- Oxycodon ret. (Ausnahme 5 mg): Kapsel öffnen, Inhalt suspendieren
- Targin®: keine Sondengabe möglich

23

Prävention von unerwünschten Wirkungen der Opiate

Symptomgerechter präventiver Einsatz von:
- **Laxanzien:** Es werden osmotische (Macrogol, Lactulose) oder antiresorptiv (Picosulfat) wirkende Substanzen eingesetzt. Basistherapie Macrogol 1–3 Btl., alternativ Lactulose 1–2 × 5–10 ml, Wirkeintritt meist > 1 d beachten. Gegebenenfalls als Ergänzung Picosulfat (Einmaldosis 10 mg), Wirkeintritt nach ca. 10–12 h.
- **Antiemetika:** bei Nausea als Basis MCP (bis zu 3 × 10 mg) einsetzen. Alternativ Haloperidol (3 × 0,3–0,5 mg), nicht in Kombination mit MCP. Gegebenenfalls als Ergänzung Dimenhydrinat (1–3 × 50 mg). Bei chemo- oder strahleninduzierter Emesis $5HT_3$-Antagonisten (wirken obstipationsvestärkend).

Adjuvante Pharmakotherapie

Adjuvante Pharmakotherapie oder auch koanalgetische Therapie bezeichnet Wirkstoffe, die die Wirkung von Analgetika verbessern oder ergänzen, deren unerwünschte Wirkungen vermindern oder die Schmerzwahrnehmung modulieren.
Wird unter Anwendung des WHO-Schemas keine adäquate Schmerztherapie erreicht, sollte auf jeder Stufe an die zusätzliche Gabe von Koanalgetika gedacht werden (inbes. bei **neuropathischen** oder überwiegend neuropathischen Schmerzen).
Besonders wichtig ist es, den Patienten über die langen Aufdosierungszeiten bei den Koanalgetika zu informieren und eine allzu schnelle Wirkerwartung zu dämpfen.

Eingesetzte Wirkstoffe:
- Antidepressiva
- Antikonvulsiva
- Systemische GlukokortikoideBisphosphonate
- Neuroleptika
- Baclofen

Topische Analgetika

Zu den topisch anzuwendenden Arzneimitteln zählen Salben mit NSAR (z. B. Diclofenac bei lokalen muskuloskelettalen Schmerzen), Lidocain-Pflaster (Herpes zoster, Schmerzen bei peripheren Nervenverletzungen) und Capsaicin (Schmerzen bei peripheren Nervenverletzungen, PNP, Ausnahme: diabetische PNP).

23.3.2 Nichtmedikamentöse Therapie

Körperliche Inaktivität führt langfristig zu einer Verschlechterung von Schmerzsyndromen. Diese gilt es zu überwinden, was bei Schonhaltung (zur Vermeidung kurzfristiger Schmerzverstärkung) schwierig sein kann. Durchbrechen dieses Teufelskreises mit physiotherapeutischen und psychotherapeutischen Maßnahmen.

Psychologische Verfahren

Entsprechend dem bio-psycho-sozialen Bedingungsmodell chronischer Schmerzen ist die Psychotherapie obligater Bestandteil bei Patienten mit komplexen chronischen Schmerzsyndromen. Zu Beginn erfolgt eine eingehende schmerzpsychologische Diagnostik.

Die Patienten sollen von Fremdkontrolle durch den Schmerz zur Selbstkontrolle der Schmerzsituation geführt werden. Kontrolle von Gedanken, Erkennen und Bewältigen von Schmerzerleben. Kognitive Ansätze und verhaltenstherapeutische Ansätze haben sich als effektiv erwiesen. Es scheinen additive Effekte zu rein pharmakologischen Ansätzen zu bestehen.

Nichtmedikamentöse Therapieverfahren

Physikalische Maßnahmen: manuelle Dehnungen, entstauende Maßnahmen, Elektrotherapie u. a.

Akupunktur: teilweise sind positive Studien vorhanden.

Transkutane elektrische Nervenstimulation (TENS): TENS erreicht segmentale Analgesie. Einsatz: Stumpfschmerzen nach Amputationen, Lumboischialgie, Neuralgie, HWS-Syndrome. Patienten können geschult werden und Selbstanwendungen durchführen.

Autogenes Training: limitierte Evidenz, unterstützend sinnvoll (z. B: Einschlafhilfe).

Progressive Muskelrelaxation nach Jacobsen: limitierte Evidenz, unterstützend sinnvoll.

Meditation: limitierte Evidenz, unterstützend sinnvoll.

Tai-Chi/Yoga: positive Studien, insbesondere in Bezug auf funktionelle Outcomes.

Blickpunkt Physiotherapie

- Informationen an Pflegeteam zur Unterstützung in den ATL
- Bewegungstherapie in Kombination mit schmerz- und verhaltenstherapeutischen Maßnahmen (Schmerzreduktion und Funktionsverbesserung ist evident)
- Kraft- und Ausdauertraining
- Abbau von Bewegungsangst; Vermittlung von Erfolgserlebnissen
- Positiver Bewegungserfahrung (z. B. niederschwellige Spiele als Gruppenaktivität)
- Achtsamkeitsübungen, Entspannungstechniken
- Schulung der Körperwahrnehmung und des Beanspruchungsempfindens (Verständnis des Zusammenhangs von Haltung und Fehlhaltung und möglichen funktionellen Auswirkungen)

23.3.3 Pflege bei Schmerzpatienten

Schwerpunkte in der Pflege

- Spezialisierte Pflegeperson (Pain Nurse) einschalten
- Ziel: stabile und akzeptable Schmerzsituation
- Interprofessionelles Team koordinieren
- Schmerzeinschätzung/Assessment/Ausgangswert
- Behandlungsplan/ Verlaufskontrollen/ Veränderungsnotwendigkeit
- Regel- und Bedarfsmedikation
- Nichtmedikamentöse Methoden einbeziehen
- Patienten-, Angehörigen- und Mitarbeiter-Edukation
- Selbstmanagementkompetenzen fördern u. einbeziehen

www.dbfk.de/de/expertengruppen/pflegeexperten-schmerz/index.php

Blickpunkt Ergotherapie

Schmerzen beeinträchtigen alle Bereiche des Lebens. Deshalb hat auch die Ergotherapie einen Stellenwert bei der Schmerbehandlung. **Ziele** der Ergotherapie bei Menschen mit chronischen Schmerzen:

- Verbesserung der Lebensqualität
- Funktionsverbesserung
- Reduktion des Schmerzverhaltens
- Bedeutende Rollen wieder einnehmen/erhalten können
- Schmerzen verstehen und lernen, mit dem Schmerz umzugehen (z. B. Selbstmanagement, Strategien entwickeln)
- Zeitmanagement (z. B. Phasen nutzen, in denen die Schmerzen erträglicher sind, Pausenmanagement)
- Stressmanagement (z. B. Entspannungstechniken)

23.4 Überwachung und Weiterführung der Therapie

23.4.1 Therapieziele

Allgemeine Therapieziele sind:

- Erhalten oder Erzielen einer guten Lebensqualität
- Erkannte Schmerzursache möglichst ausschalten
- Vermeidung oder Besserung von chronischen Schlafstörungen
- Vermeidung oder Besserung von Konzentrations- und Aufmerksamkeitsstörungen
- Vermeidung der Verschlechterung möglicher Gang- und Standunsicherheiten
- Vermeidung oder Besserung von Appetitmangel und Risiko einer Malnutrition
- Vermeidung von unerwünschten Arzneimittelwirkungen
- Vermeidung oder Besserung von Angststörungen und Depressionen
- Vermeidung von sozialer Isolierung

23.4.2 Therapiemonitoring

- Normierte und validierte deskriptive Schmerzskalen und visuelle Analogskalen
- Verlaufskontrolle zum Ausgangswert
- Nebenwirkungen der Arzneimittel eruieren und dokumentieren
- Interdisziplinärer und interprofessioneller Austausch aller beteiligten Akteure

Schmerzbehandlung bei dementen Patienten

- Intensive Krankenbeobachtung
- Veränderungen im Therapieprozess
- BESD-Bogen (Beurteilung von Schmerzen bei Demenz, ▶ Abb. 23.3)

BESD

BEurteilung von Schmerzen bei Demenz

Beobachten Sie den Patienten/die Patientin zunächst zwei Minuten lang. Dann kreuzen Sie die beobachteten Verhaltensweisen an. Im Zweifelsfall entscheiden Sie sich für das vermeintlich beobachtete Verhalten. Setzen Sie die Kreuze in die vorgesehenen Kästchen. Mehrere positive Antworten (außer bei Trost) sind möglich. Addieren Sie nur den jeweils höchsten Punktwert (maximal 2) der fünf Kategorien.

Name des/der Beobachteten: ....

Ruhe

Mobilisation und zwar durch folgende Tätigkeit: ....

Beobachter/in: ....

1. Atmung (unabhängig von Lautäußerung)	**nein**	**ja**	**Punktwert**
• normal	☐	☐	0
• gelegentlich angestrengt atmen	☐	☐	1
• kurze Phasen von Hyperventilation (schnelle und tiefe Atemzüge)	☐	☐	
• lautstark angestrengt atmen	☐	☐	2
• lange Phasen von Hyperventilation (schnelle und tiefe Atemzüge)	☐	☐	
• Cheyne Stoke Atmung (tiefer werdende und wieder abflachende Atemzüge mit Atempausen)	☐	☐	
2. Negative Lautäußerung			
• keine	☐	☐	0
• gelegentlich stöhnen oder ächzen	☐	☐	1
• sich leise negativ oder missbilligend äußern	☐	☐	
• wiederholt beunruhigt rufen	☐	☐	2
• laut stöhnen oder ächzen	☐	☐	
• weinen	☐	☐	
Zwischensumme 1			

Pain Assessment in Advanced Dementia (PAINAD) Scale; Warden, Hurley, Volicer et al. 2003

Fassung Dezember 2008

Abb. 23.3a BESD-Bogen (Beurteilung von Schmerzen bei Demenz) [F1030-001]

Name des/der Beobachteten: ....

3. Gesichtsausdruck	nein	ja	Punktwert
• lächelnd oder nichts sagend	☐	☐	0
• trauriger Gesichtsausdruck	☐	☐	1
• ängstlicher Gesichtsausdruck	☐	☐	
• sorgenvoller Blick	☐	☐	
• grimassieren	☐	☐	2
4. Körpersprache			
• entspannt	☐	☐	0
• angespannte Körperhaltung	☐	☐	1
• nervös hin und her gehen	☐	☐	
• nesteln	☐	☐	
• Körpersprache starr	☐	☐	2
• geballte Fäuste	☐	☐	
• angezogene Knie	☐	☐	
• sich entziehen oder wegstoßen	☐	☐	
• schlagen	☐	☐	
5. Trost			
• trösten nicht notwendig	☐	☐	0
• Ist bei oben genanntem Verhalten ablenken oder beruhigen durch Stimme oder Berührung möglich?	☐	☐	1
• Ist bei oben genanntem Verhalten trösten, ablenken oder beruhigen nicht möglich?	☐	☐	2
Zwischensumme 2			
Zwischensumme 1			
Gesamtsumme von maximal 10 möglichen Punkten			__/10

Andere Auffälligkeiten:

....

....

....

....

Pain Assessment in Advanced Dementia (PAINAD) Scale; Warden, Hurley, Volicer et al. 2003

Fassung Dezember 2008

Abb. 23.3b BESD-Bogen (Beurteilung von Schmerzen bei Demenz) [F1030-001]

24 Immundefekte

Heiner K. Berthold und Siegfried Huhn

Man unterscheidet angeborene von erworbenen Immundefekten. Das Immunsystem durchläuft einen physiologischen Alterungsprozess und verliert mit zunehmendem Alter an Leistungsfähigkeit. Dieser Prozess wird als **Immunoseneszenz** bezeichnet. Es wird diskutiert, ob Immunoseneszenz Ursache oder Folge des Alterns ist.

24.1 Grundlagen

24.1.1 Definition

Angeborene Immundefekte: >200 verschiedene bekannt, schwerpunktmäßig in der Kinderheilkunde untersucht und behandelt.
Erworbene Immundefekte: zahlreiche Krankheiten bekannt, z. B. HIV-Infektion.
Immunoseneszenz: Die Alterung des Immunsystems ist physiologisch, jedoch individuell unterschiedlich ausgeprägt. Damit geht sowohl eine erhöhte Infektanfälligkeit als auch ein Symptomwandel einher. Mit dem Symptomwandel (z. B. oligosymptomatische Verläufe von Infektionskrankheiten) ergibt sich manchmal eine erschwerte Diagnosestellung bei infektiologischen Erkrankungen und damit eine zu späte Therapie.

Die Immunoseneszenz hat auch Auswirkungen auf die Wirkung von Impfungen (▶ Kap. 33.11).

24.1.2 Prävalenz

Infektionserkrankungen stehen insgesamt an fünfter Stelle der Todesursachen bei älteren Menschen. Gegen zahlreiche Infektionskrankheiten stehen Impfungen zur Verfügung.

24

24.2 Ursachen und Risikofaktoren

24.2.1 Pathogenese

Die Immunoseneszenz betrifft das angeborene und das erworbene Immunsystem. Es kommt zu einer Verminderung der Anzahl von B- und T-Zellen und somit zu einem verringerten Ansprechen des Immunsystems auf neue Antigene. An der verminderten Bildung von T-Zellen ist auch eine Involution des Thymus beteiligt. Die humorale Immunantwort kann somit schwächer sein. Dies führt zu einer höheren Infektanfälligkeit im Alter, aber auch zu einer Zunahme von Autoimmun- und Tumorerkrankungen.

Auch die Veränderung der Funktion von Makrophagen (geringere phagozytische Aktivität oder verminderte Funktion von Oberflächenmolekülen) und von Natural Killer Cells (erhöhte Anzahl, niedrigere zytotoxische Aktivität, geringere Zytokinbildung) gehört zur Immunoseneszenz.

24.2.2 Risikofaktoren

Als Risikofaktoren für eine ausgeprägtere Immunoseneszenz gelten v. a. Frailty, aber auch eine ausgeprägte Multimorbidität und die Malnutrition.

24.3 Diagnostik und Untersuchung

24.3.1 Anamnese

Hinweise auf **angeborene** Immundefekte im Erwachsenalter können sein:
- ≥ 4 Infektionen innerhalb eines Jahres, die mit Antibiotika behandelt werden müssen
- Rezidivierende Infektionen oder Infektionen mit verlängerter Antibiotikatherapie
- ≥ 2 schwere bakterielle Infektionen
- ≥ 2 radiologisch nachgewiesene Pneumonien in 3 J.
- Infektionen mit ungewöhnlicher Lokalisation oder ungewöhnlichem Erreger
- Primärer Immundefekt in der Familie

24.3.2 Diagnostik

Eine Immunoseneszenz kann im Alter an einer verminderten Zahl vom Lymphozyten erkennbar sein. Interleukin-2 und Interleukin-4 werden weniger ausgeschüttet, während Interferon-γ in erhöhten Konzentrationen vorliegt. Es gibt weitere objektive Labormarker für Immunoseneszenz, jedoch keine routinemäßig empfohlenen Laborbestimmungen.

24.4 Therapie, Behandlung und Interventionen

24.4.1 Medikamentöse Therapie

Eine spezifische Therapie ist derzeit nicht bekannt.

24.4.2 Nichtmedikamentöse Therapie

Es wird behauptet, dass eine gesunde Ernährung und viel Bewegung den Prozess der Immunseneszenz aufhalten können. Auch ohne robuste Evidenz wird eine Empfehlung ausgesprochen, ist doch deren Einfluss auf andere Krankheitsgeschehen hinreichend bekannt.

25 Harninkontinenz

Heiner K. Berthold und Siegfried Huhn

Die Harninkontinenz gehört zu den bedeutendsten Funktionseinschränkungen im höheren Lebensalter. Die Pharmakotherapie der Harninkontinenz gehört zu den nebenwirkungsträchtigsten Arzneimitteltherapien im höheren Lebensalter.

25.1 Grundlagen

25.1.1 Definition

„Jeder unwillkürliche, d. h. nicht kontrollier- oder steuerbare Abgang von Urin" wird nach Definition der International Continence Society als Harninkontinenz klassifiziert.
Präzisierend sollte hinzukommen, dass die Harninkontinenz objektiv nachweisbar ist und soziale und/oder hygienische Probleme bereitet.
In der Geriatrie wird eine erweiterte Definition gefasst. Und zwar Harninkontinenz als **geriatrisches Syndrom,** bestehend aus verschiedenen zugrunde liegenden altersabhängigen körperlichen Veränderungen, funktionellen Defiziten und Krankheitsbildern sowie deren Auswirkungen auf psychische und soziale Zusammenhänge, d. h. Blasenfunktionsstörungen und Inkontinenz werden im Zusammenhang mit Veränderungen auf medizinischer, psychischer und sozialer Ebene gesehen.

25.1.2 Prävalenz

Frauen sind häufiger betroffen als Männer. Die Prävalenz steigt mit dem Lebensalter, mit zunehmender Multimorbidität sowie mit Zunahme einer demenziellen Symptomatik.
Bei den > 60-Jährigen leiden > 11 % an einer behandlungsbedürftigen oder versorgungspflichtigen Harninkontinenz, bei den > 80-Jährigen schon fast 30%. Harntraktsymptome weisen > 75 % der > 80-Jährigen auf. Bei Bewohnern von Pflegeheimen sind mehr als die Hälfte betroffen. Bei Demenzkranken ist der Anteil besonders groß und nimmt im Krankheitsverlauf auf bis zu 90% zu.

25.1.3 Klassifikation

25

Formen der Harninkontinenz werden unter den Begriff Lower Urinary Tract Symptomes (LUTS) zusammengefasst. Eine für die Geriatrie pragmatisch sinnvolle Klassifikation erfolgt anhand der Häufigkeit der Inkontinenzformen:

- Häufig
  - Belastungsinkontinenz (früher: Stressinkontinenz)
  - Überaktive Blase (Overactive Bladder, OAB; früher: Dranginkontinenz)
  - Mischformen
- Selten
  - Extraurethrale Inkontinenz (Fistelinkontinenz)
  - Überlaufinkontinenz (Inkontinenz bei hohem Restharn)
  - Neurogene Inkontinenz

Bei Männern ist Dranginkontinenz die häufigste Form in jedem Lebensalter. Bei Frauen < 50 J. ist es meist die Belastungsinkontinenz, > 50 J. und mit zunehmendem Alter mehr und mehr die Dranginkontinenz; bei zuvor bestehender Belastungsinkontinenz dann als Mischform (auch Mischinkontinenz genannt).
Es treten auch temporäre Formen der Harninkontinenz auf (z. B. bei einem akut stationären Aufenthalt), bei denen sich kontinente und inkontinente Episoden abwechseln.

25.1.4 Ursachen und Risikofaktoren

Pathogenese

Pathophysiologisch können die Störungen eingeteilt werden in:

- Blasenspeicherstörungen
  - Instabile oder kleinkapazitäre Blase
  - Insuffizienter Blasenverschluss
- Blasenentleerungsstörungen
  - Atoner/hypotoner Detrusor
  - Infravesikale Obstruktion
  - Detrusor-Sphinkter-Dyssynergie

Pathophysiologie der **Belastungsinkontinenz:** Beckenbodenschwäche (verschlechterte Druckübertragung des vertikalen abdominalen Drucks auf den sich horizontal kontrahierenden Beckenboden) oder Sphinkterschwäche.

Risikofaktoren

Geschlechterverteilung: Die Belastungsinkontinenz ist die typische Inkontinenzform der Frau; bei Männern ist sie selten, meist nur nach Operationen im kleinen Becken wie einer radikalen Prostatektomie bei Prostatakarzinom.
Immobilität verstärkt die Symptome der Dranginkontinenz.
Weitere Risikofaktoren: Auslöser einer temporären (vorübergehenden) Harninkontinenz sind Delir, Harnwegsinfektion, Arzneimittel, psychische Ursachen, vermehrte Urinproduktion, akut eingeschränkte Mobilität, Stuhlprobleme/Obstipation.

> **Merke**
> Eine schnelle Beseitigung der Ursachen vermindert die Wahrscheinlichkeit eines Übergangs in die dauerhafte Inkontinenz.

25.2 Diagnostik und Untersuchung

Die Basisabklärung erfolgt durch den Hausarzt. Erst bei komplizierenden Faktoren oder Therapieversagen erfolgt die Überweisung an den Facharzt oder an ein zertifiziertes Beckenbodenzentrum.

25.2.1 Anamnese

> **Merke**
> **Anamnestische Fragen zu Miktion und Kontinenz**
> 1. Seit wann? Kontinuierlich oder intermittierend?
> 2. Wie häufig am Tag? Wie häufig in der Nacht?
> 3. Trinkmenge? Trinkzeitpunkte? Art der Getränke?
> 4. Wie ist der Harnstrahl?
> 5. Geht Urin unfreiwillig ab? Wenn ja, bei welcher Gelegenheit (Husten, Lachen, Heben; auf dem Weg zur Toilette, im Liegen)?
> 6. Besteht Harndrang? Ist er stärker geworden?
> 7. Wie ist die Versorgung (Vorlagen, Wäschewechsel, Fremdhilfe...)?
> 8. Obstipation? Stuhlinkontinenz?
> 9. Bisherige Pharmakotherapieversuche? Andere Therapien? Erfolg?
> 10. Psychische/soziale Beeinträchtigung?

Bei kognitiv rüstigen Patienten kann ein Fragebogen eingesetzt werden (▶ Abb. 25.1).

INKONTINENZFRAGEBOGEN (ICIQ-SF)

Name:		Datum:	

1. Wie häufig verlieren Sie Harn?
(Bitte Feld ankreuzen)

	Niemals	☐	0
	Ungefähr einmal pro Woche oder weniger	☐	1
	Zwei- oder dreimal pro Woche	☐	2
	Ungefähr einmal pro Tag	☐	3
	Mehrmals am Tag	☐	4
	ständig	☐	5

2. Wieviel Harn verlieren Sie Ihrer Meinung nach?
(unabhängig davon, ob Sie Vorlagen tragen oder nicht) (Bitte Feld ankreuzen)

	Kein Harnverlust	☐	0
	Eine kleine Menge Harn	☐	2
	Eine mittlere Menge Harn	☐	4
	Eine große Menge Harn	☐	6

3. Wie stark belastet Sie unwillkürlicher Harnverlust im täglichen Leben?
(bitte markieren Sie eine Zahl zwischen 0 (überhaupt nicht) und 10 (ein schwerwiegendes Problem)

	0	1	2	3	4	5	6	7	8	9	10
Überhaupt nicht											schwerwiegend

Vom Arzt auszufüllen: Summenscore Frage 1-3 *(0-21):*	

4. Wann verlieren Sie Harn?
(Bitte kreuzen Sie alle Felder an, die zutreffen)

	Niemals	☐	
	Vor dem Erreichen der Toilette	☐	
	Beim Husten oder Niesen	☐	
	Während des Schlafens	☐	
	Bei körperlicher Betätigung/sportlicher Aktivität	☐	
	Nach dem Urinieren (Nachtröpfeln)	☐	
	Ohne erkennbare Ursache	☐	
	ständig	☐	

Abb. 25.1 International Consultation on Incontinence Modular Questionnaire (ICIQ-UI Short Form) [F1041-001]

25.2.2 Symptomatik

Belastungsinkontinenz

Die Symptome der **Belastungsinkontinenz** (früher: Stressinkontinenz) sind passiver Harnverlust bei erhöhtem intraabdominalen Druck durch:

- Heben, Tragen

- Treppensteigen
- Lachen, Husten, Niesen

Überaktive Blase (Dranginkontinenz)

Die wichtigsten Symptome der **überaktiven Blase** (früher: Dranginkontinenz) sind:
- Imperativer Harndrang (Toilette wird nicht mehr erreicht): obligates Leitsymptom!
- Pollakisurie: Miktionsfrequenz ≥ 8 × (bei normaler Trinkmenge)
- Nykturie: Frequenz ≥ 2 ×

Formen der überaktiven Blase:
- Ohne Dranginkontinenz (Overactive Bladder Dry = trocken)
- Mit Dranginkontinenz (Overactive Bladder Wet = nass)

Ursachen:
- Überaktivität der Detrusormuskulatur oder verstärkte Sensorik
- Idiopathische OAB
- Symptomatische OAB (u. a.) aufgrund von entzündlichen (auch chronischen) Prozessen (Harnwegsinfekt), BPH, Übergewicht, Diabetes mellitus, neurologischen Erkrankungen (Morbus Alzheimer, Morbus Parkinson, multiple Sklerose, Z. n. Insult).

Anfänglich kann eine ZNS-bedingte Dranginkontinenz häufig noch willkürlich kompensiert werden, später kommt es dann zu unwillkürlichem Harnabgang.
Differenzialdiagnostische Abgrenzung durch Menge des Urins:
- Belastungsinkontinenz: spritzerförmiger Teilverlust des Urins
- Überaktive Blase: meist komplette Blasenentleerung

Überlaufinkontinenz

Symptomatik:
- Urinverlust kleiner Portionen in kurzen Abständen
- Häufig – aber nicht immer – auch Gefühl der unvollständigen Blasenentleerung

Ursachen:
- Neurogene Blasenfunktionsstörung
- Infravesikale Obstruktion (z. B. BPH beim Mann oder ausgeprägter Prolaps bei der Frau)
- Iatrogen (v. a. Arzneimittelnebenwirkungen durch Hemmung des Miktionsreflexes)

Extraurethrale Inkontinenz (Fistelinkontinenz)

Ursachen:
- Gynäkologische Eingriffe
- Radiatio des kleinen Beckens

Die Anamnese ist für die Diagnostik wegweisend.

25.2.3 Assessments

Der **Barthel-Index** enthält eine Domäne zum Assessment der Harninkontinenz:
- **10 Punkte:** Der Patient ist harnkontinent oder kompensiert seine Harninkontinenz selbstständig und mit Erfolg (kein Einnässen von Kleidung oder Bettwäsche). Ein Harnkathetersystem wird ggf. komplett selbstständig versorgt.
- **5 Punkte:** Der Patient kompensiert seine Harninkontinenz selbstständig und mit überwiegendem Erfolg (durchschnittlich nicht mehr als 1 ×/d Einnässen von Kleidung oder Bettwäsche) oder benötigt Hilfe bei der Versorgung seines Harnkathetersystems.
- **0 Punkte:** Der Patient ist durchschnittlich mehr als 1 ×/d harninkontinent.

25.2.4 Diagnostik

Miktionsprotokoll

Das Miktionsprotokoll ist eine grundsätzlich einfache, in der praktischen Durchführung jedoch aufwendige (Personal) und störanfällige (Patienten) diagnostische Maßnahme. Sein Einsatz sollte deshalb sorgfältig überlegt werden.

- Wer führt es durch? Patient selbst, Pflegepersonal, pflegende Angehörige?
- Wie wird es durchgeführt? Festlegung des Dokumentationszeitraums; einfache Strichliste, Strichliste mit Uhrzeiten, Miktionsfrequenz und Volumen (in Praxen, Kliniken, Einrichtungen können lokal entworfene Standardformulare sinnvoll sein).

Weitere Diagnostik

Die weitere Diagnostik richtet sich nach den medizinischen Erfordernissen. Es können dazugehören:

- Urinstatus, Uricult®
- Körperliche Untersuchung: äußere Inspektion, rektal und/oder vaginale Untersuchung, neurologischer Status
- Pad-Test (Wiegen des Kontinenzmaterials/der Vorlagen, Bezug auf Zeiteinheit)
- Internationaler Prostata-Symptomen-Score (IPSS)
- Sonografie (immer genaue Fragestellung formulieren): Restharn? Blasendivertikel? Blasenwandverdickung? Trabekulierung? Prostata endovesikal? Blasensteine? Tumor? Sludge? Oberer Harntrakt: Pyelonephritis? Harnstau?

Erweiterte Diagnostik

Die erweiterte Diagnostik wird großteils durch den fachärztlichen Bereich (urologisches Konsil, gynäkologisches Konsil) erbracht und entsprechend differenziert angesetzt.

Indikationen:

- Wenn die Blasenfunktionsstörung nicht mit den Mitteln der Basisdiagnostik beschrieben werden kann.
- Wenn eine primäre empirische Therapie fehlgeschlagen ist.
- Bei Tumorverdacht.
- Vor Operationen.

Methoden:

- Urodynamische Messung (Zystomanometrie, Miktionsurografie → Bestimmung von Volumina, Drücken) und Beckenboden-EMG
- Rektale bzw. Introitus-Sonografie
- Ggf. Kontrastmitteldarstellung
- Ggf. Zystoskopie
- Evtl. Biopsien

25.3 Therapie, Behandlung und Interventionen

25.3.1 Grundsätze für eine Therapieplanung

- Mit Patienten, Angehörigen und Pflege abstimmen.
- Interprofessionell abstimmen.
- Therapie muss in das individuelle Gesamtkonzept des geriatrischen Patienten passen.
- Konservative Therapie einer invasiven Therapie vorziehen.

25.3.2 Therapieübersicht

Grundsätzlich sollten vor Beginn einer Pharmakotherapie nicht medikamentöse Maßnahmen (s. u.) versucht werden.

- **Belastungsinkontinenz:** Beckenbodengymnastik, ggf. auch eine OP
- **Überaktive Blase:** Allgemeinmaßnahmen und Anticholinergika

Blickpunkt Medizin

Medikamentöse Therapieoptionen bei verschiedenen Indikationen

- **Überaktive Blase:**
  - Anticholinergika/Antimuskarinika: wichtigste Arzneimittelgruppe
  - Botulinumtoxin (Injektion in die Blasenwand unter Zystoskopie) → fachärztliche Therapie. Neurotoxin hemmt präsynaptisch die Ausschüttung von Acetylcholin. Wirkdauer ca. 6 Mon.
- **Belastungsinkontinenz der Frau** (leicht bis mittelschwer): Duloxetin.
- **Mischinkontinenz:** Bei Kombination von überaktiver Blase und Belastungsinkontinenz zunächst die konservativ besser behandelbare Drangkomponente mit Anticholinergika behandeln.
- **Akute und chronische Harnretention** (▶ Kap. 25.3.6): Cholinergika/Parasympathomimetika

Anticholinergika

Wirkmechanismus: kompetitive Hemmung parasympathischer (über muskarinerge Rezeptoren vermittelte) Effekte des Acetylcholins an M_2- und M_3-Rezeptoren am Harnblasendetrusor (Anticholinergika = Antimuskarinika).

- **Wirkungen:**
  - Urodynamisch messbare Abnahme des max. Detrusordrucks
  - Zunahme der funktionellen Blasenkapazität
  - Besserung der Drangsymptomatik
  - Verlängerung der Miktionsintervalle
  - Besserung des imperativen Harndrangs
  - Verringerung der Inkontinenzepisoden
- **Nebenwirkungen:**
  - Gefahr der Restharnbildung
  - Pollakisurie
  - Nykturie

Kontraindikationen und UAW der Anticholinergika

Unerwünschte Arzneimittelwirkungen und entsprechende Kontraindikationen der Anticholinergika können aus der Pharmakologie der Wirkstoffe abgeleitet werden. Beispiele:

- Auge: Mydriasis, erhöhter Augeninnendruck
- Gastrointestinaltrakt: Mundtrockenheit, Übelkeit, Obstipation
- Herz-Kreislauf-System: Tachykardie
- Urogenitaltrakt: Restharnbildung
- ZNS: Unruhe, Delir, kognitive Verschlechterung, Psychosen, Halluzinationen
- Insgesamt resultierend: erhöhte Sturzgefahr

Duloxetin

- Pharmakologie: Serotonin-Noradrenalin-Wiederaufnahmehemmer (SNRI).

- Ursprünglich als Antidepressivum in Verwendung. Verminderung der Episoden von Inkontinenz in geringem Umfang. Wirksamkeitsdaten für hochbetagte multimorbide Patientinnen liegen kaum vor.
- Gegebenenfalls indiziert bei Patientinnen, bei denen keine OP möglich ist. Therapie immer mit physiotherapeutischen Maßnahmen kombinieren.
- Wirkeintritt meist beginnend nach 2 Wo., d. h. nach 4 Wo. Ansprechen evaluieren.
- UAW: Therapielimitierung häufig durch ZNS-UAW (anticholinerge Eigenschaften), Übelkeit.

Bei Absetzen unbedingt ausschleichen.

25.3.3 Nichtmedikamentöse Therapie

Allgemeinmaßnahmen:

- Gewichtsregulation?
- Stuhlregulation
- Ggf. lokale Östrogene für einen begrenzten Zeitraum (keine systemische Therapie!)
- Mobilitätsverbesserung anstreben
- Überprüfung der Dauermedikation
- Genussmittel (Koffein, Alkohol: Mengen, Zeitpunkte?)?
- Flüssigkeitsmanagement („Glättung" der Flüssigkeitszufuhr, Schlafzeiten beachten)
- Herzinsuffizienztherapie
- Wohnraumanpassung

Verhaltenstherapeutische Maßnahmen: ▶ Tab. 25.1.

Tab. 25.1 Verhaltenstherapeutische Maßnahmen bei Harninkontinenz („Toilettentraining"): primäre Therapieoption bei der Dranginkontinenz

Form	Prinzip	Zielgruppe
Festgelegte Miktionszeiten **(Timed Voiding)**	Betroffene werden nach starrem Zeitplan zur Toilette begleitet	Kognitiv und funktionell eingeschränkte Patienten
Individuelle Miktionszeiten **(Habit Training)**	Wie oben, jedoch mit individuellem Toilettenplan	Wie oben, wenn Miktionsmuster festgestellt werden kann
Angebotener Toilettengang **(Prompted Voiding)**	Es wird regelmäßig nach Plan die Aufmerksamkeit auf die Blase gelenkt und an einen Toilettengang erinnert, nötigenfalls zur Toilette begleitet; wenn erfolgreich, erfolgt eine positive Rückmeldung und Besprechung des Zeitpunktes des nächsten Toilettengangs	Nicht ausreichende kognitive Fähigkeiten für komplexere Verhaltensinterventionen, aber Zielperson ist in der Lage, die Toilette zu benutzen
Blasentraining **(Bladder Drill)**	Selbstständiges Aufsuchen der Toilette nach festem Zeitplan; allmähliche Steigerung der Intervalle	Kognitiv kompetente Patienten, die ein Protokoll führen können

25.3.4 Pflegerische Unterstützung

Maßnahmen in der Pflege

- Krankenbeobachtung bezüglich Kontinenz/Inkontinenz
- Austausch mit anderen Berufsgruppen
- Inkontinenzprofil festlegen (▶ Tab. 25.2)
- Patientenedukation, Pflegeplanung und Ziele festlegen
- Miktionsprotokoll/ggf. Bilanzierung
- Inkontinenzversorgung planen (Hilfsmittelauswahl)
- Kontinenzfördernde Umgebungsgestaltung
- Kontinenzfördernde Kleidung beachten
- Verhaltenstherapeutische Maßnahmen durchführen/dokumentieren
- Sicherheit beim Toilettengang gewähren, ggf. Assistenz anbieten

Tab. 25.2 Inkontinenzprofile nach DNQP

Profil	Merkmal
Kontinenz	• Kein unwillkürlicher Urinverlust • Keine Hilfsmittel • Unabhängig von Assistenz
Unabhängig erreichte Kontinenz	• Kein unwillkürlicher Harnverlust • Keine personelle Hilfe notwendig • Selbstständige Durchführung von Maßnahmen
Abhängig erreichte Kontinenz	• Kein unwillkürlicher Harnverlust • Personelle Unterstützung bei der Durchführung von Maßnahmen notwendig
Unabhängig kompensierte Inkontinenz	• Unwillkürlicher Harnverlust • Keine personelle Unterstützung bei der Versorgung mit Hilfsmitteln
Abhängig kompensierte Inkontinenz	• Unwillkürlicher Harnverlust • Personelle Unterstützung bei der Inkontinenzversorgung notwendig
Nicht kompensierte Inkontinenz	• Unwillkürlicher Harnverlust • Personelle Unterstützung oder therapeutische bzw. Versorgungsmaßnahmen werden nicht in Anspruch genommen (Tabuisierung/Verdrängung)

Physiotherapeutische Maßnahmen

Blickpunkt Physiotherapie

- Beckenbodengymnastik (BBG) ist eine wirksame Maßnahme und sollte i. d. R. vor einer Pharmakotherapie versucht werden (was in der Realität häufig scheitert).
- Beckenbodengymnastik sollte auch nach dem Beginn einer Pharmakotherapie fortgeführt werden.
- Patienten sollten zunehmend die selbstständige Durchführung der BBG erlernen.

- Physiotherapeuten sollten den Ärzten Rückmeldung geben, ob BBG beim individuellen Patienten sinnvoll und Erfolg versprechend ist (bei eingeschränkter Kognition, Multimorbidität etc. können Limitierungen bestehen).
- Physiotherapieeinheiten im Stationsalltag zeitlich planen und ankündigen, damit Patienten vorbereitet mit entleerter Blase und „trockenen" Inkontinenzmaterialien teilnehmen können.

Operative Maßnahmen
Infrage kommen bei der Belastungsinkontinenz chirurgische Verfahren:
- Offene oder laparoskopische Kolposuspension: OP-Fähigkeit muss gegeben sein.
- Schlingensuspension der Harnröhre (TVT = Tension Free Vaginal Tape/ TOT = Transobturator Tape): Minimalinvasive Therapieverfahren bei der weiblichen Belastungsinkontinenz. Komplikationen: bei TVT Blasenperforationen, bei TOT Schmerzen in den Oberschenkeln.

25.3.5 Überwachung und Weiterführung der Therapie

Therapieziele
Hohe Lebensqualität mit oder ohne erreichte Kontinenz:
- Unabhängig erreichte Kontinenz oder
- abhängig erreichte Kontinenz oder
- unabhängig kompensierte Inkontinenz.

Therapiemonitoring
- Therapieverlauf entsprechend der Ziele
- Komplikationsloser Verlauf (z.B. ohne Hautprobleme bei kompensierter Inkontinenz)

Komplikationen
- Seelische Störungen, bis hin zu Depressionen und sozialer Isolation bei schwerer Harninkontinenz.
- Erhöhtes Sturzrisiko, sowohl durch die Erkrankung als auch durch die Pharmakotherapie bedingt.
- Kognitive Verschlechterung unter anticholinergen Wirkstoffen.

Prognose
Erreichbare Kontinenz/Kompensation abhängig von Gesamtbild.

25.3.6 Blasenentleerungsstörungen

Diese können eingeteilt werden in
- akuten Harnverhalt und
- chronische Blasenentleerungsstörung.

Akuter Harnverhalt
Symptome:
- Unvermögen, Wasser zu lassen bei starkem Harndrang
- Vegetative Begleitsymptome (Tachykardie, Schweißausbruch, motorische Unruhe)
- DD: Anurie

Ursachen: Erkrankungen mit Erhöhung des subvesikalen Widerstands (z.B. BPH, Prostata-Ca, akute Prostatitis, Harnröhrenstriktur, Blasensteine, Fremdkörper, Phimose).

Chronische Blasenentleerungsstörung

Symptome:
- Steigende Restharnmengen bei noch erhaltener Spontanmiktion
- Endstadium: Überlaufinkontinenz, Stauung der oberen Harnwege, postrenales Nierenversagen
- Sekundäre Symptome: subileusähnlicher Zustand, motorische Unruhe

Ursachen:
- Krankheiten mit Hemmung des Detrusors (Diabetes, Cauda-Syndrom, Schlaganfall)
- Medikamentöse Hemmung des Detrusors (Anticholinergika, Morphin, Neuroleptika, Antidepressiva, Benzodiazepine, Kortikoide)

Medikamentöse Therapie der Harnretention

- **Wirkprinzip:** cholinerge (= parasympathomimetische) Wirkung
- Geringe Resorptionsrate (nüchterne Einnahme)
- UAW: Übelkeit, Speichelfluss, Magen-Darm-Krämpfe, Durchfälle
- KI: alle Situationen, in denen eine vagale Stimulation unerwünscht ist (Asthma bronchiale, Myokardinfarkt, KHK, dekompensierte Herzinsuffizienz, Hyperthyreose, Ulcus ventriculi, Epilepsie, Morbus Parkinson)
- Bei geriatrischen Patienten i. Allg. nicht günstig
- Indikation z.B. gerechtfertigt bei Morphin-Dauertherapie, wenn diese zum chronischen Harnverhalt führt

Therapie bei subvesikaler Obstruktion des Harnabflusses

- Bei Männern häufigste Ursache: BPH, seltener Strikturen der Harnröhre
- Therapie der Wahl: minimalinvasive operative Verfahren (TUR)
- Akut: Entlastung der Harnblase: Einmalkatheter, DK (transurethral oder suprapubisch)

Blickpunkt Pflege
- Einmalkatheter transurethral
- Katheterversorgung nach Handlungsanweisung
- Ggf. postoperative Versorgung

Ist eine OP nicht geplant oder nicht möglich, Versuch der Senkung des subvesikalen Auslasswiderstands medikamentös. Sinnvoll in zwei Fällen:
- Wenn neben der BPH andere Faktoren für eine obstruktive Überlaufinkontinenz mitverursachend sind (Arzneimittel, vorhergehende OP, floride Harnwegsinfektion).
- Nach Harnverhalt besteht eine höhere Wahrscheinlichkeit für einen erfolgreichen Katheterauslassversuch, wenn parallel der Blasenauslasswiderstand pharmakologisch gesenkt wird.

26 Stuhlinkontinenz

Heiner K. Berthold und Siegfried Huhn

26.1 Grundlagen

26.1.1 Definition

Stuhlinkontinenz (anorektale Inkontinenz; Incontinentia alvi) ist die Unfähigkeit, Darminhalte reflektorisch und willkürlich zurückzuhalten und ihre Entleerung zum gewünschten Zeitpunkt reflektorisch und willkürlich einleiten zu können. Abgrenzung: isoliertes Stuhlschmieren (Abgang kleinster Stuhlmengen).

26.1.2 Prävalenz

Prävalenz in der allgemeinen Bevölkerung:
- Bei > 4. Lj. ca. 0,5–1 %
- Bei > 65. Lj. bis zu 5 %
- Bei hochbetagten gerontopsychiatrischen Patienten bis zu 30 %
- Bei Bewohnern in Pflegeheimen bis zu 50 %
- Frauen häufiger betroffen als Männer (4–5 : 1)

26.1.3 Klassifikation

Es gibt keine universell akzeptierte Einteilung, jedoch wird überwiegend die Einteilung nach Schweregraden vorgenommen:
- Grad 1: Unvermögen, flüssig-breiigen Stuhl zurückzuhalten
- Grad 2: Unfähigkeit, zusätzlich Winde zurückzuhalten
- Grad 3: Unfähigkeit, geformten Stuhl zurückzuhalten

26.1.4 Ursachen und Risikofaktoren

Pathogenese

Zu den **organischen Ursachen** gehören
- entzündliche Darmerkrankungen,
- Schließmuskelschwäche,
- angeborene Erkrankungen oder Behinderungen,
- Zustand nach OP,
- neurologische Erkrankungen (z. B. MS, Zustand nach Schlaganfall, Rücenmarkschädigungen),
- Verletzungen des Beckenbodens,
- Diabetes mellitus sowie
- psychische Ursachen, UAW etc.

Zur **Pathogenese** gehört auch die paradoxe Situation der Stuhlinkontinenz bei chronischer Obstipation. Bei langer Verweildauer im Kolon wird dem Stuhl Flüssigkeit entzogen und der Darm bildet reflektorisch Schleim. Dieser mischt sich mit flüssigem Stuhl und passiert die Stuhlwalze des festen Stuhls, welche zusätzlich auf den äußeren Sphinkter drückt und ihn weitet. Dadurch gehen kleine Mengen eines Stuhl-Schleim-Gemischs ab, oft als Schmierstuhl oder paradoxe Diarrhö bezeichnet.

Risikofaktoren

Der relevanteste Risikofaktor bei geriatrischen Patienten ist die Demenz. Im Endstadium einer Demenz haben fast alle Patienten eine Stuhlinkontinenz 3. Grades.

26.2 Diagnostik und Untersuchung

26.2.1 Anamnese und Untersuchung

- Zielgerichtete Anamnese, einschließlich:
  - Arzneimittelanamnese (z. B. Laxanzien, peristaltikanregende Wirkstoffe)
  - Koffein, Alkohol, Nikotin; Nahrungsmittelunverträglichkeiten (z.B. Laktoseintoleranz)
  - Fehlernährung
  - Ausschluss Überlaufinkontinenz bei Koprostase (Kotstau, Kotsteine)
  - Ausschluss Diarrhö
- Weitere Diagnostik: ggf. über Stuhltagebuch
- Digitale rektale Untersuchung
- Ggf. Proktoskopie, Rektoskopie, Koloskopie (Fragestellung: Kotsteine, Fisteln, rektale Blutung, Tumor) → fachärztliche Abklärung
- Wenn organische Ursachen ausgeschlossen oder unwahrscheinlich: gezielt nach psychischen Ursachen suchen (Ängste, Psychosen, analneurotisches Fehlverhalten etc.)

26.2.2 Assessments

Der **Barthel-Index** enthält eine Domäne zum Assessment der Stuhlkontrolle:

- **10 Punkte:** Der Patient ist stuhlkontinent und führt hierzu ggf. notwendige rektale Abführmaßnahmen selbstständig durch. Ein Anus praeter wird ggf. komplett selbstständig versorgt.
- **5 Punkte:** Der Patient ist durchschnittlich nicht mehr als 1 ×/Wo. stuhlinkontinent **oder** benötigt Hilfe bei rektalen Abführmaßnahmen oder seiner Anus-praeter-Versorgung.
- **0 Punkte:** Der Patient ist durchschnittlich mehr als 1 ×/Wo. stuhlinkontinent.

26.3 Therapie, Behandlung und Interventionen

Blickpunkt Medizin

Medikamentöse Therapie

Allenfalls als symptomatische Therapie:

- Loperamid erhöht den Ruhedruck des inneren Analsphinkters sowie die Dehnungskapazität des Rektums. **Cave:** Risiko des unkontrollierten Dauergebrauchs.
- Opiate **allein** sind zur Stuhlkontrolle nicht indiziert; sie reduzieren Stuhlfrequenz und Flüssigkeitsgehalt sowie Kolonmotilität.
- Anionenaustauscher (z. B. Colestyramin) sind zur Therapie chologener Diarrhöen bei Gallensäurenresoptionsstörungen indiziert.

Spasmolytika senken den Ruhedruck des Analsphinkters; meist nicht hilfreich.

26.3.1 Nichtmedikamentöse Therapie

Blickpunkt Physiotherapie

- Elektrostimulation des Sphinkters (bei neurologischen Ursachen)
- Selbstlerntraining der Elektrostimulation
- Beckenbodentraining (bei Sphinkterinsuffizienz – überwiegend Frauen)
- Rektumprolaps reponieren; Selbstlerntraining

26.3.2 Pflegerische Interventionen

Maßnahmen in der Pflege

- Stuhltagebuch bzw. Kenntnis der Entleerungszeiten zur Versorgungsplanung
- Adäquate Versorgung mit Inkontinenzmaterialien; größenangepasste Vorlage (oft reicht nach der Stuhlentleerung eine kleinere Vorlage)
- Möglichst keine Inkontinenzslips
- Toilettentraining (Gewöhnung an feste Stuhlzeiten)
- Schließmuskeltraining bzw. Beckenbodentraining anbieten
- Rektumprolaps reponieren; Selbstlerntraining (mit Physiotherapie abklären)

26.3.3 Überwachung und Weiterführung der Therapie

Therapieziele

- Bei **organischen Ursachen:** Therapie der Grundkrankheit, z. B.:
  - Überlaufinkontinenz: Behandlung der chronischen Obstipation, ggf. Passagehindernis beseitigen (Subileus, Tumor, Kotsteine), ggf. Laxanzien bei gut gesteuerter Dosierung
  - Kurzdarmsyndrom: Ernährungsberatung
  - Infektiöse oder andere Diarrhöen: Therapie der Diarrhö
  - Stressbedingte Stuhlinkontinenz: Lebensstiländerung, Schlafrhythmus, Ernährungsberatung, Genussmittelberatung
  - Darmentleerungstraining, Schließmuskeltraining
- Bei **unspezifischen Ursachen** (Demenz, Z. n. Schlaganfall):
  - Lebensqualität steht im Vordergrund
  - Bestmögliche Versorgung mit Inkontinenzmaterial
  - Patientenschulung
  - Versorgung durch Familie/Betreuer/Pflegedienst organisieren
- Enttabuisierung und Beratung

Therapiemonitoring

- Im Wesentlichen Versorgung und Monitoring durch Pflegepersonen
- Berücksichtigung möglicher Komplikationen der Stuhlinkontinenz (z. B. Hautirritationen, Dekubitusentwicklung)

Komplikationen

- Hautirritationen/inkontinenzassoziierte Dermatitis
- Dekubitusentwicklung oder -verschlimmerung

- Mangelernährung (bei größeren Stuhlmengen gehen auch Nährstoffe verloren)
- Dehydratation (bei weichem bis flüssigem Stuhl)
- Soziale Probleme; Kontaktverarmung z. B. wegen großer Scham
- Hygienische Probleme/Geruchsbelästigung
- Versorgungsmanagement mit Hilfsmitteln

Prognose

- In Abhängigkeit von behandelbaren Grundkrankheiten
- Bei Stuhlinkontinenz im Rahmen einer schweren Demenz schlechte Prognose

27 Frailty/Sarkopenie

Heiner K. Berthold und Siegfried Huhn

27.1 Grundlagen

27.1.1 Definition

Frailty und Sarkopenie sind zwei unterschiedliche Entitäten, die dennoch zahlreiche Überschneidungen haben und deshalb gemeinsam besprochen werden. Streng genommen ist das Frailty-Syndrom eher der Oberbegriff und die Sarkopenie teilweise darin enthalten. Der geeignetste deutsche Begriff für Frailty ist **„Gebrechlichkeit"**.

Frailty ist ein Gesundheitszustand des Alterungsprozesses, der durch erhöhte Anfälligkeit gegenüber externen und internen Auslösern (Stressoren) gekennzeichnet ist. Frailty entwickelt sich als Konsequenz der kumulativen altersassoziierten Funktionseinbußen vieler Organe, was zu einer erhöhten Vulnerabilität des gesamten Organismus führt. Der Organismus ist aufgrund fehlender Reserven nicht mehr in der Lage, die Homöostase aufrechtzuerhalten und auf Stressoren (z. B. akute Erkrankungen) durch Kompensation zu reagieren (▶ Abb. 27.1).

Sarkopenie bedeutet „Verlust von Fleisch" (Sarka + Penia). Als Sarkopenie wird ein fortgeschrittener altersassoziierter Abbau der Muskelmasse, der Muskelkraft und der Muskelfunktion definiert. Die Sarkopenie wird als geriatrisches Syndrom aufgefasst.

27.1.2 Prävalenz

Je nach Einschlusskriterien und gewähltem Modell werden unterschiedliche Prävalenzen berechnet. Es besteht eine klare Altersabhängigkeit. Die Häufigkeit von Frailty beträgt:

- 4 % bei 65- bis 69-Jährigen,
- 7 % bei 70- bis 74-Jährigen,
- 9 % bei 75- bis 79-Jährigen,
- 16 % bei 80- bis 84-Jährigen und
- 26 % bei ≥ 85-Jährigen.

Der Anteil der Menschen mit Sarkopenie an den 60- bis 70-Jährigen beträgt ca. 5–13 %, an den > 80-Jährigen ca. 11–50 %.

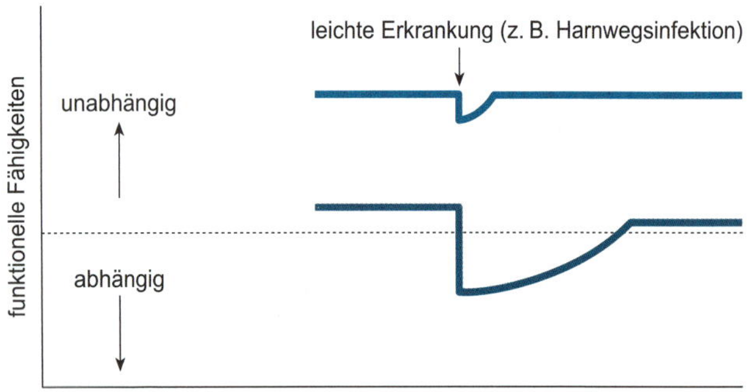

Abb. 27.1 Vulnerabilität älterer Patienten mit Frailty auf eine plötzliche Änderung des Gesundheitszustands (z. B. Harnwegsinfekt) [F210]

27.1.3 Klassifikation

Frailty und Sarkopenie sind in ihrer jeweiligen Ausprägung sehr heterogen, deshalb ist die Bestimmung von qualitativen und quantitativen Merkmalen auf individueller Patientenebene umso wichtiger.
Die **Frailty** wird in ein Vorstadium (Pre-Frailty) und ein manifestes Stadium (Frailty) eingeteilt, wobei die Übergänge fließend sind bzw. von den verwendeten diagnostischen Instrumenten abhängen.
Bei der **Sarkopenie** kann man ätiologisch eine primäre von einer sekundären Sarkopenie unterscheiden.

- Bei der **primären** Sarkopenie werden Alternsprozesse allein verantwortlich gemacht.
- Bei der **sekundären** Sarkopenie kommen funktionelle Ursachen (z. B. Bettruhe, sitzender Lebensstil, Schwerelosigkeit) oder krankheitsbedingte hinzu (z. B. chronische Inflammation, Herz-Kreislauf- und Lungenerkrankungen, maligne, endokrine, gastrointestinale Erkrankungen, Ernährungsdefizite, UAW etc.).

27.2 Ursachen, Risikofaktoren und klinische Folgen

27.2.1 Pathogenese

Normale Alterungsvorgänge unterliegen genetischen Faktoren und epigenetischen Faktoren (Umwelteinflüssen). Diese wirken sich auf kumulative Schäden auf molekularer und zellulärer Ebene aus, welche wiederum einen individuell sehr unterschiedlichen Einfluss auf Funktionseinbußen bzw. Funktionsreserven von Organen und Organsystemen haben. Vier Organsysteme stehen im Vordergrund der Mechanismen:

1. **ZNS:** Obgleich das Gehirn über eine große Plastizität verfügt, sind spezifische Alterungsprozesses nachweisbar, bei denen v. a. die Mikroglia (Immunfunktion im ZNS) eine Rolle zu spielen scheint. Es bestehen enge Zusammenhänge zwischen der Entwicklung von Frailty und demenziellen Prozessen.
2. **Endokrines System:** ZNS und endokrines System sind durch die Hypothalamus-Hypophysen-Achse miteinander verkoppelt, welche den Stoffwechsel und den Energiehaushalt steuert.
3. **Immunsystem:** Zur Immunoseneszenz gibt es umfangreiche Forschungsergebnisse, welche die verminderte Aktivität von Stammzellen, Veränderungen in T-Lymphozyten, geänderte Immunantworten auf B-Lymphozytengesteuerte Antikörperproduktion oder die verminderte Phagozytose durch Neutrophile, Makrophagen und Killerzellen umfasst. Ein chronischer Inflammationsprozess ist auch ein Bindeglied zu Anorexie, Muskelabbau, verändertem Metabolismus in Adipozyten etc.
4. **Skelettmuskulatur:** Verminderte Muskelmasse, Muskelkraft und -funktion finden ihren Niederschlag in der Beschreibung der Sarkopenie.

Frailty-Modelle

- **Phänotypisches Modell** (nach **Fried):** In diesem Modell wird das Frailty-Syndrom als Beschreibung der physischen Frailty aufgefasst. Patienten werden lediglich qualitativ in rüstig (robust), pre-frail und frail eingeteilt. Das Modell ist mechanistisch und hat starke Überlappungen mit dem Syndrom

der Sarkopenie. In der Originalstudie wurden 7, 47 bzw. 46 % als frail, pre-frail bzw. nicht frail befunden. Die 7-Jahres-Mortalität dieser drei Gruppen betrug 43, 23 bzw. 12 %.
- **Defizit-Modell** (nach **Rockwood):** Dieses Modell ist wesentlich weiter gefasst und umfasst neben physischen Aspekten auch kognitive Aspekte, ADL-Elemente, Laborwerte etc. In der originalen Studie wurden 92 Parameter erfasst, eine zuverlässige Klassifizierung ist aber auch mit etwa 30 Parametern möglich. Aus dem Modell abgeleitete Frailty-Skalen erlauben eine feinere diagnostische Graduierung von Frailty-Zuständen und damit eine differenziertere Diagnostik.

Ursachen der Sarkopenie

Zwischen dem 30. und dem 80. Lj. verliert der Mensch ca. 30 % seiner Muskelmasse und etwa 60 % seiner Muskelkraft. Faktoren, die dazu beitragen, sind der Alterungsprozess über die Lebensspanne, auftretende nachteilige Entwicklungsprozesse, Ernährungsmängel, bewegungsarmer Lebensstil, chronische Erkrankungen und verschiedene Arzneimittel.
Pathophysiologische Mechanismen der Sarkopenie umfassen u.a. Proteinsynthese, Proteolyse, neuromuskuläre Integrität und Fettgehalt der Muskulatur. Der Beitrag der einzelnen Faktoren kann individuell unterschiedlich sein und sich mit der Zeit verändern.

27.2.2 Klinische Folgen

Auslöser: Stressoren oder Störungen, die bei Frailty zu manifesten klinischen Folgen führen, können ein neu eingenommenes Arzneimittel, verminderte Flüssigkeitszufuhr (Exsikkose), ein Infekt, eine beginnende kardiale Dekompensation oder zahlreiche andere Gründe sein. Beispiele für die akuten klinischen Folgen sind in ▸ Tab. 27.1 dargestellt:
Der Grat zwischen adäquater Kompensation eines Auslösers und dem Auftreten von klinischen Folgen wird umso enger, je ausgeprägter das Frailty-Syndrom ist. Die langfristigen Folgen von Frailty sind ein erhöhtes Risiko für das Sturzsyndrom, andauernde Behinderungen, Pflegebedürftigkeit, Krankenhaus- und Pflegeheimeinweisung sowie vorzeitige Mortalität. Die klinischen Folgen der Sarkopenie sind denen des Frailty-Syndroms sehr ähnlich.

Tab. 27.1 Frailty-Syndrome[1]

Klinische Folgen	Beschreibung
Stürze	z. B. „Kollaps", Beine haben nachgegeben, „fand mich auf dem Boden wieder"
Immobilität	z. B. plötzliche Veränderung des Mobilitätslevels, „kam von der Toilette nicht mehr hoch"
Delir	▸ Kap. 33.1
Inkontinenz	v. a. neu aufgetretene Inkontinenz, plötzliche Verschlechterung einer bestehenden Inkontinenz
Vulnerabilität für unerwünschte Arzneimittelwirkungen	z. B. Verwirrtheit nach Kodein, Hypotension bei Antidepressiva etc.

[1] Aus: Fit for Frailty, British Geriatrics Society 2014

27

27.3 Diagnostik und Untersuchung

27.3.1 Anamnese

Risikofaktoren für Frailty können großenteils anamnestisch in Erfahrung gebracht werden. Sie umfassen Malnutrition, Sarkopenie, Gangstörungen, chronische inflammatorische Zustände, Polypharmazie, kardiovaskuläre und pulmonale Morbidität sowie schwere endokrinologische Erkrankungen.

27.3.2 Assessments/Diagnostik für Frailty

Screening-Instrumente

Merke

FRAIL Questionnaire

- Fatigue: häufig erschöpft
- Resistance: kann nicht eine Etage Treppen steigen
- Aerobic: kann nicht einen ganzen Häuserblock gehen
- Illnesses: hat mehr als 5 chronische Erkrankungen
- Loss of Weight: Gewichtsverlust > 5 % in den letzten 6 Mon.

1 oder 2 Punkte: Pre-Frailty; ≥ 3 Punkte: Frailty

Phänotypisches Frailty-Modell nach Fried

Untersuchung von **5 Kriterien** (▶ Tab. 27.2):

- 0 Kriterien erfüllt: „rüstig, nicht gebrechlich" (7-Jahres-Mortalität ca. 12 %)
- 1–2 Kriterien erfüllt: „beginnende Gebrechlichkeit = Pre-Frailty" (7-Jahres-Mortalität ca. 23 %)
- 3–5 Kriterien erfüllt: „gebrechlich = Frailty" (7-Jahres-Mortalität ca. 43 %)

Tab. 27.2 Kriterien des Frailty-Modells nach Fried

Nr.	Kriterium	Beschreibung
1	Gewichtsverlust	> 5 kg in 1 J.
2	Schwäche	Handkraftmessung an der dominanten Hand (Männer < 29–32 kg, Frauen < 17–21 kg)
3	Erschöpfung	Subjektive Einschätzung anhand zweier vorgegebener Aussagen: • „Alles, was ich mac, strengt mich an." • „Ich komme nicht in Schwung." Positiv falls mind. eine der Aussagen an mind. 3 d/Wo. zutrifft
4	Gehgeschwindigkeit	5 m gehen in normaler gewohnter Geschwindigkeit: • Männer > 173 cm und Frauen > 159 cm Körpergröße: < 6 s (≙ 3 km/h) • Männer ≤ 173 cm und Frauen ≤ 159 cm Körpergröße: < 7 s (≙ 2,6 km/h)
5	Körperliche Aktivität	Erfassung der täglichen Bewegung (Spazierengehen, Gartenarbeit, Wandern, Fahrradfahren, Schwimmen etc.): Berechnung des Kalorienverbrauchs aus Art und Dauer. Männer < 383 kcal/Wo., Frauen < 270 kcal/Wo.

27.3.3 Klinische Symptome

Unspezifische Symptome: Erschöpfung, Ermüdbarkeit, unbeabsichtigte Gewichtsabnahme, gehäufte Infektionen (z. B. Harnwegsinfektionen, Pneumonien oder Herpes-zoster-Ausbrüche).
Die Entwicklung von Frailty ist eng mit einer demenziellen Entwicklung assoziiert.

27.3.4 Assessments/Diagnostik für Sarkopenie

Diagnostische Kriterien

- Allgemein verminderte Muskelmasse (Kriterium 1) und zusätzlich
- entweder ein Verlust der Muskelkraft (Kriterium 2) oder
- der Muskelfunktion (Kriterium 3).

Blickpunkt Medizin

Kachexie ist definiert als eine komplexe metabolische Erkrankung, die mit bestimmten Grunderkrankungen (Malignome, Endstadien schwerer Lungen- oder Nierenerkrankungen) assoziiert ist und ebenfalls zu einem Verlust der Muskelmasse (mit oder ohne Verlust der Fettmasse) führt. Kachexie ist häufig mit Inflammation, Insulinresistenz, Anorexie und einem allgemeinen Wasting assoziiert. Sarkopenie kann als Teilaspekt des Frailty-Syndroms verstanden werden.

Merke

- Die meisten kachektischen Patienten sind auch sarkopen, aber die wenigsten Patienten mit Sarkopenie haben eine Kachexie.
- Die meisten Menschen mit Frailty haben auch Sarkopenie und manche älteren Menschen mit Sarkopenie sind auch gebrechlich.

Sonderform sarkopene Adipositas: Bei manchen Erkrankungen, z. B. bei Malignomen oder rheumatoider Arthritis, kann die fettfreie Masse vermindert sein, während die Fettmasse erhalten oder sogar vermehrt ist. Dieser Zustand wird als sarkopene Adipositas bezeichnet. Insofern ist die altersassoziierte Verminderung von Muskelmasse häufig nicht mit einem verminderten Körpergewicht verbunden.

Diagnostische Instrumente

Für den Klinik- und Praxisbereich kommen folgende diagnostische Methoden infrage:

- **Muskelmasse:** Während CT und NMR die Goldstandard-Methoden sind, können Fettmasse, Lean Body Mass und Knochenmasse mittels DXA gut voneinander abgegrenzt werden. Eine andere gute und einfache Methode ist die bioelektrische Impedanzanalyse (BIA).
- **Muskelkraft:** Im Allgemeinen ist die Kraft in den unteren Extremitäten für den Patienten von größerer Bedeutung. Die einfachste Methode zur Messung der Muskelkraft ist die isometrische Handgriff-Stärke. Zur Bestimmung von Knie-Extension und -Flexion sind bestimmte Apparate erforderlich.
- **Muskelfunktion:** Methoden zur Bestimmung der Muskelfunktion sind die Short Physical Performance Battery (SPPB), der Timed-up-and-go (TUG), die Ganggeschwindigkeit, der 6-Minuten-Gehtest und der Treppensteigtest (Stair Climb Power Test, SCPT).

27.4 Therapie, Behandlung und Interventionen

27.4.1 Medikamentöse Therapie

Derzeit stehen keine Arzneimittel zur Verfügung!

27.4.2 Nichtmedikamentöse Therapie

Basisinterventionen einer nicht medikamentösen Therapie sind Ernährung und körperliche Aktivität sowie Vermeidung von Immobilität.

Maßnahmen in der Pflege

- Aktivieren-rehabilitative Pflege; Training in den Alltagsaktivitäten
- Vermeidung von Immobilität; Frühmobilisation
- Angebote außerhalb des Patientenzimmers
- Ess- und Trinkangebote, ggf. Spezialkost

Blickpunkt Physiotherapie

- Geriatrische Frührehabilitation nach immobilisierenden akuten Ereignissen
- Körperliches Training in den Alltagsaktivitäten
- Kraft-, Ausdauer- und Balancetraining

Blickpunkt Medizin

- Die Vermeidung von Polypharmazie und der Verzicht auf ungeeignete Arzneimittel können die Progression von Frailty aufhalten.
- Vitamin-D-Mangel ausgleichen: Das Fortschreiten einer Sarkopenie kann durch Ausgleich eines bestehenden Vitamin-D-Mangels bewirkt werden.

27.4.3 Überwachung und Weiterführung der Therapie

Therapieziele

- Verlangsamung der Progression von Frailty
- Verhindern des „Point of no Return"

Blickpunkt Ergotherapie

Angebot durch Maßnahmen zur Mobilität (Schienenversorgung, Beratung hinsichtlich Ergonomie) und zum Erhalt der Teilhabe (Wege zu Freizeitaktivitäten bewältigen) ergänzen. Training von ADL-Fertigkeiten wie z. B. selbstständig einkaufen und kochen und zur Tages- und Wochenstrukturierung.

Bedeutung der Frailty für medizinische Maßnahmen

Die Gesamtprognose ist davon abhängig, wie gut sie Instabilisierungen durch einzelne Stressoren, z. B. akute Erkrankung, aber auch durch nicht indizierte diagnostische Maßnahmen, kompensieren können. Störungen der Homöostase und Zunahme der Frailty wirken sich auf zahlreiche patientenrelevante

Outcomes aus, u.a. Verminderung der funktionellen Selbstständigkeit, Erhöhung des Pflegebedarfs, erhöhte Raten einer Heimeinweisung und erhöhte Mortalität.

Insofern ist die Berücksichtigung von Frailty-Konzepten nicht nur für die Geriatrie, sondern für alle medizinischen Disziplinen relevant, die an der Behandlung alter Menschen beteiligt sind. Dazu gehören vor allem abwägende Überlegungen vor der Durchführung von diagnostischen Untersuchungen oder der Initiierung medikamentöser Therapien. Die Kategorisierung von Patienten in frail oder nicht frail kann dazu beitragen, die Patienten mit Frailty vor den evtl. nachteiligen Folgen solcher Maßnahmen zu schützen, aber auch umgekehrt, den Menschen ohne Frailty solche Maßnahmen nicht allein aufgrund ihres Alters vorzuenthalten.

28

Sturzsyndrom

Siegfried Huhn und Silvia Knuchel-Schnyder

28.1 Grundlagen

28.1.1 Definition

Ein Sturz ist ein Ereignis, bei dem der Betroffene unbeabsichtigt auf dem Boden oder auf einer anderen tieferen Ebene aufkommt (DNQP 2013). Dabei werden Sturzereignisse, die durch hohe Gewalteinwirkung zustande kommen, z. B. beim Zusammenstoß mit einem Fahrzeug, nicht einbezogen. Bei einem Sturz als geriatrischem Syndrom werden solche Stürze gewertet, die bei normaler körperlicher Funktion mit Wahrscheinlichkeit auch abgewehrt werden könnten. Als Sturz gelten auch das langsame Zubodengleiten, Herausgleiten aus einem Stuhl oder Stürze aus dem Bett. Ob eine Verletzung auftritt, ist bei der Definition unerheblich.

28.1.2 Prävalenz

Hohes Alter gilt als ein Prädiktor für Stürze. Mit dem Alterungsprozess gehen körperliche Veränderungen einher, die das Risiko zu stürzen wahrscheinlicher machen. Zu diesen personenbezogenen Veränderungen kommen häufig äußere Bedingungen hinzu, die das Sturzrisiko erhöhen. Stürze sind ein multifaktorielles Geschehen. Fast immer kommen sowohl personen- als auch umfeldbezogene Faktoren zusammen.

Beispiel: Die altersbedingte Beeinträchtigung des Sehvermögens trifft auf schlechte Beleuchtung oder die vorliegende Balancestörung kann wegen fehlender Haltegriffe nicht kompensiert werden.

Aussagen über die Sturzhäufigkeit (Prävalenz und Inzidenz) sind nur bedingt möglich, da nur Stürze erfasst werden können, die innerhalb einer Institution erfolgen oder die eine medizinische Versorgung nötig machen. Das setzt jedoch voraus, dass entsprechende Statistiken geführt werden. Daten zu sturzbedingten Verletzungen mit medizinischer Versorgung lassen sich auch aus Krankenkassenberichten erheben. Daraus ergibt sich ein ungefähres Bild über die Häufigkeit von Stürzen im Alter (Huhn 2016; Freiberger 2014; DTB 2010; Eriksson 2008 et al.):

- Mehr als ein Drittel der > 65-Jährigen stürzt mindestens einmal pro Jahr. Bei den > 80-Jährigen stürzt bereits mehr als die Hälfte.
- Etwa 60–70 % der gestürzten Personen stürzen nach diesem ersten Sturz innerhalb des nächsten Jahres erneut. Mehr als 5 % der alten Menschen erleiden pro Jahr entweder eine sturzbedingte Fraktur oder werden wegen eines Sturzes stationär versorgt.
- Etwa 120 000 alte Menschen in Deutschland erleiden pro Jahr eine hüftgelenksnahe Fraktur als Sturzfolge. Mehr als die Hälfte der gestürzten Personen mit Fraktur hat eine bleibende Beeinträchtigung, etwa 20 % werden pflegebedürftig, verbunden mit einem Umzug in ein Pflegeheim.
- Ein Großteil der gestürzten Personen entwickelt eine Sturzangst (Post-Fall-Syndrom) mit erheblichen Einschränkungen des möglichen Bewegungsradius, Aufgabe selbstständiger Lebensführung und sozialer Teilhabe. Die Sturzangst korreliert mit hohem Alter und Mehrfachstürzen.
- Die Sturzangst erhöht das tatsächliche Sturzrisiko erheblich, weil sie zu einem unsicheren Gangbild beiträgt.
- Alte Menschen mit Erkrankungen des Bewegungsapparats und Beeinträchtigungen im Bewegungsablauf gelten als besondere Risikogruppe, wenn die Beeinträchtigung nicht kompensiert wird.

- Personen mit demenzieller Erkrankung stürzen häufiger als nicht demenzerkrankte Personen.
- Frauen stürzen häufiger als Männer und erleiden häufiger sturzbedingte Verletzungen.

28.1.3 Klassifikation

In den NANDA-Pflegediagnosen findet sich das Sturzrisiko als „erhöhte Anfälligkeit zu stürzen" im Bereich von Sicherheit geben und Schutz vor Körperverletzung.
Im Rahmen des geriatrischen Assessments ergeben sich ausreichend Anhalte zur Körperstabilität und zum Sturzrisiko, weshalb Informationen über die assessmentführende Person gewonnen werden.

Blickpunkt Ergotherapie

In der Sturzanamnese lassen sich relevante Informationen sammeln, welche bei der Wahl des Assessments und der weiteren ergotherapeutischen Versorgung helfen.

- Wurden Hilfsmittel verwendet? Wenn ja, welche? Handling?
- Sturzumgebung? Besteht hier Abklärungs-/Adaptionsbedarf?
- Lichtverhältnisse? Sehschwäche?
- Schuhversorgung? In der Nacht?
- Notrufarmband vorhanden?
- In welcher Situation ereignete sich der Sturz? Ggf. ADL-Training, Hilfsmittelversorgung etc.
- Konnte der Betroffene selbstständig wieder vom Boden aufstehen? (siehe Post-Fall-Syndrom)

28.2 Ursachen und Risikofaktoren

28.2.1 Personenbezogene Risiken

- Beeinträchtigung funktioneller Fähigkeiten/z. B. in den ADL
- Beeinträchtigung sensomotorischer Funktionen oder der Balance
- Depression
- Schwindel, kurzzeitige Bewusstseinstrübung, erhebliche körperliche Schwäche
- Kognitive Beeinträchtigung/akut oder chronisch
- Kontinenzprobleme
- Sehbeeinträchtigung
- Stürze in der Vorgeschichte und Sturzangst

28.2.2 Medikamentenbezogene Risikofaktoren

- Polypharmazie/mehr als 4 Medikamente
- Antihypertensiva
- Psychotrope Medikamente

Blickpunkt Medizin
- Das Sturzrisiko wird im geriatrischen Team thematisiert.
- Beobachtungen zu Bewegungsfähigkeiten und -abläufen werden weitergegeben.
- Die Medikamentenwirkung wird beobachtet und Besonderheiten werden unmittelbar an den Arzt weitergegeben.

28.2.3 Umgebungsbezogene Risikofaktoren

- Temporäre freiheitsentziehende Maßnahmen
- Umgebungsgefahren wie Hindernisse auf dem Boden und im Bewegungslauf, zu schwache Farbkontraste im Bodenbelag, schwache Beleuchtung, blendendes Licht
- Nicht angemessenes Schuhwerk (auch neue Schuhe [modifiziert nach DNQP 2013])

28.3 Diagnostik und Untersuchung

28.3.1 Risikosituationen

Stürze passieren im Krankenhaussektor insbesondere in den ersten drei Tagen nach Aufnahme und überwiegend im Krankenzimmer. Vermutlich liegt das an der Überforderung der Patienten mit der Krankenhausaufnahme und der damit verbundenen neu zu bewältigenden Lebenssituation und der vom Patienten erwarteten schnellen Reaktion auf diese Anforderungen. Hinzu kommt die nötige Orientierungsleistung an die neue räumliche Umgebung. Zum Teil werden Entfernungen falsch eingeschätzt oder es fehlen Haltepunkte zum Ausruhen. Im persönlichen Wohnumfeld kennt sich der alte Mensch gut aus und kann seine altersbedingten Bewegungseinschränkungen über das Umfeld kompensieren. Diese Anpassungsfähigkeit ist bei alten Menschen durchaus vorhanden, braucht jedoch mehr Zeit als bei jüngeren Menschen (DNQP 2013).

Blickpunkt Medizin
Sturzereignisse
- Bei jedem Sturz im Krankenhaus umgehend den diensthabenden Arzt verständigen.
- Sturzprotokoll gemeinsam ausfüllen.
- Sturzprotokoll gemeinsam analysieren: Welche Sturzursache erscheint am wahrscheinlichsten?
- Zukünftige Interventionen planen.
- Keine FEM.

Beobachtungen in den Bewegungsabläufen alter Menschen und dem Sturzgeschehen haben gezeigt, dass ein Großteil der Stürze
- beim Aufstehen aus dem Sitzmöbel,
- beim Erreichen der Standstabilität,
- beim Losgehen bzw. während der ersten Schritte,
- beim Richtungswechsel und
- beim Hinsetzen

passieren. Deshalb muss diesem Bereich der Bewegungsabläufe eine besondere Aufmerksamkeit beigemessen und die damit verbundenen Sturzrisiken müssen entsprechend vermindert werden.

Blickpunkt Physiotherapie

Physiotherapie Gleichgewicht/Kraft

Zu den größten Risikofaktoren gehören Muskelschwäche sowie Gang- und Gleichgewichtsstörungen. Die Physiotherapie bietet spezifische Abklärung und individuelle Trainingsmöglichkeiten an:

- Adaptationsmöglichkeiten beim Gehen (Richtungs-, Tempowechsel, gehen über Hindernisse, gehen und gleichzeitig sprechen)
- Testung der Gleichgewichtsfunktionen (Steady State: normale und schmale Unterstützungsfläche, reaktiv: korrektiv und Schutzschritte, proaktiv: Koordination Ziel und Stützmotorik bei Bewegungsübergängen)
- Funktions- und Kompensationsfähigkeit der peripheren Gleichgewichtssysteme (Vestibulum, Sensorik, Visus)
- Krafttestung

Das Aufstehen aus dem Sitzmöbel erfordert viel Kraft in den Beinen und ein hohes Maß an Körperkoordination. Wenn der alte Mensch steht, braucht er eine Erholungsphase und Zeit, um die veränderte Körperposition auszubalancieren und standstabil zu werden. Im Losgehen bedarf es erneuter Anpassung an die Bewegung mit entsprechender Balancefähigkeit. Beim Richtungswechsel lässt sich oft beobachten, dass sich die nötige Beinbeweglichkeit mit Fußstellung langsamer vollzieht als die Oberkörperbeweglichkeit, weshalb es zu einer erheblichen Instabilität mit hohem Sturzrisiko kommt. Das Hinsetzen erfordert sehr viel Beweglichkeit, Koordination und Wahrnehmung des eigenen Körpers im Raum. Bei Unsicherheit in diesem Ablauf suchen die betroffenen Personen den Kontakt zum Sitzmöbel, was dann zu einer Störung des Bewegungsablaufs führt und oft mit dem zu frühen Hinsetzen mit Abrutschen von der Sitzfläche einhergeht.

Wird der gestürzte Mensch vor dem Bett liegend vorgefunden, kann es sich um einen Sturz aus dem Bett handeln, es kann aber auch beim Verlassen des Bettes zum Sturz gekommen sein. Das Krankenbett ist i.d.R. höher als das persönliche Bett zu Hause und anders konstruiert, was dann zu Irritationen führt. Stürze aus dem Bett gehen vielfach mit der veränderten Bettsituation einher. Auch kann es sein, dass die natürliche Wahrnehmung des Bettrandes unzureichend ist. Das resultiert oft aus der Einnahme entsprechender Medikamente.

28.3.2 Sturzanalyse

Unmittelbar nach jedem erfolgten Sturz wird ein **Sturzereignisprotokoll** ausgefüllt. Das Protokoll dient in erster Linie der Analyse des Sturzgeschehens. Es soll dabei unterstützen, das Sturzgeschehen zu beschreiben und die Sturzursache zu erkennen, um daraus Interventionen zu entwickeln. Häufig lassen sich Sturzmuster erkennen. Stürzt eine Person häufiger, zeigen sich im Sturzgeschehen Ähnlichkeiten. Auch bei Stürzen verschiedener Personen zeigen sich oft Übereinstimmungen bei den einzelnen Sturzgeschehen. Diese Sturzmuster können Hinweise zur Ursache geben. Muster müssen durchbrochen werden. Bei jedem Sturz muss der Sturzort aufgesucht und auf mögliche Hinweise zum Sturzgeschehen betrachtet werden. Nur so lassen sich Sturzrisiken im Umfeld identifizieren und beheben. Nur so ist eine nachhaltige Sturzprävention möglich.

Die inhaltlichen **Mindestanforderungen** an ein Sturzereignisprotokoll sind (DNQP 2013; Huhn 2016):

- Zeitpunkt des Sturzes
- Ort des Sturzes
- Beteiligung von Personen
- Zeugen
- Letzter Kontakt durch Personal
- Situationsbeschreibung
- Beschreibung von Umgebungsfaktoren
- Aktivitäten vor dem Sturz
- Zustand vor dem Sturz
- Folgen des Sturzes
- Eingeleitete Folgemaßnahmen

28.4 Therapie, Behandlung und Interventionen

28.4.1 Akuttherapie im Krankenhaus

Die Akuttherapie richtet sich nach den medizinischen Erfordernissen. Intensive pflegerische Krankenbeobachtung nach Absprache mit dem behandelnden Arzt. Unbedingt das Vorgehen zur Mobilisation abklären.

28.4.2 Pflegeassistenzangebote

Maßnahmen in der Pflege

- Anfangs Patientenkontakte intensivieren/Assistenzangebote
- Ggf. stützpunktnahe Zimmer wählen
- Gleichbleibende Assistenz in der Bewegungsunterstützung und bei Transferangeboten
- Bewegungsunterstützung dem natürlichen Muster anpassen
- Medikamentenmanagement
- Patienten- und Angehörigenedukation
- Informationsweitergabe über Sturzrisiko an sonstige Dienste

Blickpunkt Physiotherapie

Physiotherapie im Akutkrankenhaus

Nach der Einschätzung des Sturzrisikos ist die Rückmeldung an Arzt und Pflege bezüglich Gehfähigkeit im Alltag, Risikofaktoren und Anforderungen für zu Hause wichtig. Weitere nötige Abklärungen werden diskutiert und die Behandlung startet multidisziplinär angepasst an die identifizierten Risikofaktoren.

- **Rasche Mobilisation aus dem Bett:** Vermeiden von Dekonditionierung mit Zunahme des Sturzrisikos

- **Sichere Mobilität im Krankenhausalltag:** Training der Bewegungsübergänge, Mobilisationsplan für Pflege und Angehörige, nötige Hilfsmittelanpassung mit Einüben, Umgebungsanpassung
- **Gleichgewichts- und Krafttraining:** Maximal- und Schnellkraft der unteren Extremität
- **Funktions- und Verhaltenstraining:** Einüben von Alltagssituationen, Gehen mit Richtungswechsel, mit Umherschauen, mit Sprechen, Türen öffnen, Treppen
- **Umgang Sturzangst:** Funktionstraining, Selbstvertrauen stärken, Notrufsysteme

Wichtig ist es, eine optimale Anschlusslösung zu diskutieren. Bei der Entlassung nach Hause ist eine ambulante weiterführende Therapie mit Behandlung der individuellen Risikofaktoren sinnvoll, denn 1 von 7 Patienten, stürzt im ersten Monat zu Hause!

28.4.3 Bewegungsförderung

Maßnahmen in der Pflege

- Zusammenarbeit mit Physiotherapie
- Haltemöglichkeiten beim Aufstehen, zur Balancefindung und beim Hinsetzen
- Losgehen und erste Schritte ohne Richtungswechsel gewährleisten (Raumgestaltung beachten)
- Handläufe frei halten/Stationsmöbel arretieren
- Sitzmöglichkeiten bzw. Ausruhinseln
- Ggf. Gehhilfen anpassen und Benutzung einüben

28.4.4 Bettschutz

- Unterlegung der Matratze rechts und links zur Wahrnehmungsförderung und als Schutz vor dem Herausfallen (Kuhle bilden)
- Betthöhe auf Erfordernisse des Patienten einstellen

28.4.5 Umfeldgestaltung

- Rufanlage in Reichweite
- Große Lichtschalter, Bedienbarkeit anpassen, ggf. Bewegungsmelder
- Blendfreie Lichtquelle
- Lärmquellen ausschalten
- Kontrastklare Bodenbeläge
- Feststehende Möbel, insbesondere Bett und Nachttisch

28.4.6 Iatrogene Risiken minimieren

- Krankenbeobachtung zu Medikamentenwirkung
- Einhalten der Medikationsrichtlinien
- Indikationsstellung und Absprachen bei Fixierungsmaßnahmen
- Bettruhe bzw. Mobilisationsvorgehen abklären

28.4.7 Technische Hilfen

- Bewegungsmelder, Sensormatten für Stuhl und Bett
- Bewegungsmelder für Licht am Bett
- Mobile Rufanlage bzw. Klingel patientennah und bedienerfreundlich
- Auffangmatten am Bett
- Hüftprotektoren und Sturzhelme in die Überlegung einbeziehen

Blickpunkt Medizin

Fixierung

Eine Fixierung ist nur in sehr seltenen Fällen indiziert und gewinnbringend, daher: sorgfältige Abstimmung zwischen Pflegepersonen, Ärzten und Betreuern über freiheitsentziehende Maßnahmen (Fixierung). Zeiträume dokumentieren! Gegebenenfalls gerichtliche Anordnung oder rechtfertigenden Notstand dokumentieren.

28.4.8 Patientenedukation

Maßnahmen in der Pflege

- Informationen zu Hilfsmitteln, z. B. Gehhilfen, Hüftprotektoren
- Sehhilfen einüben bzw. über Anfangsrisiko informieren
- Einüben von Bewegungsabläufen
- Informationen zur Unterstützung im häuslichen Umfeld
- Informationen zu weiteren Möglichkeiten (z. B. Krafttraining) und ggf. Kontakte zu Anbietern herstellen

Bewegung gilt als die wichtigste Sturzprophylaxe. Deshalb muss die Bewegungsförderung im Vordergrund stehen. Hierzu sind die Zusammenarbeit der beteiligten Berufsgruppen und die Aufgabenverteilung unbedingt erforderlich.

Blickpunkt Medizin

Zeitnahe Arztinformationen und medizinische Intervention abklären:

- Wenn Patienten über zunehmenden Schwindel oder Gangunsicherheit klagen
- Bei niedrigem Blutdruck oder anderen präsynkopalen Symptomen
- Wenn gehäufte Toilettengänge der Patienten auffallen (Harnwegsinfekt? Diuretika-Überdosierung?)
- Wenn Flüssigkeitsdefizite entstehen, die nicht oral ausgeglichen werden können.

28.4.9 Überwachung und Weiterführung der Therapie

Therapieziele

Das Therapieziel liegt darin, Risikofaktoren zu minimieren.

Bewährt haben sich multimodale Interventionen, die jedoch den Gegebenheiten des Settings und den entsprechenden Möglichkeiten angepasst werden müssen (DNQP 2013).

- Balance-, Kraft- und Mobilitätstraining: Positive Ergebnisse werden berichtet, jedoch erst bei mehrwöchiger gleichbleibender Durchführung und hoher Teilnehmermotivation.
- Verbindliche Assistenzangebote.
- Optimierung des Wohnumfeldes durch Fachpersonen.
- Anpassung von Schuhen und Kleidung.
- Verhaltensmodifikation, z. B. bei nächtlichen Toilettengängen Licht anmachen.
- Regelmäßige Arztbesuche: Geriater, Allgemein, Augen-, HNO-Arzt.
- Iatrogene Ursachen minimieren: Überprüfung und Neubewertung der Medikation.
- Engere Einbindung der Apotheker zur Medikamenteninformation, ggf. professionelle Unterstützung (Hauspflege) bei komplexen Medikamentenregimen; weitgehender Verzicht auf Immobilisierung und FEM.

Blickpunkt Physiotherapie

Wie sieht das optimale Training aus?

- Multifaktorielle Behandlungsmodelle weisen eine hohe Evidenz auf.
- Interventionen, die auf Verbesserung der intrinsischen Risikofaktoren abzielen, scheinen am wirkungsvollsten zu sein, z. B. Kraft- und Gleichgewichtstraining. Effektive Übungen zur Sturzprävention bedingen eine zielorientierte Herangehensweise und individuell zugeschnittene Maßnahmen.
- Wichtig ist die Verhaltensprävention: beeinflusst Gewohnheiten, Einstellungen und Handlungsweisen im Alltag.
- Das Training muss progressiv und herausfordernd sein, mit den Schwerpunkten ⅔ Gleichgewichtstraining und ⅓ Krafttraining, ergänzt mit mobilitäts- und funktionserhaltenden Komponenten, sowie Training von Dual- und Multitasking. Eine längerfristig andauernde körperliche Intervention soll angestrebt werden, um ausreichend Reize zu setzten und eine Verhaltensänderung zu bewirken.
- Krafttraining der Muskulatur der unteren Extremität und des Rumpfs, Hypertrophie- und Schnellkrafttraining.
- Besprechen des Verhaltens nach einem Sturz und Üben des Wiederaufstehens vom Boden.
- Anpassung von Gehhilfsmittel und Übung des Umgang damit; wenn möglich in der aktuellen Haussituation, da so Stolperquellen eliminiert werden können.

Therapiemonitoring

Bewegung gilt als die wichtigste Sturzprophylaxe. Deshalb muss die Bewegungsförderung im Vordergrund stehen. Hierzu sind die Zusammenarbeit der beteiligten Berufsgruppen und die Aufgabenverteilung unbedingt erforderlich.

Komplikationen

Die schwerwiegendsten Komplikationen beim Sturzsyndrom sind Frakturen und schwere Blutungen (v. a. intrazerebrale Blutungen).

Eine indirekte Komplikation des Sturzsyndroms ist körperliche Inaktivität aus Angst vor Stürzen mit der Folge von Muskelabbau und Beeinträchtigung des

Gleichgewichtssinnes. Dazu trägt auch die kurzfristige iatrogene Immobilisierung bei (z. B. Bettgitter bei sturzgefährdeten hospitalisierten Patienten).

Prognose

- Der prognostisch wichtigste Parameter für einen Sturz sind frühere Stürze.
- Alte Menschen mit Mehrfachstürzen neigen zu höherer Sturzangst und Mobilitätseinschränkung.
- Eine erhöhte Mortalitätsrate findet sich bei rezidivierenden Stürzen, nicht nach einmaligem Sturz.

29 Schwindel

Heiner K. Berthold und Siegfried Huhn

Interprofessionelle Zusammenarbeit zwischen Hausärzten, Innerer Medizin, Geriatrie, Neurologie und Hals-Nasen-Ohren-Heilkunde sowie Physio- und Ergotherapie ist wichtig.

29.1 Grundlagen

29.1.1 Definition

Schwindel ist ein Leitsymptom von Störungen des Innenohrs, des Hirnstamms oder Kleinhirns, aber auch Ausdruck von psychischen Ursachen. Mit dem Begriff werden Wahrnehmungen und Beschwerden bezeichnet, die von spezifischen Empfindungen bis zu Gangunsicherheit, Benommenheit oder sogar Angst reichen.

Schwindel und Gangunsicherheit sind **keine** Begleiterscheinungen des **normalen** Alterns, sondern sollten spezifisch abgeklärt und behandelt werden.

29.1.2 Prävalenz

Schwindel ist nach Kopfschmerzen das häufigste subjektiv geschilderte Symptom in einer Allgemeinpraxis. Die Lebenszeitprävalenz des Schwindels beträgt ca. 30 %, mit dem Alter steigt die Prävalenz an. Bei > 80-Jährigen Patienten beträgt sie bis zu 40 %.

29.1.3 Klassifikation

Häufigste Ursachen von Schwindel im Alter (Reihenfolge von häufig zu seltener):

- Einseitige oder beidseitige periphere Vestibulopathie
- Zentraler Schwindel
- Benigner paroxysmaler Lagerungsschwindel
- Orthostatischer Schwindel
- Morbus Menière
- Funktioneller Schwindel
- Sonstige Schwindelformen (vestibuläre Migräne, Vestibularisparoxysmie)

29.2 Allgemeine Diagnostik und Untersuchung

29.2.1 Allgemeine Anamnese

Oberste Priorität in der Diagnostik ist es, zwischen einem **systematischen Schwindel** und einem **gefährlichen ZNS-Geschehen** zu differenzieren.

Maßnahmen in der Pflege

- Krankenbeobachtung im Bewegungslauf und auf Schilderungen des Patienten zu seinem Schwindel-Erleben achten
- Informationen zeitnah weitergeben
- Unbedingt zum Aufstehen Assistenz anbieten; Klingel in Reichweite
- Haltemöglichkeiten bieten
- Vor dem Losgehen ausreichende Standfestigkeit/Balance erreichen

Merke

Schwindel im Rahmen eines zerebralen Notfallgeschehens?

Zunächst Abklärung, ob das Symptom „Schwindel" im Rahmen einer akuten vaskulären ZNS-Erkrankung (v. a. im hinteren Stromgebiet) mit Dringlichkeit der Versorgung zu werten ist. Weitere Symptome geben z. B. einen Hinweis auf ein ischämisches Geschehen:

- Doppelbilder oder andere Sehstörungen
- Vertikaler Nystagmus
- Halbseitensymptomatik (sensibel und/oder motorisch)
- Ataktische Störungen
- Fluktuierende Bewusstseinslage
- Erbrechen

→ cCT, falls negativ → MRT; ggf. Darstellung der A. basilaris zum Ausschluss einer Basilaristhrombose (selten!).

Blickpunkt Medizin

Vier wichtige anamnestische Fragenkomplexe sind in der Anamneseerhebung zu beachten:

1. Wie ist der zeitliche Verlauf des Schwindels (Attacken, akut einsetzende über Tage andauernde Symptome oder Dauerschwindel über Monate bis Jahre)?
2. Dreh- oder Schwankschwindel (Karussell? → rechts oder links drehend? Gefühl wie auf einem Schiff? Gefühl wie im Fahrstuhl?)?
3. Auslösende Faktoren (Lageänderung, Tageszeit, Druckänderung wie Husten, bestimmte Situationen oder Alltagsaktivitäten)?
4. Begleitende Ohrsymptome (Tinnitus, Tageszeit, Ohrdruck), migränetypische Symptome (Kopfschmerzen, Licht- oder Lärmempfindlichkeit); zentrale Symptome (Doppelbilder, Ataxie, Dysarthrie)?

29.2.2 Allgemeine klinische Diagnostik

Krankenbeobachtung/Informationssammlung:

- Bewegung im Bett – diagnostisches Lagerungsmanöver während Pflegeangebot.
- Für eine Gesamtbewertung des Schwindels sind das subjektive Leidensempfinden sowie Auswirkungen auf das tägliche Leben relevant.

29.3 Wichtige Schwindeltypen im Alter

29.3.1 Periphere Vestibulopathie

Pathophysiologie: Funktionsstörung des vestibulookulären Reflexes (VOR); häufig **keine** spezifische Ursache identifizierbar. Ursächlich kommen ototoxische Arzneimittel (Aminoglykoside) oder beidseitiger Morbus Menière oder Z. n. Meningitis infrage. Ebenfalls häufig Assoziation mit Polyneuropathien und Kleinhirnstörungen. Bei einseitigem Befall auch Reaktivierung des Herpes-simplex-Virus Typ 1 ursächlich möglich.

Anamnese und Klinik:

- Bei **bilateraler** Vestibulopathie besteht bewegungsabhängiger Schwankschwindel beim Gehen; Gehen ist unsicher und breitbasig; Verstärkung der Symptome bei Dunkelheit und auf unebenem Grund; teilweise Oszillopsien (= Bildverwackeln bei Kopfbewegungen); meist keine Probleme im Sitzen oder Liegen; chronischer Verlauf. Beidseitiger pathologischer Kopfimpulstest, Romberg-Test pathologisch.
- Bei **akut einseitiger** Vestibulopathie **(Neuritis vestibularis)** plötzlicher heftiger Drehschwindel (prolongiert Tage bis Wochen), häufig mit Übelkeit oder Brechreiz. Keine Hörstörungen oder andere neurologische Ausfälle.

Diagnostik: typische Anamnese; Nachweis des VOR-Defizits (pathologischer Kopfimpulstest mit Einstellbewegungen der Augen bei schneller Kopfdrehung (HNO-Konsil). Symptome werden bei geschlossenen Augen und beim **langsamen** Gehen (gestörte sensorische Integration) stärker.

Therapie:

- Bei **bilateraler** Vestibulopathie gezieltes Gleichgewichts-, Gang- und Standtraining (Verbesserung vestibulookulärer und vestibulospinaler Reflexe zur Haltungsregulation).
- Bei **einseitiger** Vestibulopathie **(Neuritis vestibularis)** manchmal systemische Kortikosteroide in absteigender Dosierung hilfreich. Symptomatisch Antivertiginosa (Dimenhydrinat). Auch Physiotherapie hilfreich zur zentral vestibulären Kompensation des peripheren Defizits im Verlauf nach Überwindung der akuten Phase.

29.3.2 Zentraler Schwindel

Pathophysiologie: Läsionen entlang der vestibulären Verbindungen von den Vestibulariskernen in der Medulla oblongata zu den okulomotorischen Kernen und Zentren im Mittelhirn und Kleinhirn, im Thalamus und im vestibulären Kortex.

Häufig bei fokalen zentralen Läsionen (z.B. Schlaganfall), zerebraler Mikroangiopathie oder neurodegenerativen Erkrankungen (z.B. zerebelläre Ataxie). Häufig ist zentraler Schwindel ein erstes Symptom einer beginnenden neurodegenerativen Erkrankung (z.B. atypisches Parkinson-Syndrom oder zerebelläre Störungen).

Anamnese und Klinik: Beim geriatrischen Patienten ist ein anamnestischer Schlaganfall die häufigste Ursache. Klinisch meist Dauerschwindel mit anderen klinisch-neurologischen Auffälligkeiten (Störungen der Okulomotorik, der Koordination, der extrapyramidalen Motorik).

Diagnostik: Je nach klinischer Symptomatik ist eine MRT erforderlich, um die vermutete Läsion nachzuweisen. Häufig ist lediglich eine klinische Verlaufsuntersuchung möglich, wenn keine eindeutige Diagnose gestellt werden kann → Zusammenarbeit mit Neurologie und HNO.

Therapie: Wenn möglich, Therapie der Grunderkrankung; Gang- und Gleichgewichtstraining; ggf. symptomatische medikamentöse Therapie (z.B. Memantin oder Gabapentin bei erworbenen Nystagmusformen nach Schlaganfall oder entzündlichen Hirnstammläsionen). Patienten mit zerebellären Störungen profitieren meist von gezielter Physiotherapie.

Blickpunkt Physiotherapie
- Die **periphere Vestibulopathie** und der **zentral bedingte Schwindel** sind einem gezielt angepassten Physiotherapieprogramm häufig therapeutisch gut zugänglich.
- Nicht übersehen, dass es sich meist um langfristige Störungen handelt, die i.d.R. nicht **geheilt** werden können → Mut machen, Geduld haben, psychosupportive Maßnahmen, Motivation, Trost.

29.3.3 Benigner paroxysmaler Lagerungsschwindel

Pathophysiologie: Altersabhängigkeit! Ablösung von Otokonien in den Otholithen des Innenohrs nimmt mit dem Alter zu; seltener, aber auch im Alter häufiger: Z. n. Schädeltrauma oder peripher vestibuläre Erkrankungen (Anamnese!). Auch längere Bettlägerigkeit zählt zu den Ursachen.
Anamnese und Klinik: kurze Attacken mit Drehschwindel (5–60 s) bei Kopflageänderung (Umdrehen im Bett, Kopf in den Nacken legen, Kopf nach vorn neigen zum Ausspucken beim Zähneputzen) oder Lageänderung des Körpers; Auftreten häufig in den Morgenstunden im Bett; manchmal Attacken auch von Übelkeit/Erbrechen begleitet.
Diagnostik: Wegweisende diagnostische Manöver (z.B. nach Dix-Hallpike für den hinteren Bogengang [ca. 90 % der Fälle]; Kopfdrehung zur Seite aus der Rückenlage für den horizontalen Bogengang) zur Überprüfung der Bogengänge sind meist den darin geübten Neurologen und HNO-Ärzten vorbehalten, jedoch grundsätzlich von Ärzten anderer Disziplinen auch durchführbar → im positiven Fall kommt es zu Nystagmus (pathognomonisch rotierend und/oder vertikal zur Stirn schlagend), kurze Dauer (bis zu 1 min), wenn der Kopf auf die Seite des betroffenen Ohres gelagert wird. **Cave:** atypische Untersuchungsergebnisse bei multifaktoriellem Schwindel.
Therapie: mit spezifischen Befreiungsmanövern (relativ gute Beleglage); können auch vom Patienten erlernt werden. Hohe Spontanheilungsrate; hohe Rezidivrate.

29.3.4 Orthostatischer Schwindel

Pathophysiologie: Dysregulation des Blutdrucks mit Hypotonie.
Anamnese und Klinik: vorübergehende Schwindelanfälle nach Lagewechsel (v. a. bei zu schnellem Aufstehen aus dem Liegen).
Diagnostik: ggf. Schellong-Test; wird bei der LZ-RR-Messung nicht erfasst.
Therapie: Überprüfung der Medikation (v. a. Antihypertensiva, sedierende Antidepressiva, Antipsychotika, Antikonvulsiva, Sedativa (v. a. Benzodiazepine); auch Mittel gegen Schwindel können Schwindel verursachen (Cinnarizin, Dimenhydrinat).

29.3.5 Morbus Menière

Pathophysiologie: nicht geklärt; Hydrops der Endolymphe der Kochlea im hrMRT nachweisbar.
Anamnese und Klinik: Schwindelepisoden (Minuten bis Stunden) mit Ohrdruck, Tinnitus, Hörminderung; progredienter Hörverlust.

Diagnostik: Diagnostische Kriterien beinhalten mind. 2 Schwindelattacken pro Tag von mind. 20 min Dauer (bis zu 12 h); während der Attacken ist das Hörvermögen pathognomonisch (Tieftonschwerhörigkeit < 2000 Hz) vermindert (Stimmgabel!), zusätzlich fluktuierender Tinnitus oder Ohrdruck im betroffenen Ohr. Häufig Überlappung mit der vestibulären Migräne.
Therapie: ggf. Betahistin (hoch dosiert, d.h. 3 × 96 mg/d über 12 Mon., ggf. höher). Ultima Ratio ist die transtympanale Gentamicin- oder Steroidapplikation.
Rezidivierende vestibuläre „Drop-Attacks" bei Patienten mit Morbus Menière können zu Sturzverletzungen führen.

29.3.6 Funktioneller Schwindel

Auch phobischer oder somatoformer Schwindel genannt; der Begriff „psychogener" Schwindel wird nicht mehr verwendet.
Pathophysiologie: unklar.
Anamnese und Klinik: Der Schwindel fluktuiert, verstärkt sich, wenn er phobisch ist. Manchmal stärker bei Menschenansammlungen, auf weiten Plätzen oder beim Blick aus großer Höhe. Manchmal Besserung bei Alkoholgenuss oder bei sportlicher Aktivität. Tritt selten zu Beginn des Tages auf.
Am Beginn der Erkrankung können auch eine vestibuläre Störung oder eine besondere Belastungssituation stehen
Diagnostik: häufig Patienten mit zwanghafter Persönlichkeit. Im Verlauf kann sich eine reaktive Depression entwickeln.
Therapie: psychoedukative Maßnahmen, desensibilisierende Maßnahmen; ggf. SSRI in Verbindung mit Psychotherapie.

29.3.7 Sonstige Schwindelformen

Vestibuläre Migräne

Mindestens 5 Episoden mit vestibulären Symptomen von mittelstarker bis starker Intensität (mind. 5 min bis max. 72 h Dauer) bei anamnestisch bekannter Migräne. Häufiger bei jüngeren Patienten. Klinisch häufig Downbeat-Nystagmus (im Seitblick prüfen).
Therapie mit NSAR (z. B. 2 × 400–800 mg Ibuprofen), ggf. Antiemetika. Prophylaxe wie bei Migräne, z. B. Betablocker, Topiramat, Valproinsäure.

Zerebelläre Schwindelsyndrome

Eine Vielzahl klinisch heterogener Symptomatiken durch neurodegenerative oder hereditäre Erkrankungen des Kleinhirns. Klinisch v. a. Schwindel, Gangstörungen, Störungen der Okulomotorik.

Blickpunkt Ergotherapie
Ergotherapeutische Interventionen bei Schwindel:
- **Wohnraumabklärung** im Sinne der größtmöglichen Sicherheit für zu Hause (z. B. Haltegriffe im Bad, Sitz- oder Anhaltemöglichkeiten)
- ADL-Training mit vestibulären Stimuli (z. B. Kopf mitbewegen bei Alltagsaktivitäten)
- Verhaltensmanagement (Schwindeltagebuch, Strategien entwickeln, Angstabbau, Konfrontations-, Expositionstraining)

30 Verwahrlosung

Heiner K. Berthold und Siegfried Huhn

30

30.1 Grundlagen

30.1.1 Definition

Störung, bei der die Betroffenen sich selbst und ihre häusliche Umgebung vernachlässigen. *Syn.:* Diogenes-Syndrom, Messie-Syndrom.
Die Kriterien für eine Definition hängen stark mit den Wertvorstellungen und der persönlichen Lebensführung eines jeden Betroffenen und seinem Umfeld sowie der Gesellschaft zusammen. Von einem verwahrlosten Menschen wird gesprochen, wenn eine Person deutlich unterhalb der Standards lebt, die in der jeweiligen Gesellschaft bezüglich Sauberkeit, Ordnung, Körperhygiene usw. und innerhalb bestimmter Toleranzgrenzen bestehen.

30.1.2 Prävalenz

Es besteht eine hohe Dunkelziffer, da sich die Betroffenen isolieren, keinen Einblick in die Wohnverhältnisse zulassen und außerhalb der Wohnung häufig lange Zeit unauffällig bleiben.

- Ältere Menschen sind deutlich häufiger betroffen als jüngere.
- Psychisch kranke Menschen sind häufiger betroffen als nicht psychisch Kranke.
- Es besteht jedoch keine feste Assoziation mit bestimmten psychischen Erkrankungen.
- Jedoch Häufung bei einigen psychiatrischen Diagnosen bzw. Persönlichkeitsstörungen.

30.1.3 Klassifikation

Verwahrlosung wird klassifiziert in Verwahrlosung der Wohnung und/oder der Person. Die Wohnungsverwahrlosung wird häufig in drei Stadien eingeteilt:

1. Geordnete Unordnung
2. Keine Ordnung mehr
3. Unbewohnbarkeit der Wohnung

30.1.4 Ursachen und Risikofaktoren

Strukturmängel in der Lebensorganisation

Zahlreiche Störungen können zur Verwahrlosung führen (nach Dorgeloh):

- Strukturelle Unterentwicklung und Deprivation in der Kindheit (z. B. Heimunterbringung, frühe Selbstständigkeit)
- Biografische Entgleisungen (z. B. Scheidung, Tod einer Angehörigen oder eines Partners)
- Strukturmangel der Persönlichkeit (z. B. dekompensierte Zwangserkrankungen, dissoziative Störungen, emotional instabile Persönlichkeit, ADHS, posttraumatische Belastungsstörung)
- Hirnorganisches Defizit mit Dekompensation eines bis dahin geordneten Lebensstils (z. B. Demenzerkrankung)
- Suchterkrankungen, v. a. auch Alkoholabhängigkeit, auch als Begleitumstand
- Psychosen und manisch-depressive Erkrankungen
- Intelligenzminderung

- Begleitende körperliche Erkrankungen (dazu zählen auch Schwäche und Frailty im Alter sowie allgemein Multimorbidität mit verminderter körperlicher Leistungsfähigkeit, Immobilität)

Pathomechanismen: Das Phänomen der Verwahrlosung kann über psychodynamische, biologische und/oder lerntheoretische Erklärungsansätze beschrieben werden.
Messie-Syndrom: Begriff aus der Laienselbsthilfe (mess [engl.] = Unordnung)
Diogenes-Syndrom: Begriff wird häufiger bei Betroffenen höheren Alters angewendet: Der Fachbegriff lautet korrekt eher Vermüllungssyndrom oder Hortungszwang; auch der Terminus Organisationsdefizitstörung ist in Verwendung.
Pathogenetisch handelt es sich möglicherweise um eine Zwangsstörung. Betroffene ersticken in der Überfülle, die Zahl der objektiv unnützen Besitztümer wird immer größer, sodass die räumliche Ordnung gestört wird und später ggf. eine zeitliche Unordnung und eine terminliche Unordnung eintreten können. Vermehrte Ablenkbarkeit und die Unfähigkeit, Dinge zu Ende zu bringen. Handlungsblockaden in den Bereichen persönlicher Ordnung und Lebensplanung.
Zwischen Symptomen des Messie-Syndroms und der Altersverwahrlosung bei demenzieller Entwicklung gibt es Überschneidungen: Was man „im Kopf" verliert, wird materiell durch Horten festgehalten. Das Herumräumen von Sachen, das Herumkramen etc. kann in der demenziellen Erkrankung eine positive Funktion erfüllen und Geborgenheit geben.

Finanzielle und soziale Ursachen

Weitere wichtige Ursachen für Verwahrlosung sind **finanzielle Schwierigkeiten** (bis hin zur totalen Armut) und ein **fehlendes, regulierendes soziales Umfeld** (urbane Einsamkeit, fehlender Freundeskreis, Singlehaushalt, soziale Ausgrenzung).

30.2 Diagnostik und Untersuchung

30.2.1 Diagnostische Hinweise und Befunde

Es ist schwierig, zwischen normalen und anormalen Verhältnissen zu unterscheiden. Der individuelle Lebensstil, persönliche Marotten und ungewöhnliche Persönlichkeitsmerkmale sind abhängig von unterschiedlichen persönlichen oder gesellschaftlichen Auffassungen und Interpretationen. Viele Betroffene waren schon immer „Originale", Sonderlinge, Eigenbrötler oder gar zerstreute Professoren und Einsiedler. Jedoch können auch Persönlichkeitsmerkmale wie Angst vor Armut oder Not, Ursprung des Hortens sein.
Um die **Diagnose der Verwahrlosung** zu stellen, müssen einige der folgenden Punkte zutreffen.

Wohnungsverwahrlosung

Die Wohnung ist unordentlich, wird nicht angemessen gereinigt und verliert im weiteren Verlauf häufig ihre Bewohnbarkeit. Erste Auffälligkeiten ergeben sich manchmal über Geruchsentwicklung aus der Wohnung heraus. Besondere Aufmerksamkeit sollten Dienstleister von Pflegediensten, Essen auf Rädern, (Paket-) Zusteller, Hausnotrufe, Hausmeister usw. entwickeln, aber auch Nachbarn, um eine drohende Verwahrlosung frühzeitig zu erkennen:

- Auffälliges Sammeln und Horten objektiv nicht benötigter Gegenstände wie alte Zeitungen, Verpackungen, Gebrauchsgegenstände in überzähliger Anzahl (auf Vorrat gekauft), defekte Geräte („kann man vielleicht noch einmal brauchen") etc.

- Manchmal gehen ein normales Hobby oder eine Sammelleidenschaft in ein pathologisches Horten **(Compulsive Hoarding)** über.
- Die Betroffenen pflegen ihre Wohnung nicht mehr und vernachlässigen die Funktionstüchtigkeit ihrer Wohnung. Häufig wird auch außerhalb der eigenen Wohnung geschlafen oder geduscht, weil es in der Wohnung nicht mehr möglich ist.

Stufen der Wohnungsverwahrlosung (▶ Tab. 30.1):

- Wohnung in geordneter Unordnung (intensive Sammeltätigkeit, Unordnung, jedoch mit erkennbarer Systematik (Stapelbildung)
- Gänge oder Gangsysteme vorhanden, Bewohner „findet sich noch zurecht“
- Wohnung ohne erkennbare Ordnung
- Grundausstattung (Bett, Küche, Badezimmer, Heizung) unter Gegenständen und Müll verschwunden oder nicht benutzbar, Anzeichen von Verschmutzung und Geruchsentwicklung
- Wohnung aus hygienischen Gründen nicht mehr bewohnbar (Müll, verdorbene Speisereste, Ungeziefer, Schimmelbildung, Exkremente)

Verwahrlosung der Person

- Betroffene waschen sich nicht mehr, sichtbare Verschmutzung und Körpergeruch.
- Nägel und Haare sind ungepflegt und schmutzig.
- Kleidung ist schmutzig, zerrissen, wird seltener gewechselt, häufig mehrere Schichten an Kleidung übereinander.

Tab. 30.1 Quantifizierung des Ausmaßes einer Verwahrlosung mittels Living Conditions Rating Scale (LCRS) nach Macmillan & Shaw (1966)

Subskalen	Items
Äußere Umgebung	1. Äußere Umgebung des Hauses 2. Garten
Innere Umgebung	1. Zugänglichkeit der Wohnung 2. Geruch 3. Beleuchtung 4. Fußböden/Teppiche 5. Wände 6. Möbel 7. Küche 8. Essen 9. Bad/Toilette 10. Beseitigung der Exkremente 11. Horten (Anhäufung ähnlicher Dinge) 12. Unordnung (Überfüllung) 13. Ungeziefer (Ratten, Mäuse, Kakerlaken, Fliegen)
Persönliche Hygiene	1. Haut 2. Haare 3. Finger- und Fußnägel 4. Kleidung
Versorgung	I. Telefon II. Gas III. Elektrizität IV. Wasser V. Warmwasser VI. Kanalisation
Jedes Item wird mit 0 bis 3 Punkten bewertet (0 = innerhalb akzeptabler Standards, 1 = leicht abnorm, 2 = mäßig abnorm, 3 = schwer abnorm)	

- Bei ungeplant in Kliniken aufgenommenen Personen sollten Hinweise auf eine mögliche Verwahrlosung sensibel wahrgenommen und schrittweise verändert werden.

Verwahrlosung in sozialer Hinsicht

- Die Betroffenen leben meist allein (manchmal kein selbstgewähltes Alleinsein).
- In der Frühphase häufig nur Misstrauen und Argwohn gegenüber dem Umfeld, Rückzug und Selbstbezogenheit, Auftreten als „Sonderling".
- Zunehmender sozialer Rückzug, Aufgeben von sozialen Kontakten, Isolation, Ablehnung von Kommunikation und Hilfsangeboten allgemein, häufig in vehementer und kategorischer Weise.
- Ablehnung oder sogar Abwehr von Aufmerksamkeit und Unterstützungsangeboten, Verweigerungshaltung gegenüber Hilfsangeboten oder Interventionen von außen.
- Keine Reaktion mehr auf behördliche oder andere offizielle Vorgänge (Mieterangelegenheiten); Post wird nicht mehr geöffnet.
- Im Verlauf weitere Vernachlässigung von finanziellen oder anderen formalen Notwendigkeiten (IADL); häufig wird die Tätigkeit eines Betreuers erschwert, abgelehnt oder hintertrieben und konterkariert.
- Fehlende Inanspruchnahme von Gesundheits- und Sozialleitungen als Folge von Verwahrlosung

30.3 Therapie, Behandlung und Interventionen

Therapeutische **Handlungsnotwendigkeiten** ergeben sich u.a.

- nach Schwere und Behandelbarkeit einer eventuellen Grunderkrankung (körperlich oder psychisch),
- nach objektiver Gefährdung des Betroffenen oder seines Umfeldes,
- nach Kriterien der Menschenwürde,
- nach psychosozialen Hilfsmöglichkeiten,
- nach der Belastung, der Verweigerung, den finanziellen und Selbsthilfe-/Fremdhilfemöglichkeiten der Betroffenen sowie
- nach der subjektiven Betroffenheit des Umfeldes, des Helfers, nach dem gesellschaftlichen Maßstab (Anfänge von Handlungsnotwendigkeit sind häufig Streitigkeiten mit dem Vermieter oder den Mitgliedern einer Hausgemeinschaft).

Spezifische Therapieoptionen (Behandlung einer Grundkrankheit):

- Sind bestimmte **psychiatrische Erkrankungen** Grundlage der Verwahrlosung, ergeben sich Behandlungsmöglichkeiten aus den spezifischen, für diese Erkrankungen etablierten Therapien (z. B. kognitive Verhaltenstherapie bei Patienten mit Zwangsstörungen in jüngerem Lebensalter, medikamentöse antidepressive oder antipsychotische Therapien u. v. m.)
- Sind **körperliche Erkrankungen** Grundlage für die Verwahrlosung (meist Multimorbidität mit chronischen Erkrankungen), kann ein Umzug in eine Pflegeeinrichtung notwendig werden und als Angebot eingebracht werden.

Pragmatische Lösungsansätze: Verwahrloste Personen brauchen Hilfe von Dritten (z. B. Nachbarschaftshilfe, ggf. auch professionelle Hilfe). Zentrale Voraussetzung für eine erfolgreiche Intervention ist das Zulassen von Hilfe durch die Betroffenen, wobei Verweigerung oder Ablehnung von Hilfe zum Erscheinungsbild gehört. Deshalb niedrigschwellige Angebote.

Zunächst muss die Einschätzung der Fremd- oder Selbstgefährdung vorgenommen werden. Dabei werden sowohl der gesundheitliche Zustand als auch die Wohnungssituation berücksichtigt. Dabei muss geprüft werden, ob der Verwahrlosungsprozess „stabil" ist oder ob eine dynamische Komponente hin zur Verschlechterung besteht (Knick in der Lebenslinie).

- Eine vermüllte Wohnung allein ist noch kein Grund für Zwangsmaßnahmen. Ungeziefer und/oder Geruchsbelästigung können Zwangsmaßnahmen rechtfertigen.
- Die möglichen Bezugspersonen des Betroffenen sind festzustellen und zu kontaktieren. Vielleicht lassen sich ein Vertrauensverhältnis und eine dauerhafte Unterstützung etablieren.
- Wohnungsgesellschaften haben oft für Verwahrlosungsprobleme bei Mietern geschulte Sozialarbeiter, die steuernd eingreifen können.
- Die Einschaltung des sozialpsychiatrischen Dienstes kann bei Patienten mit psychiatrischen Erkrankungen hilfreich sein.

Merke

Maßnahmen gegen den Willen Betroffener

Wenn die Fähigkeit zur Selbstbestimmung tief greifend gestört ist und der Betroffene nicht urteilsfähig bezüglich seiner Lebensbedingungen ist und sich daraus wesentliche Gefährdungen für ihn selbst und/oder andere ergeben, sodass Lebensumstände nicht mehr vereinbar mit der Menschenwürde sind, kann sich auch die Notwendigkeit einer Zwangsbetreuung ergeben.

Gesetzliche Betreuer, Angehörige oder Nachbarn und Vermieter haben kein Recht und keinen Auftrag, zu erziehen oder Vorschriften zur Lebensführung zu machen. Jeder Mensch kann sein Leben frei gestalten und nach seiner eigenen Lebensauffassung leben. Diesem Recht auf freie Entscheidung stehen nur zivilrechtliche Interessen oder Selbst- oder Fremdgefährdung gegenüber. Daraus ergibt sich, dass bei Verwahrlosung für jeden Einzelfall entschieden und hierfür Lösungen gefunden werden müssen.

Ressourcennutzung durch Pflegedienste bei vernachlässigten oder verwahrlosten Menschen

- Reagieren auf die persönliche Situation des Betroffenen; eigene Vorstellungen und normierte Pflegeinstrumente eher zurückstellen.
- Beziehungsprozess hat Vorrang und ist Teil des Problemlösungsprozesses.
- Perspektiven der Betroffenen, seine Lebensgeschichte und sein Lebensentwurf sollen in alle Maßnahmen einfließen.
- Widerstand und Ablehnung sind zu erwarten; Ziel ist es, diese zu reduzieren.
- Zusammenarbeit mit allen Beteiligten erwirken.

Blickpunkt Ergotherapie

Ergotherapeutische Schwerpunkte sind:

- Biografiearbeit, um Ressourcen aufzuspüren
- Selbstmanagement und Verhaltensorganisation

30.3.1 Therapieziele

Die wichtigsten Therapieziele sind Selbstbestimmung und Selbstwirksamkeit, Teilhabe und funktionelle Unabhängigkeit der Person. Diese sollen so lange wie möglich aufrechterhalten werden.

30.3.2 Prognose

Erste Maßnahmen hängen i. d. R. davon ab, ob die Betroffenen andere Personen in ihre Wohnung lassen. Eine behördliche Anordnung ist möglich, sollte jedoch nur das letzte Mittel sein.
Der längerfristige Erfolg hängt vom Zugang zu den Betroffenen und deren Motivation und Adhärenz ab. Oft äußern sich Betroffene später dankbar über die empfangene Unterstützung.
Häufig ist ein Umzug in eine Pflegeeinrichtung das Mittel der Wahl (v. a. bei einer Demenz mitursächlich für die Verwahrlosung).
Als gesundheitliche Gefahren durch Verwahrlosung ergeben sich langfristig Malnutrition, Infektionserkrankungen sowie die Vernachlässigung der Behandlung bestehender chronischer Erkrankungen (z. B. fehlende Arzneimitteladhärenz). Des Weiteren bestehen Gefahren aufgrund kurzfristiger und häufig schwerwiegender Ereignisse wegen fehlender Interventionsmöglichkeit, z. B. bei Unfällen im häuslichen Umfeld, bei akuten Erkrankungen oder auch bei der nicht seltenen Hypothermie.
Bei psychotischen Erkrankungen als Hauptursache einer Verwahrlosung besteht eine relativ schlechte Prognose im Vergleich zu anderen Ätiologien.

31 Mangelernährung

Heiner K. Berthold und Siegfried Huhn

31.1 Grundlagen

31.1.1 Definitionen

Manche Fachgesellschaften sehen zunächst den übergeordneten Begriff Fehlernährung und ordnen darunter Mangelernährung, Unterernährung sowie Eiweißmangel und spezifischen Nährstoffmangel ein.

Mangelernährung: anhaltendes Defizit an Energie und/oder Nährstoffen bzw. negative Bilanz zwischen Aufnahme und Bedarf mit Konsequenzen und Einbußen für den Ernährungszustand, physiologische Funktionen und die Gesundheit [DGE 2015].

Spezifischer Nährstoffmangel: Dazu zählen alle Vitamine, Mineralstoffe und Spurenelemente. Zu den kritischen Nährstoffen zählen Folsäure, Vitamin B_{12}, Vitamin C, Vitamin D, Kalzium, Zink, Magnesium, Eisen und Ballaststoffe.

Kachexie (Auszehrung, Abmagerung): fortgeschrittener ungewollter Gewichtsverlust und Abbau der Muskelmasse im Zusammenhang mit schweren akuten oder chronischen konsumierenden oder entzündlichen Erkrankungen.

31

Sarkopenie: Verlust an Muskelmasse und muskulärer Kraft. Tritt nicht zwingend zusammen mit Gewichtsverlust oder Untergewicht auf, es gibt auch die sarkopenische Adipositas. Fortschreitende Sarkopenie führt in den Teufelskreis weiterer Immobilität und Mangelernährung.

Frailty (Gebrechlichkeit): Frailty entsteht aus dem Zusammenwirken von Mangelernährung, Gewichtsverlust, Sarkopenie und/oder Kachexie und beschreibt im geriatrischen Sinne das Abnehmen funktioneller Reserven, weniger Widerstandskraft und geringere Kompensationsmöglichkeiten bei akuten Erkrankungen (▸ Kap. 27).

31.1.2 Prävalenz

Mangelernährung kann Menschen jedes Lebensalters treffen, alte Menschen > 70 J. sind jedoch ca. 5-mal häufiger betroffen als junge Menschen < 30 J. Die Prävalenz der Mangelernährung scheint bei den > 80-jährigen Krankenhauspatienten noch einmal deutlich höher zu sein, als bei den 60- bis 80-jährigen Patienten. Untergewicht und Mangelernährung nehmen mit dem Alter, bei sich verschlechterndem Gesundheitszustand und bei Pflegebedürftigkeit zu. Umfangreiche Kampagnen zur Ernährung im Alter für die Allgemeinbevölkerung, verbunden mit Unterstützungsleistungen in der Häuslichkeit, und spezielle Schulungsreihen für Mitarbeiter in entsprechenden Einrichtungen haben zu einer deutlichen Verbesserung des Ernährungsstatus in der Bevölkerung geführt.

Prävalenz ermittelt mit MNA [Volkert 2015]**:**

- Bei allein lebenden selbstständigen Personen < 10 % → jedoch bei ca. 11 % Risiko vorhanden
- Bei pflegebedürftigen Personen zu Hause ca. 13 % → jedoch bei 57 % ein Risiko vorhanden
- Bewohner von Pflegeheimen ca. 9–27 % → mit einem Risiko von 42–71 % der Bewohner
- Akut aufgenommene Patienten in der Geriatrie ca. 17–30 % → jedoch mit einem Risiko von 38–60 %

In Pflegeheimen findet sich bei ca. 17 % ein BMI < 20 kg/m², bei 14 % ein BMI zwischen 20 und 22 kg/m², wobei der BMI allein für die Diagnose Mangelernährung nicht aussagekräftig genug ist.

31.1.3 Ursachen und Risikofaktoren

Pathogenese

Unterernährung und Untergewicht resultieren aus einer länger dauernden energie- und/oder proteindefizienten Ernährung (klassische Protein/Energie-Malnutrition). Zum Ausgleich werden Fettdepots und Körperproteine (v.a. aus der Muskulatur des Bewegungsapparats) aufgelöst. Ursachen können sein:

- Ungenügende Nahrungszufuhr
- Gestörte intestinale Aufnahme
- Stoffwechselveränderungen/erhöhter Bedarf
- Erhöhte Nährstoffverluste, z. B. Blutungen

Eine vollwertige Ernährung, auch für die adäquate Zufuhr von Mikronährstoffen, ist bei einer Kalorienzufuhr < 1500 kcal/d dauerhaft kaum zu gewährleisten. Daher treten bei hypokalorischer Nahrungszufuhr auch spezifische Nährstoffdefizite wie Vitamin- und/oder Mineralstoffmangel usw. auf. Ein Proteinabbau bewirkt gleichzeitig einen erhöhten Verlust von Phosphor, Kalium, Magnesium und anderen Mineralien.

Abnahme der fettfreien Körpermasse, im Wesentlichen der Körperproteine, bewirkt eine verminderte zellvermittelte Immunität (bei meist intakter antikörpervermittelter Immunität) und damit eine erhöhte Infektanfälligkeit z. B. für Pneumonien und eine gestörte Wundheilung.

Risikofaktoren

Allgemeine Risikofaktoren:

- Appetitlosigkeit verschiedener Genese
- Schnellere Sättigung (bevor ausreichend Nahrung aufgenommen)
- Akute Erkrankung, krankheitsbedingte Versorgungsprobleme
- Fortschreitende chronische Krankheiten
- Krankheitsbedingter erhöhter Nahrungsbedarf
- Körperliche Erschwernisse der Selbstversorgung, Immobilität
- Kau- und Schluckstörungen, Mundgesundheit, Zahnprobleme
- Medikamentöse Behandlung, direkte oder indirekte Medikamentenwirkung
- Kognitive Einschränkungen mit fehlendem Hungerempfinden
- Soziale Isolierung, Alleinlebende haben ein höheres Risiko für Mangelernährung
- Psychische Belastungen, Depressionen
- Suchterkrankung, Alkohol und Medikamente
- Finanzielle Probleme

Spezifische Risiken beim Krankenhausaufenthalt:

- Verminderte Nahrungszufuhr (Nüchternheit bei Untersuchungen oder OP)
- Verzögerter Kostaufbau nach abgeschlossenen Interventionen
- Unzureichendes Angebot, keine Zwischenmahlzeiten
- Wenig appetitliche oder appetitanregende Darreichung
- Mangelhafte Assistenz bei Unterstützungsbedarf
- Fehlende Hilfsmittel zur Unterstützung von Essen und Trinken
- Beratungsdefizit, fehlende Ernährungsberatung
- Späte oder fehlende logopädische Beratung und Anleitung
- Nichteinbeziehen von Angehörigen oder sozialem Umfeld

31.2 Diagnostik und Untersuchung

31.2.1 Anamnese

Allgemeine medizinische Anamnese mit besonderer Berücksichtigung der kognitiven Fähigkeiten, der Lebensumstände, psychosozialer Faktoren sowie akuter und chronischer Krankheiten.
Auch die Erfassung der Einkommens- und Vermögenssituation ist wichtig, um Risiken für eine Mangelernährung zu erfassen, ebenso wie das Sammeln von Informationen über:

- Wohnverhältnisse
- Einkaufsmöglichkeiten
- Kenntnisse über Ernährung
- Verlust des Partners
- Einsamkeit, Trauer, Depression
- Alkoholkonsum
- Unverträglichkeiten (Colitis ulcerosa, Glutenunverträglichkeit, Laktoseintoleranz)
- Gastrointestinale Probleme (Übelkeit, Völlegefühl, Diarrhö, Obstipation)
- Arzneimittelnebenwirkungen (Mundtrockenheit?)

31

Pflegeanamnese:

- Ernährungs- und Gewichtsbiografie
- Ernährungsverhalten
- Abneigungen und Vorlieben
- Unterstützungsbedarf bei Zubereitung und Nahrungsaufnahme
- Spezieller Hilfsmittelbedarf (Ess- und Trinkgefäße)

31.2.2 Symptome und klinische Anzeichen

Zeichen einer drohenden oder manifesten Mangelernährung können ein rascher, ungewollter Gewichtsverlust, Schwäche, Appetitmangel und einseitiges Essen sein, weiterhin unzureichende Flüssigkeitsaufnahme, verlängerte Esszeiten, Zurückweisen von Essen, Herumnörgeln am Essen (▶ Tab. 31.1).
Werden diese Symptome erkannt, sollten regelmäßige Screening-Untersuchungen durchgeführt werden. Dies betrifft sowohl selbstständig lebende Senioren als auch Pflegeheimbewohner und Krankenhauspatienten. Angehörige, Betreuer, Pflegepersonal (v. a. ambulante Pflegedienste) und Ärzte (v. a. Hausärzte) sind gleichermaßen gefordert.

Tab. 31.1 Wichtige Anzeichen, Risiken und Kriterien einer Mangelernährung

Gewichtsabnahme	• ≥ 5 % des Körpergewichts in 3 Mon. • ≥ 10 % des Körpergewichts in 6 Mon.
Geringes Körpergewicht	• Body-Mass-Index (BMI) < 20 kg/m²
Erscheinungsbild	• Abgemagert, extrem dünn • Kleidung zu groß
Ernährungsprobleme	• Appetitmangel • Geringe Nahrungsaufnahme • Einseitige Nahrungsmittelauswahl • Nahrungsverweigerung • Konzentrationsdefizit bei Nahrungsaufnahme • Unterstützung bei Nahrungsaufnahme und/oder Zubereitung erforderlich

31.2.3 Assessments

Die wichtigsten Screening- und Assessmentinstrumente sind in ▶ Tab. 31.2 dargestellt.
Patienten mit einem schlechten Score im MNA haben eine erhöhte Mortalität, eine längere Verweildauer bei Krankenhausaufenthalten und eine höhere Wahrscheinlichkeit, in ein Pflegeheim eingewiesen zu werden.

Tab. 31.2 Screening- und Assessmentverfahren: Bei einem positiven Screening sollte sich eine eingehendere Diagnostik anschließen.

Nutrition Risk Screening (NRS)	• Einsatz im klinischen Bereich, v.a. im Akutkrankenhaus, mit Einschränkungen auch im Pflegeheim einsetzbar • Vom Konzept her nicht primär für ältere Menschen entwickelt, sondern für allgemeine Krankenhauspatienten • Aufbau: 4 Vor-Items und 8 Items zum Haupt-Screening
Mini Nutritional Assessment (MNA)	• Einsatz im ambulanten und klinischen Bereich sowie in Einrichtungen • Für ältere Menschen validiertes Instrument • Aufbau: Kurzform mit 6 Items („Voranamnese"), erst wenn dieser Teil auffällig ist, wird der Hauptteil angeschlossen (18 Items) • Sensitivität 96 %, Spezifität 98 % für die Erfassung des Risikos einer Mangelernährung
Pflegerische Erfassung von Mangelernährung und deren Ursachen in der stationären Langzeit-/Altenpflege (PEMU)	• Einsatz im ambulanten und stationären Bereich • Für ältere Menschen entwickelt und validiert • Nahrungs- und Flüssigkeitsmangel • Je 4 Items mit jeweiligen Unterpunkten • Unterteilung in Screening (Voranamnese) und Assessment • Vom DNQP im Ernährungsmanagement empfohlen
Subjective Global Assessment (SGA)	• Einsatz im ambulanten und stationären Bereich • Vom Konzept her nicht primär für ältere Menschen entwickelt • Aufbau: Anamnese (5 Items) und zusätzliche körperliche Untersuchung • Erfahrung und Routine des Untersuchers für korrekte Untersuchung und subjektive Bewertung erforderlich
Malnutrition Universal Screening Tool (MUST)	• Einsatz im ambulanten und klinischen Bereich, auch in Einrichtungen • Aufbau: 3 Items; gibt Handlungsempfehlungen

31.2.4 Untersuchungen

Gewicht, Größe und BMI

Körpergewicht (kg): wird mit geeigneten Waagen bis auf 100 g genau bestimmt. Häufigkeit der Bestimmung:

- Im Krankenhaus bei Aufnahme; bei längerem Aufenthalt wöchentlich; bei medizinischen Indikationen, z. B. dekompensierte Herzinsuffizienz, Diuretika-Therapie, Nüchternphasen wegen Untersuchungen etc. auch häufiger

- In Pflegeeinrichtungen bei Aufnahme, weiter 3-monatlich, bei medizinischen Indikationen öfter
- Im ambulanten Bereich: 1–2 ×/J., bei medizinischen Indikationen (z. B. Herzinsuffizienz) häufiger

Körpergröße (cm): Bestimmung mit einem Stadiometer (am besten wandmontiert) auf den Zentimeter genau, zur Not auch liegend mit einem Zollstock. Die alleinige Dokumentation einer anamnestisch erfragten Körpergröße ist unzureichend!
Body-Mass- Index (kg/m^2): berechnet sich aus Körpergewicht und -größe: Körpergewicht [kg]/(Körpergröße [m])^2 (▶Tab. 31.3).
Alterungsprozesse können eine übermäßige Abnahme der Körpergröße bedingen (z. B. Osteoporose, Kyphose). Bei unverändertem Körpergewicht ergibt sich so ein **höherer** BMI.

Merke
Body-Mass-Index (BMI)
- Der BMI ist der wichtigste anthropometrische Parameter zur Erfassung der Mangelernährung.
- Die **Bewertung** des BMI unterscheidet sich zwischen Menschen jüngeren Lebensalters und älteren Menschen, wobei kein allgemein anerkannter exakter Cut-off für die Trennung zwischen beiden Gruppen bekannt ist.

31

Tab. 31.3 Normalwerte des Body-Mass-Index

Kategorien bei Menschen >65 J. bzw. bei geriatrischen Pat.	BMI [kg/m^2]	Kategorien (nach WHO) bei jüngeren Menschen	BMI [kg/m^2]
Untergewicht	<20,0	Normalgewicht	18,5–24,9
Risikoverdächtig	20,0–21,9	Übergewicht (Präadipositas)	25,0–29,9
Normalgewicht	22,0–24,0	Adipositas Grad I	30,0–34,9
		Adipositas Grad II	35,0–39,9
		Adipositas Grad III (Adipositas permagna)	≥40,0

Blickpunkt Medizin
Klinische Untersuchung:
- Allgemeines Erscheinungsbild, Körperhaltung, Ödeme
- Haut (Blässe, Turgor, Ekzeme), Schleimhäute, Wunden und Wundheilung; Haarausfall, Finger- und Fußnägel
- Mundraum: Mundbeschaffenheit, Zahnfleisch, Zahnstatus
- Neurologische Untersuchung; Geschmacks- und Geruchssinn
- Port; PEG; Nasen-Magen-Sonde
- Wadenumfang, Oberarmumfang, Taillenumfang, Hüftumfang, Waist-to-Hip-Ratio

Laboruntersuchungen: Blutbild, Hämoglobin, Lymphozytenzahl, Eisen bzw. Anämiediagnostik, Eiweiß im Blut (Gesamteiweiß, Albumin, Transferrin, Präalbumin), Zink, Folsäure, Vitamin B_{12}, Gesamtcholesterin; U-Status bzw. quantitativ Proteinurie, Glukosurie, Ketonurie.

Essprotokolle

Gute Informationen bietet die Beobachtung der Ess-und Trinkgewohnheiten durch Angehörige oder Pflegepersonen. Die Erfassung kann mit einfachen Tellerdiagrammen über ¼-/½-/¾-/1_1-**Portion** der servierten Menge erfolgen.
Wichtige weitere Größen sind:

- Trinkmenge
- Trinkzeiten
- Lebensmittelauswahl mit Vorlieben/Abneigungen
- Portionsgrößen
- Unterstützungsbedarf
- Essprobleme: Kau- und Schluckstörungen, motorische Behinderung, Apraxie

31.3 Therapie, Behandlung und Interventionen

31.3.1 Medikamentöse Therapie

Gegen Malnutrition wie auch gegen Appetitlosigkeit gibt es keine medikamentöse Therapie mit zweifelsfreier Wirksamkeit. Wegen der fehlenden Evidenz werden sie hier nicht weiter vorgestellt.

31.3.2 Nichtmedikamentöse Therapie

Normale enterale Ernährung

Wichtigste Anforderungen an die **Ernährungstherapie:**

- Essen sollte energiedicht sein.
- Essen sollte abwechslungsreich sein und optisch einladend angerichtet werden.
- Wenn möglich sollte „Wunschkost“ angeboten werden.
- Geeignete Kostform anbieten, Absprache mit Diätassistenten und Logopäden.
- Wegen Abnahme des Geschmacksempfindens kann stärkeres Würzen, ggf. auch stärkeres Salzen hilfreich sein (falls keine internistischen Gründe dagegensprechen).
- Unterstützung anbieten, Hilfsmittel bereitstellen.
- Mahlzeiten sollen, wenn immer möglich, nicht im Bett eingenommen werden.
- Gesellschaft kann förderlich sein (auch im Krankenhaus, wenn möglich).
- Zahnsanierung anstreben, Zahnersatz prüfen.
- Überprüfung der Arzneimittel auf anorektigene Wirkungen, gastrointestinale Beschwerden etc.

Bei Bedarf energiedichte Zusatznahrung anbieten (mit etwas Abstand zwischen den Hauptmahlzeiten).

Ernährung über Sonden

Perkutane endoskopische Gastrostomie (PEG) bedacht werden. Dabei müssen ethische und rechtliche Überlegungen in die Indikationsstellung einbezogen werden. Viele Patienten mit PEG können zusätzlich orale Nahrung zuführen.

Die Schwelle für einen kurzzeitige Ernährung über eine nasogastrale Sonde (v.a. bei Krankenhausbehandlung) sollte niedrig sein, da jeder Tag mit unzureichender kalorischer Zufuhr das Risiko einer Abwärtsspirale erhöht.

Blickpunkt Ergotherapie

Ergotherapeutische Interventionen bei Mangelernährung:

- **ADL-Training:** Speisen kochen, zubereiten (schneiden, schälen, Brot schmieren etc.), aufbewahren, Verpackungen öffnen, Rezepte bzw. Angaben auf Verpackungen lesen, mit Besteck essen.
- **Verhaltensmanagement:** Einkäufe planen und erledigen, feste Tage und Routinen entwickeln, z. B. um zu essen und zu trinken, Tagesabläufe strukturieren.
- **Hilfsmittelversorgung:** adaptiertes Essbesteck, Einhandmesser, Lupe etc.
- **Partizipation:** Viele Menschen schämen sich, wenn sie nicht mehr mit Besteck essen können, Speisen am Weg zum Mund auf die Kleidung gelangen (Tremor) oder die Zahnprothese sie beim Essen behindert. Dadurch vermeiden sie es, in der Öffentlichkeit zu essen, und die Freude am (gemeinsamen) Essen geht verloren.
- **Mundraum:** Inspektion und Rücksprache mit anderen Akteuren.

31

31.3.3 Überwachung und Weiterführung der Therapie

Therapieziele

Wichtigstes Therapieziel ist es, einen weiteren Gewichtsverlust zu verhindern bzw. zu verlangsamen. Dazu ist zunächst eine Bestimmung des Grundumsatzes und darauf aufbauend des kalorischen Bedarfs erforderlich (▶ Tab. 31.4).

Tab. 31.4 Richtwerte für die Energiezufuhr (kcal/d) älterer Menschen

	Grundumsatz	Gesamtenergiezufuhr		
		Überwiegend sitzende Lebensweise (PAL = 1,2)[1]	Geringe körperliche Aktivität (PAL = 1,4)[1]	Mäßige körperliche Aktivität (PAL = 1,6)[1]
Männer 70 J.	1.500	1.800	2.100	2.400
Männer 85 J.	1.400	1.650	1.950	2.250
Frauen 70 J.	1.350	1.650	1.900	2.200
Frauen 85 J.	1.300	1.550	1.800	2.050

[1] PAL = Physical Activity Level; bei Männern wurde eine Größe von 175 cm und ein Gewicht von 75 kg angenommen, bei Frauen entsprechend 165 cm und 65 kg

Therapiemonitoring

- Gewichtskontrolle monatlich
- Ernährungsverhalten beobachten: Menge und Speisenauswahl
- Unterstützungsbedarf erfassen: Nahrungsbereitstellung, Nahrungsaufnahme
- Spezieller Hilfsmittelbedarf: auch Hauspflege, Essen auf Rädern usw.

Komplikationen

Bei vorbestehender Unterernährung (oder latenter Unterernährung) ist die Gefahr durch akut auftretende gesundheitliche Probleme höher als bei einem guten Ernährungszustand.

Erhöhtes Risiko:

- Pneumonien, exzerpierte COPD, dekompensierte Herzinsuffizienz
- Rekonvaleszenz nach Infektionen verlängert
- Dekubitus ↑
- Längerfristig sog. Abwärtsspirale

Prognose

Das Mortalitätsrisiko im Alter steigt bei einem BMI $< 18{,}5\,kg/m^2$ deutlich an, jedoch auch bei einem BMI $> 40\,kg/m^2$.

Die Erhaltung bzw. Rückgewinnung von funktionellen Alltagskompetenzen bei akuten Erkrankungen (oder akuter Verschlechterung einer chronischen Erkrankung) ist bei Mangelernährung schwieriger und mit einer schlechteren Prognose vergesellschaftet.

32 Sprach-, Sprech- und Schluckstörungen

Karin Gampp Lehmann, Siegfried Huhn und Nicole Marschner-Preuth

32.1 Sprachstörungen (Aphasie, Dysphasie)

Siegfried Huhn und Nicole Marschner-Preuth

32.1.1 Definitionen, Epidemiologie, Ursachen

Aphasien sind erworbene Störungen der Sprache nach Abschluss des Primärspracherwerbs. Die Aphasie tritt infolge einer akuten oder chronischen Erkrankung des zentralen Nervensystems auf. Betroffen ist zumeist die linke Hemisphäre. Die Beeinträchtigungen können alle expressiven und rezeptiven sprachlichen Modalitäten wie Sprechen, Lesen, Schreiben und auditives Verstehen in unterschiedlichen Schweregraden betreffen. Im Verlauf werden die vier Standardsyndrome unterschieden: globale Aphasie, Wernicke-Aphasie, Broca-Aphasie, amnestische Aphasie. **Kognitive Dysphasien** umfassen sämtliche Sprachverarbeitungsstörungen, die ätiologisch auf rechtshemisphärische Läsionen, Demenzerkrankungen, Epilepsien, Hypoxien, psychiatrische Erkrankungen oder Schädel-Hirn-Traumata beruhen.

Leitsymptome

In der akuten Phase wird zunächst die Einteilung in „flüssige Aphasie" vs. „nicht flüssige Aphasie" empfohlen. Bei der flüssigen Aphasie ist der Sprachfluss normal, jedoch liegen Störungen beim Sprachverständnis und/oder beim Nachsprechen vorgegebener Wörter, von Satzteilen oder Sätzen vor. Bei der nicht flüssigen Aphasie ist das Sprachverständnis besser erhalten, expressive Sprachleistungen hingegen weisen stärkere Störungen auf.

32

Standardsyndrome der Aphasien

Globale Aphasie:

- Charakteristische Leitsymptome: Sprachautomatismen (wiederkehrende SprachäußerungenWort- oder Silbenwiederholungen)
- Sprachproduktion: reduziert, stockender Sprachfluss mit deutlicher Sprechanstrengung
- Kommunikation: schwer bis sehr schwer beeinträchtigt

Wernicke-Aphasie:

- Charakteristische Leitsymptome: Paragrammatismus (nicht korrekte Satzbildung), phonematische und/oder semantische Paraphasien, Sprachverständnis gestört
- Sprachproduktion: häufig überschießend (Logorrhö)
- Kommunikation: mittelgradig bis schwer beeinträchtigt, insbesondere im Falle eines Jargons

Broca-Aphasie:

- Charakteristische Leitsymptome: Agrammatismus (keine klare Satzbildung), Sprachverständnis vergleichsweise nur mäßig gestört
- Sprachproduktion: eingeschränkt, verlangsamter Sprachfluss
- Kommunikation: mittelgradig bis schwer beeinträchtigt

Amnestische Aphasie:

- Charakteristische Leitsymptome: Wortfindungsstörungen
- Sprachproduktion: unauffällig, aber häufig Wortsuche und Satzabbrüche
- Kommunikation: leicht bis mittelgradig beeinträchtigt

Nichtstandardsyndrome der Aphasien

Leitungsaphasie:

- Charakteristische Leitsymptome: herausragend gestörtes Nachsprechen mit phonematischen Paraphasien und Wortsuche, stark reduzierte verbale Merkspanne

- Sprachproduktion: unauffällig, aber häufig phonematisches Suchverhalten und Satzabbrüche
- Kommunikation: mittelgradig beeinträchtigt

Transkortikale Aphasie:
- Charakteristische Leitsymptome: herausragend gutes Nachsprechen
- Sprachproduktion:
  - Unauffällig, jedoch eingeschränktes Verstehen (transkortikal-sensorisch)
  - Stark eingeschränkt mit gutem Verstehen (transkortikal-motorisch)
  - Stark eingeschränkt mit schlechtem Verstehen (gemischt-transkortikal)
- Kommunikation: mittelgradig bis stark beeinträchtigt

Exkurs

Primär progressive Aphasie (PPA)

Die sog. primär progressive Aphasie wird den demenziellen Syndromen zugeordnet. Charakteristisch ist dabei initial ein relativ selektiver Verlust sprachlicher Funktionen. Im Verlauf können weitere kognitive Defizite hinzukommen. Es haben sich Charakteristika herauskristallisiert, die eine diagnostische Zuordnung ermöglichen.

Diagnosekriterien in Anlehnung an Mesulam:
- Schleichender Beginn
- Progredienter Verlauf
- Sprachliche Defizite aufgrund neurodegenerativer Prozesse

Ungefähr die Hälfte der Erkrankungsfälle wird pathophysiologisch den frontotemporalen lobären Demenzen (FTLD) zugeordnet, während die andere Hälfte pathophysiologische Ähnlichkeiten zur Alzheimer-Erkrankung (AD) aufweist.

Es sind keine spezifischen therapeutischen Maßnahmen bekannt. Supportive Maßnahmen, wie die Sprachtherapie, werden empfohlen.

32.1.2 Prävalenz von Sprachstörungen

Die Gesamtprävalenz aphasischer Störungen beträgt geschätzt ca. 120–160/100 000 Einwohner. Die am besten belegten Daten liegen für den Schlaganfall vor, der auch die häufigste Ursache einer erworbenen Aphasie darstellt. Ungefähr **30–40 %** der Patienten mit einem erstmaligen Schlaganfall haben initial eine aphasische Störung. Mit steigendem Lebensalter steigt auch das Risiko, einen Schlaganfall mit aphasischer Funktionsstörung zu erleiden.

32.1.3 Ursachen von Sprachstörungen

Akute Aphasien:
- Schlaganfall (häufigste Ursache mit ca. 80 %)
  - Thrombotisch (ca. 75–80 % der Fälle)
  - Hämorrhagischer Schlaganfall (ca. 20–25 % der Fälle)
- Traumata, z. B. SHT nach Verkehrsunfall
- Enzephalitiden unterschiedlicher Ätiologie

Beachte: Eine initial isolierte „Aphasie-ähnliche" Sprachstörung ist infolge einer Infektion durch Herpes-simplex-Virus möglich!
- Sonstige

Chronische Aphasien:
- Neurodegenerative Prozesse
- Hirntumore
- Epilepsien
- Sonstige

32.1.4 Diagnostik

In der Akutphase ist die Festlegung einer definitiven Diagnose und Bestimmung des Ausmaßes der Aphasie aufgrund oben genannter Gründe nicht dezidiert möglich. Zunächst kann anhand von Kernmerkmalen eine initiale Zuordnung erfolgen. Hierzu werden in der Sprachtherapie verschiedene Testverfahren angewandt.

32.1.5 Therapie von Sprachstörungen

Sprachtherapie

Die Indikation zur Sprachtherapie besteht bei Vorliegen einer Störung bereits in einer der Modalitäten (Sprechen, Verstehen, Lesen und/oder Schreiben). Voraussetzung für die Therapie ist ein ausreichender physischer, psychischer und kognitiver Zustand der Patienten. Die Wirksamkeit der Sprachtherapie hängt von dem frühzeitigen Beginn der Therapie bei einer Frequenz von 5–10 Wochenstunden ab. Verbesserungen von Sprachstörungen können auch noch nach mehr als 12 Monaten erreicht werden (insbesondere nach Schlaganfall).

Adjuvante pharmakologische Therapie

Positive Therapieeffekte konnten durch ergänzende medikamentöse Maßnahmen erzielt werden. Wie bei allen Arzneibehandlungen müssen die positiven Wirkungen gegen unerwünschte Wirkungen abgewogen werden.

32.1.6 Sonstige modalitätsspezifische Störungsmuster

- **Sprechapraxie** (Aussprechen): Störung der Planung und Programmierung von Sprechbewegungen; Unvermögen, Artikulationsbewegungen zu initiieren oder auszuführen
- **Verbale auditive Agnosie** (Worttaubheit): Störung im Verarbeiten von Gehörtem, gekennzeichnet durch Nichtverstehen und Erraten von Wortbedeutungen

Reine Alexie/Agrafie (Schriftsprache): Störung im Verarbeiten oder Erkennen von visuell-grafischer Sprache.

Blickpunkt Ergotherapie

Verschiedene Strategien können helfen, um den Betroffenen das „Verstehen" und das „Verstandenwerden" zu erleichtern.
- Alltagsorientierte Therapie bei Patienten mit erworbener Hirnschädigung
- Strategien zur Verständlichkeit entwickeln
- Defizite kompensieren
- Kommunikation mit allen zur Verfügung stehenden Kommunikationsmöglichkeiten.
- Aufrechterhalten des Kommunikationsflusses (Umschreibungen, Nennung eines bedeutungsvollen Wortes)

- Alternative Kommunikationssysteme (Zeichensprache, Symbolsysteme, Einsatz von Hilfsmitteln usw.)
- Nutzung anderer Modalitäten (Informationen aufschreiben, Schreibtafel, in die Luft schreiben)

32.2 Sprech-/Stimmstörungen (Dysarthrie)

Siegfried Huhn und Nicole Marschner-Preuth

32.2.1 Definitionen, Epidemiologie, Ursachen

Dysarthrien sind Beeinträchtigungen des Sprechens aufgrund von Läsionen oder Erkrankungen des zentralen oder peripheren Nervensystems, die konsekutiv zu Kommunikationsstörungen unterschiedlichen Schweregrads führen können. Auch Veränderungen in der Vokaltrakt-Muskulatur durch muskuläre Erkrankungen (Muskeldystrophie) oder Erkrankungen des neuromuskulären Übergangs (Myasthenia gravis) können zu Dysarthrien oder Dysarthrophonien führen.
Dysarthrie-ähnliche Verständigungsprobleme, wie undeutliches oder verlangsamtes, leises Sprechen, können auch im Alterungsprozess durch nicht neurologische Ursachen entstehen (z. B. fehlende Zähne, Veränderungen des Kiefers, Exsikkose, Sarkopenie oder Hörstörungen u. a.).

32.2.2 Leitsymptome

Betroffen sein können alle Teilkomponenten des Sprechens wie Respiration, Phonation, Artikulation, Resonanz sowie Sprachmelodie und Sprachrhythmus (Prosodie).

32.2.3 Prävalenz

Orientiert an der Häufigkeit der ätiologisch wichtigsten neurologischen Erkrankungen wird die Prävalenz auf ca. 300 Patienten pro 100 000 Einwohner geschätzt.

32.2.4 Ursachen

- Schädel-Hirn-Trauma (SHT)
- Zerebrovaskuläre Erkrankungen (z. B. Schlaganfall)
- Neurodegenerative Erkrankungen (z. B. Parkinson-Erkrankung)
- Multiple Sklerose
- Motoneuronerkrankungen (z. B. ALS)
- Myasthenia gravis
- Muskelerkrankungen (z. B. Muskeldystrophie)
- Strukturanomalien
- Raumforderungen
- Entzündungen
- Dystonie (fokale)
- Pulmologische Ursachen etc.

32.2.5 Diagnostik

- In der Logopädie kommen verschiedene Testverfahren zum Einsatz.
- Die logopädische Diagnostik kann durch die pflegerische Beobachtung von Sprachauffälligkeiten im Alltagsgeschehen ergänzt werden.

32.2.6 Therapie

Logopädisch-sprachtherapeutische Behandlung

Ziel der Sprachtherapie ist die Verbesserung der Aussprache und der Sprechverständlichkeit, insbesondere lautsprachlicher Äußerungen durch:

- Verbesserung von Sprech- und Stimmstörungen
- Unterstützung der Rückbildung sprechmotorischer Defizite
- Vermittlung von Kompensationsstrategien
- Steigerung der Sprechökonomie

Weitere therapeutische Maßnahmen

- Ggf. Anpassung von Kommunikationshilfen, z. B.:
  - Portable elektronische Schreibhilfen (z. B. bei ALS)
  - Gaumensegelprothesen infolge Veluminsuffizienz
  - Gaumenprothesen zur Reduktion der lingualen Artikulationsamplitude
- Medikamentöse Therapien der Grunderkrankungen
- Ggf. chirurgische Eingriffe zur Therapie der Grunderkrankung (z. B. Raumforderungen).

32.3 Schluckstörungen (Dysphagie)

Karin Gampp Lehmann und Siegfried Huhn

32

Eine **Dysphagie** liegt vor, wenn eine Störung des Schluckens oder der Passage von fester und/oder flüssiger Nahrung vom Mund zum Magen vorliegt. Mögliche pathologische Symptome können im Bereich der am Schluckakt beteiligten Phasen auftreten. Hierzu gehören die orale Vorbereitungsphase, die eigentliche orale/pharyngeale Phase und die ösophageale Phase. Leitsymptome: s. u.

Unter einer **Presbyphagie** werden altersbedingte Veränderungen an den Schluckorganen mit Störungen des Schluckvorgangs verstanden. Häufig sind die Veränderungen ohne klinische Auffälligkeit, da Kompensationsmechanismen zu Modifikationen des normalen Schluckvorgangs führen (primäre P.). Neben den typischen altersbedingten Veränderungen kann es auch durch häufige altersbedingte Erkrankungen zu einer Presbyphagie kommen (sekundäre P.).

32.3.1 Altersspezifische Veränderungen

- Verlangsamung der Übertragung von Nervenimpulsen u. a. durch Abnahme von Geruchs- und Geschmacksempfindung
- Reduktion von Kraft und Ausdauer, Entwicklung einer Sarkopenie (Abbau von Muskelmasse)
- Verminderte Speichelproduktion, oft alters- oder medikamentös bedingt
- Veränderung des Zahn- und Kieferstatus: Zahnverlust, Kiefer- und Kiefergelenkveränderungen
- Reduzierte oropharyngeale Sensibilität
- Verändertes Schluckmuster
  - Beeinträchtigungen v. a. der oralen Schluckphase durch degenerative kognitive Prozesse, einhergehend mit verminderten Leistungen des Gedächtnisses, der Aufmerksamkeit und des Antriebs
  - Verspätete Auslösung des Schluckreflexes
  - Mehrfaches Nachschlucken für einen Bolus
  - Teilweise Inspiration auch nach dem Schlucken

- Umbau des unteren Ösophagus-Sphinkters (UÖS) mit verzögerter Öffnung
- Verspäteter Beginn der Relaxation des oberen Ösophagus-Sphinkters (OÖS) und längere OÖS-Öffnungsdauer

Betroffen sein können dabei je nach Grunderkrankung verschiedene Komponenten der jeweiligen Schluckphase wie die Kaumuskulatur, die Wangenmuskulatur, Lippenbewegung, Zungenbewegung mit Zungenabschluss an der Pharynxwand, Sensibilität, Velumfunktion mit velopharyngealem Verschluss, pharyngeale Kontraktion, laryngealer Verschluss, Öffnung des oberen Ösophagus etc.

32.3.2 Prävalenz von Schluckstörungen im Alter

Innerhalb der heterogenen Population der Älteren (> 65 J.) wird die Häufigkeit der Dysphagie auf zwischen **10 und 30 %** geschätzt. Genaue Zahlen fehlen. Die häufigste Erkrankung, die zu einer Dysphagie führt, ist in den westlichen Industrienationen der Schlaganfall mit einer Inzidenz von 250/100 000 und einer Prävalenz von 1200/100 000. Nach einem Schlaganfall lassen sich in der Akutphase **ca. 50 %** Dysphagien diagnostizieren. In der chronischen Phase verbleiben **ca. 25–30 %.**

32.3.3 Ursachen einer Schluckstörung

Kommen zu den altersbedingten Veränderungen weitere Beeinträchtigungen (akute/chronische Erkrankungen, Operationen oder Degeneration) hinzu, kann sich eine Dysphagie manifestieren. In die Ursachenforschung müssen auch Arzneimittel einbezogen werden, die sich negativ auf den Schluckakt auswirken können. In den meisten Fällen verbessert sich die Schlucksituation nach Absetzen des Arzneimittels. 32

Blickpunkt Medizin
Arzneimittelverordnung auf Schluckbeeinträchtigung prüfen:
- Substanzen mit anticholinerger oder antimuskarinerger Wirkung
- Substanzen mit muskelrelaxierender Wirkung
- Substanzen mit Nebenwirkung einer Xerostomie
- Infolge Einnahme von Antipsychotika/Neuroleptika, extrapyramidaler Nebenwirkungen
- Einnahme von Arzneimitteln mit sedierender Wirkung

Strukturelle Ursachen
- Kopf-Hals-Tumoren
- Situation nach radiologischer und/oder chemotherapeutischer Intervention
- Morbus Forestier (Skeletterkrankung)
- Degenerative HWS-Erkrankungen
- Eagle-Syndrom

Neurogene Ursachen
- Schlaganfall
- Parkinson-Syndrome
- Demenzen
- ZNS-Tumoren

Maßnahmen in der Pflege
- Patienten auf mögliche Schluckbeeinträchtigung beobachten
- Mundinspektion und intensive Mundpflege

- Essen nur durch unterwiesene, erfahrene Pflegepersonen reichen
- Bei Schluckproblemen: Rücksprache mit Logopädie vor allen Maßnahmen
- Beratungsangebot zusammen mit Logopädie gestalten
- Zeitpunkt der Nahrungsaufnahme mit Logopädie festlegen
- Kontrolle von:
  - Gewicht, Malnutrition
  - Flüssigkeitsaufnahme
  - Medikamenteneinnahme
  - Aspirationsgefahr
- Aspirationshinweis nach Trinken:
  - Husten/Räuspern auch 1 min nach Trinkende
  - Veränderung der Stimmqualität
  - Austrinken der gesamten Menge nicht möglich

32.3.4 Diagnostik von Schluckstörungen

Eigen- und fremdanamnestisch folgende Symptome abfragen oder die Patienten dahin gehend beobachten:

- Husten, Räuspern bzw. „Erstickungsanfälle" nach dem Essen
- Häufiges Verschlucken, „Würgezeichen"
- Vermeiden der Nahrungs-/Flüssigkeitsaufnahme oder verminderte Aufnahme
- Langes Halten des Bolus (flüssig oder andere Konsistenz) im Mundraum
- Haltungsänderung beim Schlucken (z. B. Anteflexion des Kopfes)
- Verbleiben von Nahrung in den Wangentaschen
- Veränderung der Stimmqualität (rau, heiser, belegt)
- Rasselgeräusche bei der Atmung
- Rezidivierendes Fieber und/oder Pneumonien
- Unbeabsichtigter Gewichtsverlust

> **Cave**
> Patienten, die nicht husten, können trotzdem aspirieren! Stichwort: „Stille Aspiration"!

Screening, klinische Untersuchung, apparative Methoden

Kann eine Schluckstörung vermutet werden, soll immer eine schlucktherapeutisch bzw. logopädisch ausgebildete Fachperson zur Abklärung und Therapieplanung hinzugezogen werden.
Einzelne Komponenten der Untersuchung (▶ Abb. 32.1, ▶ Abb. 32.2):

- Anamnese
- Prüfung kognitiver und allgemeinmedizinischer Aspekte, Gesamtmotorik, Ernährungsstatus, respiratorischer Status
- Ruhebeobachtung, Schlucken von Speichel
- Direkte Schluckprüfung mit unterschiedlichen Konsistenzen (flüssig, halbfest, fest)

Neben der klinischen Untersuchung werden von Fachpersonen (Sprachtherapeuten) spezielle Schlucktests, apparative Methoden und Kontrastmitteluntersuchungen zur Schluckuntersuchung durchgeführt. Pflegepersonen wird empfohlen, bei der Testung zu begleiten, um erworbene Kenntnisse für das Pflegehandeln zu transferieren.

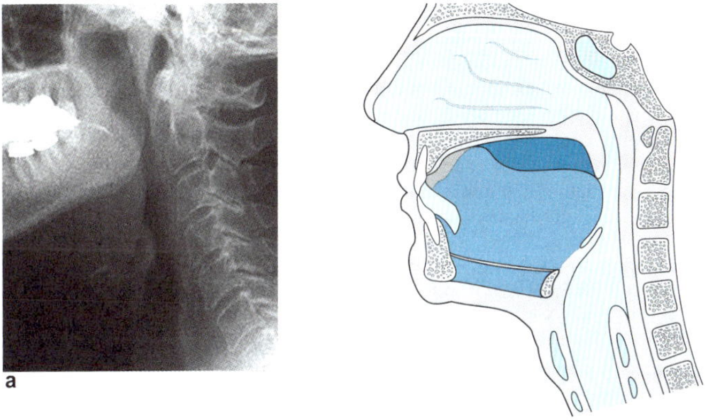

Abb. 32.1 Röntgenologische Darstellung von Beispieletappen des Bolus während des Schluckaktes: Beginn Boluspropulsion mit Anheben der Zungenspitze und Druck an den harten Gaumen [L234, M857]

Cave
Schluckprüfungen dürfen bei schweren Bewusstseinsstörungen, bereits identifizierten Aspirationszeichen und bei pathologischem Lungenbefund (Pneumonie) nur von Fachpersonen durchgeführt werden.

32.3.5 Therapie von Schluckstörungen

Die Therapie orientiert sich an den pathophysiologischen Gegebenheiten. Für die Therapieplanung müssen die Störungsursache und ihre Auswirkungen auf den Schluckvorgang spezifisch definiert werden.
Das Hauptziel zu Beginn ist eine Minderung oder Eliminierung des Aspirationsrisikos. Im Verlauf werden inhaltliche Rahmenbedingungen mit den Zielen des Patienten abgeglichen.

Therapieoptionen

Funktionelle Dysphagietherapie:

- Kompensatorisch: Maßnahmen zur Veränderung der Schluckphysiologie, ohne die ursächlichen neuromuskulären Störungen zu beseitigen, z. B. Haltungsänderungen oder Schlucktechniken.
- Adaptiv: Maßnahmen zur Anpassung an die Störungen wie z. B.

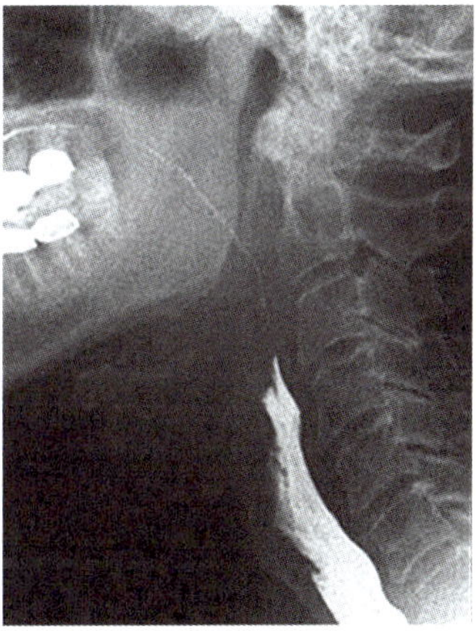

Abb. 32.2 Röntgenologische Darstellung von Beispieletappen des Bolus während des Schluckaktes: Larynxelevation, Abschluss Aditus laryngis, Aufdehnung Muskelschlinge OÖS, Speisebolustransport durch Kontraktion des M. constrictor pharyngis medius und inferior sowie Schwerkraft [M857]

diätetische Kostanpassungen, Nahrungspositionierung (z. B. bei Zungenproblematik), Trink- und Esshilfen, Essensbegleitung.
- Restituierend: Maßnahmen zum Erreichen einer maximalen Verbesserung der erhaltenen Funktionen wie z. B. vorbereitende Stimuli, Mobilisationstechniken und autonome Bewegungsübungen.

Der Zeitpunkt der Nahrungsaufnahme richtet sich nach dem Befund und wird im Verlauf der Therapie individuell festgelegt. Es werden Konzepte unterschieden, in denen der Patient initial nur in der Therapie, unter Aufsicht oder im Verlauf auch allein Nahrung zu sich nehmen darf.

Blickpunkt Physiotherapie
- Supportive Maßnahmen durch physio- und ergotherapeutische Behandlungen (▶ Abb. 32.3, ▶ Abb. 32.4, ▶ Abb. 32.5, ▶ Abb. 32.6):
  - Atemtherapie
  - Rumpfstabilisierung
  - Mobilisierung
  - Alltagstraining
- Enge Kooperation mit Pflegepersonen

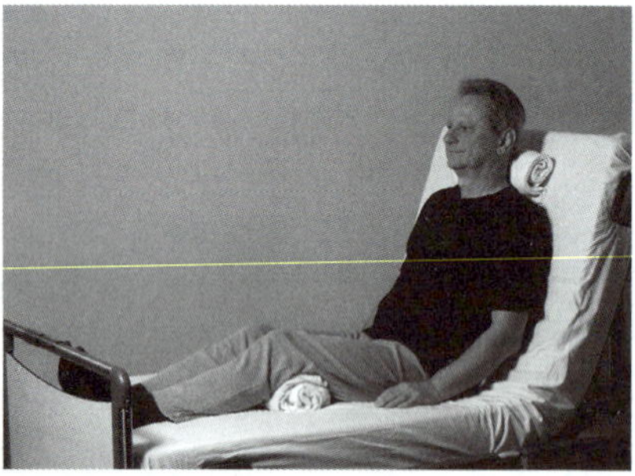

Abb. 32.3 Bereits kleine Haltungsänderungen können positive Auswirkungen haben: Sitzen im Bett mit verstellbarer Rückenlehne. [K353]

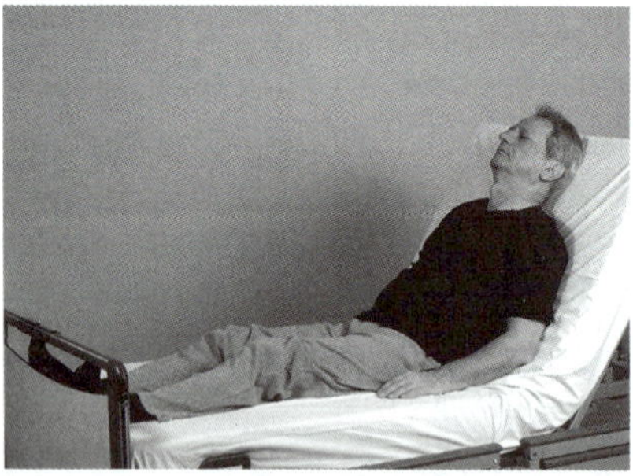

Abb. 32.4 Beispiel für eine falsche Lagerung. [K353]

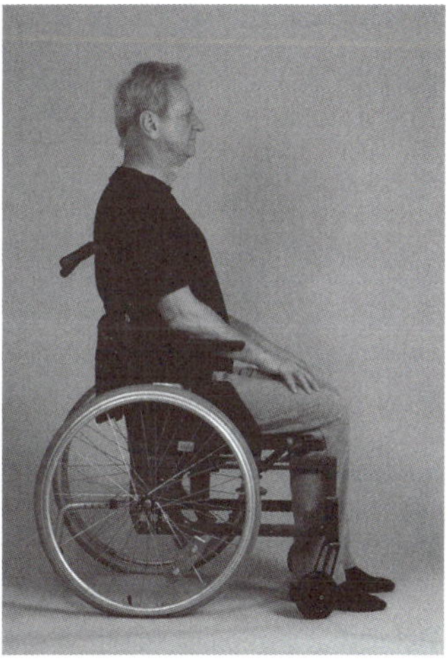

Abb. 32.5 Bereits kleine Haltungsänderungen können positive Auswirkungen haben. Sitzhaltung im Rollstuhl. [K353]

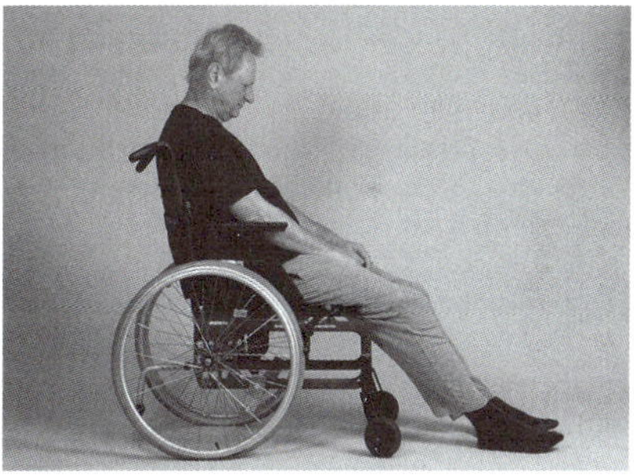

Abb. 32.6 Beispiel für eine falsche Haltung im Rollstuhl. [K353]

Kostanpassungen

Die Wahl der Koststufe ist abhängig von der jeweiligen Diagnose, dem Schweregrad der Dysphagie und dem Allgemeinzustand des Patienten. Es existiert kein standardisiertes allgemeingültiges Protokoll. Aufgrund der unterschiedlichen Arten und Schweregrade einer Dysphagie ist der Kostplan daher eher individuell festzulegen und dem Verlauf anzupassen (▶ Abb. 32.7, ▶ Abb. 32.8).

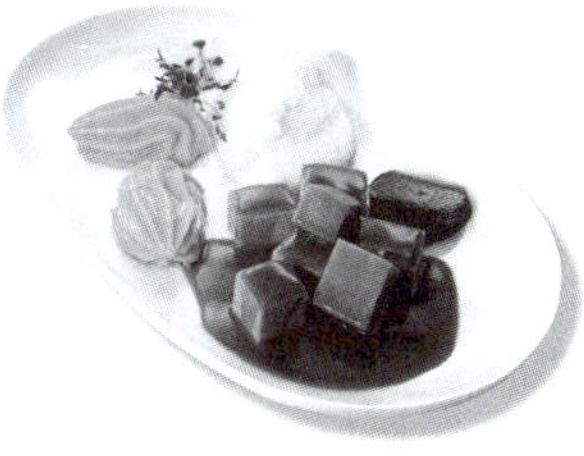

Abb. 32.7 Kostbeispiel: Gulasch, Karotten und Kartoffelpüree [V437]

Rahmenbedingungen werden durch bewährte Schemata gegeben. Geläufig sind vierstufige Einteilungen. Insgesamt hat sich eine Zusammenarbeit in einem interprofessionellen Team mit behandelndem Arzt, Schlucktherapeuten und Ernährungsassistenten bewährt, um die bedarfsdeckende Nahrungsaufnahme zu gewährleisten und um auch auf die individuellen Bedürfnisse des Patienten eingehen zu können.

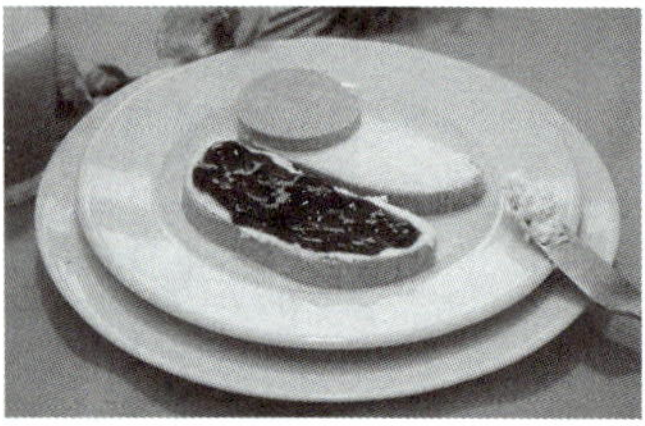

Abb. 32.8 Kostbeispiel: Brot passiert sowie passierte Fleischwurst [V767]

Allgemeiner Stufenplan für den Nahrungsaufbau bei Dysphagie

- Stufe 1: pürierte, breiige Kost
  - Kauen nicht erforderlich
  - z. B. gekochte, pürierte Speisen, ohne Schale, ohne Kerne
- Stufe 2: weiche Kost, z. B. weich gekochtes Gemüse oder Obst
- Stufe 3 Übergangskost
  - Leicht kaubar
  - z. B. mit der Gabel leicht zerdrückbares Gemüse und Obst
- Stufe 4: normale Vollkost ohne Einschränkungen

Mögliche zusätzliche Unterteilungen finden sich insbesondere für den Wiedereinstieg der oralen Nahrungsaufnahme (z. B. gibt es z. T. Angebote speziell angefertigter dickflüssiger Suppen auf Wasserbasis oder dickflüssiger homogener Gemüse- und Grießsuppen). Entsprechend der jeweiligen Koststufen gibt es in den Ernährungsplänen dezidierte Vorgaben für die Zubereitung verschiedener Lebensmittelkategorien wie Obst, Gemüse, Fleisch, Fisch und Milchprodukte.

Davon abgegrenzt werden Dysphagie-unabhängige Nahrungsangebote, speziell für die Anforderungen des älteren Menschen (z. B. „weiche Kost" bei Problemen der Nahrungsaufnahme durch fehlende Prothesen).

Cave

- Auf den (individuellen) Energiebedarf achten
- Ggf. Supplemente oder Sondenkost ergänzen
- Gewichtskontrollen
- Speisebrei mit nur einer Konsistenz
- Erhöhte Aspirationsgefahr bei Mischkonsistenzen
- Anpassen der Bolusgröße
- Ess- und Trinkprotokoll (▶ Abb. 32.9) führen

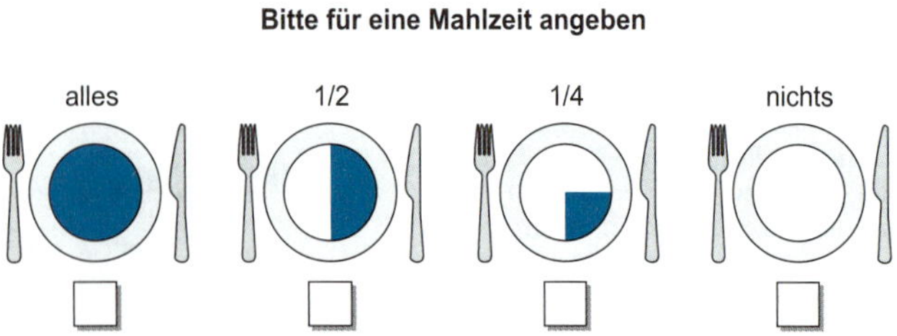

Abb. 32.9 Beispiel Tellerprotokoll [L141]

Flüssigkeiten

Gerade dünnflüssige Substanzen stellen häufig eine große Herausforderung dar. Angepasst an die jeweilige Schluckstörung können hier durch Veränderung der Viskosität Hilfestellungen gegeben werden. Die Industrie bietet Andickungsmittel speziell für Patienten mit Dysphagie an. Zu beachten ist, dass viele der Andickungsmittel für Dysphagiepatienten Kohlenhydrate beinhalten und so ggf. Blutzuckerkontrollen erforderlich werden. Bestimmte Präparate sind amylaseresistent, was den Vorteil bietet, dass die Viskosität bei einer Vermischung mit Speichel konstant bleibt.

Nahrung anbieten

- Ausreichend Zeit einplanen
- Aufrechte Sitzhaltung des Patienten
- Kopfhaltung leicht nach vorn gebeugt
- Falls vorhanden, Prothesensitz prüfen
- Beginnen mit kleinen Bissen, kleinen Schlucken
- Sprechen ausschließlich, wenn die angebotenen Nahrungsmittel geschluckt wurden
- Speisen- und Flüssigkeitsbeschaffenheit individuell anpassen
- Nach jeder Mahlzeit Mundpflege
- Sitzposition nach der Nahrungsaufnahme 15 min beibehalten

Zusätzliche Probleme alter Menschen bei der Nahrungsaufnahme

- Probleme im Umgang mit Besteck oder zunehmende Immobilität, inklusive des selbstständigen Essens.
- Kaubeschwerden, entzündliche Erkrankungen im Mundbereich oder Druckstellen durch Prothesenversorgung.
- Starke Schmerzen.
- Verwirrtheit, Einschränkung in der Orientierung.
- Wahnerleben und Verkennen.
- Depressive Entwicklung und Einsamkeit.
- Speisenauswahl oder Essenszeiten orientieren sich nicht an pers. Gewohnheiten.
- Medikamentöse Nebenwirkungen, wie Reduktion des Appetits oder Xerostomie.

Sondenernährung

Eine Indikation zur künstlichen Ernährung besteht, wenn es durch Kostanpassung, Modifikation von Flüssigkeiten und kompensatorischen therapeutischen Maßnahmen nicht gelingt, die Zufuhr von Nahrung und/oder Flüssigkeiten zu gewährleisten.
Der Entscheidungsprozess erfordert neben der medizinischen Indikation eine Evaluation der Gesamtsituation des Patienten. Ethische Aspekte und Patientenwillen berücksichtigen!

Sondenarten

- In der Akutphase erfolgt i. d. R. zunächst die Versorgung mit einer nasogastralen Sonde (NGS). Während der Schlucktherapie kann die NGS beibehalten bleiben, da sie zu keiner Verschlechterung der Dysphagie führt.
- Kann die orale Ernährung erkennbar über mehr als 2–4 Wochen nicht erfolgen, bei medizinischer Indikation und Einwilligung die Anlage einer perkutanen endoskopischen Gastrostomie (PEG) erwägen. Hierzu realistisches Therapieziel festlegen!

PEG-Versorgung

Nach PEG-Anlage:
- Vitalzeichenkontrolle
- Nachblutungskontrolle
- Nahrungs-/Flüssigkeitskarenz nach Anordnung

Verbandwechsel:
- Stets aseptisches Vorgehen.
- Keine Desinfektion der Eintrittsstelle.
- Keine Applikation von Salben, Pasten usw.
- Tgl. Verbandwechsel für die ersten 7–10 d, dann im Abstand von 2–3 d.
- Nach vollständiger Abheilung und Granulation des Stomakanals (2–4 Wo.) ist ein Verband nicht mehr zwingend erforderlich.

32.3.6 Trachealkanülenmanagement

Tracheotomie

Eine Tracheotomie ist ein schwerwiegender Eingriff, der die Kommunikationsfähigkeit massiv beeinträchtigt. Vor der Anlage müssen neben der Grunderkrankung und deren Prognose die Gesamtsituation und der Patientenwille (Patientenverfügung) berücksichtigt werden. Bei zu erwartender Langzeitbeatmung wird die Entscheidung für das Anlegen eines Tracheostomas im Allgemeinen frühzeitig (<7–10 d) getroffen.

Arten der Tracheotomie

Perkutane dilatative Tracheotomie:
- Inzision unterhalb des 2. oder 3. Trachealknorpels
- Einbringen der Trachealkanüle über Seldinger-Technik, d. h. unter Verwendung eines Führungsdrahtes und Bougierung
- Häufig eingesetztes Verfahren auf der Intensivstation; Ziel: frühzeitige Dekanülierung im weiteren Verlauf
- Gefahr des schnellen Spontanverschlusses nach Entfernen der Kanüle → Zusammenziehen des Tracheostomas innerhalb von wenigen Minuten möglich
- In der Regel besseres kosmetisches Ergebnis im Vergleich zur chirurgischen Intervention

Konventionelle chirurgische Tracheotomie:
- Tracheotomie: chirurgische Eröffnung der Trachea
- Anlage eines Tracheostomas durch Schaffung eines epithelisierten Kanals, d. h. Verbindung der Luftröhrenschleimhaut mit der Haut. Anwendung, z. B. bei
  - schwierigen anatomischen Gegebenheiten (Adipositas per magna);
  - schwerer Gerinnungsstörung;
  - Notwendigkeit des Tracheostomas für >8 Wo., eher für die Langzeitversorgung.

Kanülenarten

- Trachealkanülen ohne Blockung:
  - Einfache Kanülen mit und ohne Innenkanüle (Inlet, Seele)
  - Kanülen mit und ohne Fensterung und mit Sprechventil

   - Indikation: Umstellungsphase zur natürlichen Atmung, Möglichkeit der Absaugung
- Trachealkanülen mit Option der Blockung und verschiedenen weiteren Systemen:
   - Subglottische Absaugung
   - Fensterung mit Sprechventil
   - Fensterung mit Sprechventil und subglottischer Absaugung

Indikationen für eine geblockte Kanüle sind (Langzeit-)Beatmung und Dysphagie mit Aspiration (▶ Abb. 32.10).

Pflegetipp

Zur Schonung der Trachealwand → Bevorzugung des Niederdruck-Cuffs bei Patienten mit geblockter Trachealkanüle:

- Regelmäßige Kontrollen des Cuff-Drucks (i. d. R. manuell 1 ×/Schicht sowie nach jeder Lagerung und nach jedem Trachealkanülenwechsel)
- Cuff-Druck: max. 25 cm H_2O (auf Schleimhautperfusion achten)

Cave:

- Die Blockung gewährleistet keine vollständige Abdichtung trotz korrekter Lage, d. h., das Risiko einer Aspiration wird nur minimiert.
- Entblockung nur während des Absaugens (Speichelansammlung auf dem Cuff)

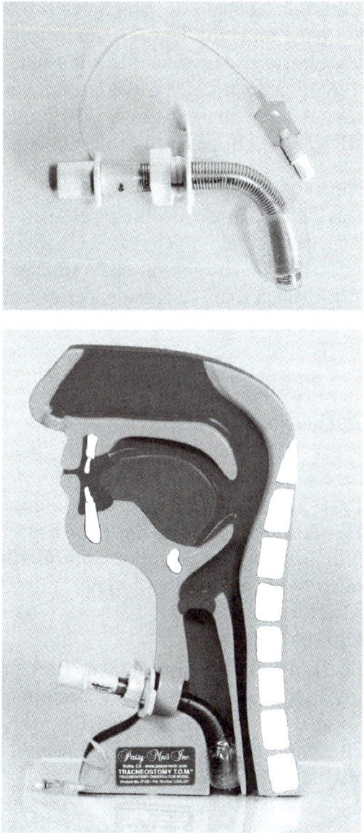

Abb. 32.10 Geblockte Kanüle sowie Lage der geblockten Kanüle am Phantomkopf [K353]

Cave

Entblocken nur während Absaugens, da sich Speichel auf dem Cuff sammeln kann!

Anwendung für nicht geblockte Kanülen:

- Umstellungsphase zur natürlichen Atmung
- Platzhalter
- Möglichkeit der Absaugung

Besonderheit Sprechkanülen (▶ Abb. 32.11): Es wird eine schnellstmögliche Annäherung an die physiologische Funktion des Stimmeinsatzes

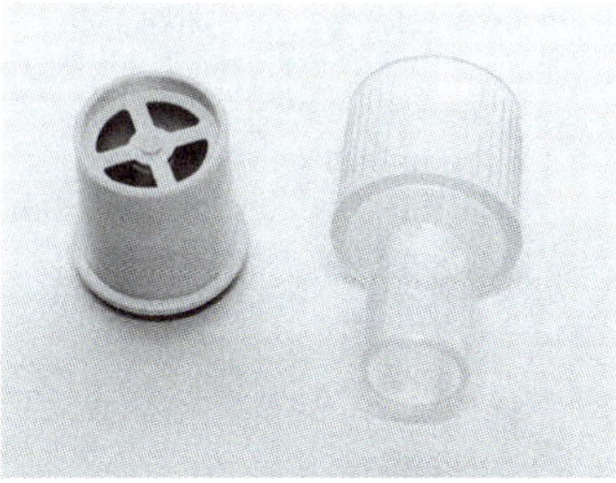

Abb. 32.11 Beispiel Sprechkanüle. Die Pfeile zeigen den Luftstrom bei Ein- und Ausatmung an. [R410]

empfohlen, sobald für eine Sprechkanüle keine Kontraindikationen mehr bestehen und eine Trachealkanüle weiter erforderlich ist. Dabei kann eine gesiebte/gefensterte Außenkanüle mit unterschiedlichen Innenkanülen kombiniert werden, jedoch unter der Prämisse, dass die Siebung/Fensterung von Außen- und Innenkanüle übereinstimmt. Zur Nacht oder den Mahlzeiten ist i. d. R. der Einsatz einer nicht gefensterten Innenkanüle sinnvoll (Stichwort: Aspiration).

Tracheostomapflege

Das Tracheostoma bedarf einer fachgerechten pflegerischen Versorgung mit dem Ziel, den Wundbereich reizlos, sauber und trocken zu halten.

- Luftbefeuchtung mittels Vernebler
- Absaugen durch Kanüle, per os, subglottisch, Tracheostoma
- Frequenz des Absaugens nach Bedarf
- Hautpflege mit klarem Wasser; saugfähige Kompresse, Zinksalbe nach Anordnung

Trachealkanülenwechsel

Je nach Hersteller werden unterschiedliche Angaben zur Verweildauer vorgegeben.

Innenkanülen werden täglich gereinigt. Es empfiehlt sich, Außenkanülen, je nach Herstellerangaben und Situation des Patienten, im Rahmen von 1–4 Wo. zu wechseln. Bei erhöhter Sekretion und/oder Verborkung kann ein Wechsel des Tracheostomas auch häufiger als 1 ×/Wo. notwendig sein.

Dekanülierung

Die Indikation geblockter Trachealkanülen sollte regelmäßig überprüft werden, insbesondere bei deutlicher Beeinträchtigung für den Patienten wie Einschränkung des Schluckens, Riechens, Schmeckens, Nichtsprechenkönnens sowie des Hustenreizes mit Erschwerung des Abhustens, ggf. Fremdkörpergefühl und Entwicklung von Ängsten.

Merke

Klinische und apparative Kriterien für die Dekanülierung

Klinisch:

- Speichel schlucken möglich
- Sekretmanagement erfolgreich
- Abhusten möglich
- Nur gelegentliches Absaugen notwendig
- Entblockungsversuche komplikationslos
- Pulmonale Situation unauffällig, keine Infektionszeichen

Endoskopisch:

- Kein Speichelaufstau
- Kein Speichelüberlauf
- Keine Aspirationshinweise

Voraussetzung für eine mögliche Dekanülierung

- Unauffällige subglottische Region, d. h. kein Hinweis auf Stenosebildung, Granulationsgewebe oder Ödeme
- Glottisweite uneingeschränkt und Stimmlippenbeweglichkeit intakt
- Tracheastabilität
- Möglichkeit der dauerhaften (> 24 h) Entblockung oder Vorhandensein einer ungeblockten Kanüle

Schrittweise Durchführung der Dekanülierung

- Den Patienten informieren
- Ausreichende Mundpflege und bei Bedarf orales Absaugen
- Position des Patienten nach Möglichkeit halb liegend
- Auf Atmung achten (Frequenz, Muster), Sauerstoff bereithalten, ggf. zuführen
- Entblockung vorbereiten (Einmalspritze bereithalten)
- Absaugkatheter in Kanüle einführen
- Cuff entblocken, während Ausatmung des Patienten unter Absaugung Kanüle entfernen
  - Achtung: Vagus-Reiz!
  - Notfallequipment in Reichweite bereithalten!

VI Häufige Erkrankungen beim geriatrischen Patienten

33 Neurologische und psychiatrische Erkrankungen

Heiner K. Berthold und Siegfried Huhn

33.1 Delir

33.1.1 Grundlagen

Definition

Ein Delir ist ein geriatrisches Syndrom, das mit einer Anzahl neuropsychiatrischer Symptome in Erscheinung tritt und eine zerebrale Dysfunktion auf verschiedene Stressoren darstellt. Charakteristisch ist: **akuter Beginn** und ein **Fluktuieren** der Störungen der geistigen Fähigkeiten, der **Aufmerksamkeit,** der **Psychomotorik,** des **Schlaf-Wach-Rhythmus** und der **Bewusstseinslage.**
Bei der Beschreibung eines Delirs sind folgende Begriffe obsolet: akuter Verwirrtheitszustand, hirnorganisches Psychosyndrom (HOPS), Durchgangssyndrom, akute zerebrale Insuffizienz, metabolische Enzephalopathie.
Ein Delir ist reversibel, wenn die Ursache erfolgreich behandelt ist.

Klassifikation

Subtypen des Delirs:

- Hyperaktives Delir (selten, ca. 2 %): Agitiertheit, paranoide Ideen, ununterbrochene Bewegungsaktivität, leichte Irritierbarkeit
- Hypoaktives Delir (45 %): Verhalten ruhig bis apathisch, paranoide Ideen (erschwerte Diagnose: Abgrenzung Depression? Demenz? normale Rekonvaleszenz?)
- Gemischt hyper- und hypoaktives Delir (55 %): wechselnde Symptomatik wie oben

Pathogenese

33

Die Pathogenese des Delirs ist komplex und bislang nur unvollständig verstanden. Pathophysiologisch müssen Entzugsdelire (Alkohol, Nikotin, Benzodiazepine) von anderen Delirformen unterschieden werden.
Im Mittelpunkt der Delire, die nicht entzugsbedingt sind, steht ein Ungleichgewicht bei den Neurotransmittern im ZNS, v. a. ein cholinerges Defizit bei dopaminerger Überaktivität. Durch diese Imbalance kommt es zu Störungen der normalen Kommunikation der Synapsen. Direkt ursächlich scheinen auf ZNS-Ebene v. a. Hypoxämie, metabolische Störungen, Inflammation mit erhöhter Zytokinfreisetzung sowie Arzneimittelwirkungen als externe Ursache zu sein.
Zu den potenziell delirogenen Arzneimitteln gehören v. a. Atropin, Scopolamin, Antihistaminika, Parkinson-Therapeutika, Spasmolytika, Antidepressiva, Antipsychotika, Benzodiazepine, zentral wirksame Antihypertensiva, Digitalis, Antibiotika (z. B. Chinolone, Sulfonamide, Aciclovir), Kortikosteroide, Opioide, NSAR, Antikonvulsiva u. v. m.
Wirkstoffe mit anticholinergen, dopaminergen oder GABAergen Wirkungen sind besonders delirogen. Besondere Vorsicht (v. a. bei Patienten mit vorbestehender Demenz) mit Promethazin, TZA, Fluorchinolonen (Ciprofloxacin, Moxifloxacin, Levofloxacin).

Risikofaktoren

Häufig lassen sich auslösende Faktoren identifizieren:

- Internistischer Bereich: Infektion, Hypoxämie, Hypotonie, Anämie, Niereninsuffizienz, Exsikkose, Elektrolytstörungen, Hyper-/Hypoglykämie, kataboler Zustand, Schmerzen, Arzneimittel

- Perioperativer Bereich: große OP, ITS-Aufenthalt, Blutverlust, Blutdruckabfall, vermindertes Herzzeitvolumen, Frakturen, Schmerzen, Insomnie, Arzneimittel

Zahlreiche **iatrogene Maßnahmen** können häufig als Auslöser identifiziert werden: FEM, neue Arzneimittel, Harnblasenkatheter, andere Zugänge (Venenverweilkanülen, ZVK), immobilisierende Maßnahmen (z. B. auch Bettruhe oder mangelnde pflegerische Mobilisierung), Malnutrition, Dehydratation, falsche Infusionstherapie.

Prädisponierende Faktoren für ein Delir sind:
- Höheres Lebensalter
- Zerebrale Vorschädigung (Schlaganfall, andere neurologische Erkrankungen)
- Depression
- Demenz
- Malnutrition
- Sensorische Beeinträchtigung (Visus, Gehör)
- Chronische Schmerzen
- Reduzierte Mobilität (Sturzsyndrom, Gangstörungen)
- Eingeschränkte ADL
- Multimorbidität
- Chronische Nieren- und Lebererkrankungen
- Polypharmazie

Exogene auslösende Faktoren:
- Lärm, Schlafentzug
- fremde Menschen, Wechsel der Umgebung, psychosozialer Stress
- Infektionen, Operationen
- Katheter
- Akute metabolische Entgleisungen
- Neue Arzneimittel

33

33.1.2 Epidemiologie

Prävalenz

Das Delir ist eine häufige Komplikation während eines Krankenhausaufenthalts und hat eine klare Altersabhängigkeit.
- Im Krankenhaus:
  - Bei internistischen Patienten > 65 J. bei 10–30 % bei Aufnahme
  - Bei internistischen Patienten > 70 J. während des stat. Verlaufs 30–50 %
  - Postoperativ 25–70 %
- Im Pflegeheim: Prävalenz 60 %; nach Aufnahme ins Heim 6,5 %

Bedeutung

Ein Delir ist bei alten Menschen **häufig das einzige Symptom** für eine nicht erkannte körperliche Erkrankung. Sein Auftreten sollte als Warnhinweis gewertet werden. Ein großer Anteil der Delire bleibt unerkannt.

> **Cave**
> Ein schweres Delir ist ein akut lebensbedrohlicher Zustand und erfordert Krankenhausbehandlung.

Anamnese

Die Diagnose des Delirs erfolgt klinisch und über Fremdanamnese. **Arzneimittelanamnese:** Wirkstoffe erfragen, Einnahme eruieren, nach anticholinerg wirksamen Wirkstoffen fahnden).

33.1.3 Diagnostik

Untersuchung und Dokumentation von Unruhezuständen, vegetativen Entgleisungen, ungeduldige oder aggressive Reaktionen, erhöhte psychomotorische Aktivität, generelle Verlangsamung, ruhiges, apathisches Erscheinungsbild, Fluktuationen der Symptome, luzide Phasen. Denkstörungen spielen beim Delir eine zentrale Rolle (Unterschied zwischen Leiter und Treppe erklären lassen).
Weitere **typische Symptome** des Delirs:

- Wahn
- Ängste
- Halluzinationen
- Illusionäre Verkennungen
- Emotionale Labilität
- Sprachstörungen

Assessments

▶ Tab. 33.1.

Tab. 33.1 Confusion Assessment Method (CAM) [H066-002]

Item	Beschreibung	Punkte
Akuter Beginn und fluktuierender Verlauf	Fremdanamnestisch abklären: Gibt es Hinweise für eine akute Veränderung des geistigen Zustands des Patienten gegenüber seinem Normalverhalten? Gibt es Tagesschwankungen innerhalb der qualitativen oder quantitativen Bewusstseinsstörung?	1 Punkt*
Störung der Aufmerksamkeit	Hat der Patient Mühe, sich zu konzentrieren? Ist er leicht ablenkbar?	1 Punkt*
Denkstörungen	Hat der Patient Denkstörungen im Sinne von inkohärentem, paralogischem sprunghaftem Denken?	1 Punkt
Quantitative Bewusstseinsstörung	Jeder Zustand außer „wach", wie hyperalert, schläfrig, stuporös oder komatös	1 Punkt

* Die mit einem * bezeichneten Punkte sind für die Diagnose obligatorisch.
Beurteilung: ≥3 Punkte: wahrscheinliches Delir. Sensitivität 94–100 %, Spezifität 90–95 % (nach : Inouye S.K. 1990)

Blickpunkt Medizin

Hilfsfragen zur Aufmerksamkeit – jede „Ja"-Antwort zählt als positiv:

- Ist der Patient unfähig, bei der Sache zu bleiben (Zahlen subtrahieren, rückwärts buchstabieren, Monate rückwärts aufzählen) oder den Fragen überhaupt zu folgen?

- Kann er seine Aufmerksamkeit nicht ausdauernd auf etwas richten?
- Ist der Patient leicht ablenkbar oder zerstreut?
- Ist die Aufmerksamkeit des Patienten auf etwas Bestimmtes (Irrelevantes) eingeengt? Fluktuiert die Aufmerksamkeit?
- Zeigt der Patient eine Konzentrationsschwäche?

Hilfsfragen zu Denkstörungen – jede „Ja"-Antwort zählt als positiv:

- Ist das Denken verlangsamt, gehemmt oder umständlich?
- Kommt es zu Gedankenkreisen, Grübeln, Sinnieren, also Perseverationen des Denkens?
- Reißen Gedankengänge plötzlich ab?
- Ist das Denken beschleunigt, gibt es eine Vielzahl von Einfällen, die ablenken (häufiger Wechsel oder Verlust des Denkziels, Weitschweifigkeit)?
- Sind die Gedanken vage, unklar, unlogisch oder unverständlich?

Labor- und apparative Diagnostik:

- **Labor:** Blutbild, Kreatinin und Nierenfunktion, CRP, Elektrolyte einschl. Kalzium, Leberfunktionsproben, Glukose, TSH, U-Status; ggf. Liquor.

EKG: weitere Untersuchungen anlassbezogen (Rö Thorax, Echo, CT). EEG z. B. bei V. a. nichtkonvulsiven Status epilepticus

Differenzialdiagnose

Bei der differenzialdiagnostischen Abgrenzung kommen v. a. die Demenz und die Depression infrage. Eine besondere Herausforderung ist die Diagnose eines Delirs bei einem Patienten mit vorbekannter demenzieller Entwicklung. Das Delir wird bei Patienten mit Demenz häufig nicht erkannt, da sich einige Symptome überlappen oder als „Sundowning" verkannt werden (▶ Tab. 33.2).

33

Tab. 33.2 Abgrenzung Delir/Demenz

Symptome	Delir	Demenz
Bewusstsein	Verändert (getrübt)	Klar
Orientierungs-/Gedächtnisstörung	Häufig	Je nach Schweregrad
Aufmerksamkeitsstörung	Häufig	Anfänglich nicht
Wahrnehmungsstörung	Häufig	Möglich
Sprache/Sprechen	Inkohärent	Wortfindungsstörungen
Halluzinationen	Häufig (optisch)	Selten
Wahn	Häufig	Selten
Psychomotorik	Hypo-/hyperreaktiv	Häufig unauffällig
Körperliche Symptome	Meist vorhanden	Meist fehlend
Symptombeginn	Akut	Schleichend
Symptomverlauf über den Tag	Fluktuierend	Beständig

33.1.4 Therapie

Therapieziele

Das Erzielen einer schnellen Remission ist vordringlich. Mögliche Verläufe:

- Ein Delir kann eine bislang nicht manifeste Demenz zur vollen Ausprägung bringen.
- Ein Delir kann zur anhaltenden Verschlechterung eines demenziellen Syndroms führen.
- Nicht jedes Delir im Alter ist reversibel (häufig Übergang in demenzielles Syndrom)!

Maßnahmen in der Pflege

- Engmaschige Überwachung
- Krankenbeobachtung: insbes. Verhalten; Vitalwerte
- Reizüberflutung vermeiden
- Beobachtung von Selbst- oder Fremdgefährdung
- Medikamentenmanagement; Ess- und Trinkangebote
- Ausscheidung überwachen

Medikamentöse Therapie

Die Grundlage der medikamentösen Therapie sind hochpotente Neuroleptika (Haloperidol oder Risperidon) oder Benzodiazepine (nur bei starker Agitation). **Niedrigdosisstrategie bei geriatrischen Patienten!**

- Haloperidol: 2–4 × 0,5–1 mg **(1. Wahl)**
- Risperidon: 2 × 0,25–1 mg
- Lorazepam: 3 × 0,5-1 mg

Bei Patienten mit Morbus Parkinson oder Lewy-Körperchen-Demenz werden Quetiapin oder Clozapin bevorzugt:

- Quetiapin: 1–2 × 25–150 mg
- Clozapin: 1–2 × 6,25–50 mg

33

Nichtmedikamentöse Therapie

Wenn möglich, Behandlung der zugrunde liegenden Ursachen (Ausgleich von Flüssigkeitshaushalt und Elektrolyten, Antibiotika bei Infekt, Blutzucker einstellen, Harnverhalt und Obstipation behandeln, Schmerzen behandeln, Behandlung von Entzugssyndromen und Epilepsien etc.).

Allgemeinmaßnahmen:

- Ruhige und sichere Umgebung schaffen
- Angehörige und Patienten zusammenbringen
- Optimales Stimulationsniveau mit festem Tag- und Nachtrhythmus
- Förderung der Mobilität (Sturzrisiko beachten)
- Ggf. entspannende Musik und Gerüche (Aromatherapie)
- Berührungen durch vertraute Personen
- Oxygenierung sicherstellen, Anämiebehandlung
- Unnötige „Schläuche" entfernen (O_2, Infusionen, Magensonden, Harnblasenkatheter)
- Verbale und nonverbale Deeskalation (T-A-DA: tolerate, anticipate, don't agitate)

33.1.5 Verlauf und Prognose

In vielen Fällen führt ein Delir zu voller Remission, in zahlreichen Fällen jedoch zu psychischem Stress für Patienten, Angehörige und medizinisches Personal, verlängerter Hospitalisation oder zu Wiederaufnahme, dauerhafter funktioneller Verschlechterung, Heimunterbringung und langfristiger kognitiver Verschlechterung bis hin zu demenziellen Zuständen oder zum vorzeitigen Tod (auch in der Akutphase nicht selten).

33.1.6 Prävention

HELP-Programm (Hospital Elder Life Program for Prevention of Delirium):
Ziele:
- Erhaltung der körperlichen und kognitiven Funktionen während des Krankenhausaufenthalts
- Maximierung der Selbstständigkeit nach der Entlassung
- Hilfe bei der Entlassung
- Vermeidung von ungeplanten Wiederaufnahmen

Folgende 6 Risikofaktoren wurden adressiert: kognitive Einschränkung, Schlafmangel, Immobilität, Sehschwäche, Hörschwäche, Dehydratation.
Art der Intervention: regelmäßige orientierende Maßnahmen, Verbesserung der Kommunikation durch die Versorgung mit Hör- und Sehhilfen, nicht pharmakologische Schlafförderung, Mobilisation der Patienten und ein Trinkprotokoll.

Links
HELP-Programm: www.hospitalelderlifeprogram.org (letzter Zugriff: 24. Oktober 2019)

33.2 Angststörungen

33.2.1 Grundlagen

Definition und Einteilung

Es besteht ein fließender Übergang zwischen Ängsten, die das alltägliche Leben nur wenig beeinträchtigen und Ängsten, die einen eigenen Krankheitswert haben. Eine Angststörung liegt vor, wenn
- die Angst im Vergleich zur tatsächlichen Bedrohung unangemessen
- oder deutlich übertrieben ist und
- der Betroffene durch die Angst erheblich psychisch und körperlich belastet ist.
- Dies ist der Fall, wenn die Angst
  - sehr stark ausgeprägt ist, über lange Zeit anhält und mit ausgeprägten körperlichen Symptomen verbunden ist und/oder
  - zu starken Einschränkungen in verschiedenen Lebensbereichen führt.

Einteilung und die grobe Definition der Störungen erfolgt nach ICD-10 (▶ Tab. 33.3).

Tab. 33.3 Einteilung nach ICD-10 und Kriterien der Angststörung

F40 Phobische Störungen		
F40.0[a] F40.01[b]	Agoraphobie ([b]mit und [a]ohne Panikstörung)	Furcht vor oder Vermeiden von Menschenmengen, öffentlichen Plätzen, Reisen allein oder mit weiter Entfernung von Zuhause
F40.1	Soziale Phobie	Furcht vor oder Vermeiden von sozialen Situationen, bei denen die Gefahr besteht, im Zentrum der Aufmerksamkeit zu stehen (Reden in der Öffentlichkeit, Konferenzen, Partys, Essen vor anderen)
F40.2	Spezifische (isolierte) Phobie	Furcht vor oder Vermeiden von speziellen Situationen oder Objekten wie z.B. Höhe, Fliegen, Donner, Anblick von Blut, Tieren wie z.B. Spinnen, Insekten, Katzen
F41 Andere Angststörungen		
F41.0	Panikstörung (episodische paroxysmale Angst)	Nicht auf spezifische Situationen begrenzte, anfallsartig auftretende Angstattacken mit psychischen und körperlichen Symptomen
F41.1	Generalisierte Angststörung	Über mind. 6 Mon. anhaltende, nicht auf spezifische Situationen begrenzte Angst mit psychischen und körperlichen Symptomen
F41.2	Angst und depressive Störung gemischt	Gleichzeitiges Bestehen leichterer Angst- und depressiver Symptome, begleitet von vegetativen Beschwerden
F42 Zwangsstörungen		Patienten leiden an den meisten Tagen und mind. 2 Wo. lang an Zwangsgedanken und Grübelzwang und/oder Zwangshandlungen (Zwangsritualen)
Nach: Leitlinie der AkdÄ (2003)		

33

Pathogenese

Angststörungen entstehen i.d.R. multifaktoriell. Unangemessene Reaktion auf Stressoren wie kritische Lebensereignisse (Jobverlust, Partnerverlust, Verlust naher Angehöriger).

Bei den Entstehungsmodellen gibt es unterschiedliche Ansätze zur Erklärung der Pathogenese:

- Lerntheoretische Aspekte: Ängste können durch klassische oder operante Konditionierung entstehen oder durch „Lernen am Modell".
- Kognitive Aspekte.
- Teufelskreismodell der Angst.
- Tiefenpsychologische Modelle.
- Neurobiologische Modelle.

33.2.2 Epidemiologie

Prävalenz

Angst- und Zwangsstörungen gehören zu den häufigsten psychiatrischen Erkrankungen. Die Lebenszeitprävalenzen (d.h. mind. einmal eine Episode einer Angststörung im Leben) werden wie folgt angegeben: generalisierte Angststörung 5,1 %, soziale Phobie 13,3 %, spezifische Phobie 11,3 %, Panikstörung mit oder ohne Agoraphobie 8,8 %, Zwangsstörung 2,5 %. Geschlechtsverteilung insgesamt etwa F:M ≈ 2 : 1. Keine altersspezifischen Daten.

33.2.3 Diagnostik

Anamnese

Zentrale Bedeutung: vollständigen Anamneseerhebung, aktuelle Symptomatik, Entstehung, Verlauf der Ängste, Fragen zur Lebensgeschichte, zu früheren und aktuellen Belastungen. Angststörungen treten häufig zusammen mit anderen Erkrankungen oder dem Missbrauch von Alkohol und/oder Drogen auf. Umgekehrt werden diese auch verwendet, um Ängste zu bekämpfen. Auch somatoforme Störungen treten häufig zusammen mit Angststörungen auf. Fragen nach körperlichen Symptomen: Abklärung von internistischen Ursachen. Auch Arzneimittel wie Schilddrüsenpräparate können Angstzustände auslösen.

Assessments

Für ein Screening auf Angststörungen gibt es validierte Fragebögen (auch zur Selbstanwendung durch Patienten), z. B. www.therapie.de/psyche/info/index/diagnose/angst/artikel.

Blickpunkt Medizin

Wichtige Differenzialdiagnosen

- Andere psychiatrische Erkrankungen
  - Affektive Störungen (z. B. Depression)
  - Anpassungsstörungen (z. B. posttraumatische Belastungsstörung)
  - Emotional instabile Persönlichkeitsstörung (Borderline-Störung)
  - Psychosen (z. B. Schizophrenie)
  - Organisch bedingte psychische Störungen (z. B. Alzheimer-Demenz)
- Alkoholentzug
- Störungen durch Substanzmissbrauch (z. B. Cannabis, Amphetamine)
- Entzugssyndrome (z. B. Opiate, Benzodiazepine)
- Neurologische Erkrankungen (z. B. Migräne, multiple Sklerose, Epilepsie)
- Internistische Erkrankungen (z. B. KHK, Herzrhythmusstörungen, Lungenembolie, Hypoglykämie, Hyperthyreose)

In vielen Fällen ist eine psychiatrisch bzw. psychosomatisch fachärztliche Diagnostik erforderlich.

33.2.4 Therapie

Psychotherapie

Alleinige Psychotherapie ist häufig ausreichend und wirksam. Infrage kommen Verhaltenstherapie und Tiefenpsychologie. Expositionstherapie kann sehr wirksam sein.

Allgemeine Therapieverfahren

Sport, Physio- und Ergotherapie, Kreativverfahren können im Rahmen allgemeiner Therapiekonzepte Unterstützung leisten.

Medikamentöse Therapie

Allgemeines

Eine medikamentöse Therapie erfolgt zusätzlich zu einer Psychotherapie oder als Überbrückung bis Therapiebeginn. Regeldauer 12 Monate. Bei der Pharmakotherapie von Angsterkrankungen ist von erheblichen Placeboeffekten auszugehen. Auch Spontanremissionen sind häufig.
Im Folgenden werden **therapeutische Szenarien** für einige Krankheitsbilder erläutert. Bei allen Therapien sollten UAW und WW der Wirkstoffe ebenso kritisch erwogen werden wie individuelle Komorbiditäten. Auch Patientenpräferenzen bestimmen die Pharmakotherapie mit.

Akutmaßnahmen Pflege:

- Verhalten der Person immer ernst nehmen, keine Bagatellisierung
- Grundkenntnisse von Gesprächs- und Verhaltenstherapie erforderlich
- Endlosschleifen im Gespräch unterbrechen
- Weniger über das Symptom sprechen (wirkt schnell symptomverstärkend)
- Pendelmethode: zu einem anderen Inhalt kommen, anderes zwischenschalten
- Auf positive Erlebnisse fokussieren: was hat gestern geholfen …

Therapie spezifischer Krankheitsbilder

Panikstörung und Agoraphobie

Bei akuten Panikanfällen beruhigende Gespräche mit verhaltenstherapeutischen Elementen. In schweren Fällen Benzodiazepinpräparate (Lorazepam-Sublingualplättchen, ggf. Diazepam-Tropfen). Psychotherapeutische Expositionstherapie/Verhaltenstherapie.

Generalisierte Angststörung

33

Bei der generalisierten Angststörung kommen v. a. der SSNRI Venlafaxin, der SSRI Paroxetin, der NSMRI Imipramin und Buspiron zum Einsatz. Psychotherapeutische Behandlung mit kognitiver Verhaltenstherapie.

Soziale Phobie

SSRI wie Fluvoxamin, Paroxetin oder Sertralin sind bei der sozialen Phobie wirksam. Psychotherapie: kognitive Verhaltenstherapie, soziales Kompetenztraining.

Spezifische Phobie

Hier ist die Psychotherapie mit Konfrontation mit dem angstauslösenden Stimulus möglich. Antidepressiva (z. B. SSRI) haben eher nachrangige Bedeutung.

Zwangsstörungen

Im Vergleich zu den übrigen Angststörungen sind Zwangsstörungen schwer zu behandeln; partielle Reduktion der Symptome. Hohe Wirklatenz bei Antidepressiva, lange Behandlungsdauern erforderlich. Teilweise sind höhere Dosierungen erforderlich. Verhaltenstherapie zur Behandlung von Zwangsstörungen.

33.2.5 Verlauf und Prognose

Viele Angsterkrankungen verlaufen ohne Behandlung chronisch. Die beste Prognose haben Angststörungen, die noch nicht so lange bestehen, d.h. die in einer frühen Phase erfolgreich therapiert werden.

33.3 Depression

Depression geht mit verminderter Lebensqualität, funktionellen Einbußen und erhöhter Komorbidität und Mortalität einher. In diesem Kapitel werden die häufigen unipolaren depressiven Störungen behandelt.

33.3.1 Grundlagen

Definition

Im ICD-10 werden depressive Störungen als psychopathologische Syndrome von bestimmter Dauer innerhalb der diagnostischen Kategorie der affektiven Störungen definiert (▶ Kap. 33.3.2).

Epidemiologie

Depression ist eine häufige Erkrankung. Im Alter >55 J. erkranken etwa 14 % der Menschen an Depressionen, etwa 2 % an einer Major Depression (1-Jahres-Inzidenz). Die Major Depression ist im höheren Lebensalter weniger prävalent als in jüngeren Jahren, die Prävalenz steigt aber bei >85-Jährigen deutlich an. Sie ist höher bei Bewohnern von Pflegeheimen und höher beim Vorliegen chronischer Erkrankungen, kognitiver Einbußen, funktioneller Einbußen, schlechter sozialer Einbindung, traumatischer Ereignisse oder einer Vorgeschichte von Depressionen. F:M = 2:1.

33.3.2 Diagnostik

Assessments

Screening: Geriatrische Depressions-Skala (GDS).

Eine zuverlässige Aussage zum Screening bietet bereits der sog. **Zwei-Fragen-Test:**

1. Fühlten Sie sich im letzten Monat häufig niedergeschlagen, traurig, bedrückt oder hoffnungslos?
2. Hatten Sie im letzten Monat deutlich weniger Lust und Freude an Dingen, die Sie sonst gerne tun?

Somatische Komorbiditäten und kognitive Einschränkungen erschweren Diagnosestellung.

Anamnese

Hinweisend auf eine depressive Verstimmung können folgende **Beschwerden** sein:

- Allgemeine körperliche Abgeschlagenheit, Mattigkeit
- Schlafstörungen
- Appetitstörungen, Magendruck, Gewichtsverlust, Obstipation, Diarrhö
- Diffuser Kopfschmerz
- Druckgefühl in Hals und Brust, Globusgefühl
- Funktionelle Störungen von Herz und Kreislauf (z. B. Tachykardie, Arrhythmie, Synkopen), Atmung (z. B. Dyspnoe), Magen und Darm
- Schwindelgefühle, Flimmern vor den Augen, Sehstörungen
- Muskelverspannungen, diffuse neuralgiforme Schmerzen
- Libidoverlust, Sistieren der Menstruation, Impotenz, sexuelle Funktionsstörungen
- Gedächtnisstörungen

Beispielfragen zur anamnestischen Symptomerfassung[1]

Hauptsymptome:

- Depressive Stimmung: Haben Sie sich in den letzten zwei Wochen niedergeschlagen oder traurig gefühlt? Gab es Zeiten, an denen Ihre Stimmung besser oder schlechter war?
- Interessenverlust und Freudlosigkeit: Haben Sie in der letzten Zeit das Interesse oder die Freude an wichtigen Aktivitäten (Beruf, Hobby, Familie) verloren? Hatten Sie in den letzten zwei Wochen fast ständig das Gefühl, zu nichts mehr Lust zu haben?
- Erhöhte Ermüdbarkeit und Antriebsmangel: Haben Sie ihre Energie verloren? Fühlen Sie sich ständig müde und abgeschlagen? Fällt es Ihnen schwer, die Aufgaben des Alltags wie gewohnt zu bewerkstelligen?

Zusatzsymptome:

- Verminderte Konzentration und Aufmerksamkeit: Haben Sie Schwierigkeiten, sich zu konzentrieren? Haben Sie Mühe, die Zeitung zu lesen, fernzusehen oder einem Gespräch zu folgen?
- Vermindertes Selbstwertgefühl und Selbstvertrauen: Leiden Sie an fehlendem Selbstvertrauen und/oder Selbstwertgefühl? Fühlen Sie sich so selbstsicher wie sonst?
- Gefühle von Schuld und Wertlosigkeit: Machen Sie sich häufig Selbstvorwürfe? Fühlen Sie sich häufig schuldig für alles, was geschieht?
- Negative und pessimistische Zukunftsperspektiven: Sehen Sie die Zukunft schwärzer als sonst? Haben Sie Pläne für die Zukunft?
- Suizidgedanken/Suizidhandlungen: Geht es Ihnen so schlecht, dass Sie über den Tod nachdenken oder daran, dass es besser wäre, tot zu sein? Hatten oder haben Sie konkrete Pläne, sich etwas anzutun? Haben Sie versucht, sich etwas anzutun? Gibt es etwas, was Sie am Leben hält?
- Schlafstörungen: Hat sich an Ihrem Schlaf etwas geändert? Schlafen Sie mehr/weniger als sonst?
- Verminderter Appetit: Hatten Sie mehr/weniger Appetit in der letzten Zeit? Haben Sie ungewollt abgenommen?

[1] Aus: S3-Leitlinie/Nationale Versorgungsleitlinie „Unipolare Depression" (2015), www.awmf.org/leitlinien/detail/ll/nvl-005.html

33

Einteilung nach ICD-10

Im ICD-10 werden depressive Störungen als psychopathologische Syndrome innerhalb der diagnostischen Kategorie der affektiven Störungen definiert.

Diagnostische Kriterien

Blickpunkt Medizin

Nach DSM-5 liegt eine **Major Depression** vor, wenn die depressive Symptomatik für die Dauer von mind. 2 Wo. an fast allen Tagen mit mind. 5 aus der Liste der folgenden 9 Symptome besteht:

- Depressive Verstimmung fast den ganzen Tag
- Interesse oder Freude an Aktivitäten deutlich vermindert
- Appetitstörung oder Gewichtsveränderung
- Schlafstörung

- Psychomotorische Unruhe oder Verlangsamung
- Müdigkeit oder Energieverlust
- Gefühle von Wertlosigkeit oder Schuldgefühle
- Konzentrations- oder Denkstörungen
- Suizidalität

Es muss sich um ein klinisch bedeutsames Leiden oder Beeinträchtigungen in sozialen, beruflichen oder anderen wichtigen Funktionsbereichen handeln. Es darf nicht durch Substanzgebrauch oder einen medizinischen Krankheitsfaktor bedingt sein.
Zur Diagnose einer **Minor Depression** reichen 2 Symptome, darunter die depressive Verstimmung.
Der Erfassung einer möglichen Suizidalität kommt eine große Bedeutung zu. Das Thema sollte (in empathischer Form) direkt angesprochen werden.

Einteilung nach Schweregrad

Das DSM-5 unterteilt eine **leichte, mittlere** und **schwere Depression.**
Die Depression wird auch unter Verlaufsaspekten eingeteilt in monophasische Episoden, rezidivierend oder chronischer und bipolarer Verlauf.

Differenzialdiagnose

Beispielfragen zur Differenzialdiagnose[1]

- Panikstörung: Hatten Sie schon einmal einen Angstanfall, bei dem Sie ganz plötzlich von starker Angst, Beklommenheit oder Unruhe überfallen wurden?
- Generalisierte Angststörung: Haben Sie sich schon einmal über mindestens einen Monat oder länger ängstlich, angespannt und voll ängstlicher Besorgnis gefühlt?
- Soziale Phobie: Hatten Sie jemals unbegründete Ängste, mit anderen zu reden, etwas in Gegenwart anderer zu tun oder im Mittelpunkt der Aufmerksamkeit zu stehen?
- Agoraphobie: Litten Sie jemals unter unbegründeten Ängsten, öffentliche Verkehrsmittel zu benutzen, in Geschäfte zu gehen oder sich auf öffentlichen Plätzen aufzuhalten?
- Posttraumatische Belastungsstörung: Haben Sie jemals ein ungewöhnlich schreckliches oder bedrohliches Ereignis erlebt, unter dessen Nachwirkungen Sie monatelang litten?
- Zwangsstörung: Haben Sie jemals unter Gedanken gelitten, die unsinnig waren und immer wieder kamen, auch wenn Sie es gar nicht wollten?
- Manische oder hypomanische Episoden: Waren Sie jemals über mehrere Tage ungewöhnlich glücklich, überdreht oder reizbar, sodass sich Freunde oder Angehörige Sorgen machten?
- Essstörungen: Haben Sie sich jemals über mehrere Monate hinweg große Sorgen darüber gemacht, wie viel Sie essen, zu dick zu sein oder zuzunehmen?
- Alkoholmissbrauch oder -abhängigkeit: Gab es einmal eine Zeit in Ihrem Leben, in der Sie fünf oder mehr Gläser Alkohol pro Tag getrunken haben?
- Medikamentenmissbrauch oder -abhängigkeit: Haben Sie schon mehrmals Anregungs-, Beruhigungs-, Schlaf- oder Schmerzmittel ohne ärztliche Verschreibung oder in höherer Dosierung eingenommen?

- Drogenmissbrauch oder -abhängigkeit: Haben Sie in Ihrem Leben schon mehrmals irgendwelche Drogen wie z. B. Haschisch, Ecstasy, Kokain oder Heroin eingenommen?

[1] Aus: S3-Leitlinie/Nationale Versorgungsleitlinie „Unipolare Depression" (2015), www.awmf.org/leitlinien/detail/ll/nvl-005.html

33.3.3 Therapie

Therapieziele

- Symptomlinderung oder möglichst vollständige Remission (▶ Tab. 33.4)
- Verhinderung von Suizid, Verminderung des Mortalitätsrisikos
- Wiederherstellen der psychosozialen Leistungsfähigkeit und der funktionellen Unabhängigkeit
- Reduktion des Risikos von Rückfällen (direkt oder später)

Tab. 33.4 Definition von Symptomveränderungen

Ansprechen (Response)	Reduzierung der depressiven Symptomatik in einschlägigen Skalen um 50 % des Ausgangswertes zu Behandlungsbeginn
Remission	Vollständige Wiederherstellung des ursprünglichen Funktionszustandes oder ein weitgehend symptomfreier Zustand nach der Akuttherapie
Rückfall (Relapse)	Wiederauftreten einer depressiven Episode während der Erhaltungstherapie
Vollständige Genesung	Symptomfreie Zeit für ca. 6 Mon. nach Remission
Rezidiv	Wiederauftreten einer depressiven Episode nach vollständiger Genesung

[1] Aus: S3-Leitlinie/Nationale Versorgungsleitlinie „Unipolare Depression" (2015), www.awmf.org/leitlinien/detail/ll/nvl-005.html

Grundsätzlich sollte bei jeder depressiven Episode die Entscheidung getroffen werden, ob stationär therapiert werden muss. Einbeziehen anderer Berufsgruppen (psychologische Psychotherapeuten oder Fachärzte für psychosomatische Medizin).

Akutmaßnahmen Pflege:

- Ruhiges, abwartendes Auftreten
- Verhalten der Person immer ernst nehmen, keine Bagatellisierung
- Stets Selbstgefährdung und Suizidalität mitberücksichtigen
- „Notfallplan" im Team abklären
- Eindeutig und verbindlich auftreten (Modellcharakter)
- Positive Äußerungen der Patienten aufnehmen und verstärken
- Keine eigene positive Anmerkung, zumindest nicht ungefragt
- Pendelmethode: zu einem anderen Inhalt kommen, anderes zwischenschalten
- Auf positive Erlebnisse fokussieren: was hat gestern geholfen …
- Medikamentenmanagement, Notfall- oder Bedarfsmedikation klären

Medikamentöse Therapie

Eine medikamentöse Therapie sollte den schweren Verlaufsformen vorbehalten bleiben. Leichte und mittlere Verlaufsformen werden besser mit Psychotherapie (oder Watchful Waiting) behandelt.
Antidepressiva bei mittelschweren und schweren Episoden sind grundsätzlich wirksam. Remissionsraten sind vergleichbar denen bei jüngeren Erwachsenen. Die Remissionsraten liegen bei etwa 30(–50 %), wobei die angegebenen NNT etwa 6 betragen. Die Wirksamkeit einer antidepressiven Therapie nimmt mit steigendem Alter ab.
Die Wirkstoffgruppe der ersten Wahl bei älteren Patienten sind die SSRI (Citalopram, Escitalopram, Paroxetin, Sertralin). Weiterbehandlung nach Remission > 12 Monate. Bei Ausbleiben einer Remission sollte immer besondere Sorgfalt auf die Evaluation der Adhärenz gelegt werden.

Nichtmedikamentöse Therapie

Bei Patienten mit milder oder mittelschwerer Depression ist eine Psychotherapie die Therapieform der ersten Wahl. Die Effektgrößen und Ansprechraten von Psychotherapien sind recht gut. Eine Behandlung der Depression sollte am besten in ein multiprofessionelles Team eingebunden sein, wobei im Einzelfall geklärt werden muss, ob eine spezifische Psychotherapie erforderlich ist, ob das Versorgungssetting (Familie etc.) angemessen ist, ob eine Einnahme der Medikation gewährleistet ist etc.

33.3.4 Verlauf und Prognose

Es gibt keine direkten Vergleichsstudien zwischen jüngeren und älteren Patienten, aber es scheint, dass Remissionsraten vergleichbar sind, während Rezidive bei älteren Patienten häufiger sind. Zahlreiche alte Menschen mit Depression erhalten oftmals gar keine medikamentöse Therapie, keine ausreichenden Dosierungen oder die Therapiedauer ist zu kurz.
Die Gabe von Antidepressiva kann somatische Erkrankungen verschlechtern, z. B. Diabetes oder Hypertonie. Sie kann auch die kognitiven Funktionen verschlechtern. Falls kognitive Störungen durch die Depression bedingt waren, können sie sich auf der anderen Seite auch durch eine effektive antidepressive Behandlung bessern.

33

Antidepressiva-Entzugssyndrom

Das Absetzen von Antidepressiva nach Gabe > 1 Mon. kann sich schwierig gestalten. Etwa 20 % der Patienten entwickeln klinische Symptome. Die Symptome des sog. Antidepressant Discontinuation Syndrome werden durch das Akronym **FINISH** zusammengefasst:
- **F**lu-like symptoms (Lethargie, Müdigkeit, Kopfschmerzen, Ganzkörperschmerz, Schwitzen)
- **I**nsomnia (Schlaflosigkeit, teilweise auch Albträume)
- **N**ausea (Übelkeit, ggf. Erbrechen)
- **I**mbalance (Schwindel, Benommenheit)
- **S**ensory Disturbances (Kribbeln, Ameisenlaufen, Parästhesien)
- **H**yperarousal (Ängstlichkeit, Reizbarkeit, Agitation, Aggression, Manie)

Die Symptomatik wird häufig nicht erkannt oder als Rückfall gewertet. Die Symptome des Rückfalls der Depression oder der Angststörung treten jedoch langsamer auf als die Entzugssymptome, die sich meist innerhalb weniger Tage entwickeln.

Prognose: Günstige prognostische Faktoren nach Major Depression (MDE) sind:
- Eher leichte Episoden, später Onset
- Komplette Remission zwischen Episoden
- Stabile soziale und familiäre Bindungen
- Gute soziale Anpassung in den 5 J. vor erster MDE
- Keine Komorbiditäten, keine Persönlichkeitsstörung

Schlechte prognostische Faktoren nach MDE sind:
- Schwere und langdauernde Episode
- Psychotische Merkmale
- Geringes Niveau der prämorbiden sozialen Anpassung
- Komorbiditäten mit Substanzmissbrauch oder Angststörungen
- Bei Männern größeres Risiko für chronischen Verlauf

33.4 Demenz

33.4.1 Grundlagen

Definition

Zur Definition einer Demenz gehören:
- Störungen des Gedächtnisses (Aufnahme und Wiedergabe neuerer Informationen, Verlust früher erlernter und vertrauter Inhalte)
- Störungen des Denkvermögens (vernünftiges Urteilen, Informationsverarbeitung, Ideenfluss)
- Störungen der emotionalen Kontrolle (Störung des Sozialverhaltens, Störung der Motivation)
- Deutliche Beeinträchtigung der Selbstständigkeit im Alltag
- Dauer der Symptomatik > 6 Mon.
- Ausschluss eines Delirs als alleiniger Ursache der Hirnleistungsstörung

Klassifikation

Stadieneinteilung:
- Frühes Stadium (Verlust der Berufsfähigkeit, Schwierigkeiten bei komplexen Alltagsaktivitäten, in den ATL noch selbstständig)
- Mittleres Stadium selbstständige Lebensführung reduziert, Hilfebedarf in den ATL)
- Spätes Stadium (Hilfebedarf in allen ATL, Inkontinenz, Immobilität, Mutismus, Dysphagie, Gewichtsverlust)

Einteilung nach Schweregrad: ▶ Tab. 33.5

Einteilung nach der Ursache: Alzheimer-Typ: 30–60 %, vaskuläre Demenz 15–30 %, frontotemporale Demenz 10–15 %; Mischformen: > 10 %; Parkinson-Demenz oder Lewy-Körperchen-Demenz 5–10 %; sonstige Demenzformen 5–10 %

Pathogenese

Demenz vom Alzheimer-Typ: neurodegenerative Erkrankung mit Ablagerung von β-Amyloiden im Zellzwischenraum im ZNS (Plaques) und intrazelluläre Neurofibrillenbündel bestehend aus Tau-Proteinen, Hirnatrophie durch Absterben der Neuronen, verminderte cholinerge Neurotransmission.

Lewy-Körperchen-Demenz: eosinophile intrazytoplasmatische neuronale Einschlusskörper. Das Vorhandensein von Lewy-Körperchen führt zu einem ausgeprägten cholinergen Defizit.

Tab. 33.5 Schweregrade der Demenz

Schweregrad	Kognition	Lebensführung	Störungen von Antrieb und Affekt	MMSE-Score (max. 30)
Leicht	Komplizierte tägliche Aufgaben oder Freizeitbeschäftigungen können nicht (mehr) ausgeführt werden	Die selbstständige Lebensführung ist zwar eingeschränkt, ein unabhängiges Leben ist aber noch möglich	Aspontaneität Depression Antriebsmangel Reizbarkeit Stimmungslabilität	<23–24
Mittel	Nur einfache Tätigkeiten werden beibehalten; andere werden nicht mehr vollständig oder angemessen ausgeführt	Ein unabhängiges Leben ist nicht mehr möglich; Patient ist auf fremde Hilfe angewiesen, eine selbstständige Lebensführung ist aber noch teilweise möglich	Unruhe Wutausbrüche Aggressive Verhaltensweisen	<20
Schwer	Es können keine Gedankengänge mehr nachvollziehbar kommuniziert werden	Die selbstständige Lebensführung ist gänzlich aufgehoben	Unruhe Nesteln Schreien Gestörter Tag-Nacht-Rhythmus	<10

Nach: Kurz 2002

33

Risikofaktoren

Als **nicht modifizierbare RF** gelten: hohes Alter, weibliches Geschlecht, eine positive Familienanamnese sowie das Vorhandensein von ApoE ε4-Allelen.
Als **modifizierbare RF** gelten: Diabetes mellitus und Insulinresistenz, Adipositas, metabolisches Syndrom, Hypertonie, Hypercholesterinämie, zerebrovaskuläre Erkrankungen, KHK, Depression, psychischer und physischer Stress, traumatische Hirnschädigung, Schlafapnoe-Syndrom, Rauchen, schädlicher Alkoholgebrauch, chronische Nierenerkrankungen und sitzender Lebensstil.
Als **mögliche protektive Faktoren** gelten: kognitive Reserven, mentale Aktivität, hoher Bildungsgrad, lebenslanges Lernen, kognitiv fordernde Freizeitaktivitäten, körperliche Aktivität, soziales Engagement, Achtsamkeit (Mindfulness), Optimismus, zweckerfülltes Leben und gesunde Ernährung.

33.4.2 Epidemiologie

In Deutschland leben ca. 1,6 Mio. Menschen mit Demenz. Pro Jahr treten etwa 300 000 Neuerkrankungen auf. Im Jahre 2050 wird es in Deutschland etwa 3 Mio. Demenzkranke geben. Die Prävalenz in den verschiedenen Altersgruppen beträgt etwa:

- 65–69 J. = 1,6 %
- 70–74 J. = 3,5 %
- 75–79 J. = 7,3 %
- 80–84 J. = 15,6 %

- 85–89 J. = 26,1 %
- > 90 J. = 41 %

Frauen haben in jeder Altersgruppe höhere Prävalenzraten als Männer.

33.4.3 Diagnostik

Anamnese und Untersuchung

Der Diagnostik der Demenzform kommt eine große Bedeutung zu, da es je nach Genese behandelbare Ursachen gibt. Etwa 9 % der Demenzpatienten haben eine behandelbare Grundkrankheit.

- Eigen- und Fremdanamnese
- Arzneimittelanamnese (auch Substanzmissbrauch eruieren)
- Komplette körperliche Untersuchung

Bereits bei der Anamnese erhält man Hinweise zur Unterscheidung zwischen der Demenz vom Alzheimer-Typ und der vaskulären Demenz.

Demenz vom Alzheimer-Typ: allmählicher, schleichender Verlauf; Konzentrationsstörungen und rasche Erschöpfbarkeit; sozialer Rückzug, Interesselosigkeit, Depressivität, Antriebsarmut, diffuse Ängste; sprachliche Schwierigkeiten; z. T. Störungen der räumlichen Wahrnehmung und der visokonstruktiven Kompetenz; Fehlhandlungen im ATL-Bereich; im späteren Krankheitsverlauf Verhaltensstörungen.

Vaskuläre Demenz: Beginn meist subakut; fluktuierender oder schubförmiger Verlauf; fokalneurologische Zeichen, Gangstörungen mit Stürzen können vorhanden sein. Anamnestisch, klinisch oder radiologisch wird eine zerebrovaskuläre Erkrankung nachgewiesen. Zeitlicher Zusammenhang zwischen den demenziellen Symptomen und der zerebrovaskulären Erkrankung vorhanden.

Mischform: kein direkter Zusammenhang zwischen dem Schweregrad der vaskulären Schädigung und der Demenz.

Lewy-Körperchen-Demenz umfasst ein parkinsonoides Krankheitsbild, fluktuierende kognitive Defizite, optische Halluzinationen, wiederholte Stürze oder Synkopen sowie häufig eine Neuroleptika-Überempfindlichkeit.

Assessments

Praktikable Instrumente für kognitives Screening:

- Mini Mental State Examination (MMSE)
- 3MS: 10–15 min, testet Gedächtnis, Orientierung und Aufmerksamkeit
- Short Portable Mental Status: 3–5 min

Labor und apparative Untersuchung:

- Labordiagnostik (Blut, evtl. Liquor)
- EKG
- CT/MRT

Differenzialdiagnose

Einige der differenzialdiagnostisch infrage kommenden Erkrankungen als Ursachen einer demenziellen Entwicklung stellen behandelbare Grunderkrankungen dar:

- Vitamin-B_{12}-Mangel, andere Vitamin-Mangelzustände (Vitamin B_6, Folsäure)
- Depression (Pseudodemenz)
- Intoxikationen (Arzneimittel, Schwermetalle, Alkohol)
- Endokrinopathien (Schilddrüsenerkrankungen, v. a. Hypothyreose, Nebenschilddrüsenerkrankungen)
- Normaldruckhydrozephalus (NPH)

- Enzephalitiden (bakteriell oder viral), chron. Infektionskrankheiten (z. B. HIV, CMV, Borreliose)
- Chronisches Erschöpfungssyndrom/myalgische Enzephalomyelitis (CFS/ME)
- Metabolische Enzephalopathien wie chronische Leber- und Nierenerkrankungen, Hyper- und Hypoglykämien, Sauerstoffmangelzustände
- Anämien, Hyperlipoproteinämien
- Elektrolytverschiebungen
- Hirntumore, Hydrozephalus, Z. n. Schädel-Hirn-Tumor
- Arzneimittel (v. a. Anticholinergika, Benzodiazepine, Thiazide, Schleifendiuretika, Antidepressiva wie SSRI und SRNI, Steroide, Digoxin
- Seltene auslösende Ursachen wie Kohlenmonoxid, Quecksilber, Blei, Perchlorethylen; Polyzythämie, multiples Myelom, Spätformen der Leukodystrophie
- Minderbegabung (genetische Syndrome), frühkindliche Hirnschädigung

DD Abgrenzung Delir/Demenz: ▶ Tab. 33.2.

Normaldruckhydrozephalus (NPH)

Bei zahlreichen Demenzpatienten finden sich in der Bildgebung potenziell behandelbare nichtneurodegenerative und nichtvaskuläre Ursachen der kognitiven Störung, darunter der Normaldruckhydrozephalus (NPH). Er ist durch die klassische Trias aus **Demenz, Inkontinenz und Gangstörungen** gekennzeichnet. Der NPH wird unterdiagnostiziert und deshalb häufig nicht behandelt.

33.4.4 Therapie

Ziele und multimodales Konzept

Ziele einer Demenztherapie sind Verbesserung bzw. Stabilisierung der kognitiven Leistungsfähigkeit durch kognitive und körperliche Aktivierung; Erhalt der Selbstständigkeit und der Alltagskompetenz; Therapieerfolg besteht, wenn Progredienz verlangsamt wird. Vermeidung von Pflegebedürftigkeit bzw. Pflegeerleichterung; Stabilisierung bzw. Verbesserung von Verhaltensstörungen.

Bestandteile des Therapiekonzeptes sind:

- Pharmakotherapie
- Nichtmedikamentöse Therapieansätze
- Einbeziehung von Angehörigen und Betreuern
- Psychosoziale Hilfen und zulassendes Umfeld

Medikamentöse Therapie

Die Möglichkeiten einer Pharmakotherapie erstrecken sich auf 3 Bereiche:

1. Internistische Basistherapie
2. Antidementive Therapie mit einer als wirksam erwiesenen Substanz (aus der Gruppe der Acetylcholinesterase-Inhibitoren oder Glutamat-Antagonisten)
3. Psychopharmakologische Therapie von Begleit-/Verhaltensstörungen (z. B. mit atypischen Neuroleptika oder mit Antidepressiva, ggf. auch mit Sedativa)

Antidementiva sind Substanzen, die auf das ZNS wirken und dort insbesondere höhere Hirnfunktionen verbessern sollen. Sie sind v. a. in frühen Phasen der Erkrankung indiziert. Ihr Einsatz sollte durch richtige und rechtzeitige Indikationsstellung nicht verpasst werden. In Pflegeheimen werden meist nur etwa 10 % der Bewohner antidementiv behandelt, obwohl ein größerer Anteil eine Indikation hat. Es handelt um eine symptomatische Therapie, kausale Therapien existieren nicht.

Blickpunkt Medizin

Acetylcholinesterase-Inhibitoren

- **Donepezil:** Gabe zur Nacht, Dosiserhöhung frühestens nach 4 Wo.
- **Galantamin ret.:** Gabe mit dem Frühstück, Dosiserhöhung auf 16 mg frühestens nach 4 Wo., auf 24 mg nach weiteren 4 Wo.
- **Rivastigmin Kps.:** Gabe 2 ×/d mit den Mahlzeiten, Dosiserhöhung frühestens nach 2 Wo., weitere Dosiserhöhungen frühestens nach weiteren 2 Wo.; bei Unterbrechung der Gabe länger als einige Tage Eindosierung wie Neubeginn
- **Rivastigmin Pflaster:** Beginn mit 4,6 mg/d, nach 4 Wo. Erhöhung auf 9,5 mg; falls klinische Progression, kann nach 6 Mon. auf 13,3 mg erhöht werden

UAW der AChE-Inhibitoren: Übelkeit, Erbrechen und Durchfall, Gewichtsverlust, Benommenheit, Kopfschmerzen, Schwindel, Halluzinationen, Bradykardie, Synkopen, Muskelkrämpfe, Senkung der Krampfschwelle, anticholinerge Wirkungen (Verwirrtheit, Verschlechterung der geistigen Leistungsfähigkeit, Harnverhalt, Erhöhung des Augeninnendrucks).

KI gegen AChE-Inhibitoren: Diese ergeben sich v. a. aus den anticholinergen Wirkungen wie Herzrhythmusstörungen, Blasenentleerungsstörungen, Glaukom; schwere kardiale Erkrankungen.

Bewertung: AChE-Inhibitoren verbessern bzw. stabilisieren v. a. den ATL-Bereich und den klinischen Gesamteindruck, weniger die spezifische Kognition. Entlastung aller Akteure. Das Voranschreiten des kognitiven Abbaus kann für etwa 6 Mon. verzögert werden; Heimeinweisungen können für bis zu 2 J. verzögert werden.

Memantin

Memantin ist ein NMDA-Antagonist, der die glutamaterge Neurotransmission durch Blockade des NMDA-Rezeptors moduliert. Es ist im Gegensatz zu den AChE-Inhibitoren auch für die Behandlung der mittelschweren bis schweren Demenz vom Alzheimer-Typ zugelassen.

Dosierung: initial 5 mg/d, wöchentliche Steigerung um 5 mg (dann Dosierung 2 ×/d), max. Tagesdosis 20–30 mg (Dosisanpassung bei NI).

UAW: Schlafstörungen, motorische Unruhe, Schwindel, Kopfdruck, erhöhte Krampfbereitschaft.

KI: schwere Verwirrtheitszustände, Epilepsie, schwere Nierenfunktionsstörungen.

Obsolete und unwirksame Antidementiva

Noch immer werden zahlreiche Wirkstoffe als Antidementiva verwendet, für die kein überzeugender Wirksamkeitsnachweis vorliegt. Dazu gehören z. B. Gingko-Präparate, Nicergolin und Piracetam, Statine, Antioxidanzien, Vitamine.

33

Vorgehen bei der antidementiven Behandlung

Wichtig für eine gute Adhärenz ist eine langsame Dosissteigerung der AChE-Inhibitoren zu Beginn, da so eine bessere Verträglichkeit erzielt werden kann. In der Regel wird die max. verträgliche Dosis angestrebt. Der Behandlungsversuch sollte mind. 6 Mon. betragen. Bei Verbesserung des Gesamtzustands oder bei Gleichstand soll die Therapie fortgesetzt werden. Eine langsame Verschlechterung des Gesamtzustands des Patienten etwa 9 Mon. bis 1,5 J. nach Therapiebeginn spricht nicht gegen eine Wirksamkeit.

Bei Nichtansprechen nach 6 Mon. und ausreichender Dosierung kann ein Wechsel auf einen anderen AChE-Inhibitor oder ein Wechsel auf Memantin erwogen werden. Die gleichzeitige Gabe von AChE-Inhibitoren und Memantin bringt keine Vorteile im Vergleich zu den Monosubstanzen. Beurteilung des Therapieverlaufs durch Bezugspersonen.

Maßnahmen in der Pflege

- Medikamentenmanagement, Notfall- oder Bedarfsmedikation klären
- Validierendes Pflegeverhalten (Beziehungspflege)
- Keine kognitiven Korrekturen vornehmen
- Orientierendes Umfeld schaffen
- Positive Erlebniswelt herstellen
- Positive Äußerungen der Patienten aufnehmen und verstärken
- Vorlieben, Interessen, Lieblingsspeisen und Getränke erfassen
- Reizüberflutung (Dauerbeschallung; Hektik) vermeiden
- Intensive Verhaltensbeobachtung zum Therapieverlauf
- Interprofessioneller Austausch, eindeutige Dokumentation
- „Notfallplan" im Team abklären
- Eindeutig und verbindlich auftreten (Modellcharakter)

Merke

Falls bei bekannter Demenz eine Neuroleptika-Überempfindlichkeit festgestellt wird, ist dies immer ein diagnostischer Hinweis auf eine Lewy-Körperchen-Demenz.

33.4.5 Therapie von Verhaltensauffälligkeiten

Erkrankungsbedingte Verhaltensstörungen (Behavioral and Psychological Symptoms of Dementia, BPSD) treten bei bis zu 80 % der Demenzpatienten auf. Hautmerkmale: Unruhe, Aggressivität, gestörter Schlaf-Wach-Rhythmus, Bewegungsdrang oder akustische Störungen (Rufen, Lautieren); Störungen reduzieren Lebensqualität des Patienten; Belastung für Angehörige und Pflegepersonen; häufigster Grund für Umzug in Pflegeeinrichtung.

Herausforderndes Verhalten:

- Lassen sich Ursachen oder Trigger ausmachen?
- Kontrolle von Harn- und Stuhlproblemen, Schmerzen
- Medikamentenwirkung bedenken (paradox)
- Umgebungsfaktoren: Lärm, Unruhe, Raumtemperatur

Vorgehen:

- Wer hat positiven Zugang zum Patienten?
- Gibt es Erfahrung, wie das Verhalten beeinflusst werden kann?
- Wie reagieren Mitpatienten (Unterstützung anbieten)?
- Mitpatienten ernst nehmen; keine Krankheitserklärungen abgeben

Neuroleptika

Die Verordnung von Neuroleptika erfolgt bei etwa einem Drittel aller Demenzpatienten. Die Verordnungsprävalenz zeigt eine klare Abhängigkeit sowohl vom Alter als auch vom Pflegegrad und ist häufig unabhängig von der genauen psychopathologischen Diagnose.

Neuroleptika werden meist mit dem Ziel verordnet, störendes („herausforderndes") Verhalten günstig zu beeinflussen. Dabei sind die ungünstigen Wirkungen von Neuroleptika seit Langem bekannt. Ihre Verordnung bedarf einer strengen Indikation (▶ Tab. 33.6).

Tab. 33.6 Differenzielle Wirksamkeit verschiedener Wirkstoffgruppen bei demenzbedingten Verhaltensstörungen

Symptom	Antidementiva	Neuroleptika	Antikonvulsiva	Antidepressiva
Halluzinationen, Wahn	+	+	–	–
Unruhe	+	+	+	+
Schlafstörungen	–	+	–	+
Depressive Verstimmungen	+	–	–	+

+ günstige Wirkung; – neutral oder keine günstige Wirkung

33.4.6 Nichtmedikamentöse Therapie

Pflege

- Validation, basale Stimulation, Aromatherapie
- Stimulierende Musik, Gerüche
- Realitäts-Orientierungs-Hilfen
- Selbst-Erhaltungs-Therapie (Romero)
- Beschäftigungsangebote
- Ess- und Trinkstrategien

33.4.7 Verlauf und Prognose

Selbst wenn eine behandelbare Ursache einer Demenz zugrunde liegt, kann der Erkrankungsverlauf auch bei erfolgreicher Therapie der Grundkrankheit häufig nicht erfolgreich beeinflusst werden.

33.5 Schlaganfall

Schlaganfälle des höheren Lebensalters führen am häufigsten in die Invalidität oder zum Tod. Das vorliegende Kapitel konzentriert sich auf die Behandlung von Patienten mit Z. n. Schlaganfall.

33.5.1 Grundlagen

Definition

Der Schlaganfall (Apoplex) ist ein primär klinisch definiertes Syndrom eines fokal-neurologischen Defizits vaskulärer Ursache, das plötzlich einsetzt.

Einteilung und Pathogenese

Die Ursachen können grob in ca. 80 % ischämische (einschl. TIA) und ca. 20 % hämorrhagische Ereignisse eingeteilt werden.

Etwa 20 % der Schlaganfälle sind embolische Hirninfarkte (arterio-arterielle Embolien aufgrund atherosklerotischer Makroangiopathie oder Dissektion) oder aufgrund kardialer oder paradoxer Embolien; etwa 65 % sind durch lokale Thrombosen verursacht (atherosklerotische Makroangiopathie ca. 31 % bzw. Mikroangiopathie ca. 31 %). Als seltene Ursachen kommen Vaskulitiden, Gefäßspasmen, Polyzythämien, Leukämien, Thrombophilien etc. infrage. Eine ungeklärte Ätiologie oder auch konkurrierende Ursachen finden sich in etwa 15 % der Fälle.

33.5.2 Epidemiologie

Von erstmaligem Schlaganfall betroffen sind in Deutschland etwa 200 000 Menschen pro Jahr und > 50 000 erleiden einen Reinfarkt. Die Lifetime-Inzidenz des Schlaganfalls beträgt etwa 20 %, d.h. jeder fünfte Mensch bekommt im Laufe seines Lebens mindestens einen Schlaganfall.
Schlaganfall ist eine Erkrankung des höheren Lebensalters. Die jährlichen Inzidenzraten betragen etwa
- 55–64 J. = 2 %,
- 65–74 J. = 5 %,
- 75–84 J. = 12,2 % und
- ≥ 85 J. = 21,2 %.

Die Akutmortalität eines Schlaganfalls beträgt etwa 20 %. Etwa 33 % der Patienten mit Schlaganfall ist innerhalb eines Jahres nach dem Ereignis verstorben.
Von den Überlebenden bleiben etwa 66 % dauerhaft behindert. Etwa 15 % erleiden innerhalb des ersten Jahres einen zweiten Schlaganfall, der dann eine erheblich höhere Mortalität hat. Das weitere Mortalitätsrisiko beträgt etwa 9 %/J.

33.5.3 Diagnostik

Akutdiagnostik

Die **Symptomatik** eines Schlaganfalls wird durch die Lokalisation des Gefäßverschlusses bzw. der Blutung bestimmt. Die führenden Symptome sind motorische und/oder sensible Halbseitensymptome, Sprachstörungen und Gesichtsfeldausfälle (siehe Lehrbücher der Neurologie).

Merke

FAST-Test (Face, Arms, Speech): Untersuchung auf faziale Parese, Armhalteversuch und Sprachstörung; ein positiver Befund gibt Hinweis auf Schlaganfall; sind alle Symptome negativ, erfolgen vier weitere Untersuchungen: Untersuchung auf Blickparese, Visusstörung, Beinparese und Hemihypästhesie.

Blickpunkt Medizin

Acetylcholinesterase-Inhibitoren

Schlaganfallsyndrome nach vaskulärem Versorgungsgebiet:
- A. cerebri media: brachifaziale Parese (links mit Aphasie, Apraxie; rechts möglicher Neglect)
- A. cerebri anterior: beinbetonte Hemiparese (links mit Aphasie, Antriebsstörung, Verwirrtheit)
- A. cerebri posterior: Gesichtsfeldstörung, Gedächtnisstörung
- A. choroides anterior: Hemiparese, Sprechstörung

- A. cerebelli superior: ipsilaterale Extremitätenataxie

Besteht eine **orale Antikoagulation?** Welches Präparat, welche Dosierung, Zeitpunkt der letzten Einnahme? Besteht eine Thrombozytenaggregationshemmung? → Dokumentation und Weitergabe der Information an den Rettungsdienst.

Möglichst präzise Dokumentation des Symptombeginns zur Klärung, ob eine Lyse infrage kommt. Es gilt der Grundsatz „Time is brain", um den Infarktkern möglichst klein zu halten und das Risikogewebe (Penumbra) möglichst frühzeitig wieder zu durchbluten. Das Zeitfenster für eine i. v. Lyse beträgt i. d. R. 4,5 h ab Symptombeginn, bei V. a. Basilaristhrombose oder in anderen Einzelfällen auch länger.

Nach der Erstdiagnostik erfolgt der möglichst umgehende Transport des Patienten zu einer **Stroke Unit** (wenn verfügbar, Ruf einer mobilen SU). In Deutschland stehen > 260 SU zur Verfügung. SU führen eine standardisierte, zertifizierte Akuttherapie auf hohem evidenzbasiertem Niveau durch (Schlaganfall-Komplextherapie, 24–72 h oder > 72 h).

Aufnahmekriterien für SU (mind. 1 muss erfüllt sein):

- Schlaganfall oder TIA < 72 h
- Zeitunabhängige Faktoren:
  - Schwerer Schlaganfall oder Bewusstseinsstörung
  - Zeichen eines Hirnstamm- oder Kleinhirninfarkts
  - Instabile, fluktuierende oder progrediente Symptome
  - Risikoindikator für weitere Verschlechterung
  - Signifikante Beeinträchtigung der zerebralen Hämodynamik
  - Überwachungspflichtige oder instabile Vitalparameter

Die sich an die SU anschließende Behandlung sollte im Falle von geriatrischen Patienten mit geriatrischen Fachärzten abgestimmt werden. Eine geriatrisch-frührehabilitative Komplextherapie kommt bei zahlreichen Patienten in Betracht.

33

33.5.4 Therapie

Akuttherapie

Blickpunkt Medizin

Erstversorgung: O_2-Gabe, **Cave:** kein Heparin oder ASS vor bildgebender Diagnostik.

Entscheidende Frage: ischämischer oder hämorrhagischer Schlaganfall? Ischämische Schlaganfälle werden mit einer intravenös oder intraarteriell gegebenen Fibrinolyse (Gewebsplasminogenaktivator rtPA, 0,9 mg/kg KG aktiviert die Umwandlung von Plasminogen und Plasmin) behandelt. Dafür ist eine möglichst zeitnahe zerebrale Bildgebung (meist cCT, ggf. MRT) erforderlich. **Cave:** Ein hämorrhagischer Schlaganfall ist eine Kontraindikation.

Rehabilitation

Die Rehabilitation beginnt bereits im Akutkrankenhaus. Die nachfolgende Rehabilitation erfolgt nach funktioneller Einschätzung (Frühreha Phase B bei Barthel-Index < 30, weiterführende Reha Phase C bei Barthel 30–65, medizinische oder neurologische Reha Phase D bei Barthel > 65). Weitere Kriterien für die Art

der Reha sind die Schwere des Schlaganfalls, das Alter, das Ausmaß der Multimorbidität und das Funktionsniveau vor dem Ereignis. Auch Patientenwünsche spielen eine Rolle für die weiterführende Behandlung.
Etwa ⅓ der Schlaganfallpatienten erhalten eine Frühreha. Alternativen dazu sind eine neurologische Reha, eine ambulante Reha oder die Entlassung nach Hause. Die Grenze für eine ambulante Reha oder Entlassung nach Hause ist ein Barthel-Index von etwa 75–85.

Frühreha-Index (FRI):
- Intensivmedizinisch überwachungspflichtiger Zustand: – 50 Punkte
- Absaugpflichtiges Tracheostoma: – 50 Punkte
- Intermittierende Beatmung: – 50 Punkte
- Beaufsichtigungspflichtige Orientierungsstörung (Verwirrtheit): – 50 Punkte
- Beaufsichtigungspflichtige Verhaltensstörung (mit Eigen- u./o. Fremdgefährdung): – 50 Punkte
- Schwere Verständigungsstörung: – 25 Punkte
- Beaufsichtigungspflichtige Schluckstörung: – 50 Punkte

Basismaßnahmen nach klinischer Stabilisierung (z. B. in der Akutgeriatrie)

Pflege
- Aktivierend-rehabilitative Pflege
- Unterstützung in den ATL
- Versorgungskonzept: Aktivitas Pflege®, Bobath
- Hausinterne Handlungsanweisung
- Ess- und Trinkstrategien (Absprache Logopädie)
- Mobilisation nach Absprache (Medizin/Physiotherapie) (▶ Abb. 33.1)
- Stabile Sitzposition herstellen, Extremitäten positionieren
- Prävention: Dekubitus, Pneumonie, Kontrakturen, Sturz
- Medikamentenmanagement

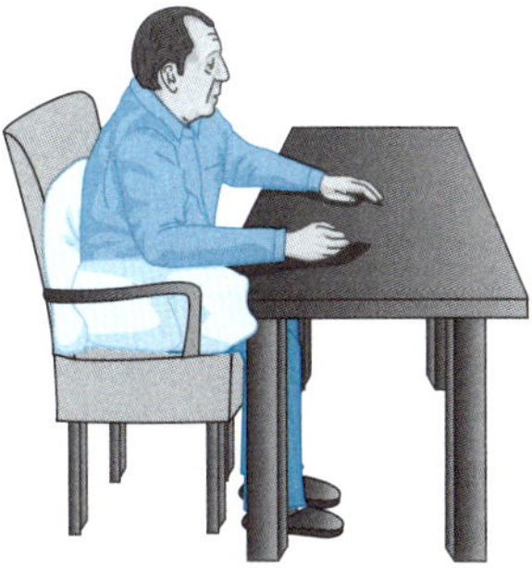

Abb. 33.1 Positionierung am Tisch nach Schlaganfall [L138]

Medizinische Maßnahmen zur Sekundärprophylaxe
Die wichtigsten Maßnahmen sind:
- Untersuchung, Dokumentation und Behandlung der kardiovaskulären Risikofaktoren (▶ Kap. 34), v. a.
  - Blutdruck: Die Normalisierung hypertoner RR-Werte senkt das Risiko für Reinfarkt um bis zu 40 %, insbesondere bei hämorrhagischen Schlaganfällen.
  - Lipide: LDL-Zielwerte < 100 bzw. 70 mg/dl mit Statinen. Therapiebeginn bei ischämischen Schlaganfällen frühzeitig, bei hämorrhagischen je nach Infarktgröße ≥ 4 Wo. oder später nach dem Ereignis.
  - Diabetes: Optimierung des BZ bzw. des HbA1c.
  - Rauchen erhöht das Schlaganfallrisiko um das 2- bis 3-Fache → umgehender Rauchverzicht
- Thrombozytenaggregationshemmung (ASS und Clopidogrel, sind gleichwertig; teilweise wird auch ASS + Dipyridamol in Kombination gegeben): Beginn der Therapie innerhalb 48 h nach ischämischem Ereignis, wenn keine KI (▶ Kap. 34.2.4)

33

- Orale Antikoagulation bei VHF, wenn keine KI (▶ Kap. 34.4)
- Ggf. gefäßinterventionelle Maßnahmen (z. B. Thrombendarteriektomie, ggf. Stenting oder OP): Beseitigung einer hochgradigen ACI-Stenose möglichst innerhalb 2 Wo. bis max. 3 Mon. nach dem Ereignis:
  - Bei symptomatischen Patienten mit Stenose > 50 %
  - Bei asymptomatischen Patienten mit Stenose > 70 % (bei diesen Patienten sollte die generelle Lebenserwartung bei > 5 J. liegen)
  - Tool zur Berechnung des Rezidivrisikos bei Karotisstenose: www.ndcn.ox.ac.uk/divisions/cpsd/carotid-stenosis-tool

Spezifische Aspekte der Post-Stroke-Rehabilitation

Wiederherstellung bzw. Verbesserung der folgenden Faktoren werden im multiprofessionellen geriatrischen Team angestrebt:

- Schlucken und Flüssigkeits-/Nahrungszufuhr
- Bewusstsein
- Stimmung und Antrieb
- Mobilität
- Arm- und Handfunktion

Blickpunkt Ergotherapie

Ergotherapeutische Maßnahmen in der Akutphase:

- ADL-Training
- Erhaltung/Verbesserung des aktiven und passiven Bewegungsausmaßes
- Training von Aufmerksamkeit, Gedächtnis, Konzentration, Praxie
- Erarbeitung von Awareness und Behandlung der Neglectsymptomatik (falls gegeben)
- Sensibilitätstraining und Training zur Verbesserung der Körperwahrnehmung
- Anleitung zum Handling der betroffenen Hand, evtl. Einsatz der betroffenen Hand als Hilfs-/Funktionshand
- Prophylaktische Maßnahmen wie z. B. Kontraktur-, Ödemprophylaxe
- Anleitung zum selbstständigen Transfer (falls möglich)
- Anleitung von Angehörigen und Pflegekräften
- Schienenversorgung, Hilfsmittelversorgung und -training sowie Wohnraumgestaltung

Rehabilitation der Mobilität

Blickpunkt Physiotherapie

Frühmobilisation

- Phase I: „Raus aus dem Bett", zunächst in den Rollstuhl, Anbahnung der Stehfähigkeit (Stehbett, Stehtisch); zunächst möglichst frühzeitiges Erreichen des freien Sitzes
- Phase II: Wiederherstellung der Gehfähigkeit (Lokomotionslabor mit Gangmaschinen)
- Phase III: Steigerung der Ganggeschwindigkeit, -ausdauer und -sicherheit (Laufband mit Gurtsicherung, teilweise mit Unterstützung des Körpergewichts)
- Phase IV: Gehen außerhalb der Wohnung einschl. Treppensteigen, ggf. Überwindung von Hindernissen

Merke

Beim Stehen (Stehtisch) befinden sich die Gelenke in der Neutral-Null-Stellung. Dies ist die beste Maßnahme gegen eine Verkürzung der Hüft- und Kniebeuger und der Plantarflexoren („Storchenbein"). Die resultierenden Muskelverkürzungen fördern spastikassoziierte muskelmechanische Veränderungen (Kontraktur durch Tonus-Steigerung) mit Komplikation Spitzfuß. Langfristig kommt es beim Stehversuch zu keinem ausreichenden Bodenkontakt mit dem betroffenen Bein und zu erhöhtem Sturzrisiko.

Eine weitere Komplikation, v.a. bei links hemiparetischen Patienten mit Neglect ist das **Pusher-Syndrom.** Der wahrnehmungsgestörte Patient drückt sich aktiv zur betroffenen Seite; auf eine Korrektur des Therapeuten antwortet er mit noch mehr „Push" zur betroffenen Seite. Die Ursache ist möglicherweise eine Störung der Wahrnehmung der Körpermitte und daher ein Zusammenhang mit einem Neglect (dieser Zusammenhang ist allerdings nicht gesichert).

Neglect: Der Neglect ist definiert als eine Einschränkung der Exploration des ipsiläsionalen Teils des Raums und des eigenen Körpers (Vernachlässigungssyndrom). Ein Neglect tritt überwiegend bei Läsionen der rechten Hemisphäre auf; Läsionen häufig im superioren Temporallappen oder in den Basalganglien oder im Thalamus. Der Neglect ist ein wichtiger Prädiktor für posturale Instabilität nach Schlaganfall (▶ Abb. 33.2).

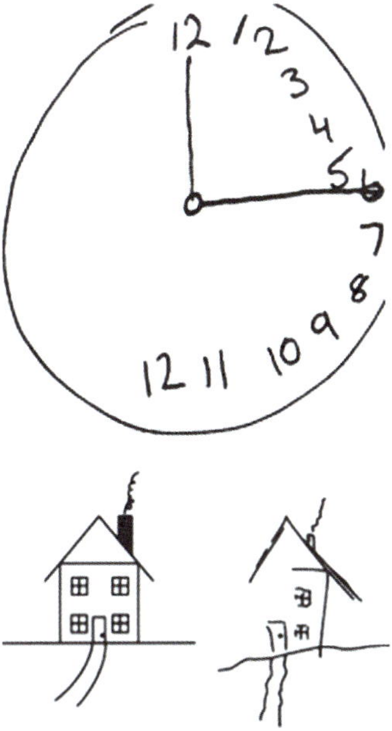

Abb. 33.2 Beispiele für Neglect: Uhrentest und Nachzeichnen [E1034]

Neglect: Pflegemaßnahmen

- Annäherung über die weniger betroffene Seite
- Bett entsprechend stellen und herrichten
- Spürinformationen geben (basale Stimulation)

Cave: Klingel, Telefon, Getränk erreichbar platzieren

Rehabilitation der oberen Extremität

Blickpunkt Physiotherapie

Rehabilitation der oberen Extremität: besonders wichtig, da sie auch bei langfristig bettlägerigen Patienten ein Mindestmaß an Selbstständigkeit gewährleistet.

Drei **typische Komplikationen** sollten vermieden bzw. gezielt therapiert werden:

1. **Hemiparetischer Schulterschmerz:** Die Ursachen sind sowohl die Hemiparese der Muskulatur des Schultergürtels als auch konsekutiv die Subluxation des Humeruskopfes und die beginnende Beugespastik der oberen Extremität.
2. **Geschwollene Hand:** multikausale Ursachen, Therapieversuch ggf. mit NSAR. Bezüglich Spiegeltherapie gibt es widersprüchliche Resultate.
3. **Spastisch geschlossene Faust:** neurogene und/oder muskuläre Ursachen (Parese der Hand- und Fingerstrecker). Patienten sollten instruiert werden, nicht so sehr die Fingerflexion, sondern eher die -extension zu üben.

33.5.5 Komplikationen und Folgeerkrankungen

Bei Z. n. Schlaganfall sind zahlreiche internistische, neurologische, psychiatrische und psychosoziale Komplikationen und Folgeerkrankungen zu erwarten, die bei den Patienten (meist höheren Lebensalters und überwiegend mit geriatrischen Komorbiditäten) individuell sorgfältig untersucht, dokumentiert und behandelt werden müssen.

Blickpunkt Medizin

Komplikationen und Folgen

Kardiale Komplikationen

- Akuter Myokardinfarkt, isolierte Troponinerhöhung oder EKG-Veränderungen, Tako-Tsubo-Kardiomyopathie, Herzrhythmusstörungen, Herzinsuffizienz, Hyper- oder Hypotonie
- Herzrhythmusstörungen
- Hypertonie
- Hypotonie (dringend vermeiden)

Pulmonale Komplikationen

- Bakterielle Pneumonien (immunologisch und Dysphagie-bedingt)
- Dysphagie: Schlaganfallbedingte Schluckstörungen werden häufig unterschätzt

Gastrointestinale Komplikationen

- GI-Blutungen: z. T. therapiebedingt
- Obstipation und Stuhlinkontinenz (Risiko der Chronifizierung)

Harnwegsinfekte und Urininkontinenz

- Manifestation zuvor bestehender urologischer Probleme
- Asymptomatische Blasenfunktionsstörungen

Zerebrale Blutungen und raumfordernde Infarkte

- Raumforderndes Hirnödem, das zu Hirnstammkompression oder Verschlusshydrozephalus führen kann (lebensbedrohlich!)

Schlaganfallrezidiv

- Nach einem Schlaganfall steigt das Risiko für einen neuen Schlaganfall (bis zu 15 % in den folgenden 4 Wo.).
- Ein Tool zur Berechnung des Rezidivrisikos findet sich unter www.ndcn.ox.ac.uk/divisions/cpsd/carotid-stenosis-tool.

Epileptische Anfälle

- Bei älteren Menschen ist Z. n. Schlaganfall die Hauptursache für Epilepsien.
- Das Risiko für epileptische Anfälle beträgt 5 %.

Thromboembolien und Gerinnungssystem

▶ Kap. 34.6.

Motorische Störungen und Spastizität

Motorische Störungen sind bei >70 % der Patienten die häufigsten akuten und chronischen Beeinträchtigungen nach Schlaganfall. Etwa die Hälfte der Patienten weist nach einem Jahr residuelle Paresen und etwa ein Drittel Spastizität auf. Pathophysiologisch liegt den Defiziten das „Syndrom des 1. Motoneurons" zugrunde. Klinisch findet sich am häufigsten eine spastische Halbseitensymptomatik mit Verlust der Feingeschicklichkeit in Abhängigkeit vom Läsionsort und dem zeitlichen Verlauf, währenddessen sich sekundär adaptive Symptome entwickeln können. Das Syndrom des 1. Motoneurons besteht aus **Minus-Symptomen** (z. B. Lähmungen) und **Plus-Symptomen** (z. B. Spastizität und Kloni), wobei die Plus-Symptome häufig eher das Ausmaß der Behinderung beeinflussen (▶ Tab. 33.7).

Tab. 33.7 Syndrom des 1. Motoneurons

Minus-Symptome	Plus-Symptome
Lähmungen	Spastizität (= geschwindigkeitsabhängige Tonuserhöhung)
Störung der Feingeschicklichkeit	Hyperreflexie, verbreiterte Reflexzonen
Verminderung der Sensibilität	Kloni
Gesteigerte Ermüdbarkeit	Pathologische Fremdreflexe
	Massenbewegungen
	Abnorme Haltungsmuster
	Synergistische und synkinetische Bewegungen

Nach: Young 1994

Lähmungen: Einteilung in Hirnnerven-, Mono-, Di-, Hemi-, Tetraparesen und gekreuzte Paresen (Hirnnervenparese und Hemiparese).
Spastizität: fokale, multifokale, segmentale, halbseitige, generalisierte Spastizität. Bestimmung des aktiven und passiven Bewegungsausmaßes anhand der Neutral-Null-Methode.
Häufige **spastische Haltungsmuster** nach Schlaganfall mit Hemiparese:

- Obere Extremität: Schulteradduktion und -innenrotation, Ellbogenbeugung und Pronation im Unterarm, Handgelenkbeugung, gefaustete Langfinger, Daumenbeugung
- Untere Extremität: Hüftbeugung und -adduktion, Rekurvation des Knies in der Standbeinphase, Steifigkeit des Knies in der Schwungbeinphase, Plantarflexion und Inversion im Sprunggelenk, Kleinzehenbeugung und Großzehenextension

Merke

Jede Lähmung soll so früh wie möglich behandelt werden; nicht jede Tonuserhöhung in jeder Lokalisation ist behandlungsbedürftig.

Pharmakologische Therapie:

Paresen: Für die pharmakologische Zusatztherapie bei Lähmungen gibt es keine überzeugenden Ansätze. Zahlreiche Wirkstoffe wirken sich eher negativ auf die Erholung der motorischen Funktionen aus, u. a. Benzodiazepine, Phenytoin, Barbiturate, zentral wirkende Antihypertensiva, Neuroleptika und andere anticholinerg wirkende Substanzen.

Spastik: Bei **umschriebener Spastizität** ist die Injektion von Botulinumtoxin Typ A die Therapie der Wahl.

Bei **generalisierter Spastizität** (alle Extremitäten oder beide Beine mit Rumpf) können systemisch wirkende Substanzen unter Beobachtung von Wirksamkeit und Verträglichkeit versucht werden.

- Baclofen: initial 3 × 5 mg, langsame Steigerung alle 3 d bis max. 3 × 25 mg (Tageshöchstdosis: 75 mg). Bei nächtlich einschießenden Spasmen Gabe von 10–20 mg zur Nacht. UAW: Albträume, Müdigkeit, Verwirrtheit, Hypotonie, Atemdepression, Krampfanfälle.
- Alternativ Tizanidin: initial 3 × 2 mg, wochenweise Erhöhung um 2–4 mg/d, Tagesdosen meist bei 3 × 4–3 × 8 mg (Tageshöchstdosis: 36 mg). UAW: Müdigkeit, Schwindel, Mundtrockenheit, Hypotonie, CYP1A2-Hemmung.
- Bei zu starker Müdigkeit unter den vorgenannten Wirkstoffen alternativ Tolperison: initial 3 × 50 mg, Steigerung bis max. 3 × 150 mg. UAW: Schwindel, Mundtrockenheit, Tachykardie.
- Eher obsolet ist Dantrolen: initial 2 × 25 mg, Steigerung wochenweise auf 4 × 25 mg, Tageshöchstdosis: 4 × 100 mg, allenfalls für kurze Zeit. UAW: Hepatotoxizität, schon bei geringen Dosierungen.
- Obsolet: Tetrazepam. UAW: schwere Hautreaktionen. Andere Benzodiazepine können in schweren Fällen („spastischer Sturm") zur Not auch akut i.v. gegeben werden.
- Keine Zulassung zur Spastikbehandlung: Gabapentin, Levodopa. Diskutiert wird die Gabe von Cannabinoiden.

Bei **schwerster generalisierter und multisegmentaler Spastizität** kann die intrathekale Gabe von Baclofen mittels Pumpe erwogen werden. Hohe Komplikationsrate, Notwendigkeit einer kompetenten Infrastruktur für die Versorgung. Bei zusätzlichen ausgeprägten Schmerzen kann dies mit der Gabe von Opiaten kombiniert werden.

Schmerzsyndrome

Als häufigste Schmerzarten werden Kopfschmerzen (gewertet als sekundäre Kopfschmerzen), Schulter-Arm-Schmerzen und andere Gelenkschmerzen beschrieben. Es ist sinnvoll, zwischen **zentral bedingten** und **peripheren** Schmerzen zu unterscheiden.

Ein **zentrales Schmerzsyndrom** wird bei etwa 10 % der Patienten nach Schlaganfall beobachtet. Das zentrale Schmerzsyndrom wird direkt durch die korrespondierende Läsion verursacht und ist als neuropathischer Schmerz zu bewerten.

Therapie: ▶ Kap. 23.1.

Depressionen und Angststörungen

Depressionen und Angststörungen nach Schlaganfall werden häufig nicht erkannt oder ignoriert und bleiben unbehandelt. Sie treten etwa bei jedem dritten Schlaganfallpatienten auf. Der Begriff **Post-Stroke Depression (PSD)** wird verwendet. Er berücksichtigt nicht, dass Depressionen bereits vor einem Schlaganfall bestanden haben können und sogar ein Risikofaktor für Schlaganfälle sind. Eine PSD erhöht Mortalität und Morbidität nach Schlaganfall.

Bisher ist kein gesicherter Zusammenhang zwischen spezifischen Läsionsorten und PSD bekannt. Es kommt jedoch häufiger bei Patienten mit vorbestehender Depression zu einer PSD. Eine PSD hat auch eine Assoziation mit der Schwere des Schlaganfalls, der funktionellen Beeinträchtigung, mit vorbestehenden kognitiven Defiziten und mit psychosozialen Faktoren.

Auch die Therapiemodalitäten sind vergleichbar den normalen Therapien bei Depression (▶ Kap. 33.3).

Kognitive Störungen und Demenz

Enge Assoziation zwischen vaskulär bedingten kognitiven Störungen und Schlaganfällen. Die kognitiven Einschränkungen reichen vom Mild Cognitive Impairment (MCI) bis hin zur voll ausgeprägten Demenz. Die kognitiven Einschränkungen können vorbestehen oder sie können sich im Sinne eines Defektsyndroms nach Schlaganfall manifestieren. Dabei ist zu beachten, dass häufig vor einem Schlaganfall eventuell bestehenden kognitiven Einschränkungen keine besondere Beachtung geschenkt wurde und ihr tatsächliches Ausmaß daher unterschätzt wird. Dies ist insbesondere bei zerebraler Mikroangiopathie der Fall.

Die diagnostischen Kriterien für demenzielle Entwicklungen sind identisch mit denen einer normalen Demenzdiagnostik (▶ Kap. 33.4.4).

Aphasien, Apraxien und Störungen der Exekutivfunktionen

Etwa die Hälfte der Patienten nach Schlaganfall leidet an neuropsychologischen Störungen wie Aphasie, Apraxie oder Störungen exekutiver Funktionen. Diese Störungen haben eine große Bedeutung für die Prognose in Bezug auf die funktionelle Selbstständigkeit. Sie sollten deshalb sorgfältig diagnostiziert und möglichst gut behandelt werden.

Gesichtsfelddefekte, zerebrale Sehstörungen und Störungen der Okulomotorik

Patienten nach Schlaganfall haben häufig komplexe Störungen der visuellen Wahrnehmung. Zerebrale Sehstörungen finden sich bei postchiasmatischen Läsionen (Posteriorinfarkten). Klinisch kommt es meist zu einem Verlust des Sehens im kontralateralen beidäugigen Gesichtsfeld. Je nach Gesichtsfelddefekt spricht man von Hemianopsien, Quadrantenanopsien und Skotomen.

Die für den Patienten relevanteste Beeinträchtigung ist die Störung des Lesens. Dafür ist eine intakte Makula erforderlich. Darüber hinaus besteht bei Gesichtsfeldstörungen meist eine Gangunsicherheit und Sturzgefahr, obgleich das plastische Gehirn, u. a. auch mit kompensatorischen Augenbewegungen, diese Defizite zu einem großen Teil ausgleichen kann.

Störungen des visuellen Erkennens bei weitgehendem Erhalt der basalen visuellen Leistungen werden als Agnosie bezeichnet. Die Agnosie ist meist Folge von diffusen oder größeren Läsionen visueller Areale.

Eine kortikale Blindheit beobachtet man nach ausgedehnten beidseitigen Posteriorinfarkten.

Untersuchung: Die Basis der klinischen Untersuchung ist die Fingerperimetrie (jedes Auge einzeln untersuchen). Eine augenärztliche Untersuchung (u. a. mit Goldmann-Perimetrie) kommt meist erst im weiteren Verlauf der Rehabilitation infrage.

Schwindel und Gleichgewichtsstörungen

Schwindel ist v. a. ein Leitsymptom bei Schlaganfällen im vertebrobasilären Stromgebiet.

Bei Z. n. Schlaganfall können komplexe Beschwerden mit Schwindelsymptomatik beobachtet werden, z. B. bei Läsionen in zentralvestibulären Strukturen. Kleinhirninfarkte können sich monosymptomatisch mit Schwindel und Gleichgewichtsstörungen manifestieren.

Diagnostik und Therapie: ▶ Kap. 29.

Schlafbezogene Atmungsstörungen

Schlafbezogene Atmungsstörungen (OSAS) werden häufig nach Schlaganfall identifiziert. Dabei ist zwischen zentralen Atmungsstörungen und obstruktiven Atmungsstörungen zu unterscheiden. OSAS können schwerwiegende Risikofaktoren für Schlaganfälle sein und können demzufolge bereits vor dem Schlaganfall bestanden haben.

Muskelverlust und Sarkopenie

Nach einem Schlaganfall kommt es in vielen Fällen zu einer katabolen Situation, die durch den Mobilitätsverlust und eine inflammatorische Situation (z. B. Infektionen, Dekubitus) und neuroendokrine Effekte (z. B. Lipolyse) verstärkt wird. Die prämorbide Ausgangslage hat eine prognostische Bedeutung, d.h. die Outcomes sind bei untergewichtigen Patienten (mit vorbestehender Malnutrition) schlechter als bei initial norm- oder leicht übergewichtigen Patienten (sog. **Adipositas-Paradoxon).** Dabei spielt die Genese der prämorbiden Malnutrition (z. B. COPD, chron. Nierenerkrankung, Tumorerkrankungen) eine untergeordnete Rolle.

Auch mittel- bis langfristig stellt der Erhalt der Muskelmasse eine wichtige Voraussetzung für eine erfolgreiche Rehabilitation dar. Der Verlust der Muskelmasse beginnt früh nach dem Ereignis und betrifft beide Extremitäten (▶ Kap. 27.5).

Links

AWMF. S3-Leitlinie Sekundärprophylaxe ischämischer Schlaganfall und transitorische ischämische Attacke (2015). www.awmf.org/leitlinien/leitlinien-suche.html (letzter Zugriff: 4. März 2020)

www.kompetenznetz-schlaganfall.de (letzter Zugriff: 4. März 2020)

33.6 Parkinson-Syndrome

33.6.1 Grundlagen

Parkinson-Syndrome (PS) sind klinisch definiert durch das Vorliegen von Akinesie bzw. Bradykinesie und einem der folgenden Kardinalsymptome:

- Rigor
- Ruhetremor
- Posturale Instabilität

Fakultative Begleitsymptome sind:

- Sensorische Symptome (Dysästhesien, Schmerzen, Hyposmie)

- Vegetative Symptome (Störungen von Blutdruck, Temperaturregulation, Blasen- und Darmfunktion, sexuelle Funktionen)
- Psychische Symptome (v. a. Depression, Schlafstörungen)
- Kognitive Symptome (frontale Störungen, Demenz)

Merke
Die nicht motorischen Symptome können teilweise schon vor den motorischen Symptomen manifest werden!

Die häufigste Form (75 %) des PS, das **idiopathische Parkinson-Syndrom (IPS),** ist eine degenerative Erkrankung mit Untergang melaninhaltiger dopaminerger Neurone in der Pars compacta der Substantia nigra.
Histopathologisch findet man α-Synuclein-haltige Einschlusskörperchen (Lewy-Körperchen).
Auch andere ZNS-Bereiche (außer Substantia nigra) sowie periphere Nerven können betroffen sein (z. B. im Darm).

Klassifikation

1. Idiopathisches Parkinson-Syndrom (IPS) mit folgenden klin. Verlaufsformen:
   - Akinetisch-rigider Typ
   - Äquivalenz-Typ
   - Tremordominanz-Typ
   - Monosymptomatischer Ruhetremor (selten)
2. Genetische Formen des PS
3. PS im Rahmen anderer neurodegenerativer Erkrankungen (z. B. Multisystematrophie, Demenz vom Lewy-Körperchen-Typ, progressive supranukleäre Blickparese, kortikobasale Degeneration)
4. Symptomatische (sekundäre) PS
   - Medikamenteninduziert (z. B. klass. Neuroleptika, Antiemetika, Reserpin, Lithium, Kalziumantagonisten [Cinnarizin, Flunarizin], Valproinsäure)
   - Tumorbedingt, posttraumatisch, toxisch (z. B. CO), entzündlich (z. B. AIDS, Enzephalitiden), metabolisch (z. B. Morbus Wilson, Hypoparathyreoidismus)

33.6.2 Prävalenz

Gesamtprävalenz in der Bevölkerung 100–200/100.000 Einwohner (entspr. 0,1–0,2 %); deutliche Altersabhängigkeit: 65–75 J. = 1 %, 75–85 J. = 4,5 %.

33.6.3 Diagnostik

▸ Tab. 33.8.

Unified Parkinson Disease Rating Scale (UPDRS)

(www.neuropsicol.org/Protocol/Updrs.pdf). Sie ist als Instrument der Verlaufsbeurteilung gedacht und untersucht folgende Domänen:

I. Kognitive Funktionen, Verhalten und Stimmung
II. Aktivitäten des täglichen Lebens (jeweils getrennt in On/Off-Perioden ermitteln!)
III. Motorische Untersuchung
IV. Komplikationen der Behandlung (in der vergangenen Woche)

Tab. 33.8 Stadieneinteilung des Morbus Parkinson nach Hoehn und Yahr

Stadium	Beschreibung
0	Asymptomatisch
1	Nur einseitige Beteiligung
2	Bds. Beteiligung ohne Gleichgewichtsstörung
3	Leichte bis mäßig ausgeprägte bds. Beteiligung; gewisse Haltungsinstabilität, jedoch körperlich unabhängig; braucht Unterstützung zum Ausgleich beim Zugtest
4	Starke Behinderung; kann aber noch ohne Hilfe gehen und stehen
5	Ohne fremde Hilfe auf den Rollstuhl angewiesen oder bettlägerig

Untersuchung der nicht motorischen Symptome

(www.pdnmg.com/imagelib/pdf/nms-scale08.pdf). Sie untersucht die folgenden Domänen:

I. Kardiovaskulär, inklusive Sturz
II. Schlaf/Fatigue
III. Stimmung/Kognition
IV. Wahrnehmungsstörungen/Halluzinationen
V. Aufmerksamkeit/Gedächtnis
VI. Gastrointestinaltrakt
VII. Ableitende Harnwege
VIII. Sexualfunktionen
IX. Sonstiges

33

33.6.4 Therapie

Therapieziele werden je nach Alter, Erkrankungsdauer und sozialer Situation definiert. Folgende Therapieziele können relevant sein:

- Therapie von motorischen, autonomen, kognitiven und kommunikativen sowie psychiatrischen Symptomen
- Erhalt der Selbstständigkeit in den ADL
- Vermeidung/Verminderung von Pflegebedürftigkeit
- Erhalt von sozialer Kompetenz und Teilhabe (Familie und Gesellschaft)
- Ggf. Erhalt der Berufsfähigkeit
- Erhalt/Wiedererlangung der gesundheitsbezogenen Lebensqualität
- Vermeidung von sek. orthopäd. und internist. Begleiterkrankungen
- Verhinderung/Therapie von motor. und nicht motorischen Komplikationen
- Vermeidung von medikamentösen NW

Medikamentöse Therapie

Grundzüge der medikamentösen Therapie bei geriatrischen Patienten

- Therapie der motor. und nicht motorischen Symptome ist symptomatisch.
- Oberstes Therapieprinzip ist der Erhalt von funktioneller Selbstständigkeit, Alltagskompetenz, Teilhabe und Lebensqualität.
- Spezifisches Therapieziel: Verbesserung der motor. Funktionen.

- Einfluss der Begleiterkrankungen auf diese Aspekte und auf die Parkinson-Symptome berücksichtigen, v.a.:
  - Kardiovaskuläre Erkrankungen
  - Pulmonale Erkrankungen
  - Gelenk- und Skeletterkrankungen
  - Andere ZNS-Erkrankungen
- Balance zwischen Symptomkontrolle und therapielimitierenden Nebenwirkungen finden (s. u.)

Therapiebeginn im höheren Lebensalter i. d. R. mit Levodopa, im jüngeren Alter mit Dopaminagonist (jeweils als Monotherapie). Auch MAO-B-Hemmer stehen bei jüngeren Patienten für die Therapieeinleitung zur Verfügung.

Verwendete Wirkstoffgruppen

- Levodopa
- Dopaminagonisten
- Monoaminooxidase-B-Hemmer (MAO-Hemmer)
- Catechol-O-Methyltransferase-Hemmer (COMT-Hemmer)
- N-Methyl-D-Aspartat-Rezeptor-Antagonisten (NMDA-Antagonisten)
- Anticholinergika und Budipin

Levodopa

Levodopa ist eine chemische Vorstufe von Dopamin und kann im Ggs. zu diesem die Blut-Hirn-Schranke passieren. Um seine ZNS-Verfügbarkeit zu erhöhen, wird es **immer** mit Decarboxylasehemmer kombiniert (vermindert periphere Decarboxylierung [+ Benserazid = Madopar®, + Carbidopa = Nacom®]).
Levodopa ist die wirksamste Substanz zur Therapie der motorischen Symptome. Einsatz in allen Stadien der Erkrankung (frühe Monotherapie, bei nicht fluktuierenden und fluktuierenden Patienten ohne und mit Dyskinesien, bei Patienten mit motor. Komplikationen und mit nichtmotorischen Symptomen).
Levodopa verzögert nicht die Krankheitsprogression, verbessert aber die Lebenserwartung durch Vermeidung von krankheitsbedingten Komplikationen. Es trägt allerdings zur Entstehung von Therapiekomplikationen (insbes. Dyskinesien) bei.
Zubereitungen: Levodopa + Decarboxylasehemmer (meist 50 oder 100 mg Tbl.); LT-Formulierung (dispersibel-wasserlöslich, schneller Wirkeintritt) → bei morgendlicher oder postprandialer Akinesie, auch als Zusatz- oder Notfallmedikation; Retardformulierung (lange Wirksamkeit) → zur Nacht; flüssige Formen (für Sonden oder Pumpen).
Vorgehen: Bei Therapiebeginn 50 mg 1–0–0, schrittweise Dosiserhöhung, max. um 50 mg alle 3 d, bis 3–4 × 100 mg; Tageshöchstdosis meist 800–1000 mg. Einnahmezeiten festlegen. Wirkungen insbes. am Anfang beobachten (→ Diagnosesicherung).

- LT-Formulierung sinnvoll, wenn schneller Wirkeintritt gewünscht, z. B. bei Magenmotilitätsstörungen, morgendlicher Akinesie, End-of-dose-Hypokinesie (z. B. 7 Uhr, gleich nach dem Aufwachen).
- Retardformulierung (**cave:** niedrigere Bioverfügbarkeit und variable Resorption) sinnvoll, um nächtliche Hypokinesien zu vermeiden (Patienten können sich teilweise nicht mehr im Bett drehen).
- Gabe über intrajejunale Sonde als Therapieeskalation (Duodopa-Pumpe). In der Regel Monotherapie, in Einzelfällen auch mit anderen Wirkstoffen kombiniert. Pflege der PEJ-Sonde muss gewährleistet sein. Differenzialtherapeut. Abwägung: tiefe Hirnstimulation oder Apomorphin s. c. über Pumpe.

- Bei Therapiekomplikationen (z. B. Wirkfluktuationen) wird Levodopa um andere Wirkstoffgruppen erweitert.

Nebenwirkungen: Übelkeit/Erbrechen (insbes. bei zu schneller Dosiserhöhung, Schlafstörungen, Sedierung/Tagesmüdigkeit, orthostatische Dysregulation, Psychosen, optische Halluzinationen, Verhaltensstörungen (Zwangs- und Impulskontrollstörungen).

Dopaminagonisten

Verwendete Substanzen:

Ergolinderivate haben keine große Bedeutung mehr, da mit retroperitonealen Fibrosen und Herzklappenveränderungen assoziiert. Falls doch verwendet, zwingend fachärztliche Überwachung durchführen (z. B. Kardiologie). Früher verwendete Wirkstoffe: Bromocriptin, z. B. Pravidel®, Cabergolin, z. B. Cabaseril®, Alpha-Dihydroergocriptin, z. B. Almirid®, Lisurid, z. B. Dopergin®, Pergolid, z. B. Parkotil®.

Nichtergolinderivate: Piribedil, Pramipexol, Ropinirol (oral), Rotigotin (transdermal) und Apomorphin (parenteral

Cave

In späteren Stadien oder bei älteren Patienten mit kognitiven Einschränkungen. Keine klare Evidenz für eine Verlangsamung des Krankheitsverlaufs mit Dopaminagonisten!

Nebenwirkungen: Tagesmüdigkeit/Schlafattacken, infolgedessen Sturz- und Verletzungsrisiko, diuretikaresistente Beinödeme (periphere Wirkung!), Psychosen und andere psychiatrische NW (häufiger als bei Levodopa). **Cave** bei gleichzeitiger Gabe von delirogenen und/oder sedierenden Wirkstoffen (Opiate, Benzodiazepine, Antidepressiva, Antipsychotika).

Vergleich Dopaminagonisten mit Levodopa

33

Dopaminagonisten haben eine gute Wirksamkeit, aber schlechter als Levodopa. Vorteile in einfachen Einnahmeschemata (Einmalgabe mit Retardformulierung); seltener Dyskinesien in den ersten 3–5 J. als bei Levodopa.

Konsequenz: bei älteren Patienten sollten Dopaminagonisten nur bei klarem Wirkverlust des Levodopa gegeben werden (dann additiv)!

Bei jung erkrankten Patienten (< 65 J.) wird wegen der selteneren Dyskinesien häufig mit einem Dopaminagonist in Monotherapie begonnen. Ggf. initial Kombination mit Levodopa (Levodopa-sparend, seltener bzw. später Levodopa-assoziierte Wirkfluktuationen)

Apomorphin: Apomorphin ist ein weiterer Wirkstoff, der zu den Dopaminagonisten gezählt wird (Einzeldosis 3–5 mg s.c., ≙ 40–50 µg/kg), der wegen geringer oraler Bioverfügbarkeit für die Langzeittherapie ungeeignet ist. Indikation zur Behandlung von motor. Komplikationen, z. B. rasch einsetzende Off-Phasen (Autoinjektoren). Pumpentherapie s.c. i.d.R. während des Wachzustands, in Einzelfällen auch über 24 h.

Blickpunkt Medizin

- **MAO-B-Hemmer**
  - **Verwendete Substanzen:** Rasagilin, Selegilin (Hemmer der Monoaminooxidase B).
  - Dos. initial 1 mg Rasagilin oder 5 mg Selegilin morgens als Einzeldosis.

- Im Frühstadium der Erkrankung wirksam, jedoch relativ schwach. Zulassung als Monotherapie oder in Kombination mit Levodopa. Eine klare krankheitsmodifzierende Wirkung ist nicht belegt.
- **COMT-Hemmer**
  - Die Catechol-O-Methyltransferase ist zentral und peripher am Stoffwechsel des Levodopa beteiligt. COMT-Hemmer führen zu einer Erhöhung der Levodopa-Plasmakonzentration, zu einer längeren HWZ und zu einem ungehinderten Transport durch die BHS.
  - **Verwendete Substanzen:** Tolcapon, Entacapon
  - **Hauptindikation:** Wirkfluktuationen unter Levodopa. Gabe immer zusammen mit Levodopa.
  - **Dosierung Entacapon:** 1 Tbl. enthält 200 mg, Tageshöchstdosis 2000 mg.
  - **Kombinationspräparat Stalevo®:** Levodopa, Carbidopa und Entacapon (bessere Compliance).
  - **Nebenwirkungen:** Diarrhö (meist 2–4 Wo. nach Therapiebeginn), Orange- oder Braunfärbung des Urins, Hepatotoxizität (nur Tolcapon). Entacapon ist insgesamt nebenwirkungsärmer, Tolcapon wird nur bei Unwirksamkeit von Entacapon gegeben; dann Überwachung der Leberwerte.
- **NMDA-Antagonisten**
  - **Leitsubstanz:** Amantadin. Gabe: p.o. oder i.v.; mono oder in Kombinationen.
  - Wirksamkeit bzgl. motor. Symptome schwächer als die anderen Wirkstoffgruppen. Besonderes Einsatzgebiet: akinetische Krise (i.v. Gabe).
  - **Nebenwirkungen:** bei Patienten in fortgeschrittenen Stadien sehr häufig (Psychosen, Halluzinationen, Verwirrtheit, Unruhe). Bei Niereninsuffizienz besonders hohes Kumulationsrisiko, da 90 % unverändert renal eliminiert (nicht dialysierbar).
  - **Empfehlung:** bei älteren multimorbiden Patienten möglichst vermeiden; ggf. Gabe bei Wirkfluktuationen und Dyskinesien unter Levodopa.
  - **Anticholinergika und Budipin**
  - Anticholinergika sind die ältesten Parkinson-Medikamente. Sie sind in Einzelfällen zur Therapie von schwertherapiebaren Symptomen einsetzbar, z. B. Beispiel Biperiden oder Budipin bei Parkinson-Tremor.
  - **Verwendete Wirkstoffe:** Biperiden, z. B. Akineton®, Bornaprin, z. B. Sormodren®, Metixen, z. B. Tremarit®, Trihexyphenidyl, z. B. Artane®.
  - **Nebenwirkungen:** besonders nebenwirkungsreich durch ihre anticholinergen Eigenschaften bei älteren multimorbiden Patienten (Miktionsstörungen bis zum Harnverhalt, Verwirrtheit, orthostatische Dysregulation, Glaukom, Psychose).

Komplikationen der medikamentösen Therapie

Die hauptsächlichen Therapiekomplikationen der Therapie mit Levodopa sind Wirkfluktuationen und Dyskinesien.

Wirkfluktuationen

Wearing-off- oder End-of-dose-Akinesie: Schwankungen in der Wirksamkeit der dopaminergen Medikation, d.h. Nachlassen der Wirkung von Levodopa nach 4–6 h nach Einnahme.

Ziele und Vorgehen: möglichst gleichmäßige Levodopa-Spiegel, Reduktion der pulsatilen dopaminergen Stimulation. Erhöhung der Einnahmefrequenz (kleinere Dosierintervalle) mit Reduktion der Einzeldosen. **Beachte:** Einnahme von Levodopa immer 30–60 min vor der Mahlzeit (ansonsten verminderte Resorption durch Interaktion mit Nahrungsproteinen). **Zur Nachtruhe:** Retardpräparat (Verhinderung nächtlicher Akinesien). **Nach dem Aufwachen:** LT-Präparat (wasserlöslich).
Zur Reduktion der Off-Zeiten: Ergänzung des Levodopa durch Dopaminagonisten, MAO-B-Hemmer, COMT-Hemmer, ggf. Amantadin.
Therapieeskalation: ggf. Einzelgaben Apomorphin s. c., ggf. intrajejunale Levodopa-Infusion durch Pumpe, ggf. Apomorphin-s. c.-Pumpe, ggf. tiefe Hirnstimulation.
On-Off-Fluktuationen (= Freezing): plötzlicher Wirkverlust der Therapie unabhängig von der Medikamenteneinnahme. Vorgehen wie bei Wearing-off-Akinesie, jedoch therapeutisch schwieriger.

Blickpunkt Ergotherapie

- Spezifische Hilfsmittelversorgung, z. B. schweres Essbesteck, um den Tremor zu reduzieren, entsprechende Schreibhilfen (Tremor, Mikrografie), diverse Anziehhilfen etc.
- ADL-Training, Transfertraining
- Training von Feinmotorik und Sensibilität
- Mobilitätstraining: mit/ohne Hilfsmittel, Wege bewältigen, im Straßenverkehr zurechtkommen etc.
- Kognitives Training (Parkinson-Demenz)
- Selbstmanagement und Alltagsplanung im multiprofessionellen Team, um „gute Phasen“ im Tagesablauf optimal nutzen zu können
- Strategietraining für Freezing (im Rhythmus gehen, zählen, Cues, Atemtechniken)
- Wohnraumanpassung: Beschaffenheit der Böden (Freezing), Türschwellen entschärfen etc.
- Angehörigenberatung
- Partizipation: an Freizeitaktivitäten teilnehmen und Hobbys nachgehen können

Dyskinesien

Definition: unwillkürliche Überbeweglichkeit; oftmals in fortgeschrittenen Krankheitsstadien, häufig bei lang dauernder Levodopa-Therapie. Lässt sich durch initiale Monotherapie mit Dopaminagonisten verzögern. Eine gleichmäßige und konstante Gabe von Levodopa wirkt sich vorbeugend auf Dyskinesien aus (Compliance!).

Therapie psychiatrischer Symptome

Psychiatrische Symptome sind häufig, v. a. beim fortgeschrittenen Moebus Parkinson. **Cave:** Sie sind häufig nicht von Therapienebenwirkungen abgrenzbar!

- **Demenz** („Parkinson-Demenz“; ▶ Kap. 33.4.4): Lewy-Körperchen-Pathologie. Parallel zum Morbus Parkinson → jede andere Demenzform möglich (vaskuläre Demenz, Alzheimer-Demenz). **Therapie bei der Parkinson-Demenz:** Rivastigmin (wg. Tablettenzahl in Pflasterform empfehlenswert).
- **Depression** (▶ Kap. 33.3): häufig bei Morbus Parkinson. Prävalenz steigt mit fortschreitendem Erkrankungsstadium. Gute Exploration notwendig, da

Therapieindikation nach Gesamtlebensqualität gestellt wird. **Therapie:** gute dopaminerge Einstellung der Grundkrankheit scheint bereits antidepressiv zu wirken. TZA haben gute Wirkung, sind wegen der anticholinergen NW aber nur Mittel 2. Wahl. **Mittel 1. Wahl:** SSRI. **Cave:** Verschlechterung der motor. Symptome, nicht mit MAO-B-Hemmern kombinieren (serotonerges Syndrom); ggf. Mirtazapin zur Nacht, falls auch Schlafstörung besteht.
- **Psychosen:** können durch alle Parkinsontherapeutika ausgelöst werden. Ältere multimorbide Patienten, v. a. mit kognitiven Einschränkungen, sind besonders gefährdet. Erstmanifestation häufig Schlafstörungen, später optische Halluzinationen, wahnhafte Störungen. Häufig Auslöser der Erstmanifestation Infekt, Exsikkose. **Therapie:** falls kein Auslöser bekannt, vorsichtige Reduktion der Medikation; häufig Monotherapie mit Levodopa sinnvoll; ggf. atypische Neuroleptika (Clozapin, Quetiapin). Andere atypische oder klassische Neuroleptika sind kontraindiziert (Verschlechterung der Motorik).
- **Impulskontrollstörungen:** Impulskontrollstörungen und „Punding" sind seltene psychiatrische Komplikationen, häufiger unter Dopaminagonisten als unter Levodopa. **Symptomatik:** Spielsucht, Esssucht, Kaufsucht, Hypersexualität. Häufig nicht erkannt oder nicht mit der Grundkrankheit assoziiert. Häufig erhebliche psychosoziale und/oder finanzielle Folgen. **Punding:** komplexe, stereotypische, nicht zielgerichtete zeitaufwendige Handlungsabläufe (Sortieren, Basteln) mit Auswirkungen auf das tägliche Leben. **Therapie:** vorsichtige Reduktion der dopaminergen Medikation; verhaltenstherapeutische Intervention, psychosoziale Hilfe, ggf. Amantadin.
- **Schlafstörungen** (▶ Kap. 33.8): teilweise durch Progredienz der Erkrankung, teilweise durch die Medikation erklärbar. Additiv kommen „normale" Schlafstörungen des alten Menschen hinzu. Häufig Besserung durch bessere Einstellung nächtlicher Dyskinesien. **Therapie:** bei lebhaften Träumen oder nächtlichen Halluzinationen ggf. Reduktion des Levodopa, ggf. Mirtazapin versuchen.
- **Autonome Dysregulation:**
  - **Kardiovaskuläre Dysregulation** → orthostatische Hypotonie, Sturzrisiko. **Therapie:** Flüssigkeitszufuhr, salzreiche Kost, Bewegung, ggf. Fludrocortison oder Midodrin
  - **Gastrointestinale Symptome:** Dysphagie (Logopädie). Magenentleerungsstörungen (ggf. Domperidon; MCP kontraindiziert). Obstipation (am besten nichtmedikamentös therapieren, ggf. Macrogol)
  - **Blasenfunktionsstörungen:** häufiger bei Parkinson-Patienten als in der Normalbevölkerung, meist in Form einer Detrusor-Hyperaktivität **Therapie:** ggf. zentral wirksame Anticholinergika (Trospiumchlorid)

Nichtmedikamentöse Therapie

Die nichtmedikamentösen Therapieverfahren sind zum Erhalt der ADL besonders wichtig, ihre langfristige Wirksamkeit hat jedoch keinen hohen Evidenzgrad.
- **Diätetische Maßnahmen:** Es gibt keine spezifische Parkinsondiät. Levodopa konkurriert mit Transportern von Aminosäuren am Darm und an der BHS → zeitversetzte Einnahme zu proteinreichen Mahlzeiten, d. h. 0,5–1 h vorher oder 1,5–2 h danach, um hohe bzw. gleichmäßige Wirkspiegel zu erreichen.
- **Physiotherapie und Ergotherapie:** In allen Stadien der Erkrankung sinnvoll → jeweils spezifische Therapieziele formulieren.

- Frühe und mittlere Stadien: Erhalt der körperlichen Aktivität
- Späte Stadien: Sturzprophylaxe, Kontrakturprophylaxe

Wichtig: krankheitsspezifische Störungen der Bewegungsinitiierung therapieren. Cueing-Strategien (externe Rhythmus- oder Impulsgeber), repetitives Training. Gangschulung, Balancetraining und Flexibilität der Extremitäten sind wichtig. Auch ist eine Verbesserung der aeroben Kapazität von Bedeutung. Ergotherapeutische Ziele können Erhalt der Arbeitsfähigkeit sein, Aufrechterhaltung von Hobbys und Freizeitaktivitäten, Unabhängigkeit bei den ADL (Waschen, Anziehen etc.), Gewährleistung der Sicherheit im Wohnumfeld, kognitives Assessment und entsprechende Interventionen.
Gruppeneffekte können sinnvolle unspezifische Wirkungen haben!

- **Logopädie:** Logopädie und klinische Linguistik leisten Diagnostik und Therapie bei Sprech-und Stimmstörungen (Dysarthrophonien) und bei Schluckstörungen (Dysarthrien).
  Symptome von Sprechstörungen beim PS sind u. a. Artikulationsstörungen, Änderungen in der Sprechlautstärke und -geschwindigkeit. Die Ziele der Therapie werden spezifisch formuliert und dienen letztlich dem Erhalt einer guten Kommunikationsfähigkeit und damit der sozialen Einbindung und Teilhabe. Sprachtherapieprogramme z. B. Lee Silverman Voice Treatment (LSVT).
  Dysphagien stellen häufig im Spätstadium der Erkrankung ein entscheidendes Problem bei der Ernährung dar. Häufig kommt es zu rezidivierenden Aspirationen, sodass die Entscheidung über enterale Ernährung über PEG getroffen werden muss.
- **Psychologisch-psychiatrische Therapie bei entsprechenden Symptomen:** Die zahlreichen psychischen und psychiatrischen Symptome der Erkrankung sowie die therapiebedingten Komplikationen stehen neben einer medikamentösen Therapie auch psychotherapeutischen bzw. psychiatrischen Ansätzen offen.
- **Tiefe Hirnstimulation:** Die tiefe Hirnstimulation gilt als letzte Therapieeskalation bei Levodopa-sensitiven, anders schlecht einstellbaren Symptomen, bei refraktärem Tremor, bei schweren Off-Phasen sowie bei medikamenteninduzierten Dyskinesien. Nur in entsprechenden Zentren (an die patientenseitigen Faktoren für die Durchführbarkeit der Nachbetreuung denken). Läsionelle neurochirurgische Verfahren werden kaum noch durchgeführt.
- **Palliativmedizin:** Palliativmedizinische Überlegungen sollten frühzeitig mit allen Beteiligten angestellt werden. Wichtig sind aussagefähige Patientenverfügungen einschließlich Stellungnahmen zu einer künstlichen Ernährung sowie Überlegungen zur Versorgung in einer Pflegeeinrichtung, wenn diese notwendig werden sollte. Auch sind frühzeitige Regelungen zu lebensverlängernden Maßnahmen und intensivmedizinischer Versorgung wichtig.
- **Neuroprotektion:** Das PS ist eine progressive degenerative Erkrankung, für die es keine gesicherte kausale Behandlung gibt (wichtig für die entsprechende Kommunikation mit den Erkrankten). Es gibt Forschungsansätze (z. B. auch mit Rasagilin), die jedoch keinen ausreichenden Empfehlungsgrad für eine Therapie erreicht haben.

33.7 Polyneuropathien

Polyneuropathien (PNP) können die Mobilität beeinträchtigen, das Sturzrisiko erhöhen und die Lebensqualität beeinträchtigen.

33.7.1 Grundlagen

Definition

Das periphere Nervensystem ist, wie andere Gewebe, Alterungsprozessen unterworfen; so nimmt die Zahl sympathischer Neurone im Rückenmark ab und es kommt zu einer Abschwächung der **Muskeleigenreflexe** (deutlicher an den unteren Extremitäten, distal mehr ausgeprägt als proximal). Die **Berührungsempfindlichkeit** wird geringer, die **Propriozeption** vermindert sich und der **Vibrationssinn** ist reduziert (ebenfalls eher an den Beinen). Diese Veränderungen sind auch am Verlust der Muskelkraft und an Prozessen wie der Sarkopenie beteiligt. Von diesen (mehr oder weniger) physiologischen Prozessen müssen Polyneuropathien als generalisierte Erkrankungen abgegrenzt werden.
Polyneuropathien sind Erkrankungen der außerhalb des ZNS liegenden motorischen, sensiblen und autonomen Nerven mit Schwann-Zellen, ganglionären Satellitenzellen, bindegewebigen Hüllstrukturen sowie zugehörigen Blut- und Lymphgefäßen.

Epidemiologie

Jährliche Inzidenz der Polyneuropathie (PNP) ca. 118/100 000; Prävalenz für alle Altersgruppen ca. 1 %, bei >55-Jährigen ca. 3 %, für >65-Jährige ca. 7 %. Frauen > Männer.
Die häufigste spezifische Erkrankung, die diabetische Polyneuropathie (DPNP), macht etwa 30 % der PNP aus und hat eine klare Altersabhängigkeit. Die kryptogene axonale PNP (CAP) macht bei >80-Jährigen ca. 35 % der Erkrankungen aus.

Pathogenese

Zahlreiche verschiedene Ursachen sind bekannt, u. a.:

- Metabolische
- Immunvermittelte
- Hereditäre
- Toxische
- Infektiöse
- Im Rahmen von Systemerkrankungen

Einteilung

Elektrophysiologische Klassifizierung von PNP:

- Uniform demyelinisierend
- Segmental demyelinisierend (motorisch mit/ohne Leitungsblock – sensibel)
- Motorisch axonal (symmetrisch/asymmetrisch)
- Sensibel axonal (symmetrisch/asymmetrisch)
- Sensomotorisch axonal (symmetrisch/asymmetrisch)
- Autonom

33.7.2 Diagnostik

Anamnese

Beginn, Dauer, zeitlicher Verlauf der Beschwerden. Erkrankungen: Diabetes mell., chron. NI, Schilddrüsenerkrankungen, Lebererkrankungen, Malabsorption, Tumorerkrankungen, rheumatische Erkrankungen, HIV-Infektion, Alkohol- und Drogenkonsum, Ernährungsgewohnheiten, toxische Substanzen (Lösungsmittel, Pestizide, Schwermetalle).

Labor: Zu den wichtigsten Laboruntersuchungen zählen das HbA1c und die Nüchternglukose, Leberenzyme und Nierenfunktionsdiagnostik. Weiterführende Labordiagnostik (z. B. Liquor immunologische Marker, mikrobiologische Marker, Schwermetalle, Hepatitis-Diagnostik, spezifische AK) je nach Fragestellung.
Elektrophysiologie und weitere Untersuchungen: Die Elektrophysiologie kann mit der Neurografie (Nervenleitgeschwindigkeit, NLG), der Elektromyografie (EMG) und autonomen Tests das Ausmaß und die Verteilung von Nervenschädigungen untersuchen und die Beteiligung verschiedener Nervenfasertypen objektivieren. Diese Untersuchungen sind besonders wichtig, wenn Anamnese und klinischer Befund keine richtungsweisenden Ergebnisse liefern. Die Ergebnisse lassen sich einer der in der Einteilung beschriebenen Klassen zuordnen.
Bei V. a. Vaskulitis, Amyloidose oder neoplastische Infiltration kann eine Indikation für eine Nervenbiopsie bestehen (meist N. suralis am Unterschenkel), ggf. ergänzt durch eine Muskelbiopsie (z. B. bei V. a. Vaskulitis).

Blickpunkt Ergotherapie
- Strategien für größtmögliche Sicherheit und Selbstständigkeit
- Alltagsorientierte Wahrnehmungsschulung, um Defizite zu kompensieren
- Sensibilitätstraining (auch Desensibilisierung)
- Feinmotoriktraining

33.7.3 Häufige PNP des höheren Lebensalters

Diabetische PNP

Tritt im höheren Lebensalter bei mehr als der Hälfte der Diabetes-Patienten auf, zunehmend mit der Erkrankungsdauer. Dies betrifft sowohl die sensomotorischen als auch die autonomen Formen.
Am häufigsten sind distale symmetrische, sensibel betonte Formen (strumpfförmige Parästhesien). Häufig Pallhypästhesie (reduzierte Wahrnehmung von Vibration, Berührung und Druck) sowie Hypalgesie (reduzierte Schmerzwahrnehmung). Im Verlauf kann es auch zu motorischen Ausfällen kommen. Die Symptome der autonomen PNP sind v. a. orthostatische Dysregulation, Obstipation abwechselnd mit Diarrhö und Anhidrose. Diabetische Radikulopathien sind durch plötzlich auftretende Schmerzen charakterisiert, die gürtelförmig ein- oder beidseitig einschießen.

PNP bei monoklonalen Gammopathien

Im Alter finden sich vermehrt Paraproteinämien (monoklonale Gammopathien), die bei 3 % der >70-Jährigen und bei 10 % der PNP-Patienten nachweisbar sind. Nur etwa ein Drittel entwickelt eine systemische Erkrankung (wie z. B. multiples Myelom oder einen Morbus Waldenström). Bei den anderen spricht man von einer monoklonalen Gammopathie unklarer Signifikanz (MGUS). Hämatologische Abklärung empfohlen.

Entzündliche PNP-Formen

Guillain-Barré-Syndrom: akute inflammatorische demyelinisierende Polyradikuloneuropathie
Chronisch-inflammatorische demyelinisierende PNP: meist chron. progredienter Verlauf, seltener auch schubförmig.

PNP bei Vaskulitis: Vaskulitiden sind eine heterogene Krankheitsgruppe, die mit dem Alter zunehmend häufiger wird. Meist Immungenese, selten infektiös Therapie mit Immunsuppressiva.

Toxische PNP-Formen

Es gibt eine Vielzahl neurotoxischer Substanzen; im Alter sind Arzneimittel die häufigste Ursache für diesen Typ der PNP. Weitere Ursachen sind chronischer Fehlgebrauch von Alkohol. Klinisch finden sich hier schmerzhafte distal symmetrische, vorwiegend sensible Störungen, gefolgt von Paresen und trophischen Störungen. Therapie: Abstinenz, Vitamin B_1.

Weitere PNP-Formen

Vitaminmangel: im Alter häufig Resorptionsstörungen. Betroffen sind meist die Vitamine B_1 (Thiamin), B_6 (Pyridoxin) und B_{12} (Cobalamin). Substitution kann Besserung bewirken, wenn die Defizienz noch nicht zu lange besteht.
Paraneoplastische Ursachen: lokale Infiltrationen oder Z. n. Chemotherapie häufig; auch ohne die Faktoren kann es zu PNP kommen, am häufigsten bei kleinzelligem Bronchial-Ca. gefolgt von Mamma- und Ovarial-Ca sowie Lymphomen. Bei vielen Patienten antineuronale AK im Serum.
Morbus Parkinson: Assoziation des Morbus Parkinson mit PNP kommt vor.
Herpes zoster: postherpetische Neuralgie häufig (meist Befall des N. trigeminus und der thorakalen Dermatome).

33.7.4 Therapie

Therapie der Wahl ist die Therapie der Grunderkrankung. Auch wenn eine kausale Therapie möglich ist, ist sie häufig nicht erfolgreich und die Beschwerden bessern sich nur langsam und unvollständig. Zur symptomatischen Therapie stehen verschiedene Wirkstoffe aus den Gruppen der Antidepressiva, Antiepileptika und Analgetika zur Verfügung.
Physiotherapeutische Maßnahmen zur Verbesserung von Gangsicherheit und Muskulatur sind sehr wichtig.

33

Kausale Therapie

Kausale Therapiemöglichkeiten bestehen für immunbedingte PNP (z. B. Guillain-Barré-Syndrom), infektiöse PNP oder PNP bei Systemerkrankungen.

Symptomatische Therapie

Falls bei der PNP schmerzhafte Sensibilitätsstörungen im Vordergrund stehen (neuropathischer Schmerz), stehen mehrere pharmakotherapeutische Optionen zur Verfügung:

- Trizyklische Antidepressiva: Amitriptylin.
- SSRI oder SNRI: Bei den SSRI hat sich Paroxetin als relativ wirksam erwiesen, die Beleglage bei den anderen SSRI ist weniger gut. Bei den SNRI haben sich Venlafaxin und Duloxetin als relativ gut wirksam erwiesen.
- Antiepileptika: Die natriumkanalblockierenden Wirkstoffe Carbamazepin und Phenytoin sind relativ gut wirksam. Es kann auch ein Therapieversuch mit Lamotrigin unternommen werden. **Besonders kritisch** sollten Gabapentin und Pregabalin eingesetzt werden.
- Opiate: Aus der Gruppe der Opioide und Opiate gibt es positive Wirksamkeitsstudien mit Tramadol, Morphin und retardiertem Oxycodon.

- α-Liponsäure: Positive Studien existieren für hoch dosierte i.v. α-Liponsäure. Für die orale Präparation ist die Beleglage eher schlecht.
- Capsaicin: Anwendung als topisches 8-prozentiges Pflaster.

Nichtmedikamentöse Behandlung

Neuropathische Schmerzen lassen sich neben der pharmakotherapeutischen Behandlung mit physikalischen Maßnahmen positiv beeinflussen. Dabei gibt keine klaren Vorgaben. Vielmehr soll versucht werden, welche Maßnahme einen Erfolg zeigt.

Blickpunkt Physiotherapie
- Wärme- und Kälteanwendungen
- Elektrotherapie
- Kräftigung der unteren Extremitäten
- Sensomotorisches Training
- Anpassung von Gehhilfen
- Schienen oder anderer Orthesen
- Schutz vor Druckbelastung (Metatarsalköpfchen, Fersen, Fußaußenkanten, Zehen)

33.8 Schlafstörungen

33.8.1 Grundlagen

Definition

Schlaflosigkeit (Insomnie) bezeichnet einen unzureichenden Nachtschlaf. Die Schlaflosigkeit ist definiert als
- verkürzte Dauerschlafzeit < 5 h/Nacht),
- ≥ 3 ×/Wo. und
- über eine Zeit > 1 Mon.

Epidemiologie

Schlaflosigkeit nimmt im Alter > 50 J. zu. Etwa 20–40 % der Menschen > 65 J. klagen über Insomnie; Frauen sind häufiger betroffen als Männer.

Physiologie und Pathophysiologie

Objektive und subjektive Schlafparameter werden durch Schlafstörungen, durch normale Alternsprozesse und v. a. durch Hypnotika verändert.
Die Schlafarchitektur ändert sich im Alter. Es gibt eine stärkere Fraktionierung der Schlafphasen, weniger Tiefschlafphasen (schon ab dem 4. Lebensjahrzehnt); Tiefschlafphasen fehlen im Alter manchmal vollständig.

33.8.2 Diagnostik

Anamnese

Nichtorganische Insomnien werden ausschließlich durch subjektive Berichte über gestörtes Ein- und/oder Durchschlafen charakterisiert.
Die Anamnese ist entscheidend für die Diagnostik von Schlafstörungen. Erfragen, ob eher Ein- oder Durchschlafstörungen bestehen und ob Tagesmüdigkeit besteht.

Eine sorgfältige Arzneimittelanamnese kann die Verwendung von sedierenden Wirkstoffen aufdecken.

Diagnostik und standardisierte Untersuchungsinstrumente

Auf den Seiten der Deutschen Gesellschaft für Schlafforschung und Schlafmedizin (www.dgsm.de) finden sich Hinweise zur Diagnostik, zu Schlaftagebüchern und standardisierten Erhebungsinstrumenten.

33.9 Therapie

Nichtmedikamentöse Therapie

Im Alter bestehen häufig somatische Erkrankungen, die selbst oder aber auch deren medikamentöse Therapie (z. B. Diuretika) den Schlaf beeinträchtige können. Insbesondere: Herzinsuffizienz, Hypertonie, obstruktive Schlafapnoe, Restless-Legs-Syndrom, Depressionen, kognitive Beeinträchtigungen, Inkontinenz, Schmerzzustände

Grundsätze:

- Grundkrankheit behandeln
- Medikation der Grundkrankheit kritisch überprüfen

Die nichtmedikamentöse Therapie besteht weiterhin aus Informationen, psychoedukativen Maßnahmen, Schlafhygiene, Einschlafritualen, Umfeldgestaltung und z. T. kognitiver Verhaltenstherapie.

Medikamentöse Therapie

Allgemeine Hinweise zur Verordnung von Schlafmitteln

Die Verordnung von Hypnotika erfolgt immer im Rahmen eines Gesamtkonzepts, nach der Behandlung der Grundkrankheiten und nach Optimierung der Medikation. Eine Hypnotikaverschreibung erfolgt nach Ausschöpfen der nichtmedikamentösen Maßnahmen. Eine genaue Dokumentation über Verschreibung und Einnahme sollte erfolgen.

Merke

- Therapiebeginn mit niedrigen Dosierungen.
- Keine Kombination verschiedener Hypnotika.
- Nicht länger als 4 Wo.
- Bei intermittierenden Schlafstörungen sind Schlafmittel in 4–6 Nächten/ Mon. vertretbar.
- Unmittelbar vor dem Schlafengehen einnehmen.

Spezifische medikamentöse Therapie

Z-Drugs: Die Wirkstoffe der Wahl bei geriatrischen Patienten sind die Z-Substanzen (Z-Drugs) Zopiclon, Zolpidem und Zaleplon.

Benzodiazepine: Benzodiazepine sind klassische Schlafmittel (Verbesserung von Schlaflatenz und Schlafdauer).

34 Kardiovaskuläre Erkrankungen und kardiovaskuläres Risikomanagement

Heiner K. Berthold und Siegfried Huhn

34.1 Hypertonie

34.1.1 Grundlagen

Definition

Nach aktuellen europäischen Definitionen der Leitlinien liegt eine Hypertonie vor, wenn der systolische Blutdruck ≥ 140 mmHg und/oder der diastolische RR ≥ 90 mmHg beträgt. Eine Therapie dieser erhöhten RR-Werte verringert die kardiovaskuläre Morbidität und die Mortalität insgesamt.

Prävalenz

Der systolische RR steigt mit dem Lebensalter zunehmend an, während der diastolische RR etwa ab dem 60. Lebensjahr wieder absinkt.
In Deutschland haben ca. 20–30 Mio. Menschen eine Hypertonie und somit etwa jeder Dritte in allen Altersgruppen zusammen. In der Altersgruppe der > 65-Jährigen sind ⅔ der Menschen betroffen, bei den 70- bis 79-Jährigen sind es ca. 75%. Etwa 80% der Menschen wissen von ihrer Hypertonie (F > M). Von diesen lassen sich ca. 88% behandeln (F > M). Nur etwa jeder zweite erreicht seine Zielwerte (RKI 2015).

Klassifikation

▶ Tab. 34.1.

Tab. 34.1 Klassifikation der Hypertonie

Kategorie	Systolischer RR [mmHg]	Diastolischer RR [mmHg]
Optimal	< 120 und	< 80
Normal	120–129 und/oder	80–84
Hochnormal	130–139 und/oder	85–89
Hypertonie Grad 1	140–159 und/oder	90–99
Hypertonie Grad 2	160–179 und/oder	100–109
Hypertonie Grad 3	≥ 180 und/oder	≥ 110
Isolierte systolische Hypertonie	≥ 140 und	< 90

34

34.1.2 Ursachen und Risikofaktoren

Pathogenese

Pathogenetisch ist die Hypertonie eine Folge eines erhöhten Herzzeitvolumens, eines erhöhten peripheren Gefäßwiderstands (funktionell z. B. bei erhöhter Sympathikusaktivität oder strukturell z. B. infolge einer Atherosklerose) oder einer Kombination beider Faktoren.

Primäre („essenzielle") Hypertonie: 90% der Fälle. Ausschlussdiagnose, wenn Ursachen für eine sekundäre Hypertonie nicht gefunden werden. Multifaktorielle Genese. Bei Frauen besteht in allen Altersgruppen eine inverse Beziehung zwischen dem Vorliegen einer Hypertonie und dem Bildungsstatus.

Sekundäre Hypertonie:

- Renale Formen (Nierenparenchymerkrankungen, renovaskuläre Erkrankungen wie z. B. Nierenarterienstenose)
- Endokrine Formen (primärer Hyperaldosteronismus = Conn-Syndrom, sek. Hyperaldosteronismus, Morbus Cushing und Cushing-Syndrom, Hyperthyreose u. a.)
- Andere Formen (Aortensklerose, Aortenstenose, systemische Vaskulitiden u. a.)
- Medikamentöse Ursachen (z. B. Ovulationshemmer, Steroide, Erythropoietin, Ciclosporin u. a.)

Risikofaktoren

Risikofaktoren: Übergewicht, Insulinresistenz, schädlicher Alkoholgebrauch, Rauchen, erhöhter Kochsalzkonsum, Bewegungsarmut, Stress, zunehmendes Alter (▶ Abb. 34.1).

Hypertonie ist der wichtigste RF für kardiovaskuläre Erkrankungen. Der systolische RR ist ein guter Prädiktor für Schlaganfall und KHK, der Pulsdruck (= Differenz $RR_{syst} - RR_{diast}$) ein guter Prädiktor für Herzinsuffizienz und Gesamtmortalität.

34.1.3 Diagnostik

Anamnese

Typisch für die Hypertonie ist die weitgehende subjektive Beschwerdefreiheit (abgesehen von hypertensiven Krisen und hypertensiven Notfällen.

Diagnostische Strategie

Wichtig bei der Diagnostik der Hypertonie sind folgende Punkte:

- Bestimmung des Schweregrades (▶ Tab. 34.1) mit gleichzeitiger Dokumentation der aktuellen Therapie (in der Altersgruppe der geriatrischen Patienten gibt es selten Erstdiagnosen einer Hypertonie)
- Bei Neudiagnose oder bei klinischem Anlass: Differenzierung zwischen prim. und sek. Hypertonie
- Präzise Dokumentation der aktuellen und bisherigen Therapie (einschl. Evaluation der Adhärenz)
- Erhebung weiterer kardiovaskulärer Risikofaktoren
- Untersuchung klinischer Folgeschäden, Folge- und Begleiterkrankungen
- Festlegung von individuellen Zielwerten und Gesamtstrategien eines kardiovaskulären Risikomanagements

Messmethoden

- Der ärztlich gemessene Blutdruck (Gelegenheitsmessung, Praxismessung, Hausbesuch) ist nach wie vor der Goldstandard für die Diagnose der arteriellen Hypertonie (**Cave:** Weißkittelhypertonie)
- Durch Pflegepersonen gemessener Blutdruck
- Häusliche Blutdruckselbstmessung oder durch Laien gemessener Blutdruck (Methode erfragen)
- Langzeit-Blutdruckmessung (ABPM), z. B. 24-h-Messung

Faktoren für die Stratifizierung des Gesamtrisikos

Um das Gesamtrisiko zu stratifizieren und individuelle Behandlungsziele festzulegen, sollten Risikofaktoren und asymptomatische bzw. manifeste Endorganschäden dokumentiert werden (▶ Abb. 34.1).

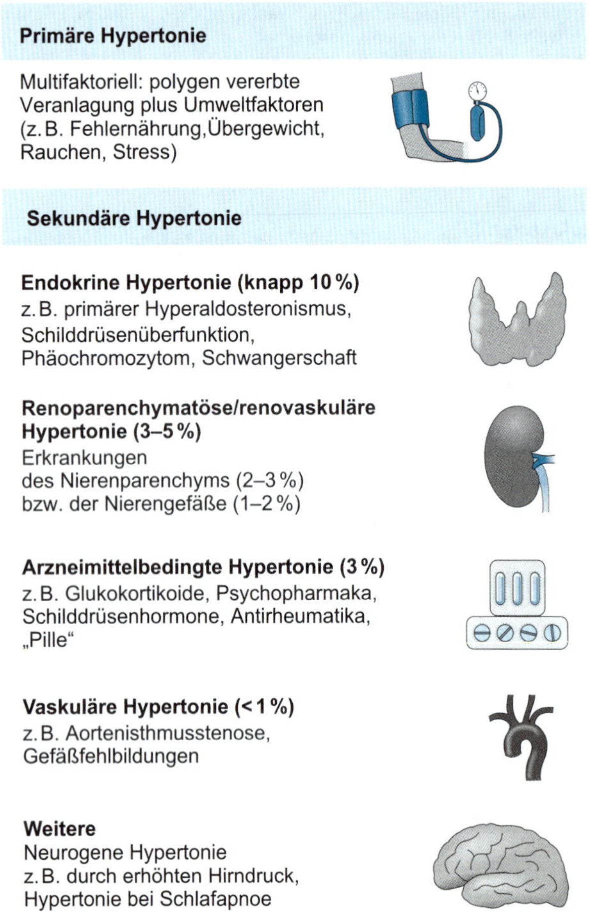

Abb. 34.1 Ursachen und Risikofaktoren Hypertonie [L190]

- **Risikofaktoren**
  - Männl. Geschlecht, Alter, Raucherstatus
  - Dyslipoproteinämie
  - Nüchternglukose 102–125 mg/dl oder patholog. Glukosetoleranztest oder manifester Diabetes mellitus
  - Adipositas (BMI > 30 kg/m^2) oder abdominelle Adipositas (WHR)
  - Positive Familienanamnese

- **Asymptomatische Endorganschäden**
  - Hohe Blutdruckamplitude (> 60 mmHg)
  - Linksventrikuläre Hypertrophie im EKG oder Echo
  - Intima-media-Dicke > 0,9 mm oder Plaquebildung
  - Knöchel-Arm-Index < 0,9
  - Chronische Nierenerkrankung (eGFR < 60 ml/min)
  - Mikroalbuminurie (30–300 mg/24 h) oder erhöhter Albumin-Kreatinin-Quotient
- **Manifeste kardiovaskuläre oder renale Erkrankungen**
  - Zerebrovaskuläre Erkrankung
  - KHK
  - Herzinsuffizienz
  - Symptomatische pAVK
  - Chronische Nierenerkrankung (eGFR < 30 ml/min oder Proteinurie > 300 mg/24 h)
  - Fortgeschrittene Retinopathie

34.1.4 Therapie

Medikamentöse Therapie

Gemäß Leitlinien ist die Blutdrucksenkung „per se" der wesentliche Faktor für die Risikoreduktion, weitgehend unabhängig davon mit welcher Wirkstoffklasse sie erreicht wird. Dabei werden Substanzen aus vier Wirkstoffgruppen nach dem **ABCD-Schema** verwendet: A (ACE-Hemmer bzw. Angiotensin-Rezeptorantagonisten = Sartane), B (Betablocker), C (Kalziumantagonisten) und D (Diuretika). Alphablocker haben in der Erstlinientherapie schon lange keinen Stellenwert mehr.
Bei geriatrischen Patienten spielt die Substanzauswahl eine große Rolle, da Verträglichkeit, Komorbiditäten und Begleiterkrankungen berücksichtigt werden müssen.
Betablocker (Nebivolol, Bisoprolol, Metoprolol) sind bei Patienten mit Z. n. Herzinfarkt und bei Herzinsuffizienz von Vorteil. Betablocker werden in England eher kritisch gesehen (dies bezieht sich aber überwiegend auf Atenolol, das bei uns nicht mehr verwendet wird).
Diuretika sind hervorragende Antihypertensiva (insbesondere zur Erstlinienmonotherapie in jüngeren Lebensjahren), ihr Einsatz sollte aber bei älteren Patienten immer sorgfältig abgewogen werden (insbes. gegen ihre Nachteile bei Inkontinenz, Sturzneigung, Elektrolytstörungen, Neigung zu Exsikkose etc.). Chlorthalidon und Indapamid haben gewisse Vorteile gegenüber gebräuchlichen Thiaziden (v. a. Hydrochlorothiazid), sind aber in Deutschland schlechter verfügbar (v. a. als Bestandteil von festen Kombinationen).

Monotherapie vs. Kombinationstherapie

Grundsätzlich wird bei fast allen Patienten (v. a. mit leichter Hypertonie bzw. niedrigem kardiovaskulärem Risiko) der Beginn mit einer Monotherapie empfohlen, in der Praxis zeigt sich jedoch, dass nur wenige Patienten mittel- und langfristig mit einer Monotherapie auskommen. Besonders bei älteren Patienten sollte eine Monotherapie nicht bis in den höchsten Dosisbereich des jeweiligen Wirkstoffs ausgereizt werden, sondern eine Kombinationstherapie zunächst mit zwei Wirkstoffen eingesetzt werden. Bevorzugte Kombinationen sind dabei Thiazide plus ACE-Hemmer bzw. Sartane (falls Thiazide nicht ungeeignet erscheinen) oder ACE-Hemmer bzw. Sartan mit Kalziumantagonist. Wenn diese Kombinationen nicht zielführend sind, kommen auch Kombinationen mit Betablockern, Dreierkombinationen und/oder Kombinationen mit sonstigen Antihypertensiva (zentral wirksame Substanzen) infrage. Letztere sind wegen der zentral bedingten UAW jedoch bei älteren Menschen eher nicht sinnvoll. Die sog. duale RAS-Blockade (d.h. ACE-Hemmer plus Sartan) wird ebenfalls nicht mehr durchgeführt.

> **Merke**
> Sollten unter einer Dreier- oder höherzahligen Kombination keine adäquaten RR-Werte erreichbar sein, sollte immer nach einer möglichen sekundären Hypertonie gefahndet werden (zuvor immer Therapietreue überprüfen).

Eine fixe Kombination mit zwei oder ggf. drei Wirkstoffen kann die Einnahmetreue erhöhen. Grundsätzlich stehen Substanzen aus allen blutdrucksenkenden Wirkstoffgruppen für die tägliche Einmalgabe zur Verfügung. Diese ist zur Vereinfachung der Therapieschemata einer mehrfachen täglichen Gabe überlegen.

Indikationsstellung bei älteren Patienten

Der Beginn einer medikamentösen blutdrucksenkenden Therapie wird gem. Leitlinien bei hochaltrigen Patienten erst ab einem systolischen RR > 160 mmHg empfohlen, mit dem Ziel, den Wert auf 140–150 mmHg zu senken oder auf Werte < 140 mmHg, wenn der Patient allgemein leistungsfähig ist oder aber ein besonders hohes kardiovaskuläres Risiko hat. Der Rückgang bei Mortalität, kardialen Ereignissen und Schlaganfällen ergibt sich bereits bei einer RR-Senkung auf < 150/90 mmHg. Eine weitere Ereignisreduktion bei RR-Senkung < 140/85 mmHg ist nur bei Schlaganfällen zu beobachten (hier sollte ein RR von 130 mmHg angestrebt werden).

Die vulnerablen Patienten, bei denen keine so intensive RR-Senkung angestrebt werden kann, werden durch die geriatrischen Assessments und eine gute Beobachtung der Verträglichkeit identifiziert. Dazu gehört auch einmal eine Messung im Stehen (orthostatische Hypotonie bei zu niedrigen Werten).

Insgesamt scheint eine intensive RR-Senkung bei älteren Menschen plausibel, da sich bei ihnen v.a. eine höhere absolute Risikoreduktion aufgrund des höheren Lebensalters und einer größeren Zahl kardiovaskulärer Risikofaktoren ergibt.

Hinweise zu einzelnen Wirkstoffgruppen

> **Blickpunkt Medizin**
> **ACE-Hemmer:** Ramipril (1 × 2,5–5–10 mg), Enalapril (1 × 5–10–20 mg) oder Lisinopril (1 × 5–10–20 mg). **Cave:** First-Dose-Phänomen bei aktiviertem RAS-System. Sicherheitskontrollen Nierenfunktion und Kalium.
> **Sartane:** Valsartan (1 × 80–160–320 mg) oder Candesartan (1 × 8–16–32 mg). Keine Kombination mit ACE-Hemmern. Kontrolle von Nierenfunktion und Kalium.
> **Kalziumantagonisten:** Amlodipin (1 × 2,5–5–10 mg) oder Nitrendipin (1 × 10–20–40 mg). Keine kurzwirksamen Kalziumantagonisten verwenden. Hoch interaktive Kalziumantagonisten (Felodipin) vermeiden. Neuere Substanzen (Lercanidipin) bringen keine Vorteile. Keine Kombination von Nicht-Dihydropyridin-Substanzen (Diltiazem, Verapamil) mit Betablockern (diese Kombination erfolgt gelegentlich, um eine Frequenzkontrolle bei permanentem VHF zu erreichen, ist aber ungünstig).

Thiaziddiuretika: praktischerweise wird HCT verwendet (1 × 12,5–25 mg, falls wirksam auch 1 × 6,25 mg), häufig auch in fixen Kombinationen, ggf. mit Amilorid kombinieren (Kaliumkontrollen). Häufige UAW unter HCT ist Hypokaliämie. Dosisreduktion oder Absetzen. Nicht durch orale Kaliumgaben versuchen, das Problem zu lösen.
Schleifendiuretika: Diese eignen sich bei normaler Nierenfunktion nicht als blutdrucksenkende Wirkstoffe. Bei stark eingeschränkter Nierenfunktion schon eher.
Betablocker: Bisoprolol (1 × 2,5–5–10 mg), Nebivolol (1 × 2,5–5–10 mg) oder Metoprolol (1 × 50–100–200 mg).

Nichtmedikamentöse Therapie

Lebensstiländerungen: Die wichtigsten nichtmedikamentösen Therapieoptionen sind in jüngeren Lebensaltern umfassende Lebensstiländerungen.

Blickpunkt Physiotherapie
- Angebote zu Bewegungsübungen (Selbstlernen)
- Belastung im Krafttraining mit Übertragung auf Alltagsaktivitäten
- Planung von sportlichen Aktivitäten über den Aufenthalt hinaus
- Ggf. Hinweis auf Vereine/Seniorensport- oder Selbsthilfegruppen

Pflegerische Versorgung

Beratung und Anleitung beziehen sich im Wesentlichen auf:
- Umgang mit Arzneimitteln und Bedeutung der regelmäßigen Einnahme
- Kenntnis über unerwünschte Arzneimittelwirkungen (UAW)
- Anleitung zur Blutdruckselbstkontrolle und zum Führen eines RR-Tagesbuchs
- Herzgesunde Ernährung und maßvoller Genussmittelkonsum
- Anregungen zur Bewegungsförderung, moderates Ausdauertraining
- Hinweise zu Ernährungs- oder Bewegungsgruppen
- Hinweise zu Nichtrauchertrainings
- Hinweise zu Stressabbau bzw. Stressbewältigungsstrategien
- Informationen über Selbsthilfegruppen
- Zusammenarbeit mit Physiotherapie
- Therapiemonitoring

34.1.5 Überwachung und Weiterführung der Therapie

Therapieziele

Angesichts der niedrigen Raten einer erfolgreichen Blutdrucktherapie streben Leitlinien zunehmend eine möglichst „einfache" Vorgabe der Zielwerte an. Danach ist der Zielblutdruck für fast alle Patienten < 140/90 mmHg. Ausnahmen:
- Bei gebrechlichen älteren Patienten und Patienten > 80 Jahren soll ein systolischer RR zwischen 140 und 150 mmHg angestrebt werden.
- Der diastolische RR soll immer < 90 mmHg sein; bei Patienten mit Diabetes mellitus soll der diastolische RR < 85 mmHg sein.
- Bei Patienten mit Nephropathie und Proteinurie (> 300 mg/d) soll ein systolischer RR < 130 mmHg erreicht werden.

Therapiemonitoring

- Risiko eines Nierenversagens unter hoher Dosis von ACE-Hemmern und zu geringer Flüssigkeitszufuhr.
- Das Risiko für Synkopen oder Hypotonie ist jedoch erhöht.
- Nach Einleitung oder Änderung einer Medikation soll i. d. R. 2–4 Wo. abgewartet werden, bis eine nachhaltige Veränderung der RR-Werte beurteilbar ist.

Komplikationen

- Hypotension
- Synkopen
- Elektrolytstörungen
- Akutes Nierenversagen

34.2 Koronare Herzkrankheit (KHK)

Die KHK ist eine häufige Erkrankung im Alter, die zu erheblicher Morbidität, zu einer Einschränkung der Lebensqualität und zu erhöhter Mortalität führt. Das folgende Kapitel befasst sich überwiegend mit der Therapie der chronischen (stabilen) KHK.

34.2.1 Grundlagen

Definition

Die KHK ist die Manifestation der atherosklerotischen Erkrankungen an den Koronararterien. Es kommt bei der Durchblutung des Herzmuskels zu einem Missverhältnis zwischen Sauerstoffbedarf und Sauerstoffangebot. **Klinische Manifestationen** sind die Angina pectoris, das akute Koronarsyndrom oder der Myokardinfarkt (MI).

Prävalenz

Im Jahr 2013 betrug der Anteil der an einer chronisch-ischämischen Herzkrankheit Verstorbenen 8,2 % und der am akuten Myokardinfarkt Verstorbenen 5,8 %. Die Lebenszeitprävalenz bei den 40- bis 79-Jährigen beträgt 9,3 %. Aufgrund der demografischen Entwicklung wird die Zahl der Patienten mit chronischer KHK möglicherweise ansteigen.

Klassifikation

Vier Schweregrade der stabilen **Angina pectoris (AP)** nach Einteilung der Canadian Cardiovascular Society (CCS):

- CCS 1: keine Angina pectoris bei Alltagsbelastung (Laufen, Treppensteigen), jedoch bei plötzlicher und längerer physischer Belastung
- CCS 2: Angina pectoris bei stärkerer Anstrengung (schnelles Laufen, Bergaufgehen, Treppensteigen nach dem Essen, bei Kälte, Wind und psychischer Belastung)
- CCS 3: Angina pectoris bei leichter körperlicher Belastung (normales Gehen, Ankleiden)
- CCS 4: Ruhebeschwerden oder Beschwerden bei geringster körperlicher Belastung

34.2.2 Ursachen und Risikofaktoren

Pathogenese

Die koronare Herzkrankheit ist eine Folge der Atherosklerose.

Risikofaktoren

Klassische koronare Risikofaktoren: ▶ Kap. 34.1.2, ▶ Abb. 34.2.
Das Alter ist der stärkste Prädiktor für Mortalität nach Myokardinfarkt. Diese verdoppelt sich ab dem 60. Lebensjahr alle 10 Jahre.

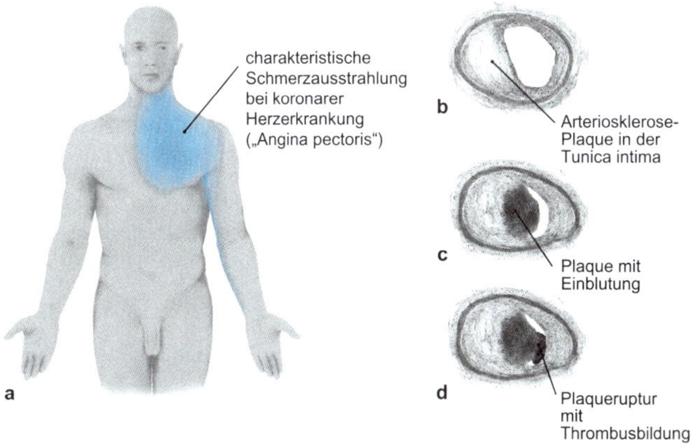

Abb. 34.2 Ursachen und Risikofaktoren koronare Herzerkrankung [L266]

34.2.3 Diagnostik und Untersuchung

Anamnese

Leitsymptom „Thoraxschmerz" fehlt bei älteren Patienten häufig; eher untypische Symptome macht Diagnostik schwieriger.

Diagnostik

Diagnostisch unterscheidet man die **nichtstenosierende** von der **stenosierenden KHK.**

Basisdiagnostik: Ruhe-EKG mit 12 Ableitungen. Ein normales EKG schließt eine stabile KHK nicht zuverlässig aus. Q-Zacken im Sinne eines alten Infarkts, ST-Strecken- oder T-Wellenveränderungen können Hinweise auf eine KHK sein.
Patienten, bei denen eine Verdachtsdiagnose auf KHK besteht, sollten ein Echo erhalten.

Differenzialdiagnostisch muss neben der Angina pectoris bzw. dem Herzinfarkt an Klappenerkrankungen gedacht werden, ferner Aortendissektion und entzündliche Erkrankungen des Myokards sowie des Perikards. Gelegentlich können auch Herzrhythmusstörungen mit unspezifischen Brustschmerzen einhergehen. Häufig sind nächtliche Brustschmerzen, bedingt durch Gastritis, Ulkus oder Refluxerkrankung. Auch orthopädische sowie psychische Erkrankungen oder psychogene Symptome kommen infrage.

34.2.4 Therapie, Behandlung und Interventionen

Nichtmedikamentöse Therapie

Revaskularisation

Eine Revaskularisierungstherapie hat auch in höherem Lebensalter primär die Ziele, Symptomatik, Lebensqualität und Prognose zu verbessern. Sie geht in der stabilen Situation mit einer nichtmedikamentösen Basistherapie und einer Arzneitherapie einher.
Bei einer konservativ (d.h. medikamentös) nicht behandelbaren AP-Symptomatik sollte Patienten jeden Alters eine revaskularisierende Maßnahme angeboten werden, wenn nicht wichtige Gründe dagegensprechen.

(Früh-)Rehabilitation

Die kardiologische bzw. geriatrische Frührehabilitation (Phase I) ist **integraler Bestandteil** einer am langfristigen Prognoseerfolg für Koronarpatienten im Prinzip jeden Alters orientierten Strategie. Dies betrifft sowohl Patienten nach Koronarintervention, Bypass-OP (auch in Kombination mit Klappen-OP) als auch nach akutem Koronarsyndrom.
Die Phase-II-Rehabilitation kann stationär oder ambulant erfolgen.
Langfristig (Phase III) ist eine Beteiligung des Patienten in Abhängigkeit von seinem funktionellen Status an wohnortnahen Koronarsportgruppen wichtig (im Prinzip lebenslang).

Langzeitbehandlung

Die Reha-Phase geht in eine Langzeitbehandlung über und liegt daher überwiegend in der Hand des Hausarztes.

- Fortlaufende Kontrolle und Behandlung der kardiovaskulären RF
- Erhebung von Beschwerden, Medikationsanpassung
- Berücksichtigung von emotionalen Prozessen, psychosozialer Situation
- Lebensstiländerung, edukative Maßnahmen, körperliche Aktivität

Blickpunkt Physiotherapie

- Koronargymnastik mit Belastungssteigerung
- Belastung im Krafttraining mit Übertragung auf Alltagsaktivitäten
- Planung von sportlichen Aktivitäten über den Aufenthalt hinaus
- Ggf. Hinweis auf Vereine/Seniorensport- oder Selbsthilfegruppen

Medikamentöse Therapie

Thrombozytenaggregationshemmer

Jeder Patient mit stabiler KHK sollte einen Thrombozytenaggregationshemmer erhalten. Die **Standardtherapie** ist ASS 100 mg/d.
Bei Allergie gegen ASS, Unverträglichkeit oder KI sollte ASS durch **Clopidogrel** 75 mg/d ersetzt werden.
Duale Thrombozytenaggregationshemmung: Nach perkutaner Koronarintervention (PCI) mit Stentimplantation sollte zur Verhinderung von akuten, subakuten oder späten Stentthrombosen eine duale Therapie mit ASS und einem P2Y12-Antagonisten (z.B. Clopidogrel 75 mg) durchgeführt werden.

Lipidsenker

Die bestuntersuchte Wirkstoffgruppe sind die **Statine.** Für sie wurde eine Reduktion der kardiovaskulären Morbidität und Mortalität bei Patienten mit KHK nachgewiesen. Gerade die Statine stehen immer wieder in der Diskussion, wenn es um das Absetzen von Arzneimitteln bei multimorbiden geriatrischen Patienten mit Polypharmazie geht (Deprescribing). Alle Patienten mit KHK sollten mit einem Statin behandelt werden, und zwar unabhängig vom Alter und unabhängig vom Ausgangswert der Lipoproteine.

Praktische Umsetzung:

- **Verträglichkeit:** Statine verursachen relativ häufig Myopathien. Bei diesen oder anderen UAW sollte mit Dosisreduktion oder Wechsel auf ein anderes metabolisiertes Statin die Weiterführung der Behandlung versucht werden.
- **Dosierstrategien:** Es wird zwischen der Strategie der fixen Dosis (fire-forget) und der Zielwert-Titration auf wünschenswerte LDL-Konzentrationen (Treat-to-target) unterschieden. Unabhängig von der gewählten Strategie ist es in Anbetracht der positiven Endpunktstudien wichtig, dass Patienten mit KHK überhaupt ein Statin erhalten.

Betablocker

Patienten nach Myokardinfarkt sollen einen Betablocker erhalten, da die Senkung der Mortalität belegt ist.

Patienten mit KHK und Herzinsuffizienz sollen lebenslang mit einem Betablocker behandelt werden, da dafür ebenfalls die Reduktion der Mortalität gesichert ist (Bisoprolol, Carvedilol, Metoprolol-Succinat).

ACE-Hemmer und Sartane

Alle Patienten mit KHK und eingeschränkter systolischer LV-Pumpfunktion sollten mit einem ACE-Hemmer behandelt werden, da damit die Morbidität und Mortalität gesenkt wird.

Symptomatische Therapie und Prophylaxe der Angina pectoris

Betablocker sollen zur Verminderung von AP-Beschwerden und zur Verbesserung der Belastungstoleranz eingesetzt werden. Sie sind in dieser Situation wegen der gleichzeitigen Prognoseverbesserung die **Mittel der ersten Wahl.**

Therapien ohne Prognoseverbesserung:

- Patienten mit stabiler AP sollen über ein schnell wirksames Nitrat für die Behandlung von Anfällen verfügen.
- Nitrate und Nitratanaloga werden nur zur symptomatischen Behandlung der AP eingesetzt.

34.2.5 Überwachung und Weiterführung der Therapie

Therapieziele

Therapieziele sind die Verbesserung der krankheitsbezogenen Lebensqualität, Erhalt der Belastungsfähigkeit, Reduktion der kardiovaskulären Morbidität, insbesondere die Vermeidung von Herzinfarkten und der Entwicklung einer Herzinsuffizienz sowie eine Reduktion der vorzeitigen Mortalität.

Therapiemonitoring

Management der behandelbaren kardiovaskulären Risikofaktoren (Hypertonie, Lipide, Diabetes, Rauchen, Ernährung, Alkohol, körperliches Training).

Komplikationen

Mögliche Komplikationen der stabilen KHK sind instabile Angina pectoris, akute koronare Ereignisse, schwere Herzrhythmusstörungen, Auftreten oder Verschlechterung einer Herzinsuffizienz, plötzlicher Herztod.

Prognose

Abhängig von Komorbiditäten, Diabetes mellitus, Stärke der Angina pectoris, Dauer der Beschwerden, Beurteilung des Ruhe-EKG sowie eine linksventrikuläre Dysfunktion.

34.3 Periphere arterielle Verschlusskrankheit (pAVK)

34.3.1 Grundlagen

Definition

Stenosierende und okkludierende Erkrankung der Aorta und der Arterien der Extremitäten.

Prävalenz

Die Prävalenz ist eindeutig altersabhängig. Symptomatische pAVK ist meist erst ab einem Alter > 60 Jahren zu beobachten, bei einigen Patienten mit Diabetes auch früher. Männer sind bis zu viermal häufiger betroffen als Frauen.

Klassifikation

Nach der Lokalisation unterscheidet man 1-Etagen-Erkrankungen (Beckentyp ca. 35 %, Oberschenkeltyp ca. 50 % und peripherer Typ ca. 15 %) sowie Mehr-Etagen-Erkrankungen. Beim Diabetes mell. ist häufig der Unterschenkeltyp zu beobachten, bei der Thromangiitis obliterans ebenfalls sowie ein Befall der Armarterien.
Klinisch wird die pAVK nach den **Stadien der Claudicatio intermittens** (nach Fontaine) eingeteilt:

- Stadium I: arterielle Stenosen mit Beschwerdefreiheit
- Stadium II: belastungsabhängiger ischämischer Muskelschmerz
- Stadium III: Ruheschmerz
- Stadium IV: trophische Störungen (Nekrose/Gangrän/Ulkus)

34.3.2 Ursachen und Risikofaktoren

Pathogenese

Die pAVK ist in fast allen Fällen eine atherosklerotische Folgeerkrankung. Seltene Ursachen (< 5%) sind die Thrombangiitis obliterans und eine Vaskulitis vom Takayasu-Typ.

Risikofaktoren

Die wesentlichen Risikofaktoren sind Rauchen, Diabetes und Hypertonie. Hinzu kommen Fettstoffwechselstörungen und andere klassische Risikofaktoren für atherosklerotische Erkrankungen.

34.3.3 Diagnostik und Untersuchung

Anamnese

In den Frühstadien asymptomatisch. Fast alle Patienten sind Raucher. Die meisten Patienten mit pAVK haben auch eine KHK, viele auch eine zerebrovaskuläre Erkrankung.

Schmerzfreie Gehstrecke abfragen. Andere Ursachen für Einschränkungen der Gehstrecke abgrenzen. Frühere Therapien und interventionelle Maßnahmen abfragen.

Diagnostik

Ein allgemeines Screening bei Fehlen von RF und klinischen Symptomen einer pAVK wird nicht empfohlen.
Die wichtigste apparative Screening-Methode ist die systolische **Doppler-Verschlussdruckmessung in Ruhe:** RR-Messung an beiden Oberarmen und distalen Unterschenkeln. Der systolische Blutdruck an den Knöchelarterien ist normalerweise ca. 10 mmHg höher als an den Armen → **Knöchel-Arm-Index** (Ankle Brachial Index, ABI). Bei unterschiedlichen Messwerten an den Armen wird der höhere Wert genommen:

- Normaler ABI > 0,9–1,2
- Bei leichter pAVK ABI 0,9–0,75
- Bei mittelschwerer pAVK ABI 0,75–0,5
- Bei kritischer Ischämie ABI < 0,5 (oder Absolutwerte < 50–70 mmHg)

Der ABI bestätigt auch die Diagnose. Ein ABI < 0,9 hat im Vergleich zur Angiografie eine Sensitivität von 0,79–0,95% und eine Spezifität von > 95%.
Weitere apparative Untersuchungen:

- CW-Doppler-Druckmessung und ABI nach Belastung (z. B. Zehenstände)
- Standardisierter Gehtest (mit Metronom, ggf. auf Laufband): Durchführung v. a. im Stadium II zur Austestung der schmerzfreien Gehstrecke
- Bildgebende Verfahren zur Stenoselokalisation mit Farbduplexsonografie
- MR- oder CT-Angiografie sowie DSA vor geplanten Interventionen

34.3.4 Therapie

Die Basistherapie besteht aus der Behandlung der kardiovaskulären Risikofaktoren (▶ Kap. 34.1.2).

Nichtmedikamentöse Therapie

Konservative Therapie:

- Goldstandard in den frühen Stadien (Fontaine I und II) ist ein strukturiertes und überwachtes Gehtraining: Minimum 3 ×/Wo. (besser: täglich) für 30–60 min über mind. 12 Wo. Dies ist die effektivste und kostengünstigste Behandlung in früheren Stadien der Erkrankung. In den Stadien III und IV ist das Gehtraining kontraindiziert.
- Verminderung von Insulinresistenz, Optimierung der Diabetes-Einstellung.
- Falls Herzinsuffizienz und/oder chron. Lungenerkrankung bestehen → Optimierung der Therapie.
- Wundbehandlung, Nekrosenabtragung.

Pflegerische Versorgung

- **Haut- und Fußpflege**
  - Verletzungsrisiko mit schlechter Wundheilung und Infektion
  - Wegen Verletzungsrisiko professionelle Fußpflege erforderlich
  - Ggf. auch professionelle Maniküre
  - Fußbäder nur nach Arztabsprache
  - Auf Nagelpflege achten (eingewachsene Nägel)
  - Hautpflege, insbesondere bei trockener Haut
  - Hautarzt einbeziehen

- **Lagerung, Verletzungsprophylaxe, Wundbehandlung**
  - Expertenstandard zu chronischen Wunden einbeziehen
  - Wundmanagement durch Pflegefachperson
  - Verbandwechsel unter sterilen Kautelen
- **Körperpflege, Baden und Duschen, Kleidung**
  - Keine besondere Körperpflege erforderlich
  - Keine lokale Wärmeanwendung (z. B. Wärmflasche)
  - Wärmezufuhr durch Wollsocken oder Wolldecke
  - Keine Kälteanwendungen (**Cave:** oft gestörtes Temperaturempfinden, deshalb die Temperatur am Rumpf prüfen oder am Oberarm)
  - Nicht baden, nicht lange Duschen oder in die Sauna → besser kurzes Abduschen oder waschen mit Waschlappen
  - Möglichst weite Kleidung tragen, keine abschnürenden Gummibänder
- **Mobilisation und Lagerung**
  - Frühmobilisation zunächst mit Begleitung
  - Sturzrisiko einschätzen
  - Nicht länger als 1 h sitzen (Gefäßabknickung)
  - **Cave:** bei Schonhaltung im Bett besteht Dekubitusrisiko
- ggf. Beine aus dem Bett auf Schemel stellen

Blickpunkt Physiotherapie
- Strukturiertes Gehtraining in Stadien I–II
- Gymnastik (insbes. bei Immobilität)
- Krafttraining
- Sturz- und Kontrakturprophylaxe

Revaskularisierung:
- Endovaskuläre Verfahren (z. B. PTA und Stenting, lokale Lyse etc.)
- Operative Revaskularisation (Thrombendarteriektomie, Bypass-OP)
- Amputation als Ultima Ratio

Medikamentöse Therapie
- ASS (1 × 100–300 mg) oder anderer thrombozytenaggregationshemmender Wirkstoff, indiziert ab Stadium I.
- Statin.
- Optimierung der antidiabetischen Medikation.
- Ggf. Cilostazol.
- Ggf. Pentoxyfyllin.
- Orale Antikoagulation nur in besonderen Fällen.
- Die i. v. oder i.a. Infusion von vasoaktiven Substanzen wird bzgl. Prognoseverbesserung kritisch gesehen.

34.3.5 Überwachung und Weiterführung der Therapie

Therapieziele
Die wesentlichen Therapieziele sind Verminderung der Mortalität, Erhalt bzw. Wiederherstellung der Mobilität, allgemeine Lebensqualität und verminderter Hilfebedarf sowie Verminderung von Amputationsraten und Vermeidung schwerer Infektionen. Patienten mit pAVK in höheren Stadien verbringen häufig lange Aufenthalte in Krankenhäusern.

Prognose
Abhängig von Stadium und Ädharenz der Patienten.

34.4 Vorhofflimmern und andere Herzrhythmusstörungen

Das Vorhofflimmern (VHF, Atrial Fibrillation) ist die häufigste anhaltende Rhythmusstörung. Erkrankung des höheren Lebensalters, die mit einem hohen Risiko für Schlaganfälle und für Herzinsuffizienz assoziiert ist. VHF erhöht die Mortalität.

34.4.1 Grundlagen

Definition
VHF ist definiert als absolute Arrhythmie bei fehlenden P-Wellen im EKG mit unregelmäßiger Überleitung.

Prävalenz
Prävalenz bei Menschen 50–59 J. ca. 5%, > 60 J. ca. 15%.

Klassifikation
Primäres VHF (Lone Atrial Fibrillation) oder sekundäres VHF (mit identifizierbaren Ursachen).

Einteilung:
- Erstmals diagnostiziertes VHF: bislang noch nicht diagnostiziertes VHF.
- Paroxysmales VHF: endet von allein, meist innerhalb von 48 h; jede Episode, die innerhalb von 7 d zum Sinusrhythmus zurückgeht oder kardiovertiert wird.
- Persistierendes VHF: VHF mit Dauer > 7 d, einschl. Episoden, die frühestens nach 7 d medikamentös oder elektrisch kardiovertiert werden.
- Permanentes VHF: länger als 7 d bestehendes VHF, dessen Vorliegen akzeptiert wird. Definitionsgemäß werden rhythmuserhaltende Maßnahmen bei diesen Patienten nicht durchgeführt (sollte diese doch durchgeführt werden, ist das VHF wieder als persistierend zu bezeichnen).

Klassifikation aufgrund der Symptomatik ▶ Tab. 34.2.

Tab. 34.2 Modifizierte EHRA-Klassifikation

EHRA-Score	Symptome	Beschreibung
I	Keine	VHF verursacht keinerlei Beschwerden
IIa	Leicht	Normale Alltagstätigkeit ist durch VHF-Symptome nicht beeinträchtigt
IIb	Mittelschwer	Normale Alltagstätigkeit ist durch VHF-Symptome nicht beeinträchtigt, aber Patient ist durch die Symptome beunruhigt
III	Schwer	Normale Alltagstätigkeit ist durch VHF-Symptome beeinträchtigt
IV	Behindernd	Normale Alltagstätigkeit ist nicht mehr möglich

Aus: ESC-Leitlinie; EHRA = European Heart Rhythm Association

34.4.2 Ursachen und Risikofaktoren

Pathogenese

Hochfrequente (350–600/min) Entladungen im Vorhofbereich, die zu ungeordneten Erregungen und somit zu einem Wegfall der hämodynamisch wirksamen Kontraktionen des Vorhofs führen. Unregelmäßige Überleitung auf die Kammern führt zu Pulsdefizit.

Risikofaktoren

Die wichtigsten RF für VHF sind (in dieser Reihenfolge) Hypertonie, Lebensalter, KHK, Klappenvitien, Myokarderkrankungen, Herzinsuffizienz, SD-Funktionsstörungen, übermäßiger Alkoholkonsum oder Arzneimittel (z.B. Theophyllin, Betamimetika).

Verlauf

Eine erste Episode eines VHF bleibt manchmal die einzige Episode: Ein paroxysmales VHF terminiert spontan meist innerhalb von 48 h. Ein persistierendes VHF konvertiert nicht spontan, wohl aber durch therapeutische Intervention. Das permanente VHF besteht dauernd und kann (bzw. soll) nicht kardiovertiert werden.

34.4.3 Diagnostik

Anamnese

Wichtig ist die Erhebung der subjektiven Beschwerden, die meist bei der paroxysmalen Form schwerer sind: unregelmäßiger Puls, Herzklopfen, Herzrasen, Schwindelzustände, Synkopen, Dyspnoe, Angstgefühle, ggf. Polyurie (ANP-Wirkung) → EHRA-Score.

Screening:

- Bei Patienten > 65 J.: gelegentliche Pulsmessung und gelegentliches EKG
- Bei Patienten mit TIA oder ischämischem Schlaganfall: EKG, gefolgt von Langzeit-EKG über mind. 72 h
- Patienten mit Schrittmacher oder ICD (implantierter Kardioverter/Defibrillator): regelmäßige Abfrage nach atrialen Hochfrequenzepisoden (Atrial High-rate Episodes, AHRE, definiert als > 180/min für > 5–6 min)

Untersuchungen

34

Apparative Untersuchungen:

- EKG: unregelmäßige RR-Intervalle ohne eindeutig abgrenzbare P-Wellen.
- Langzeit-EKG: mittlere Herzfrequenz bestimmen → Tachyarrhythmia absoluta bei HF > 110/min, Bradyarrhythmia absoluta bei HF < 60/min.; ggf. externe oder implantierte Event-Recorder.
- Ein transthorakales Echo wird bei allen Patienten mit VHF zur Steuerung der Behandlung empfohlen.
- TEE: Risikozeichen sind vergrößerter Vorhof, Vorhofthromben, spontaner Echokontrast, niedrige Vorhofohr-Flussgeschwindigkeit (< 20 cm/s)

34.4.4 Therapie

Die **initiale Beurteilung** von Patienten mit neu diagnostiziertem VHF soll sich auf fünf Hauptbereiche beziehen (▶ Abb. 34.3):

I. Hämodynamische Stabilität
II. Vorliegen von auslösenden Faktoren, Risikofaktoren oder Grundkrankheiten
III. Schlaganfallrisiko und Antikoagulation

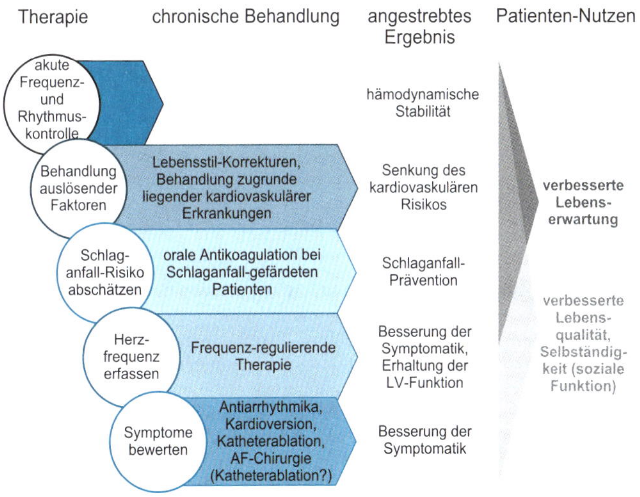

Abb. 34.3 Akute und chronische Behandlung von Patienten mit VHF, angestrebte kardiovaskuläre Ergebnisse und Nutzen für die Patienten (aus: ESC-Leitlinie) [L141]

IV. Frequenzkontrolle
V. Notwendigkeit einer rhythmuserhaltenden Therapie

Initialtherapie bei neu diagnostiziertem VHF bei Patienten mit Herzinsuffizienz

1. Kardioversion (wenn Patient instabil)
2. Antikoagulation gem. Schlaganfallrisiko
3. Flüssigkeitshaushalt normalisieren (Diuretika) zur Verbesserung der Symptomatik
4. Frequenz regulieren (initiales Ziel < 110/min; strikter bei anhaltender Symptomatik)
5. RAAS-Hemmung bei verminderter EF (frühzeitig Rhythmuskontrolle erwägen, bei fortgeschrittener Herzinsuffizienz Implantat erwägen)
6. Behandlung anderer kardiovaskulärer Erkrankungen, v. a. Hypertonie und myokardiale Ischämie

Cave

Notfalltherapie erforderlich bei hämodynamischer Instabilität, unkontrollierbarer Herzfrequenz, symptomatischer Bradykardie, schwerer AP oder Verschlechterung der LV-Funktion, TIA oder Schlaganfall

Schlaganfallprävention

Orale Antikoagulation

Die orale Antikoagulation (OAK) vermindert das Risiko für ischämische Schlaganfälle und die Mortalität.

34

Bei Patienten mit KI kann ein LAA-Verschluss/Vorhofohrverschluss erwogen werden (s. u.).
Infrage kommen Vitamin-K-Antagonisten (Phenprocoumon, Warfarin) oder neue orale Antikoagulanzien (NOAK).

Verschluss des linken Vorhofohrs

Bei eindeutiger KI gegen orale Antikoagulation kann der Verschluss des linken Vorhofohrs erwogen werden. Eine chirurgische LAA-Exklusion kann durch kardiochirurgischen Eingriff oder als thorakoskopischer Eingriff durchgeführt werden.
Bei gefährdeten Patienten wird empfohlen, die orale Antikoagulation nach Verschluss oder Exklusion des LAA fortzusetzen.

Sekundäre Schlaganfallprävention und Antikoagulation nach intrazerebraler Blutung

Bei Patienten mit VHF sind die wichtigsten Risikofaktoren fortgeschrittenes Alter und vorausgegangener Schlaganfall. Das Risiko für einen erneuten Schlaganfall ist in der Frühphase nach Schlaganfall am höchsten.
Bei Patienten mit VHF und akuter TIA oder **ischämischem Schlaganfall** (nach Ausschluss einer intrazerebralen Blutung) soll eine orale Antikoagulation gestartet oder fortgeführt werden

- Bei TIA: 1 d nach dem Ereignis
- Bei leichtem Schlaganfall (National Institutes of Health Stroke Scale, NIHSS < 8: 3 d nach dem Ereignis
- Bei mittelschwerem Schlaganfall (NIHSS 8–15): 6 d nach dem Ereignis
- Bei schwerem Schlaganfall (NIHSS ≥ 16): 12 d nach dem Ereignis

Blutungen bei oral antikoagulierten Patienten

Es ist präventiv wichtig, behandelbare RF für Blutungen zu verringern:

- Kontrolle eines erhöhten Blutdrucks.
- Analyse vorhergehender Blutungsereignisse.
- Erreichen einer hohen TTR mit VKA oder präzise Dosierung des NOAK nach Fachinformation.
- Vermeiden übermäßigen Alkoholkonsums.
- Reduktion von Sturzereignissen. Eine orale Antikoagulation sollte nur Patienten mit schweren unkontrollierten Stürzen vorenthalten werden. Dazu gehören z. B. Patienten mit Epilepsie oder fortgeschrittener Systematrophie mit Rückwärtsstürzen oder auch ausgewählte Patienten mit schwerer Demenz, bei denen die Adhärenz nicht durch Betreuer gesichert ist.
- Passagere Heparingaben (Bridging) sollten bei Unterbrechungen einer oralen Antikoagulation vermieden werden, da sie nicht vorteilhaft zu sein scheinen. Dies gilt nicht bei Patienten mit mechanischen Herzklappen.

Pflegemaßnahmen bei Patienten unter OAK

- Beratung insbes. zu Blutungsrisiko
- Blutdruck-Kontrollen planen
- Blutungsneigung stets im Blick haben
- Informationsweitergabe
- Frühmobilisation planen/Sturzprophylaxe
- Nach Sturz Körperinspektion und engmaschige Überwachung
- Wegen Verletzungsrisiko professionelle Fußpflege erforderlich
- Auf Nagelpflege achten (eingewachsene Nägel)

Medikamentenmanagement

Es ist wichtig zu wissen, dass selbst bei optimalem Management Blutungen unter oraler Antikoagulation nicht ausgeschlossen sind. Deshalb ist es wichtig, dass alle Beteiligten (z. B. Einrichtungen, in denen alte Menschen leben) mit internen Regelungen auf den Fall einer aktiven Blutung vorbereitet sind.

Frequenzregulierende Therapie

Blickpunkt Medizin

Für die **Frequenzkontrolle** kommen Betablocker, Digitalispräparate, die Kalziumantagonisten Verapamil und Diltiazem sowie Kombinationen der genannten Wirkstoffe infrage.

Die optimale Zielherzfrequenz bei VHF ist unklar. Initial sollten Frequenzen < 110/min angestrebt werden, falls die Symptomatik keine strengere Frequenzkontrolle erfordert. Eine Bradykardie sollte vermieden werden. **Betablocker** sind in den meisten Situationen die **Wirkstoffe der ersten Wahl.** Die genannnten Kalziumantagonisten sind geeignet bei guter LV-Pumpfunktion und bessern auch die Symptomatik. Digitalis ist geeignet zur Frequenzkontrolle, bezüglich Langzeitbenefit gibt es aber wenig Evidenz.

Akute Frequenzkontrolle:

- LVEF < 40 % oder Zeichen der Herzinsuffizienz: zunächst Betablocker in niedrigster Dosierung, um HF < 110/min zu erzielen; alternativ Amiodaron i. v. bei hämodynamischer Instabilität oder stark verminderter LVEF; falls keine Wirksamkeit, zusätzlich Digitalis
- LVEF ≥ 40 %: Betablocker oder Verapamil oder Diltiazem, falls keine Wirksamkeit, zusätzlich Digitalis

Langfristige Frequenzkontrolle:

- Zur Basisdiagnostik immer Echo durchführen
- LVEF < 40 % oder Zeichen der Herzinsuffizienz: Betablocker oder Digitalis; falls keine Wirksamkeit, frühzeitige niedrig dosierte Kombinationstherapie
- Zusätzlich Digitalis, zu Digitalis zusätzlich Kalziumantagonist oder Betablocker

Akute i. v. Frequenzkontrolle

- Betablocker
  - Metoprolol 2,5–10 mg i. v. als Bolus, bei Bedarf wiederholen
  - Esmolol 0,5 mg/kg i. v. Bolus über 1 min, dann 0,05–0,25 mg/kg/min
- Kalziumantagonisten
  - Verapamil 2,5–10 mg i. v. Bolus, bei Bedarf wiederholen
  - Diltiazem 15–25 mg i. v. Bolus, bei Bedarf wiederholen
- Herzglykoside
  - Digitoxin 0,4–0,6 mg i. v. Bolus; Erhaltungsdosis 0,05–0,2 mg/d
  - Digoxin 0,5 mg i. v. Bolus (0,75–1,5 mg über 24 h in geteilten Dosen); Erhaltungsdosis 0,0625–0,25 mg/d
- Amiodaron
  - Nur bei spezifischen Indikationen
  - 300 mg i. v. aufgelöst in 250 ml Dextrose 5% über 30–60 min (wenn möglich über ZVK); nach abgeschlossener Aufsättigung – Erhaltungsdosis 200 mg/d

34

34.4.5 Überwachung und Weiterführung der Therapie

Komplikationen

Die wesentlichen Komplikationen des VHF sind:

- Akute Linksherzinsuffizienz bei Tachy- oder Bradyarrhythmie (Absinken des HZV)
- Mittelfristig Entwicklung einer Linksherzvergrößerung und Linksherzinsuffizienz
- Vorhofthromben mit Gefahr der art. Embolie im großen Kreislauf (Schlaganfall). Das Schlaganfallrisiko ist bei persitierendem bzw. permanentem VHF besonders stark erhöht.

Prognose

Vorhofflimmern ist mit erhöhten Risiken verbunden:

- Erhöhte Mortalität (insbes. kardiovaskuläre Mortalität durch plötzlichen Tod, Herzinsuffizienz und Schlaganfall)
- Schlaganfall (20–30 % aller Schlaganfälle sind durch VHF bedingt)
- Krankenhausaufnahmen (jährlich werden 10–40 % aller Patienten mit VHF ins KH aufgenommen)
- Verminderte Lebensqualität (unabhängig von anderen Herz-Kreislauf-Erkrankungen)
- LV-Dysfunktion und Herzinsuffizienz (bei 20–30 % aller Patienten mit VHF wird eine LV-Dysfunktion festgestellt)
- Kognitive Defizite und vaskuläre Demenz

34.5 Herzinsuffizienz (HI)

Die chronische Herzinsuffizienz ist eine typische Erkrankung des hohen Lebensalters mit hohen Hospitalisationsraten und einer hohen vorzeitigen Mortalität. Dieses Kapitel behandelt die chronische Herzinsuffizienz sowie die dekompensierte chronische Herzinsuffizienz.

34.5.1 Grundlagen

34

Definition: Klinisches Syndrom mit typischen Symptomen (z. B. Dyspnoe, Knöchelödeme, Müdigkeit), das von bestimmten klinischen Zeichen begleitet wird (z. B. gestaute Halsvene, RG über den Lungen).

Die **Prävalenz** steigt mit zunehmendem Lebensalter. In einer kleineren deutschen Studie hatten 7,7 % der Männer und 9 % der Frauen zwischen 45 und 83 Jahren eine symptomatische HI. Bei den 45- bis 54-Jährigen waren es 3 %, während bei den 75- bis 83-Jährigen 22 % betroffen waren.

Die **Klassifikation** der Herzinsuffizienz erfolgt klinisch nach den Kriterien der New York Heart Association (NYHA):

- NYHA I: Herzerkrankung; keine körperlichen Einschränkungen, alltägliche Belastung möglich ohne inadäquate Erschöpfung, Rhythmusstörungen, Dyspnoe oder Angina pectoris
- NYHA II: keine Beschwerden in Ruhe; leichte körperliche Limitationen bei alltäglicher Belastung
- NYHA III: keine Beschwerden in Ruhe, aber höhergradige körperliche Einschränkungen bei alltäglicher Belastung
- NYHA IV: Beschwerden (wie z. B. Dyspnoe) schon in Ruhe

34.5.2 Ursachen und Risikofaktoren

Pathogenese und Risikofaktoren

Kardiale Strukturdefekte und/oder Funktionsstörungen, die zu einer verringerten Auswurfleistung des Herzens und/oder zu erhöhten intrakardialen Drücken in Ruhe oder bei Belastung führen.

Die **Hauptursachen** der Herzinsuffizienz bei älteren Menschen sind (häufig langjährig) vorausgehende Erkrankungen wie die arterielle Hypertonie und die KHK. Bedingt durch die Hypertonie und weitere RF (Hyperlipoproteinämien, Diabetes, Rauchen) kommt es zu atherosklerotischen Veränderungen der großen Gefäße, wie Wandverdickung (Intima und Media). Die verminderte Elastizität führt zu erhöhtem systolischen Blutdruck, einer vergrößerten BD-Amplitude und einer erhöhten Nachlast.

Der entscheidende Pathomechanismus ist die Hypertrophie des linken Ventrikels mit Änderung des diastolischen Füllungsmusters → Dilatation des linken Vorhofs. Dies wiederum kann zu einem erhöhten Risiko für VHF führen.

Mit zunehmender Steifigkeit des linksventrikulären Myokards werden aber immer höhere Füllungsdrücke benötigt, sodass es zur Dekompensation mit Rückwärtsversagen kommt und die Lungen gestaut sind.

Kompensationsmechanismen:

- Akute Effekte: bei körperlicher Belastung mit zunehmendem Alter geringerer Anstieg der Herzfrequenz und der kardialen Auswurfleistung im Vergleich zu Jüngeren.
- Chronische Effekte: molekulare und zelluläre Umbauvorgänge, die zu Veränderungen z. B. der adrenergen Innervation führen. Im Alter sind Kompensationsmechanismen wie die Bildung von vasodilatierenden Peptiden reduziert.

34.5.3 Anamnese, Untersuchung und Diagnostik

Anamnese und Klinik

Wesentliche Teile der **Anamnese** sind die Abfrage der Beschwerdesymptomatik und deren zeitlicher Verlauf, frühere und aktuelle Therapien einschl. Hospitalisierungen und invasive Untersuchungen.

> **Cave**
> Die direkte Anamnese bei einem Patienten mit symptomatischer Herzinsuffizienz kann aufgrund der Beschwerden nicht lange dauern und muss deshalb umso gezielter durchgeführt werden.

Typische **klinische Symptome** sind Dyspnoe (bei Belastung oder in Ruhe), Thoraxschmerzen, pulmonale Rasselgeräusche, Ödeme, Nykturien, Gewichtszunahme (Ödeme) und Leistungsminderung, aber auch Gewichtsabnahme (kardiale Kachexie).

Bei älteren Patienten manifestiert sich die Herzinsuffizienz oftmals atypisch. Die Leitsymptome sind häufig eine allgemeine Schwäche, Müdigkeit und Leistungsminderung (Fatigue), insbesondere, wenn sich die pathophysiologischen Prozesse langsam entwickelt haben.

Klinische Untersuchung: Die Auskultation hat eine große Bedeutung (Lungen, ggf. Pleuraerguss, Herztöne). Bei immobilen, kognitiv eingeschränkten oder schwer kranken Patienten ist Assistenz durch Pflegepersonen erforderlich.

Diagnostik

Aufgrund der Anamnese zunächst Unterscheidung zwischen akutem Beginn oder chronischem Verlauf einer Herzinsuffizienz (im letzteren Fall Unterscheidung zwischen stabiler chronischer Herzinsuffizienz oder akuter kardialer Dekompensation). Die wichtigsten apparativen Untersuchungen sind das **EKG,** das **Röntgenbild des Thorax** und die **Echokardiografie.**

34.5.4 Therapie, Behandlung und Interventionen

Nichtmedikamentöse Therapie

Den allgemeinen Therapien kommt eine große Bedeutung zu, um den Verlauf einer Herzinsuffizienz günstig zu beeinflussen.

Diätetische Maßnahmen

Bei schwerer Herzinsuffizienz sollte eine Flüssigkeitsrestriktion verordnet werden. Die Flüssigkeitsmenge sollte 1,5–2 l nicht überschreiten, je nach körperlicher Aktivität, Außentemperaturen und anderen Faktoren (z. B. Exsikkoserisiko). Meist hilft auch eine Kochsalzrestriktion. Bei jedem Patienten sollte ein individuelles Sollgewicht festgelegt werden. Wird von diesem abgewichen, kann eine Erhöhung einer diuretischen Therapie erwogen werden (▶ Abb. 34.4).

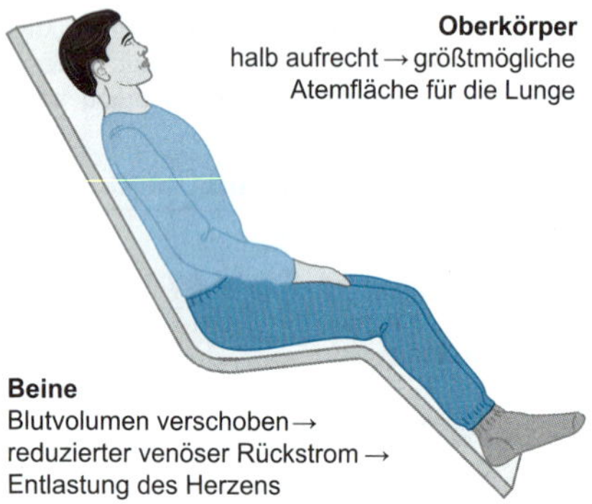

Abb. 34.4 Positionierung bei akuter Herzinsuffizienz [L190, L231]

Körperliche Bewegung

Ein ärztlich überwachtes moderates aerobes Ausdauertraining (3 ×/Wo. ca. 20–30 min) vermindert Hospitalisierungsraten und erhöht die Lebenserwartung, v. a. aber die Lebensqualität. Der Benefit ist unabhängig von der Genese der Herzinsuffizienz und dem Stadium (abgesehen von fortgeschrittenem Stadium NYHA IV).

Kontraindikationen: akute Myokarditis, akuter Myokardinfarkt, instabile Angina pectoris, symptomatische ventrikuläre Arrhythmie, schlecht eingestellte Hypertonie

Maßnahmen in der Pflege: Patientenschulung zu:

- Entstehung, Therapie und Prognose
- Risikofaktoren und Symptombeobachtung
- Selbstbehandlung: tgl. Kontrolle des Sollgewicht
- Hausarztbesuchen

Therapie mit implantierbaren Devices

Blickpunkt Medizin

Antibradykarde Schrittmacher: Diese können die Symptome einer bradykardieassoziierten Herzinsuffizienz lindern. Bei Ruhefrequenzen < 50/min (in Abwesenheit bradykardisierender Arzneimittel) oder fehlender Frequenzanstieg bei Belastung sollte der Patient kardiologisch vorgestellt werden.

Elektrophysiologische Eingriffe: Wenn Tachykardien nicht medikamentös regulierbar sind (z. B. bei VHF oder Vorhofflattern mit rascher Überleitung) entstehen bei Frequenzen > 100/min häufig schon Symptome einer Herzinsuffizienz, auch in Ruhe. Diesen Patienten kann ggf. mit einer AV-Knoten-Modulation oder -Ablation geholfen werden. Danach benötigen sie meist einen antibradykarden Schrittmacher.

ICD: Diese Aggregate dienen der Prävention des plötzlichen Herztodes. Sie haben keinen Einfluss auf die Symptomatik der Herzinsuffizienz. Die aktuellen Daten sprechen dafür, dass ältere Patienten nicht in dem Maß von ICD profitieren, wie jüngere Patienten. Inadäquat oder adäquat ausgelöste Schocks können zu einer Verminderung der Lebensqualität führen (Angst vor dem nächsten Schock).

Kardiale Resynchronisation (CRT): Patienten mit Schenkelblock-EKG (mit breiten Kammerkomplexen) haben häufig eine dyssynchrone LV-Funktion, die ggf. mit Implantation eines biventrikulär stimulierenden Schrittmachers synchronisiert werden kann, was zu einer besseren Pumpfunktion führt. Diese Aggregate können die Symptomatik verbessern und zu einer Verminderung der Hospitalisierungsraten führen. Die besten klinische Ergebnisse werden bei Patienten im NYHA-Stadium II und III mit EF < 35 % beobachtet, wenn gleichzeitig ein kompletter Linksschenkelblock vorliegt (QRS ≥ 130 ms; bei QRS-Dauer < 130 ms sind die Aggregate kontraindiziert). Eine Elektrode im linken Ventrikel synchronisiert die Herztätigkeit. Es gibt Systeme mit oder ohne Defibrillatorfunktion.

Pneumonieprophylaxe bei Patienten mit Herzinsuffizienz

- Frischluftzufuhr
- Regelmäßige Mundhygiene, ggf. Assistenz anbieten
- Regelmäßiger Positionswechsel im Bett (▶ Abb. 34.5)
- Moderate Bewegung (Absprache m. Physiotherapie)
- Dehnlagerung (A-V-T-Lagerung)
- Atemtraining mit PEP-Geräten (Absprache m. Physiotherapie)
- Kontaktatmung/Brust- und Bauchatmung
- Sekretmanagement/Vibrationstechnik
- Feuchtwarme Umschläge oder Wickel (Absprache m. Arzt)

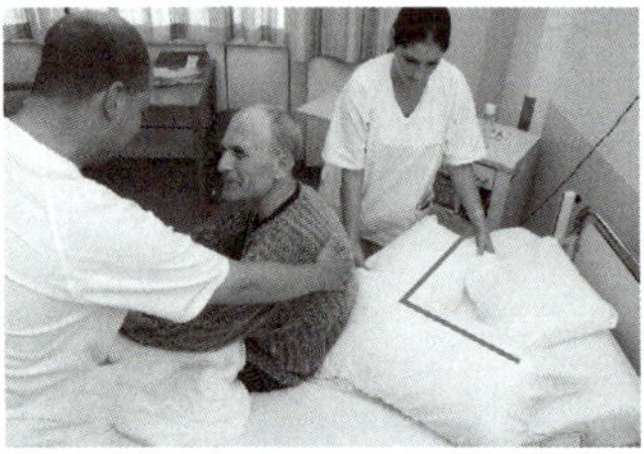

V-Positionierung.

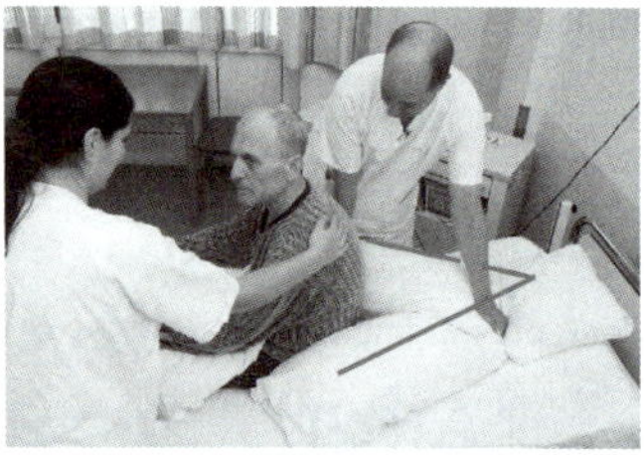

A-Positionierung.

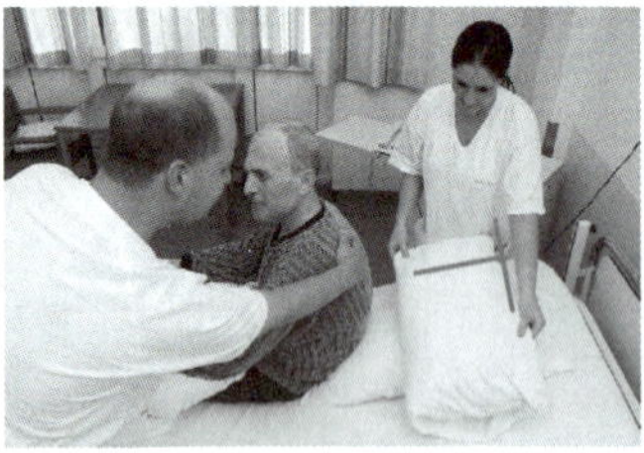

T-Positionierung.

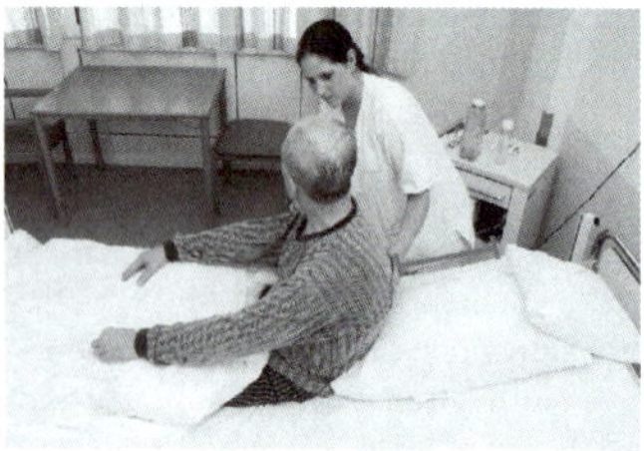

I-Positionierung.

Abb. 34.5 Positionierung zur Pneumonieprophylaxe [K115]

Prozeduren an den Herzklappen

Weitere Therapieoptionen sind bei entsprechender Indikation die Korrektur von Herzklappenerkrankungen. Dazu gehören auch die minimalinvasiven Klappenersatzverfahren, die eine zunehmende Bedeutung bei geriatrischen Patienten erhalten.

Chronische Hämodialyse

Bei einigen Patienten mit Herzinsuffizienz und eingeschränkter Nierenfunktion (kardiorenales Syndrom) kann mit Diuretika allein keine ausreichende Volumenreduktion erreicht werden. Die Durchführung von Hämodialysen ist dann eine Therapieoption.

Palliative Behandlung

Situationen für eine palliative Behandlung (aus der ESC-Leitlinie):

- Häufige Hospitalisierung oder schwere Dekompensation trotz optimaler Therapie
- Ausschluss einer Herztransplantation oder einer mechanischen Herzunterstützung
- Dauerhaft schlechte Lebensqualität bei Patienten im NYHA-Stadium IV
- Ausgeprägte kardiale Kachexie oder Malnutrition
- Hilfsbedürftigkeit bei den meisten ADL
- Klinische Gesamteinschätzung, dass das Lebensende nahe ist

Medikamentöse Therapie

Patienten mit schwerer Herzinsuffizienz gehören meist zu den Patienten mit Polypharmazie, da eine höhergradige Herzinsuffizienz leitliniengerecht i. d. R. mit ≥ 3 Wirkstoffen behandelt wird und zusätzliche Komorbiditäten weitere Arzneimittel

erfordern. Die Symptomenverbesserung und Erhöhung der Lebenserwartung bei diesen Patienten ist überwiegend auf eine Verbesserung der Arzneimitteltherapie zurückzuführen.
Die Diskussion der eingesetzten Wirkstoffe erfolgt in der Reihenfolge ihrer Bedeutung für den zeitlichen Einsatz in den verschiedenen Stadien der Herzinsuffizienz (▶ Tab. 34.3).

Tab. 34.3 Dosierungen bei Herzinsuffizienz

Wirkstoffgruppe	Wirkstoff	Startdosis [mg]	Max. Dosis bzw. Zieldosis [mg]
ACE-Hemmer	Ramipril	1×1,25–2,5	1×10
	Enalapril	2×2,5	2×20
	Lisinopril	1×2,5–5	1×20–35
Sartane	Candesartan	1×4–8	1×32
	Valsartan	2×40	2×160
Betablocker	Bisoprolol	1×1,25	1×10
	Metoprolol Succinat (CR/XL)	1×12,5–25	1×200
	Nebivolol	1×1,25	1×10
	Carvedilol	2×3,125	2×25–50
Aldosteron-antagonisten	Spironolacton	1×25	1×12,5–50
	Eplerenon	1×25	1×50

Nach: ESC Leitlinie 2016. MRA = Mineralokortokoidrezeptor-Antagonisten

Allgemeine Hinweise

Leitlinien zur Herzinsuffizienz empfehlen meist, die in den RCT geprüften Dosierungen einzusetzen. Dies negiert jedoch die Tatsache, dass geriatrische Patienten in diesen Studien i.d.R. unterrepräsentiert waren. Es ist sinnvoller, bei den Dosierungen zurückhaltend zu sein, langsam genug aufzudosieren, den klinischen Erfolg zu dokumentieren und ggf. frühzeitiger zu einer Kombination von Wirkstoffen zu schreiten.
Organfunktionen (Niere, Leber) sollten sorgfältig überwacht werden. Herzinsuffizienzmedikationen werden häufig bis zur Blutdruckverträglichkeit ausdosiert (z.B. ACE-Hemmer oder Sartane). Dabei muss nicht nur der Ruheblutdruck überwacht werden, sondern auch eventuelle orthostatische Störungen beobachtet bzw. vermieden werden. Auch Veränderungen der Kognition können Anzeichen einer zerebralen Minderdurchblutung sein.
Patienten mit KHK: revaskularisierende Maßnahmen erwägen; häufig verbessern diese eine bestehende Herzinsuffizienz.

34.5.5 Überwachung und Weiterführung der Therapie

Therapieziele

Die allgemeinen Ziele der Behandlung einer chronischen Herzinsuffizienz sind die Reduktion von Symptomen, die Prävention von Dekompensation, die

Verminderung von Hospitalsierungen und der Einsatz von prognoseverbessernden Arzneimitteln.

Komplikationen

Kardiale Dekompensation

Akute bzw. dekompensierte chronische Herzinsuffizienz
Die Dekompensation einer chronischen Herzinsuffizienz ist eine häufige Komplikation bei geriatrischen Patienten.
Häufige Ursachen und auslösende Faktoren:
- Nichteinhaltung der medikamentösen und nichtmedikamentösen Therapien
- Arzneimittel (z. B. NSAR, Kortokosteroide, negativ inotrope Wirkstoffe, kardiotoxische Wirkstoffe wie Chemotherapeutika)
- Unkontrollierte Hypertonie
- Exazerbation einer COPD
- Herzrhythmusstörungen (v. a. Tachyarrhythmien)
- Akutes Koronarsyndrom, Schlaganfall, Lungenembolie
- Infektionen (z. B. Pneumonie, Sepsis)
- Metabolische Entgleisungen (z. B. Schilddrüse, Blutzucker, Nebennieren)
- Akute Klappeninsuffizienzen

Sofortige klinische Untersuchung: Lungen (gestaut, nicht gestaut), periphere Hypoperfusion (Kaltschweißigkeit, kalt-trockene/warm-trockene Extremitäten, Oligurie, Benommenheit, Delir, geringe Pulsamplituse).
In der Regel muss eine sofortige Krankenhauseinweisung erfolgen, dort ggf. Überwachungsstation oder ITS.
Akuttherapie:
- Sauerstoffgabe (ggf. nichtinvasive Beatmung [CPAP, BiPAP]; invasive Beatmung)
- Diuretika
- Opiate (zur Linderung einer schweren Dyspnoe); **cave:** Delir, Hypopnoe
- Bei RR > 90 mmHg ggf. Vasodilatatoren (z. B. Nitrate), bei RR < 90 mmHg und/oder Hinweisen auf Hypoperfusion kurzfristig Inotropika
- Spezifische Therapie je nach Ursache

Wichtige Begleitmaßnahmen während der Behandlung einer kardialen Dekompensation sind Pneumonieprophylaxe, Thromboseprophylaxe und eine Steuerung der Ein- und Ausfuhr.
Pleuraergüsse mit begleitenden Kompressionsatelektasen in den unteren Lungenabschnitten können auftreten. Sie können zur Stauungspneumonie führen.

Thromboseprophylaxe I

Wenn **medizinische Thromboseprophylaxestrümpfe (MTS)** wegen Beinödemen nicht mehr passen, können die Beine mittels Kompressionsverband gewickelt werden. Dabei folgen Pflegepersonen den Handlungsanweisungen der Einrichtung. Meistens genügt ein Unterschenkelverband. Zusätzlich werden zur Thromboseprophylaxe die Frühmobilisation, also aufstehen aus dem Bett und umhergehen, sowie Bewegungsübungen empfohlen. Langes Sitzen über mehrere Stunden sollte vermieden werden. Alle Maßnahmen müssen bei diesen Patienten mit dem Arzt und der Physiotherapie abgesprochen werden. Häufig übernehmen die Physiotherapeuten Anteile zur Thromboseprophylaxe.

Langfristige Komplikationen

Eine ausgeprägte Herzinsuffizienz kann langfristig zu einer allgemeinen Schwäche mit Frailty, Sarkopenie oder Kachexie führen, die wiederum das Sturzrisiko erhöhen. Umgekehrt ist Frailty auch mit dem Auftreten einer Herzinsuffizienz assoziiert. Die Entwicklung demenzieller Prozesse wird mit der Herzinsuffizienz in Verbindung gebracht.
Risiko Thromboembolien und Schlaganfälle beachten.
Anämie: eine bestehende Anämie (gleich welcher Ursache) wirkt sich ungünstig auf eine Herzinsuffizienz aus. Gegebenenfalls sollte eine Eisensubstitution erfolgen, falls der Eisenmangel die Ursache ist.

Prognose

In Deutschland werden pro Jahr etwa 400 000 Patienten wegen Herzinsuffizienz stationär behandelt. Jede stationäre Aufnahme wegen Dekompensation führt zu einer Verschlechterung der Prognose, auch wenn die Rekompensation gelingt. Nach Krankenhausbehandlung ist das Risiko, innerhalb eines Jahres zu versterben, mehr als doppelt so hoch wie vor der Dekompensation (17,4 vs. 7,2 %).
Die Prognose der Herzinsuffizienz ist stark mit der Adhärenz hinsichlich der Therapiemaßnahmen, insbesondere zu den Medikationen, verbunden.

34.6 Venenthrombose

Bein- und Beckenvenenthrombosen gehören zu den häufigen Krankheitsbildern bei alten Menschen.

34.6.1 Grundlagen

Definition

Die akute Bein- und Beckenvenenthrombose (TVT) ist eine partielle oder vollständige Verlegung der Venen durch Blutgerinnsel („Blutgerinnung am falschen Ort").

Klassifikation

Einteilung nach Verlaufstyp:

- **Aszendierende** Thrombose: Ausgang in den Venen des Unterschenkels, Fortschreiten nach proximal.
- Sehr viel seltener ist die **transfasziale** Thrombose, die in den oberflächlichen Venen beginnt und in das tiefe Venensystem fortschreitet. Hohes Embolierisiko.
- Sonderform: **Deszendierende** Beckenvenenthrombose (selten).

34

34.6.2 Ursachen und Risikofaktoren

Pathogenese

Hauptursachen sind Stase und Flussverlangsamung, häufig durch Immobilität bedingt. Es kann zum appositionellen Wachstum und damit zur Befundverschlechterung kommen.

Risikofaktoren

- Immobilität
- Tumorleiden

34.6.3 Therapie

Medikamentöse Therapie

Soforttherapie

Sofort nach Diagnosestellung einer TVT wird eine therapeutische Antikoagulation durchgeführt. Dazu sind niedermolekulare und unfraktionierte Heparine, Fondaparinux, Vitamin-K-Antagonisten und NOAK zugelassen.
Mit unfraktionierten Heparinen wird nur bei schwerer Niereninsuffizienz (eGFR < 30 ml/min) oder Dialysepflichtigkeit oder bei KI gegen NMH oder Fondaparinux gearbeitet, ansonsten sind NMH die Wirkstoffe der ersten Wahl.
NMH werden 1- oder 2-mal am Tag gegeben und erfordern keine Laborkontrollen. Dadurch können TVT ambulant behandelt werden.
Vor Beginn der Gabe von NMH orientierende Gerinnungskontrolle einschl. Thrombozyten. Bei Therapiedauer > 5 d Thrombozytenkontrolle. Bei anamnestischer HIT Typ 2 ist Fondaparinux das Mittel der ersten Wahl.
Von den NOAK sind Apixaban und Rivaroxaban auch für die initiale Therapie zugelassen (Dosis 1,5-fach bei Rivaroxaban über 21 d, 2-fach bei Apixaban über 7 d).

Erhaltungstherapie

Die Erhaltungstherapie erfolgt zunächst für 3 Mon. Standardmäßig erfolgt der Übergang von NMH auf einen Vitamin-K-Antagonisten mit INR-Kontrolle.
Auch alle NOAK sind für die Erhaltungstherapie zugelassen.

Nichtmedikamentöse Therapie

Kompressionstherapie

Eine Kompressionstherapie ist nur an dem betroffenen Bein erforderlich, nicht an dem gesunden Bein. Verwendet werden Kompressionsverbände nach Fischer oder angepasste Kompressionsstrümpfe der Klasse II.
Die Kompressionsbehandlung mit Andruck von 30–40 mmHg wird i. d. R. für mehrere Jahre empfohlen, da dadurch die Häufigkeit des PTS vermindert wird.
Die Länge der Kompressionsstrümpfe richtet sich nach der distal-proximalen Ausdehnung der Thrombose.
Bei einer Lungenembolie ohne Nachweis einer TVT ist keine prophylaktische Kompressionstherapie an den Beinen notwendig.
Für einen Vorteil einer Kompressionstherapie an den Armen gibt es keine Belege.

Thromboseprophylaxe II

Kompressionsmaßnahmen durch medizinische Thromboseprophylaxestrümpfe oder durch Kompressionsverbände

- Intermittierende pneumatische Kompression
- Mobilisation: aufstehen, auf der Stelle treten oder umhergehen
- Bewegungsübungen im Bett (durch Physiotherapie angeleitet)

Cave: langes Sitzen unbedingt vermeiden, besser liegen → **Alle Maßnahmen erfordern die Absprache mit dem Arzt und dem Physiotherapeuten.**

Rekanalisierende Maßnahmen

Diese sind in ausgewählten Fällen bei iliofemoraler Thrombose indiziert und sollen dann so früh wie möglich durchgeführt werden.
Mögliche Verfahren: venöse Thrombektomie, Kombination von Thrombolyse und Thrombektomie, kathetergestützte pharmakomechanische Thrombektomie.

Immobilisierung
Die einzige Indikation für eine kurzfristige Bettruhe sind thrombusassoziierte Schmerzen.

Stationäre Behandlungspflichtigkeit
Diese besteht nur bei erheblichen Komorbiditäten. Ansonsten kann eine TVT-Behandlung ambulant oder im Pflegeheim erfolgen. Verfügbarkeit der adäquaten Diagnostik ist aber Voraussetzung.

Vena-cava-Filter
Fachärztliche Indikationsstellung

Venenthrombose bei Tumorpatienten
Eine maligne Erkrankung ist ein wichtiger Risikofaktor für TVT. Die Diagnostik beginnt bei diesen Patienten sofort mit der Bildgebung.
Tumorpatienten werden bei Thrombosen initial für 3–6 Mon. mit NMH behandelt. Die Weiterführung der Therapie hängt von der Aktivität des Tumorleidens und dem Blutungsrisiko ab.
Bei KI gegen NMH (z. B. Absinken der Thrombozytenzahl) können NOAK mit wahrscheinlich gleichen Ergebnissen eingesetzt werden, diese Behandlung ist aber Off-Label-Use.

Katheterassoziierte Thrombosen
Funktionsfähige implantierte Langzeitkatheter in thrombosierten Venen sollten belassen werden, es sei denn, sie sind infiziert. Die Thrombose sollte für 6–12 Wo. antikoaguliert werden.
Thrombosierte ZVK sollten gewechselt werden. Thrombosierte Port-Katheter sollen belassen und rekanalisiert werden.

Thrombophlebitis
Bei einer Thrombophlebitis (mit oberflächlicher Venenthrombose) sollte die Indikation zur Antikoagulation geprüft werden.
Bei oberflächlicher Thrombose der Vena saphena magna oder parva sollte sonografisch die genaue Ausdehnung des Befunds festgestellt werden. In vielen Fällen werden asymptomatische TVT gefunden.

34.6.4 Diagnostik und Untersuchung

Anamnese
Meistens ist der erste V. a. eine Beinvenenthrombose die Beobachtung einer **Beindickendifferenz.**
Jeder soll umgehend abgeklärt werden, um eine therapeutische Entscheidung zu treffen. Eine fälschlicherweise diagnostizierte TVT führt zu unnötigen Behandlungen bis hin zu Blutungsrisiken.

> **Merke**
> Anamnese und körperliche Untersuchung reichen für die Abklärung nicht aus (Sensitivität und Spezifität zu gering).

Diagnostik
Klinische Zeichen der TVT: Ödem, Schmerz, Spannungsgefühl, verstärkte Venenzeichnung. Bei bettlägerigen Patienten verläuft die TVT häufig asymptomatisch.

Der diagnostische Prozess beginnt mit einer **Einschätzung der klinischen Wahrscheinlichkeit.** Dazu eignet sich der Wells-Score (Ergebnis sollte als hohe, mittlere oder niedrige Wahrscheinlichkeit dokumentiert werden, bevor weitergehende Labor- oder apparative Untersuchungen erfolgen).

Wells-Score: Ermittlung der klinischen Wahrscheinlichkeit einer TVT

- Score ≥ 2: Wahrscheinlichkeit für TVT hoch
- Score < 2: Wahrscheinlichkeit für TVT nicht hoch
- Scoring
  - Je 1 Punkt: bei Vorhandensein von aktiver Tumorerkrankung, Lähmung oder kürzlicher Immobilisation der Beine, Bettruhe > 3 d oder große Chirurgie < 12 Wo., Schmerz/Verhärtung entlang der tiefen Venen, Schwellung ganzes Bein, Unterschenkelschwellung > 3 cm gegenüber Gegenseite, eindrückbares Ödem am symptomatischen Bein, Kollateralvenen, frühere dokumentierte TVT
  - 2 Minuspunkte: alternative Diagnose mind. ebenso wahrscheinlich wie Venenthrombose

Labor: D-Dimere zeigen jede Aktivierung der Gerinnungskaskade (z. B. auch bei Entzündung, OP, Schwangerschaft, aktiver Tumorerkrankung, Blutung, Hämatombildung). Cut-off-Werte nicht allgemein akzeptiert. Meist gelten > 500 µg/l als erhöht, Altersadjustierung scheint aber sinnvoll (erhöht sind Werte von 10 µg/l × Lebensalter)

Kompressionsultraschall: Methode der Wahl zum Nachweis oder Ausschluss einer TVT. Für die Diagnostik proximal des Leistenbandes wird zusätzlich eine Flussmessung durchgeführt.

Wenn eine **bildgebende Diagnostik** notwendig wird, aber nicht zeitgerecht zur Verfügung steht (nachts oder am Wochenende oder im Pflegeheim), sollte bei hoher klinischer Wahrscheinlichkeit mit einer Antikoagulation begonnen werden. In diesem Fall muss zu einem späteren Zeitpunkt der definitive Nachweis oder Ausschluss einer Thrombose mit Bildgebung durchgeführt werden.

Umfelddiagnostik: Die Umfelddiagnostik (Thrombophilie, Tumorerkrankung) hat keine Bedeutung für die akute Therapieentscheidung bei TVT. In einigen Fällen kann sie die Dauer der Antikoagulation beeinflussen.

- **Thrombophilie:** Defekte der Blutgerinnung oder der Thrombolyse, angeboren oder erworben. Wenn Thrombophiliediagnostik erforderlich ist, sollte sie frühzeitig abgenommen werden, um nicht durch eine Antikoagulation verfälscht zu werden.
- **Tumorerkrankung:** Bei etwa 15% der Patienten mit akuter TVT ist zum Zeitpunkt der Diagnose ein Tumorleiden bekannt. Eine TVT kann auch Erstmanifestation eines Tumors sein.

34.6.5 Überwachung und Weiterführung der Therapie

Die therapeutische Antikoagulation hat das Ziel, das Risiko einer Embolisierung in die Lungenstrombahn zu vermindern. Zum anderen soll das Wachstum des Thrombus gestoppt und die Voraussetzungen für eine Thrombusauflösung durch körpereigene Fibrinolyse verbessert werden. Langfristiges Ziel ist die Rekanalisierung der verschlossen oder teilthrombosierten Vene und die Verhinderung eines PTS.

Therapiemonitoring

Überwachung der Antikoagulation ▶ Kap. 34.6.3.

In den ersten Wochen nach Therapieeinleitung sollten klinische Untersuchungen erfolgen.

Nach 3 Mon. und/oder bei Abschluss einer Antikoagulation sollten sonografisch evtl. Residualthrombosen erfasst werden.

Komplikationen

Die chronische Verlaufsform der TVT geht aus einer zunächst entzündlichen, dann bindegewebigen Organisation der Thromben mit unvollständiger Rekanalisation in eine chronische Abflussbehinderung über. Damit fällt die Volumen- und Druckregulation beim Gehen weg und es entwickelt sich eine chronische venöse Insuffizienz, die als **postthrombotisches Syndrom (PTS)** bezeichnet wird. Dies ist häufig als trophische Störung am Unterschenkel sichtbar (DD: Stauungsdermatitis bei chronischer Herzinsuffizienz).

Die schwerste Komplikation der TVT ist die **Lungenembolie** oder andere Emb

Lungenembolie (LE)

In Europa sind pro Jahr etwa 370 000 Todesfälle mit einer Lungenembolie assoziiert. Die Frühletalität hängt v. a. vom Ausmaß der LE ab, aber auch vom Vorliegen und dem Schweregrad einer rechtsventrikulären Dysfunktion und von kardiopulmonalen Komorbiditäten.

Hauptsymptome: plötzlicher Beginn, Brustschmerz, Synkope oder Präsynkope, Hämoptyse. Bei der klinischen Untersuchung der Lunge findet sich meist wenig Wegweisendes.

Basisdiagnostik: Rö Thorax in 2 Ebenen, EKG, Blutgasanalyse.

Die diagnostische Abklärung erfolgt wie bei der TVT zunächst mit einer Erhebung der klinischen Prätestwahrscheinlichkeit anhand von Scores.

Das bildgebende Verfahren der Wahl ist die **CT-Pulmonalisangiografie (CTPA).** Die kombinierte Ventilations-/Perfusionsszintigrafie kann bei hämodynamisch stabilen Patienten als Alternative zur CTPA eingesetzt werden.

Zur Abklärung gehört auch eine Sonografie der Beinvenen. Diese Untersuchung ist umso wichtiger, wenn eine CTPA wegen reduzierter Nierenfunktion nicht durchgeführt werden kann und der klinische V. a. LE besteht.

Bei hämodynamisch instabilen Patienten mit V. a. LE sollte frühzeitig ein Echo gemacht werden, wenn eine CTPA nicht sofort durchführbar ist.

Therapie: Für die Mehrzahl der Patienten mit LE gelten die Grundsätze der Antikoagulation wie bei der TVT (▶ Kap. 34.6.3). Falls verfügbar kommt auch eine systemische Thrombolyse infrage. Auch mechanische kathetergestützte Verfahren können für die Akuttherapie angewandt werden.

35 Pneumologische Erkrankungen

Heiner K. Berthold und Siegfried Huhn

35.1 Chronisch obstruktive Bronchitis und Lungenemphysem (COPD)

35.1.1 Grundlagen

Definition

Die **chronisch obstruktive Bronchitis (COPD)** ist eine persistierende, meist progrediente und selten vollständig reversible Atemwegsobstruktion, die sich klinisch mit Atembeschwerden präsentiert. Die COPD umfasst sowohl die obstruktive Bronchitis als auch das Lungenemphysem, eine irreversible Erweiterung und Destruktion der Lufträume distal der terminalen Bronchiolen. Sie ist assoziiert mit einer gesteigerten Entzündungsreaktion in den Atemwegen, die durch exogene Noxen ausgelöst wird. Dabei hat Tabakrauchen den größten Stellenwert. Die COPD umfasst sowohl die **obstruktive Bronchitis** als auch das **Lungenemphysem,** eine irreversible Erweiterung und Destruktion der Lufträume distal der terminalen Bronchiolen.

> **Merke**
> Die COPD ist nicht heilbar, aber behandelbar.

Bedingt durch häufige plötzliche Verschlechterungen (Exazerbationen) mit wiederholten Krankenhausaufnahmen und zumeist bestehende Komorbiditäten werden Lebensqualität und Lebenserwartung deutlich beeinflusst.

Prävalenz

Weltweit ist die COPD die dritthäufigste Todesursache. Die Prävalenz der ärztlich diagnostizierten COPD bei Erwachsenen beträgt etwa 8 % über alle Altersgruppen, realistischer ist die Schätzung von 15 % bei Menschen > 40 J. Die Prävalenz steigt mit dem Alter.
Nur etwa 15–20 % der COPD-Patienten haben nie oder nicht nennenswert geraucht. Etwa 20 % der Raucher bekommen eine COPD.

Klassifikation

Die neue Klassifikation der COPD nach GOLD 2017 betrachtet die Lungenfunktion (FEV_1) getrennt von anderen Kriterien (Exazerbationshäufigkeit und Symptomschwere). Die Klassifikation wird daher **in 2 Schritten** vorgenommen.
Schritt 1: Erfassung der **Atemwegsobstruktion** nach bronchodilatatorischer FEV_1 (FEV_1 in % des Vorhersagewerts, bei Patienten mit $FEV_1/FVC < 0{,}70$)

- GOLD Stadium 1 ($FEV_1 \geq 80\,\%$): Schweregrad leicht
- GOLD Stadium 2 (FEV_1 50–79 %): Schweregrad mittel
- GOLD Stadium 3 (FEV_1 30–49 %): Schweregrad schwer
- GOLD Stadium 4 ($FEV_1 < 30\,\%$): Schweregrad sehr schwer

Schritt 2: Definition von 4 Risikogruppen nach

- **Schwere der Dyspnoe:** Erfassung mittels CAT (COPD Assessment Test ▶ Abb. 35.1): Fragebogen mit 8 Fragen (alternativ: mMRC = Modified Medical Research Council Dyspnoe Scale, misst vorwiegend die Belastbarkeit, ist in Deutschland nur wenig verbreitet) und der
- **Häufigkeit der Exazerbationen:** Erfassung der Anzahl der Exazerbationen und der Anzahl der Hospitalisierungen in den vergangenen 12 Mon. (eine Exazerbation mit Hospitalisation zählt so viel wie 2 leichtere Exazerbationen)

CAT
COPD Assessment Test

Ihr Name:_____________________

Heutiges Datum:_____________________

Wie geht es Ihnen heute mit Ihrer COPD? Füllen Sie den COPD Assessment Test™ (CAT) aus!
Dieser Fragebogen wird Ihnen und Ihrem Arzt helfen, die Auswirkungen der COPD (chronisch obstruktive Lungenerkrankung) auf Ihr Wohlbefinden und Ihr tägliches Leben festzustellen. Ihre Antworten und das Test-Ergebnis können von Ihnen und Ihrem Arzt dazu verwendet werden, die Behandlung Ihrer COPD zu verbessern, damit Sie bestmöglich davon profitieren.

Bitte geben Sie für jede der folgenden Aussagen an, was derzeit am besten auf Sie zutrifft. Kreuzen Sie (X) in jeder Zeile bitte nur eine Möglichkeit an.

Beispiel: Ich bin sehr glücklich [0] [X 1] [2] [3] [4] [5] Ich bin sehr traurig

	0 1 2 3 4 5		PUNKTE
Ich huste nie	☐☐☐☐☐☐	Ich huste ständig	☐
Ich bin überhaupt nicht verschleimt	☐☐☐☐☐☐	Ich bin völlig verschleimt	☐
Ich spüre keinerlei Engegefühl in der Brust	☐☐☐☐☐☐	Ich spüre ein sehr starkes Engegefühl in der Brust	☐
Wenn ich bergauf oder eine Treppe hinaufgehe, komme ich nicht außer Atem	☐☐☐☐☐☐	Wenn ich bergauf oder eine Treppe hinaufgehe, komme ich sehr außer Atem	☐
Ich bin bei meinen häuslichen Aktivitäten nicht eingeschränkt	☐☐☐☐☐☐	Ich bin bei meinen häuslichen Aktivitäten sehr stark eingeschränkt	☐
Ich habe keine Bedenken, trotz meiner Lungenerkrankung das Haus zu verlassen	☐☐☐☐☐☐	Ich habe wegen meiner Lungenerkrankung große Bedenken, das Haus zu verlassen	☐
Ich schlafe tief und fest	☐☐☐☐☐☐	Wegen meiner Lungenerkrankung schlafe ich nicht tief und fest	☐
Ich bin voller Energie	☐☐☐☐☐☐	Ich habe überhaupt keine Energie	☐
		SUMME	☐☐

Abb. 35.1 COPD Assessment Test (CAT): 8 Items, je 0–5 Punkte [U369]

Mit der neuen COPD-Klassifizierung ergeben sich somit **4 Patientengruppen** (A–D):
- Patientengruppe A (niedriges Risiko, geringe Symptomatik): ≤ 1 Exazerbation/J. (ambulant behandelt) und CAT-Score < 10
- Patientengruppe B (niedriges Risiko, intensivere Symptomatik): ≤ 1 Exazerbation/J. (ambulant behandelt) und CAT-Score ≥ 10
- Patientengruppe C (erhöhtes Risiko, geringere Symptomatik): ≥ 2 Exazerbationen/J. (oder 1 mit KH-Behandlung) und CAT-Score < 10
- Patientengruppe D (erhöhtes Risiko, intensivere Symptomatik): ≥ 2 Exazerbationen/J. (oder 1 mit KH-Behandlung) und CAT-Score ≥ 10

Patienten werden mit beiden Kriterien klassifiziert, also z. B. GOLD 4/Gruppe B oder GOLD 4/Gruppe D.

35.1.2 Ursachen und Risikofaktoren

Risikofaktoren: Tabakrauchen, Schadstoffexposition
Ein sehr geringer Anteil der Patienten mit COPD hat eine genetische Disposition (Mangel an α-1-Antitrypsin).

35.1.3 Anamnese, Untersuchung und Diagnostik

Die Diagnose einer COPD ergibt sich aus der Anamnese unter Berücksichtigung von Symptomen und Risikofaktoren. Eine Lungenfunktionsuntersuchung zum Nachweis oder Ausschluss einer Atemwegsobstruktion und zur Festlegung des Schweregrads ist notwendig.

Maßnahmen in der Pflege

- **Atemnot/Dyspnoe (quantitativ):** akut, chronisch, fluktuierend, anfallsweise, persistierend, Dyspnoe in Ruhe, nachts, Dyspnoe bei Belastung, Sprechdyspnoe, lageabhängige Dyspnoe, Auslöser der Atemnot, Verstärker der Atemnot (Tätigkeiten), Linderung der Atemnot (Körperpositionen), Intensität der Dyspnoe (Borg-Skala)
- **Atemnot/Dyspnoe (qualitativ):** Lufthunger („ich bekomme nicht genügend Luft"); Engegefühl (Gefühl, nicht durchatmen zu können; erhöhter Atemaufwand, Atemanstrengung); Gefühl, nicht ausatmen zu können
- **Husten:** chronisch, akut, produktiv, unproduktiv, Hämoptoe (Abhusten größerer Mengen von Blut), Hämoptyse (Aushusten oder Ausspucken von blutig verfärbtem Sputum oder von Blutmengen), Zeitpunkt des Hustens, max. inspiratorischer und exspiratorischer Munddruck (MIP/MEP); Hustenspitzendruck (Peak Cough Exspiratory Flow), Bronchialkollaps beim Husten
- **Auswurfquantität:** Häufigkeit (innerhalb 24 h), Menge (teelöffelgroß, esslöffelgroß)
- **Auswurfqualität:** Konsistenz (Viskosität): wässrig/zäh/schäumend; die Farbe des Sputums lässt sich wie folgt beschreiben:
  - Mucoid: hauptsächlich Schleim (klar, weiß oder grau → z. B. Lungenödem)
  - Mucopurulent: eine Kombination aus Schleim und Eiter (gelb, grün oder braun)
  - Purulent/eitrig: hauptsächlich Eiter (gelb, grün oder braun) → bakteriell bzw. Bronchiektasen
  - Schmutzig braun (chronische Bronchitis, COPD, Raucher)

35

Blickpunkt Medizin

- **Anamnese:** Initial- und Leitsymptome (Husten, Auswurf, Atemnot), Rauchanamnese, Verlauf, Vorgeschichte und Komorbiditäten.
- **Körperliche Untersuchung:** Lungenauskultation, Perkussion, zentrale Zyanose, periphere Ödeme Kachexie.
- **Lungenfunktionsuntersuchung** (Spirometrie) zum Nachweis oder Ausschluss einer Atemwegsobstruktion und zur Festlegung des Schweregrads (Risikoklassifizierung).
- **Reversibilitätstest** mit Bronchodilatatoren (normalisiert sich die Obstruktion, ist eine COPD ausgeschlossen).

- **Blutgasanalyse:** pulmonale Insuffizienz bei $PaO_2 < 60$ mmHg; ventilatorische Insuffizienz (Hyperkapnie) bei $PaCO_2 > 45$ mmHg. In der Pulsoxymetrie gilt eine Sättigung > 90 % als normal.
- **Röntgen:** Emphysemblasen, Lungenstauung, Infiltrate, Rundherde etc. identifizieren.
- **Labor:** CRP-Bestimmung bei Exazerbation, Blutgasanalyse.
- **Standard:** EKG und Herzecho.
- **Belastungstests:** 6-Minuten-Gangtest, Spiroergometrie.
- **BODE-Index** (BMI, Obstruktion, Dyspnoe, Exercise): zur Abschätzung des Mortalitätsrisikos.

35.1.4 Therapie, Behandlung und Interventionen

Basistherapie

Pflege: Patientenedukation

- Ziel ist es, den Patienten Wissen über ihren Zustand zu vermitteln, klinische Anzeichen einer Verschlechterung frühzeitig zu erkennen und Präventionsmaßnahmen einzuleiten. Bei schwer betroffenen Patienten mit einer Sauerstoffquelle und/oder einem tragbaren Beatmungsgerät möglichst Familienangehörige und Betreuer miteinbeziehen.
- Aufklärungs- und Selbstmanagementaufgaben zur Förderung positiver Veränderungen in den Gesundheitsgewohnheiten und Verhaltensweisen.
- Atemerleichternde Lagerung /Sitzposition. (▶ Abb. 35.2)
- Verringerung der Risikoexposition (Rauchstopp).
- Compliance zur Medikamenteneinnahme. (▶ Abb. 35.3)
- Unerwünschte Medikamentenwirkungen (z. B. Diarrhö, Schlafstörungen).
- Einhaltung eines aktiveren, gesundheitsfördernden Lebensstils.

Blickpunkt Ergotherapie
- Erfassung der körperlichen Ressourcen
- Wege-Distanz-Training (zu Fuß, mit öffentlichen Verkehrsmitteln)
- Strategien zur Erholung (schon vor der Erschöpfung)

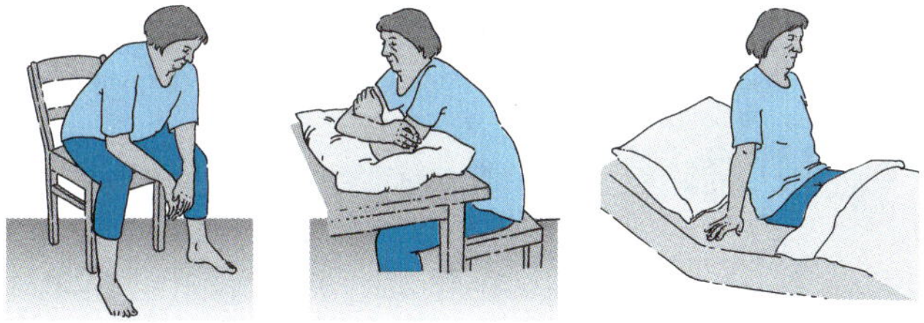

Abb. 35.2 Atemerleichternde Positionen [L119]

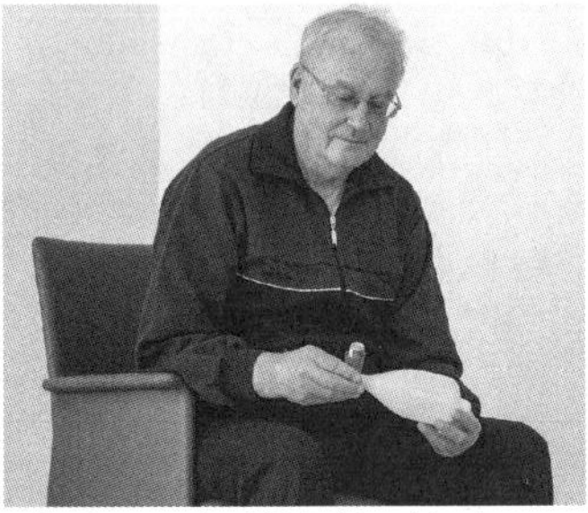

Dosieraerosol schütteln, Verschlusskappe abnehmen und Dosieraerosol auf den Spacer aufsetzen.

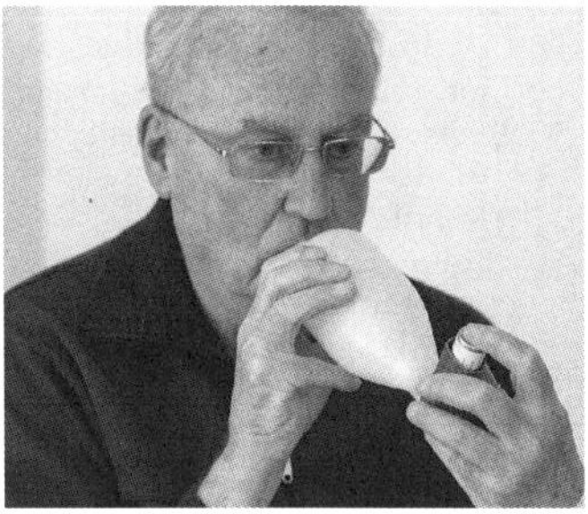

Ggf. Verschlusskappe entfernen. Mundstück mit den Lippen umschließen, Sprühstoß auslösen und dadurch Spacer füllen. Langsam und tief einatmen und Atem für 5–10 Sek. anhalten.

Abb. 35.3 Anwendung eines Dosieraerosols [L115]

Blickpunkt Medizin

Behandlung

- Präventionsmaßnahmen: Raucherentwöhnung, Noxenbekämpfung.
- Impfungen: Pneumokokken nach STIKO ≥ 60. Lj. und Grippeimpfung.
- Ernährungstherapie: Bei drohender pulmonaler Kachexie wird Zusatznahrung empfohlen.
- Patientenschulungen.
- Rehabilitationsmaßnahmen.
- Langzeitsauerstofftherapie: Für die Indikationsstellung sind Blutgasanalysen notwendig, Ziel: $PaO_2 \geq 60$ mmHg oder Anstieg um 10 mmHg oder verbesserte Belastbarkeit.
- Nichtinvasive Beatmung (NIV) von Patienten mit Hyperkapnie nachts.

Medikamentöse Behandlung

Nach den neuen GOLD-Konzepten sind die Bronchodilatatoren das Rückgrat der Therapie. Inhalative Steroide werden v.a. bei Patienten eingesetzt, die unter dualer Bronchodilatation gehäuft exazerbieren (nur Gruppen C und D).

- **Kurzwirksame Inhalative** werden eher für die Bedarfsmedikation, langwirksame eher für die Dauertherapie eingesetzt, Ziel: Verbesserung von Lungenfunktion, Symptomatik, Lebensqualität und Exazerbationsfrequenz.
- **Inhalative Kortikosteroide:** als Monotherapie kontraindiziert. Nur noch Gabe in Gruppen C und D (erhöhtes Pneumonierisiko, Risiko für Mundcandidiasis, Dysphonie).
- **Systemische Kortikosteroide:** keine Dauertherapie bei COPD, u.a. da sie zu Osteoporose und Myopathie führen; Gabe bei mittelschwerer oder schwerer Exazerbation (max. 14 d), danach abrupt absetzen.
- **Roflumilast** (Phosphodiesterasehemmer) indiziert für die Exazerbationsprophylaxe bei chronischer Bronchitis mit hohem Obstruktionsgrad und häufigen Exazerbationen.

- **Mukolytika:** geringe Effekte, ggf. bei viskösem Sekret (nur hoch dosiert überhaupt wirksam).
- **Antitussiva:** max. Therapiedauer 3 Wo., keine regelmäßige Anwendung empfohlen.

Blickpunkt Physiotherapie

COPD

- Information über Gehfähigkeit bzw. Belastungsapnoe
- Austausch über physiotherapeutische Maßnahmen und deren Wirkung in Bezug auf Atemübungen und Auswurfquantität (Abhusten erleichtern)
- Ergebnis des Ausdauertrainings
- Belastung im Krafttraining mit Übertragung auf Alltagsaktivitäten

Der Einsatz von fahrbaren Gehhilfen (z. B. Rollator) wird vorgeschlagen, um die Belastungstoleranz, Dyspnoe und Beinermüdung zu optimieren und die mechanische Effizienz der Bewegung bei älteren Patienten mit COPD zu verbessern. Es ist wahrscheinlich, dass diese einfache Maßnahme zu einer verbesserten Mobilität und einer erheblichen Verringerung der sozialen Isolation mit höherer Lebensqualität beitragen kann.

Blickpunkt Sozialdienst

Bei Patienten, die vor einer Entlassung stehen, hilft der Sozialdienst bei:

- Beantragung von fahrbaren Gehhilfen (Rollator)
- Informationen zu rechtlichen Aspekten (Pflegeversicherung)
- Organisation weiterer Unterstützungsangebote (z. B. Haushaltshilfe)
- Vermittlung eines Nichtrauchertrainings
- Vermittlung von ambulantem Reha-Sport

35.1.5 Überwachung und Weiterführung der Therapie

Therapieziele

Die wesentlichen Therapieziele sind die Symptomverbesserung einschl. der Verbesserung der Belastbarkeit, die Vermeidung von Exazerbationen und die Vermeidung einer pulmonalen Kachexie.

Eine möglichst prognoseverbessernde Behandlung der Komorbiditäten sollte ebenfalls angestrebt werden.

Therapiemonitoring

Vernetzung der am Behandlungsprozess Beteiligten (Hausärzte, Pneumologen, Krankenhausärzte, Geriater, Therapeuten, Pflegende).

Verwendung von Inhalativa: Bronchodilatatoren und Kortikosteroide werden bevorzugt inhalativ appliziert. Folgende Inhalatoren sind in Verwendung: MDI (Metered Dose Inhaler, treibgasgetrieben), DPI (Dry Powder Inhaler), MDI mit Spacer, Vernebler. Verordnung je nach Verfügbarkeit des Wirkstoffs, Atemtechnik, Schwere der Obstruktion und Präferenz des Patienten.

Der Umgang mit den Inhalativa-Devices spielt gerade bei älteren Patienten eine wichtige Rolle, da nur bei vorschriftsmäßiger Anwendung die Wirkstoffe zuverlässig inhaliert werden. Ein Wechsel des Wirkstoffs (und damit ein Wechsel des Devices) kann möglicherweise größere Nachteile verursachen. Viele Patienten benötigen Anleitung oder Hilfe bei der Applikation.

Komplikationen

Exazerbationen: Die Exazerbation ist die prognostisch schlechteste Komplikation der COPD. Exazerbationen können pragmatisch eingeteilt werden in:

- Leichte Exazerbation: Patient kann selbst die Bedarfsmedikation erhöhen (SABA, SAMA).
- Moderate Exazerbation: erfordert zusätzlich Antibiotika und/oder orale Kortikosteroide.
- Schwere Exazerbation: Hospitalisierung oder Notarztbehandlung erforderlich.
- Sehr schwere Exazerbation: ITS oder IMC erforderlich.

Exazerbationen werden meist durch Infekte ausgelöst, die zügig und effizient behandelt werden sollen. **Cave:** Die meisten Infekte haben virale Ursachen

Kriterien für eine Hospitalisierung:

- Schwere Dyspnoe
- Schlechter Allgemeinzustand
- Rasch progrediente Symptomatik
- Bewusstseinstrübung
- Zunahme der Ödeme
- Instabile Komorbiditäten
- Versagen der ambulanten Therapie
- Fehlen einer adäquaten häuslichen Versorgung

Prognose

Die Prognose einer COPD hängt wesentlich auch von den Komorbiditäten ab. Am häufigsten werden Herzinsuffizienz, KHK, Osteoporose, Diabetes mellitus, Muskelschwäche und/oder Angststörungen beobachtet. Selektive Betablocker sind bei COPD nicht kontraindiziert.

Die COPD geht mit einer verminderten Lebensqualität und einer um mehrere Jahre verminderten Lebenserwartung einher.

Palliative Therapie

In der terminalen Phase eines Patienten mit COPD ist v.a. die Symptomkontrolle wichtig (Atemnot, Müdigkeit, Angst, Depression und Schmerzen). Sauerstoff wird häufig auch ohne Hypoxie gegeben. Opiate können bei Dyspnoe helfen.

Links

Deutsche Gesellschaft für Pneumologie: S2k-Leitlinie zur Diagnostik und Therapie von Patienten mit chronisch obstruktiver Bronchitis und Lungenemphysem (COPD), 2018. www.awmf.org/leitlinien/detail/ll/020-006.html (letzter Zugriff: 29. Oktober 2019)

Global Initiative for Chronic Obstructive Lung Disease (GOLD). www.goldcopd.com (letzter Zugriff: 29. Oktober 2019)

Nationale Versorgungsleitlinie COPD. www.leitlinien.de/nvl/copd (letzter Zugriff: 29. Oktober 2019)

35.2 Asthma bronchiale

Differenzialdiagnosen Asthma und COPD ▶ Tab. 35.1.

Tab. 35.1 Differenzialdiagnose Asthma vs. COPD

Merkmal	Asthma	COPD
Alter bei Erstdiagnose	Häufig: Kindheit, Jugend	Meist nicht ≤ 50. Lj.
Tabakrauchen	Kein direkter Kausalzusammenhang; Verschlechterung möglich	Direkter Kausalzusammenhang
Hauptbeschwerden	Anfallsartig auftretende Atemnot	Atemnot bei Belastung
Verlauf	Variabel; episodisch	Meist progredient
Allergie	Häufig	Kein direkter Kausalzusammenhang
Obstruktion	Variabel, reversibel, oft aktuell nicht vorhanden	Immer nachweisbar
Diffusionskapazität	Meist normal	Oft erniedrigt
FeNO	Oft erhöht	Normal bis niedrig
Bluteosinophilie	Häufig erhöht	Meist normal
Reversibilität der Obstruktion	Diagnostisches Kriterium, wenn voll reversibel	Nie voll reversibel
Überempfindlichkeit der Atemwege	Meist vorhanden	Selten
Ansprechen der Obstruktion auf Kortikosteroide	Regelhaft vorhanden	Selten

Aus: Dt. Ges. Pneumologie Leitlinie: S2k-Leitlinie zur Diagnostik und Therapie von Patienten mit Asthma

36 Erkrankungen des Magen-Darm-Trakts

Heiner K. Berthold und Siegfried Huhn

36.1 Allgemeines

Gastroenterologische Erkrankungen in akuter oder chronischer Form betreffen alte Menschen besonders häufig. Klinik, Diagnostik und Therapie mit den entsprechenden geriatrischen Besonderheiten werden in diesem Kapitel überwiegend nicht nach Krankheitsentitäten, sondern nach einer an den wichtigsten Leitsymptomen orientierten Systematik behandelt. Am Schluss des Kapitels finden sich Abhandlungen zu Infektionen mit Noroviren und Clostridien.

36.2 Leitsymptome

36.2.1 Dysphagie

▶ Kap. 32.3.

36.2.2 Retrosternaler Schmerz, Sodbrennen

Unspezifisches Symptom, das retrosternal lokalisiert wird. Die Schmerzsensation kann auch brennende oder andere Missempfindungen haben.

Ursachen

- Erkrankungen des Ösophagus: Refluxkrankheit, Soor-Ösophagitis, Verätzungen, arzneimittelinduzierte Ulzera (z.B. Bisphosphonate), Motilitätsstörungen (z. B. Ösophagusspasmus, nichtkardialer Thoraxschmerz), mechanische Läsionen (z. B. Mallory-Weiss-Syndrom, Ruptur), paraösophageale Hernie, ösophageale Raumforderung
- Kardiovaskuläre Erkrankungen: KHK, Perikarditis, Aortendissektion, Lungenembolie, Mitralklappenprolaps u. a.
- Lungenerkrankungen: Pleuritis, Pneumothorax, Raumforderungen
- Mediastinalerkrankungen: Entzündungen, Mediastinalemphysem, Raumforderungen
- Oberbaucherkrankungen: Magenulkus, Gallenwegserkrankungen, Pankreatitis

36.2.3 Diarrhö

Definition: erhöhte Stuhlfrequenz (≥ 3 Stuhlentleerungen/d) **und/oder** erhöhtes Stuhlgewicht (> 200 g/d) **bei** Verminderung der Konsistenz (d. h. Wasseranteil > 75–85 %).
In Einrichtungen oder Kliniken werden die Kriterien häufig nicht stringent angewandt, d.h. es wird manchmal schon nach ein paar weniger konsistenten Stuhlabgängen von einer Diarrhö ausgegangen.
Unterscheidung zwischen **akuter** und **chronischer Diarrhö:** bei Symptomen ≤ 3 Wo. spricht man von akuter Diarrhö, ≥ 3 Wo. von chronischer Diarrhö.
Pathophysiologie: Malabsorptive, osmotische, sekretorische und exsudative Ursachen können jeweils überwiegen oder auch zusammen vorkommen. Malabsorptive und osmotische Ursachen sind abhängig von der Nahrungszufuhr.
Paradoxe Diarrhö: häufige, aber geringvolumige Darmentleerungen. Bei V. a. paradoxe Diarrhö sollte an Koprostase oder auch Tumoren gedacht werden.
Pseudodiarrhö: häufige Darmentleerung mit normalem Stuhlgewicht.

Diagnostik

Die Anamnese ist häufig wegweisend für die Abklärung der Ursache (v.a. für infektiöse Ursachen). Eine genaue Abfrage einer zeitlich länger zurückliegenden Anamnese (Diarrhöen in länger zurückliegenden Lebensphasen, rezidivierende Episoden) ist wichtig.
Auskultation und Palpation des Abdomens, digitale rektale Untersuchung (DRU). Die Stuhlvisite ist hilfreich (gute Zusammenarbeit mit den Pflegepersonen erforderlich).

Pflegeinterventionen

- Basishygiene; Handlungsanweisung beachten
- Kontrolle der Ausscheidung: Häufigkeit, Konsistenz, Menge, Farbe, Blutbeimengungen
- Überprüfung der Medikation, mögliche Selbstmedikation von Laxanzien erfragen
- Erfragen bzw. beobachten von Nahrungsmittelunverträglichkeiten
- Trinkverhalten prüfen, Exsikkoserisiko im Blick behalten
- Sturzrisiko im Blick behalten, ggf. Toilettenstuhl anbieten
- Unterstützung des Stuhlmanagements und Körperpflege bei Bedarf

Akute Diarrhö

Infektiöse oder toxische Ursachen: Zu den häufigsten Ursachen, v.a. in geriatrischen Einrichtungen und Krankenhäusern, gehören Infektionen mit Noroviren oder anderen Viren und Clostridium-difficile-assoziierte Diarrhöen. Medikamente oder psychische Ursachen können ebenfalls akute Diarrhöen auslösen.
Therapie: ausreichende Flüssigkeitssubstitution, falls erforderlich auch i. v., um eine Exsikkose zu therapieren oder zu vermeiden. Je nach Schwere der Diarrhö kann auch eine engmaschige Überwachung der Kreislaufparameter erforderlich sein.

Merke
Bei infektiöser oder toxischer Ursache keine Therapie mit Antidiarrhoika! Gegebenenfalls kann Aktivkohle oder Kaolin gegeben werden.

Chronische Diarrhö

Die chronische Diarrhö ist seltener als die akute Diarrhö. Sie kann differenzialdiagnostisch sehr viel schwieriger sein. Ein Stuhlprotokoll einschließlich quantitativer Erfassung der Stuhlkonsistenz kann hilfreich sein (Assistenz bei kognitiv eingeschränkten Patienten erforderlich).
Häufige Ursachen: mechanische Ursachen (Koprostase, Tumoren), Laxanzienabusus, nutritive Ursachen (einseitige Kost, Süßstoffe), Colon irritabile, infektiöse Ursachen (viral, bakteriell), UAW von Antibiotika, Maldigestion (Pankreasinsuffizienz, Gallensäureverlust), operierter Magen-Darm-Trakt (Gastrektomie, Kurzdarmsyndrom).
Die Therapie richtet sich nach der Grundkrankheit:

- Chologene Diarrhö: Ionenaustauscherharze
- Exokrine Pankreasinsuffizienz: orale Substitution der Enzyme
- Chronisch entzündliche Darmerkrankungen: Kortikosteroide, 5-ASA (oral oder als Klysmen)
- Funktionelle Diarrhö oder Reizdarmsyndrom: Aufklärung über das Krankheitsbild, Loperamid kann versucht werden (Einzeldosis 2 mg, max. 6×/d).

36.2.4 Übelkeit und Erbrechen

Erbrechen (Emesis) geht meist mit Übelkeit einher. Der Brechreflex ist ein zentral regulierter motorischer Vorgang. Unterscheidung:

- **Akutes/transientes Erbrechen:** protektiver Reflex nach Ingestion von schädlichen Nahrungsbestandteilen.
- **Chronisches/rezidivierendes Erbrechen:** unspezifisches Symptom unterschiedlicher gastrointestinaler, metabolischer, systemischer, neurologischer oder psychiatrischer Erkrankungen.
- Beim Fehlen organischer Ursachen muss an **funktionelles Erbrechen** gedacht werden.
- Zahlreiche **Arzneimittel** können Übelkeit/Erbrechen bewirken.
- Abzugrenzen vom eigentlichen Erbrechen ist die **Regurgitation:** weitgehend passiver Rückfluss von Magen- oder Ösophagusinhalt in den Mund-Rachen-Raum, meist fehlt Übelkeit.

Merke

Beurteilung von Erbrochenem

- Alkalischer pH, unverdaute Nahrung: ösophageale Obstruktion, Kardiakarzinom, Divertikel
- Alkalischer pH, fäkulenter Geruch: Miserere, Dünndarmobstruktion
- Beimengung von Galle: Magenausgangsstenose unwahrscheinlich

Pflegeintervention

Das Erbrechen stellt eine hohe körperliche Belastung dar und geht für die meisten Menschen mit Angst einher. Daher sollen Patienten während des Erbrechens nicht allein gelassen werden:

- **Erstmaßnahmen** (▶ Abb. 36.1):
  - Bewusstseinszustand prüfen
  - Patient aufrecht hinsetzen, notfalls Seitenlage
  - Zahnprothese entfernen, Kleidung öffnen
  - Nierenschale und Zellstoff reichen, Bett und Kleidung abdecken
  - Kopf des Patienten halten
  - Erbrochenes in Nierenschale auffangen
  - Erbrochenes aus Zimmer entfernen, jedoch aufbewahren
- **Beobachten der Umstände:**
  - Nüchternerbrechen
  - Erbrechen nach Nahrungsaufnahme
  - Erbrechen nach Arzneimitteleinnahme
  - Schwallartiges Erbrechen
  - Erbrechen in Verbindung mit Schmerzen oder Krämpfen
  - Erbrechen in Verbindung mit Durchfall
  - Erbrechen nach Sturz oder sonstigem Ereignis

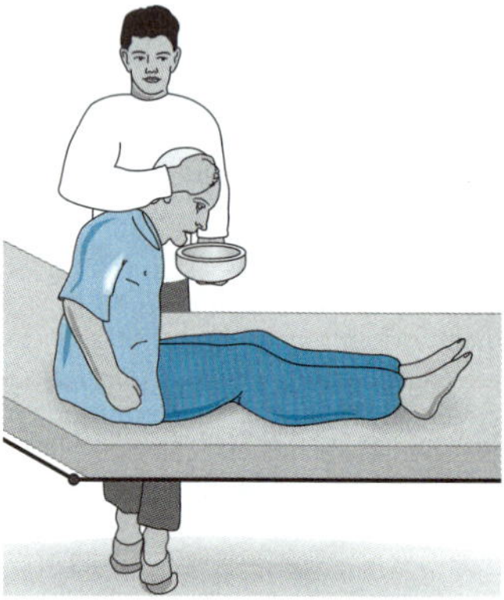

Abb. 36.1 Pflegerische Unterstützung beim Erbrechen [L231]

36

- **Beobachten des Erbrochenen:**
  - Farbe, Geruch, Beschaffenheit, Beimengungen
  - Unverdaute Nahrungsreste
  - Angedaute, säuerlich riechende Nahrungsreste
  - Schleimbeimengungen
  - Grünlich gallige Färbung
  - Frisches, hellrotes Blut
  - Braunschwarze Färbung, kaffeesatzartig
  - Koterbrechen (Miserere)

Ursachen

- **Akutes Erbrechen:** Gastroenteritis, medikamentös-toxisch (Zytostatika, andere Arzneimittel, Alkohol), Strahlenschäden, vestibuläre Reizung (Reisekrankheit)
- **Chronisches oder rezidivierendes Erbrechen:**
  - Gastrointestinale Erkrankungen
  - Systemische humorale Störungen
  - Neurologische/psychiatrische Störungen
  - Extraintestinale Erkrankungen, z.B. kardiopulmonale Erkrankungen (Myokardinfarkt, Pneumonie, Asthma), urogenitale Erkrankungen (Harnwegsinfekt), Migräne, Labyrintherkrankungen

Abklärung: Für das diagnostische Vorgehen abklären, ob eine Stenose im Magen-Darm-Kanal vorliegt. Bestimmung des zeitlichen Intervalls zwischen Mahlzeit und Erbrechen (prandiales oder frühes Erbrechen eher typisch für funktionelle Ursachen, längeres Intervall eher typisch für mechanische Obstruktion oder Motilitätsstörung).

Therapie

Therapie bei mechanischer Obstruktion: Nahrungskarenz, Magensonde an Ablauf, Abklärung einer chirurgischen Intervention. Bei chronischem oder nicht behebbarem Passagehindernis interprofessionelle Abstimmung zum Vorgehen (in Einzelfällen kommt eine entlastende PEG infrage).

Blickpunkt Medizin

Kausale Therapie: Akutes Erbrechen ist meist selbstlimitierend.

Symptomatische Therapie:

- Zentral bedingtes Erbrechen:
  - Metoclopramid 3 × 10 mg oder
  - Haloperidol 3 × 5 Trpf.,
  - ggf. 5-HT_3-Antagonisten (Ondansetron 0,15 mg/kg KG alle 8 h i.v. oder 3 × 8 mg p.o.)
- Chemotherapie-bedingtes Erbrechen: Therapie (auch präventiv) mit dem onkologischen Zentrum abstimmen.
- Reisekrankheit: muskarinische Anticholinergika (z.B. Scopolamin) oder Antihistaminika (z.B. Dimenhydrinat).
- Psychogenes Erbrechen: Manchmal helfen Benzodiazepine.
- Erbrechen bei Hirndruck: systemische Steroide (Dexamethason).

Bei unzureichender Wirksamkeit können die medikamentösen Ansätze auch kombiniert werden.

36.2.5 Meteorismus

Heterogenes klinisches Bild mit Gefühl des aufgeblähten oder gespannten Abdomens, Flatulenz, vermehrtem Aufstoßen oder lauten Verdauungsgeräuschen. Anamnestisch und klinisch sollten subjektive und objektive Symptome gut differenziert werden.

Ursachen

Die **Ursachen** sind ebenfalls heterogen. Häufigste Ursache sind funktionelle Störungen. Meteorismus kann auch durch Kohlenhydratmalabsorption (z.B. Laktoseintoleranz) oder Essgewohnheiten bedingt sein. Seltenere Ursachen sind akute infektiöse Magen-Darm-Erkrankungen, schwere Malabsorptionssyndrome wie Zöliakie, ischämische Darmerkrankungen oder schwere Motilitätsstörungen.

Therapie

Die **symptomatische Therapie** gestaltet sich schwierig. Häufig helfen Allgemeinmaßnahmen wie Lagewechsel (Aufsitzen oder Aufstehen bei bettlägerigen Patienten) und körperliche Bewegung, die den Gastransit beschleunigt. Evtl. Ernährungsumstellung; Hausmittel wie Fenchel oder Kümmel versuchen.
Medikamentöse Therapie: Entschäumende Wirkstoffe (z.B. Simethicon) können versucht werden. In extremen Fällen kann eine intraluminale antibiotische Therapie versucht werden (Rifaximin).

36.2.6 Obstipation und Koprostase

Definition

Bei < 3 Stuhlentleerungen/Wo. in Verbindung mit klinischen Beschwerden bei der Defäkation spricht man von Obstipation. Individuell unterschiedliche Wahrnehmung beachten, was unter Obstipation verstanden wird.

Anamnese und Diagnostik

Aus Gründen der unterschiedlichen Wahrnehmung der Definition einer Obstipation sollte die Stuhlfrequenz möglichst objektiv dokumentiert werden; keine unkritische Übernahme einer Diagnose „Verstopfung".

- Anamnestische Fragen nach Stuhlkonsistenz, -farbe, Blutbeimengung, Schmerzen bei der Defäkation, Kostbesonderheiten, zeitlicher Verlauf der Beschwerden.
- Untersuchung: klinische Untersuchung des Bauches, digitale rektale Untersuchung, Inspektion des Analbereiches.

Eine neu aufgetretene Obstipation ist immer eine Indikation zur Koloskopie.
Bei geriatrischen Patienten bestimmt eine objektiv vorhandene oder subjektiv empfundene Obstipation häufig große Anteile des Tageserlebens.

Ursachen

verminderte Flüssigkeitsaufnahme, Immobilität, diabetische Polyneuropathie, Z.n. zerebralem Insult, Hypokaliämie, Morbus Parkinson, Depression, zahlreiche medikamentöse Ursachen, langfristiger Laxanzienabusus; Defäkationsstörungen; andere mechanische Behinderungen

Therapie

Die Therapie richtet sich nach der Grundkrankheit. In ▶ Tab. 36.1 gibt einen Überblick über Laxanzien zur Behandlung einer Obstipation.

Tab. 36.1 Laxanzien

Wirkstoffgruppe	Wirkstoff
Quellmittel	Macrogol, Laktulose, getrocknetes Obst (Pflaumen, Weintrauben)
Salinische Mittel	Magnesiumsulfat, Natriumsulfat
Motilitätsfördernde Mittel	Bisacodyl, Natriumpicosulfat, Senna-Produkte
Weichmacher	Ölige Substanzen, Suppositorien

36.2.7 Stuhlinkontinenz

▶ Kap. 26.

36.2.8 Gastrointestinale Blutung

Unterschieden wird die obere von der unteren GI-Blutung (Lokalisation proximal oder distal des Treitz-Bandes).

Symptome

- Hämatemesis (Erbrechen von frischem, d.h. hellrotem Blut oder hämatinisiertem Blut = Kaffeesatz) oder Koageln
- Teerstuhl (Melaena): übel riechender schwarz gefärbter Stuhl, Folge von mind. 50–100 ml Blut intraluminal mit Gesamtpassagezeit > 8 h.; i. d. R. untere Blutungsquelle
- Blutstuhl (Hämatochezie): rotes oder koaguliertes Blut im Stuhl
- Okkulte Blutung: nur biochemisch nachweisbar, keine erkennbare Verfärbung des Stuhls

Differenzialdiagnose

- Häufig: Magen- und Duodenalulzera, Refluxösophagitis, Magenerosionen, Ösophagusvarizen, Mallory-Weiss-Syndrom, kein Nachweis einer Blutungsquelle
- Weniger häufig (< 5 %): Ösophagitis, Duodenitis, gastrointestinale Tumoren, Angiodysplasie, portale Hypertension
- Selten (< 1 %): Gerinnungsstörungen, Hämobilie, Pankreatitis, Morbus Osler, Hiatushernie

Diagnostik

Bei **V.a. obere GI-Blutung** unverzügliche Ösophagogastroduodenoskopie; bei unterer GI-Blutung i.d.R. erst Vorbereitung zur Koloskopie, Hämorrhoidalblutung klinisch bzw. proktoskopisch ausschließen; okkulte Blutungen werden in ca. 10 % der Fälle von Kolonneoplasien verursacht.

Niedrige Hämoglobinwerte bei normalem Blutdruck sind meist Ausdruck einer chronischen Blutung. Die Nachweisgrenze konventioneller Testverfahren (z. B. Haemoccult-Test) liegt bei 2–5 ml/d Blut.

Therapie

Sofortmaßnahmen bei akuter Blutung: kreislaufstabilisierende Maßnahmen, Volumen zuführen, Kreuzblut und Konserven bestellen

Pflegeinterventionen

- Engmaschige Überwachung des Patienten
- Assistenz anbieten, Begleitung
- Rufanlage verfügbar halten
- Bei Erbrechen von Blut in Seitenlage positionieren
- Stuhlbeobachtung, Toilettenstuhl bereitstellen

36.2.9 Bauchschmerzen und akutes Abdomen

Bauchschmerzen sind mit das häufigste Leitsymptom in der Allgemeinpraxis. Anamnese und körperliche Untersuchung sind häufig wegweisend. Viele Erkrankungen präsentieren sich bei alten Menschen auch atypisch (geringe Klinik, atypische Lokalisation/Ausstrahlung, fehlende Leukozytose etc.). Häufig wird dissimuliert („muss man aushalten"). Entscheidend ist i.d.R. die Frage, ob ein Patient zur eingehenderen Diagnostik eingewiesen werden muss („akutes Abdomen") oder ob man nach einfachen, überall verfügbaren Untersuchungen beobachtend abwarten kann.

Differenzialdiagnosen

- **Oberbauch:** Pankreatitis, akute Gastroenteritis, Ulcus ventriculi oder duodeni, Gallenkolik, Herzinfarkt (Hinterwand), inkarzerierte Hernie, rupturiertes Aortenaneurysma, Pleuritis, Pleuraerguss, Milzinfarkt
- **Unterbauch:** ischämische Kolitis, rupturiertes Aortenaneurysma, Sigmadivertikulitis, Appendizitis, mechanischer Ileus des Dünn- oder Dickdarms, Psoasabszess, Zystitis, Pyelonephritis, Harnverhalt, Harnleiterkolik, gynäkologische Ursachen (z.B. akute Adnexitis, stielgedrehte Ovarialzyste)
- **Ganzes Abdomen:** funktionelle Bauchschmerzen, Reizdarmsyndrom, Peritonitis (z.B. spontan-bakterielle Peritonitis)
- **Pseudoperitonitische Erkrankungen:** hämolytische Krisen, diabetische Pseudoperitonitis, Urämie, Addison-Krise, Porphyrie, Intoxikationen, Kollagenosen/Vaskulitiden, neurologisch-psychiatrische Erkrankungen

Pflegeinterventionen

- Engmaschig überwachen
- Rufanlage verfügbar halten
- Beobachtung hinsichtlich Schmerzauftreten, -stärke und -verlauf
- Beobachten von Ausscheidungen

36.2.10 Aszites

Ursachen

Häufige Ursachen sind:

- Portaler Aszites: Leberzirrhose, Budd-Chiari-Syndrom, venöse okklusive Leberkrankheit, V.-cava-Thrombose, kardiale Stauung
- Entzündlicher Aszites: bakterielle Peritonitis, spontan bakterielle Peritonitis bei Leberzirrhose, Tuberkulose

- Maligner Aszites: Peritonealkarzinose, Metastasenleber, intraabdominale Tumoren, malignes Lymphom
- Pankreatogener Aszites: akute oder chronische Pankreatitis, Pankreaskarzinom

Diagnostik

Anamnese, klinischer Befund, Sonografie Abdomen; diagnostische Punktion (optische Beurteilung des Punktats, Röhrchen für Bakteriologie, Zytologie, Leukozyten, Hb, Gesamteiweiß, Albumin, LDH, Glukose, pH, Amylase, Fibronektin, Triglyzeride, Cholesterin).

36.2.11 Mundgeruch

Mundgeruch (Foetor ex ore, Halitosis) ist ein Symptom mit zahlreichen Ursachen. Es kann zu erheblichen sozialen Problemen und damit zu Beeinträchtigungen der Lebensqualität führen. Mundgerüche variieren hinsichtlich ihrer Geruchsqualität (z.B. faulig, säuerlich, süßlich, scharf, acetonartig, knoblauchartig).

Ursachen

In 90 % der Fälle Fäulnisprozesse in der Mundhöhle. Begünstigende Faktoren sind starker Zahnbelag, alkalischer Speichel, verminderter Speichelfluss. Seltenere Ursachen sind Erkrankungen des Nasen-Rachen-Raums (chronische Tonsillitis, Sinusitis, in den Rachen laufende Nasensekretion; selten Tumoren). Systemische Ursachen können sein: Coma diabeticum, Urämie, Leberversagen, chronische pulmonale und gastrointestinale Erkrankungen.

Therapie

Therapie der Grunderkrankung; zahnärztliche Sanierung; kurzfristig antibakterielle Spüllösung (Chlorhexidin, Triclosan, Chlorindioxid); Zinkzitrat und Zinklaktat sind hilfreich, die Schwefelverbindungen in nichtflüchtige Zinksulfide umzuwandeln.

Pflegeinterventionen

- Reinigung von Mundhöhle und Zungengrund
- Zunge besonders reinigen
- Brot kauen lassen
- Trinkangebot von Wasser oder Saft
- Kaugummikauen oder Lutschpastillen bei trockenem Mund

36.2.12 Malabsorption

▸ Kap.31.

36.3 Wichtige Infektionserkrankungen

36

36.3.1 Norovirus-Infektion

Erreger: Noroviren sind unbehüllte ssRNA-Viren, die nicht kultivierbar sind. Weltweite Verbreitung. Erstbeschreibung 1972, es ist jedoch schon seit 1945 bekannt, dass Noroviren infektiösen Brechdurchfall auslösen.

Epidemiologie

Pro Jahr werden etwa 90 000 Fälle an das RKI gemeldet. Die Mortalität liegt bei etwa 0,03 %. Noroviren lösen ca. 50 % der infektiösen Gastroenteritiden aus (weitere zahlenmäßig wichtige Erreger sind Rotaviren, seltenere Ursachen sind Yersiniose, Giardiasis, Kryptosporidiose).
Alle Altersgruppen sind betroffen. Noroviren sind die häufigste Einzelursache für Ausbrüche infektiöser Gastroenteritiden in Gemeinschaftseinrichtungen, Heimen, Schulen, Krankenhäusern, aber auch Feriencamps, Hotelanlagen und Kreuzfahrtschiffen. Jahreszeitliche Häufung in den Wintermonaten.
Übertragungswege: orale Aufnahme über direkten oder indirekten Kontakt (fäkal-oral), meist über die Hände oder über kontaminierte Speisen. Übertragung auch durch die Luft möglich, wenn der Patient gerade erbricht (jedoch keine echte aerogene Übertragung, da der Erreger nicht über weite Strecken frei in der Luft schweben kann).
Infektiöses Material ist v.a. Stuhl und Erbrochenes. Hohe Infektiosität, da hohe Viruskonzentration in infektiösem Material (> 10^6 Viruspartikel/ml) und niedrige Infektionsdosis (10–100 Viruspartikel reichen aus). Die Inkubationszeit von Mensch zu Mensch beträgt 6–48 h.

Klinik und Diagnostik

Kurze, meist heftige Episode einer Gastroenteritis (akute Diarrhö, Übelkeit, Erbrechen). Häufig schweres Krankheitsgefühl, manchmal abdominale Krämpfe, evtl. Fieber. Krankheitsdauer meist 12–60 h, heilt folgenlos aus. Bei immunsupprimierten Patienten manchmal protrahierte Verläufe. Geringe Letalität (ca. 7/10 000 Fällen).
Die Diagnose wird klinisch und infektionsepidemiologisch gestellt. Bei einem Ausbruch ist es nicht notwendig, alle Patienten labordiagnostisch abzuklären (3–5 reichen aus).

Therapie

Die Therapie erfolgt symptomatisch, wie bei anderen Durchfallerkrankungen (Flüssigkeitssubstitution, Elektrolyte, je nach Krankheitsschwere p. o. oder i. v.), kein Loperamid geben; keine spezifische antivirale Therapie verfügbar.

Hygiene

Bei einem Noroviren-Ausbruch ist ein schnelles und gut abgestimmtes Vorgehen aller Beteiligten essenziell. Noroviren sind extrem ansteckend. Schon eine sehr geringe Anzahl von Viren (ca. 18) reicht aus, um die Durchfallerkrankung auszulösen. Infizierte Patienten scheiden bis zu 100 Mrd. Viren pro Gramm Durchfall aus. Diese Zahlen machen deutlich, warum die Erkrankung so hochinfektiös ist und weshalb sie sich so rasend schnell ausbreiten kann. Hinzu kommt, dass Noroviren sehr widerstandsfähig sind und auf Temperaturveränderungen oder gewöhnliche Desinfektionsmittel auf Alkoholbasis kaum reagieren.

Standardhygienemaßnahmen

- **Normalstation:** eigene Toilette, Toilettenstuhl, Isolierung (wenn möglich Einzelzimmer), patientenbezogenes Material verwenden, Handschuhe, Einmalkittel.
- **Intensivstation (ITS):** Isolierung, ggf. Barrier Nursing.
- **Alle Stationen:** Händedesinfektion mit viruswirksamen Mitteln, Flächendesinfektion v.a. auch handnaher Oberflächen (Türklinken, Schalter etc.),

Wäsche als infektiös kennzeichnen, geschlossene Säcke. Das Essgeschirr wird in Einrichtungen nicht gesondert rückgeführt.
- **Gesichtsmaske** (OP-Maske, bei starkem Erbrechen auch FFP2-Maske). Wenn Patienten ihr Zimmer verlassen müssen (z. B. zu einer Untersuchung), tragen sie ebenfalls Gesichtsmasken.
- **Viruzide Desinfektionsmittel** werden verwendet bis 14 d nach Gesundung des letzten Infizierten.
- **Patienten isolieren:** Zeitraum: 2 × Inkubationszeit nach Abklingen der Symptome.

Besondere Maßnahmen im Ausbruchsfall

- Sofortige (!) Einleitung von Hygienemaßnahmen.
- Klinikeigene Hygienestandards beachten.
- Nicht die Labordiagnostik abwarten, Klinik ist entscheidend.
- Erstellung einer Falldefinition, aktive Überwachung (Active Surveillance).
- Gezielte Diagnostik zum Nachweis des Norovirus.
- Einzelunterbringung, Kohortenisolierung.
- Schutzisolierung der Patienten, die noch nicht erkrankt sind.
- Gute Aufklärung von Patienten und Angehörigen.
- Regelmäßige Besprechungen zwischen Ärzten, Pflegenden, Hygienepersonal.
- Abgrenzung der Indexstation(en), stationsbezogener Einsatz von Personal.
- Aufnahmestopp dringend empfohlen, ggf. Schließung der Station.
- Verlegung von Patienten nur nach Hause (wenn vertretbar), auf Infektionsstationen oder bei vitaler Indikation.
- Verschiebung elektiver Maßnahmen.
- Personal darf bei V. a. Infektion nicht weiterarbeiten (3 d nach Abklingen der Symptomatik darf wieder gearbeitet werden).

Meldepflichten

- Meldepflicht bei Häufungen gemäß § 6 IfSG
  - Häufung von Gastroenteritiden (§ 6 Abs. 1 Nr. 2 IfSG)
  - Nosokomiale Übertragung (§ 6 Abs. 3 IfSG)
  - Epidemiologischer Verdacht reicht aus, keine Labornachweise für Meldung erforderlich
- Labormeldepflicht gemäß § 7 IfSG: Nachweis des Erregers (§ 7 Abs. 1 IfSG)
- Meldepflicht nach § 42 IfSG für Mitarbeiter in Lebensmittelbereichen (Küchen, auch Spülküchen)

36.3.2 Clostridien-Infektion

Erreger: Clostridium difficile, obligat anaerob wachsendes grampositives Stäbchenbakterium, bildet aerotolerante Sporen (hohe Toleranz gegen Wärme, Austrocknung, chemische Substanzen). Vorkommen ubiquitär, auch im Magen-Darm-Trakt von Menschen und Tieren, bei 80 % der Kleinkinder und bis zu 5 % der Erwachsenen nachweisbar.
Infektionsweg: fäkal-orale Aufnahme der Bakterien oder Sporen. Symptomatische Patienten scheiden große Mengen Bakterien/Sporen aus. Übertragung im Krankenhaus oder in Einrichtungen durch direkten Kontakt (Hände des Personals), aber auch indirekt durch kontaminierte Oberflächen (Türklinken, Tische).
Inkubationszeit: kann kaum angegeben werden, da die Möglichkeit einer vorausgehenden Kolonisation nicht zu bestimmen ist. Meist zeitlicher Zusammenhang mit Antibiotikatherapie.

Dauer der Ansteckungsfähigkeit: Isolierungsmaßnahmen bis 48 h nach Sistieren der Diarrhöen durchführen. Patienten bleiben nach Abklingen der klinischen Symptome meist bis zu 30 % Toxin-positiv (keine Rückschlüsse auf Infektiosität möglich). Bei akuter Erkrankung werden umweltresistente Formen des Erregers besonders stark verbreitet.

Risikofaktoren: hohes Alter, weibliches Geschlecht, Komorbiditäten, Immunschwäche (Immunseneszenz); Antibiotika in den letzten 3 Mon., Medikationen die den GI-Trakt beeinflussen (z.B. NSAR), Funktionsstörungen des Darms (z. B. Morbus Crohn), Chemotherapie, Antazida und PPI (2- bis 3-fach erhöhtes Risiko), diagnostische/chirurgische Eingriffe; erhöhte Exposition gegen C. difficile (Aufnahme in eine Klinik oder Pflegeeinrichtung, infizierte Mitpatienten oder -bewohner, frühere C.-difficile-Infektion).

Grundsätzlich erhöht jede Antibiotikatherapie das Risiko, besonders aber die 4 C (Clindamycin, Chinolone, Cephalosporine, Amoxicillin-Clavulansäure).

Klinik und Diagnostik

Bei nosokomialer Diarrhö immer an C.-difficile-Infektion (CDI) denken. Symptombeginn meist abrupt mit wässrigen Diarrhöen, charakteristischer Geruch (süßlich-faulig), blutiger Stuhl nur bei schweren Verläufen.

CDAD (C.-difficile-assoziierte Diarrhöen) und Komplikationen: nach Antibiotikagabe, Pseudomembranen in 10–20 % der Fälle endoskopisch nachweisbar, fulminante Kolitis möglich; lebensbedrohlich bei Pankolitis, paralytischem Ileus, toxischem Megakolon, Darmperforation, Sepsis; Letalität insgesamt 1–2 %, bei schweren Verläufen höher. Amtlich werden in Deutschland etwa 1200 Fälle/J. mit schwerem Verlauf gemeldet, davon verlaufen ca. 60 % tödlich.

Weitere Zeichen und Symptome: ausgeprägte Leukozytose nur in 50 % der Fälle, Fieber oder subfebrile Temperaturen nur etwa in ⅓ der Fälle, Hypoalbuminämie (Proteinverlust), Schmerzen in den unteren Quadranten des Abdomens, ggf. distendiertes Kolon im linken unteren Quadranten tastbar, meist nur geringer abdominaler Druckschmerz.

> **Cave**
> Diarrhöen können bei schweren Fällen mit paralytischem Ileus sogar fehlen (häufiger bei mit Opiaten behandelten oder postoperativen Patienten).

Anlegen einer Kultur: empfohlen bei lokalen Häufungen, ungewöhnlich schweren Verläufen, unklarer Resistenzlage (mit zuständigem Mikrobiologen oder Hygieniker besprechen). Kultur ermöglicht Resistenztestung und Stammtypisierung.

Verlaufsdiagnostik: Toxinogene Clostridium difficile lassen sich nach durchgemachter Infektion noch länger im Stuhl nachweisen. Verlaufskontrollen durch Stuhlproben werden i. d. R. nicht empfohlen.

Therapie

Die antibiotische Therapie orientiert sich am Schweregrad der Erkrankung sowie an der Vorgeschichte (erste Episode, Rezidiv, neue Episode). **Metronidazol p. o.** ist das Mittel der ersten Wahl. Bei schweren Verläufen kann initial **Vancomycin p. o.** gegeben werden. Bei schweren Verläufen kommt zunehmend **Fidaxomicin** zum Einsatz.

Hygiene

Besondere Hygiene- und Isolationsmaßnahmen bei Patienten mit positivem Nachweis von toxinbildendem Clostridium difficile sind erforderlich (▶ Kap. 3.4.3).

- Waschen der Hände (Sporen müssen mechanisch entfernt werden)
- Konventionelle alholholbasierte Desinfektionesmittel versagen → sporozoide Substanzen verwenden
- Hygienefachkraft einschalten

Meldepflicht: CDAD sind nach § 23 Abs. 4 IfSG erfassungspflichtig. Meldepflichtig ist eine schwere CDAD und der positive Nachweis hypervirulenter Stämme (Ribotyp 027) gemäß § 6 Abs. 1 Nr. 5a IfSG.

Händehygiene:

- **Vor** Patientenkontakt
- **Vor** aseptischen Tätigkeiten
- **Nach** Kontakt mit potenziell infektiösem Material
- **Nach** Kontakt mit Patienten
- **Nach** Kontakt mit der direkten Patientenumgebung

Prävention

- Kritischer Umgang mit Antibiotika (Antibiotic Stewardship, ABS)
- Kritische Verordnung von PPI

36

37 Niere, Wasser- und Elektrolythaushalt

Heiner K. Berthold und Siegfried Huhn

37

37.1 Chronische Nierenerkrankung

Der Begriff „chronische Niereninsuffizienz" ist ungünstig und wird nicht mehr verwendet, da die **chronische Nierenerkrankung (CKD)** nicht nur die Niere, sondern auch zahlreiche andere Systeme des Körpers betrifft. Insbesondere erhöht eine chronische Nierenerkrankung das kardiovaskuläre Risiko.

Ein funktioneller Rückgang der Nierenfunktion ist im Alter ein physiologischer Vorgang, der v. a. durch einen Rückgang der glomerulären Filtrationsrate (Gesamtvolumen des Primärharns) definiert ist. Normal sind 120 ml/min oder 170 l/d.

37.1.1 Definitionen

- Acute Kidney Injury (AKI): Dauer ≤ 3 Mon.
- Acute Kidney Disease (AKD): Dauer ≤ 6 Mon.
- Chronic Kidney Disease (CKD): Dauer ≥ 3 Mon.

Die CKD ist nach KDIGO definiert als „Abnormität von Strukturen und Funktionen der Nieren, die länger als 3 Monate bestehen und Implikationen für die Gesundheit haben." Die Ursache sind zu beobachtende oder angenommene pathologische Veränderungen innerhalb der Niere.

Marker einer CKD sind Albuminurie, anormales Urinsediment, Elektrolytanomalien durch tubuläre Schäden, anomale Histologie, Anomalien in der Bildgebung und Zustand nach NTx sowie eine glomeruläre Filtrationsrate (< 60 ml).

Die Ursache der CKD sollte auf das Vorliegen oder Nichtvorliegen einer Systemerkrankung und der Lokalisation von beobachteten oder angenommenen pathologisch-anatomischen Befunden innerhalb der Nieren basieren.

37.1.2 Epidemiologie

In Deutschland haben etwa 2,3 % der Gesamtbevölkerung zwischen 18 und 80 Jahren eine reduzierte glomeruläre Filtrationsrate (eGFR), wobei die Prävalenz eine klare Altersabhängigkeit zeigt. Zahlen für das Alter > 80 Jahren liegen nicht vor. Eine Albuminurie > 30 mg/l weisen in dieser Bevölkerungsgruppe etwa 11,7 % auf. Nach einer konservativen Hochrechnung für Menschen > 80 Jahren kann man von etwa 2 Millionen Menschen mit einer eingeschränkten GFR ausgehen.

37.1.3 Ursachen

Die häufigsten Ursachen für CKD in Deutschland sind Hypertonie (Prävalenzquote 3,46) und Diabetes mellitus (Prävalenzquote 2,25). Häufigkeitsverteilung nach Ursachen:

- Vaskulär/hypertensiv 23 %
- Diabetes 15 %
- Primäre Glomerulonephritis 19 %
- Systemerkrankungen 8 %
- Interstitielle Nierenerkrankungen 4 %
- Hereditäre Nierenerkrankungen 4 %
- Andere Ursachen 7 %
- Unbekannte Ursachen 20 %

37.1.4 Ausscheidungsfunktion für harnpflichtige Substanzen

Die Ausscheidungsfunktion der Niere bezieht sich v.a. auf Wasser, Elektrolyte, wasserlösliche Stoffwechselprodukte (insbesondere die stickstoffhaltigen Abbauprodukte des Proteinstoffwechsels) sowie Xenobiotika.
Das beste Maß für die Ausscheidungsfunktion ist die **glomeruläre Filtrationsrate (GFR).** Sie kann nur aufwendig experimentell bestimmt werden. Die endogene Kreatinin-Clearance gibt eine gute Näherungsschätzung für die GFR. Untersuchungen der Kreatinin-Clearance durch Urinsammlung sind aufwendig und fehlerträchtig. Deshalb ist die Methode der Wahl die Bestimmung einer Schätz-Clearance, woraus eine geschätzte GFR (eGFR, estimated GFR) berechnet wird.
Eine alleinige Bewertung der Ausscheidungsfunktion der Niere aufgrund der Kreatininkonzentration im Serum ist nicht möglich. Das Serumkreatinin beginnt erst bei einer etwa 50-prozentigen Reduktion der GFR anzusteigen.
Ein weiterer Parameter zur Bestimmung der eGFR ist **Cystatin C:,** eine endogene Substanz, die weniger als Kreatinin von der Muskelmasse abhängig ist. Indiziert v.a., wenn eine eher geringgradige Beeinträchtigung der GFR abgeklärt werden soll (z.B. im Bereich zwischen 45 und 60 ml/min) und weitere funktionelle oder strukturelle renale Veränderungen nicht vorliegen.

37.1.5 Proteinurie

Bestimmung des Protein/Kreatinin- bzw. des Albumin/Kreatinin-Quotienten (ACR) im Spontanurin. Der normale Urin ist frei von Protein (außer bei großen körperlichen Anstrengungen kann es einmal zu geringer passagerer Proteinurie kommen). Normal ist eine ACR < 30 mg/g Albumin/Kreatinin. Stadieneinteilung A1 < 30 mg/g; A2 30–300 mg/g; A3 > 300 mg/g.

Symptomatik

Symptomarmut bei einer sich langsam entwickelnden CKD. Abgeschlagenheit, reduzierte Leistungsfähigkeit, Ödeme, Elektrolytstörungen (v.a. Hyperkaliämie), Pleura- oder Perikardergüsse.

Diagnostik

Auch bei nephrologisch betreuten Patienten beträgt die Quote der Patienten mit unbekannten Ursachen ihrer CKD ca. 20 %. Nierenerkrankungen entwickeln sich häufig oligosymptomatisch.
Zeichen einer länger bestehenden Nierenerkrankung sind (keiner dieser Befunde allein ist beweisend für CKD):

- Verkleinerte Nieren (< 85 mm längs) mit schmalem Parenchym oder vernarbtes hyperdenses Parenchym in der Sonografie
- Ausgeprägte normochrome und normozytäre Anämie bei Ausschluss anderer Anämieursachen
- Erhöhtes PTH
- Linksventrikuläre Hypertrophie
- Diffus hyperpigmentierte Haut mit gelblichem Kolorit

Zur Unterscheidung zwischen glomerulären und tubulo-interstitiellen Nephropathien sind ein Urinsediment und eine Eiweißelektrophorese im Urin hilfreich.

Therapie

Wenn eine spezifische Ursache für eine CKD bekannt ist, sollte möglichst kausal behandelt werden. Auch in diesen Fällen werden die Allgemeinmaßnahmen der Progressionsverzögerung angewandt (s. u.).

Verzögerung der Progression der CKD

Die diagnoseunabhängige **progressionsverzögernde Therapie** setzt an allen modifizierbaren Risikofaktoren an, die mit einer raschen Nierenfunktionsverschlechterung assoziiert sind. Die **wichtigsten Maßnahmen** sind:

- Senkung des Blutdrucks auf Werte < 130/80 mmHg, wenn möglich sogar < 120 mmHg (bei Patienten mit Diabetes mellitus sind nach der ACCORD-Studie RR-Ziele von < 140/90 mmHg günstiger).
- Einsatz von ACE-Hemmern bzw. Sartanen.
- Verminderung einer Proteinurie auf < 1 g/d (beim nephrotischen Syndrom wirkt sich schon eine Absenkung der Proteinausscheidung um > 60 % der Ausgangsmenge günstig auf die Prognose aus; dies kann v. a. mit ACE-Hemmern versucht werden).
- Moderate diätetische Proteinrestriktion (0,8 g/kg KG); diese Empfehlung hat im geriatrischen Bereich wenig grundlegende Evidenz – es sollte in jedem Fall eine Proteinmenge von < 0,6 g nicht unterschritten und auf eine ausreichende Kalorienzufuhr geachtet werden. Es scheint insgesamt günstiger, geriatrischen Patienten mit CKD keine Nahrungsrestriktionen aufzuerlegen.
- Nikotinverzicht.
- Ausgleich einer metabolischen Azidose und Normalisierung des Standardbikarbonat (Auftitrierung des Natriumbikarbonats anhand HCO_3^--Bestimmung, z. B. Ca-Acetat-Nephro®, 3 × 400–1200 mg/d); phosphatarme Kost.
- Kritische Indikationsstellung für nephrotoxische Arzneimittel, Dosisanpassungen. **Cave:** Selbstmedikationen, z. B. NSAR.
- Kritische Indikationsstellung für Röntgen-KM; falls erforderlich, begleitende Maßnahmen zum Schutz der Nieren (ausreichende Volumengabe).
- Blutzuckereinstellung.
- Lipidsenkende Therapie (Statintherapie wird nicht neu begonnen, wenn bereits dialysiert wird).
- Therapie von Harnwegsinfekten.
- Grippe- und Pneumokokkenimpfung.

Dialyse

Gründe für die Notwendigkeit eines Dialysebeginns sind meist Überwässerung, Hyperkaliämie oder schwere metabolische Azidose, seltener ein Anstieg der harnpflichtigen Substanzen (Urämie).

Bei ansonsten asymptomatischen Patienten kann mit einem Nierenersatzverfahren bis zu einer eGFR von etwa 5–8 ml/min abgewartet werden, meist wird jedoch schon bei einer eGFR von 10 ml/min begonnen.

In Deutschland werden etwa 80 000 Patienten mit chronischer Dialyse behandelt. Darüber hinaus befinden sich etwa 23 000 Menschen in der Nachsorge bei Nierentransplantation.

Bei hochaltrigen Patienten ist in Zusammenarbeit mit dem nephrologischen Zentrum eine sorgfältige Abwägung eines Dialysebeginns vorzunehmen.

Falls die Entscheidung getroffen wird, sollte das geeignetste Verfahren (Hämo- oder Peritonealdialyse) gewählt (in Deutschland beträgt der Anteil der Patienten mit Peritonealdialyse nur etwa < 5 %, obwohl die Verfahren prinzipiell gleichwertig sind) sowie zwischen Zentrums- und Heimdialyse entschieden

werden. Dabei spielen das Autonomiebedürfnis des Patienten sowie die ADL eine Rolle.
Das beste langfristige Nierenersatzverfahren ist die **Transplantation,** die sogar im Vergleich zur Dialyse zu einer Lebensverlängerung führt.

Prävention bzw. Therapie von Folgeerkrankungen

Die wichtigsten Komplexe der Folgeerkrankungen sind die linksventrikuläre Hypertrophie, der Kalzium- und Phosphatstoffwechsel, die renale Osteopathie und die renale Anämie.
Linksventrikuläre Hypertrophie: Die deutliche erhöhte kardiovaskuläre Morbidität und Mortalität von Patienten mit CKD ist nicht nur durch die ursächliche oder sich entwickelnde Hypertonie bedingt, sondern auch durch eine linksventrikuläre Hypertrophie, die sich bei etwa 75 % aller Patienten mit nicht dialysepflichtiger CKD findet. Eine pathophysiologische Rolle spielt der Fibroblastenwachstumsfaktor FGF-23, der durch erhöhtes Serumphosphat ausgeschüttet wird und direkt zu einer Hypertrophie des Herzmuskels führt. FGF-23 ist derzeit noch kein Parameter des Routinelabors.
Kalzium-Phosphat-Stoffwechsel: Eine renale Phosphatretention ist schon in relativ frühen Stadien der CKD zu beobachten. In mittleren Stadien kommt es zu einem Anstieg des Parathormons (PTH). Parallel dazu geht die Hydroxylierungsfunktion der Niere zurück, die aus dem 25-OH-Vitamin D die aktive Form, das 1,25-$(OH)_2$-Vitamin D herstellt. Der sekundäre Hyperparathyreoidismus (HPT) kann sich in späteren Stadien von seinen Regelgrößen, dem Phosphat und dem Kalzium, entkoppeln. Es kann sich sogar ein autonomes Adenom der Nebenschilddrüsen entwickeln. Erhöhte Phosphatkonzentrationen tragen zur Kalzifizierung der Arterien bei. Bei Patienten mit CKD sollte frühzeitig eine phosphatarme Diät gehalten werden. Die Gabe von Phosphatbindern ist erst im Stadium der Dialyse zugelassen.
Renale Osteopathie: Die pathophysiologische Grundlage der renalen Osteopathie ist der sekundäre HPT. Patienten mit CKD sollten Vitamin-D-Supplemente erhalten. Bei fortgeschrittener CKD oder im Dialysestadium kann die Gabe der aktiven Form (Calcitriol, 0,25-0,5 µg/d, ggf. nur alle 3 d) erwogen werden. Auch bei Gabe von Calcitriol wird normales Vitamin D weitergegeben.
Renale Anämie: Eine Anämie ist in höherem Lebensalter häufig. Die renale Anämie ist im Prinzip eine normochrome und normozytäre Form der Anämie. Sie beginnt in frühen Stadien der CKD. Patienten mit CKD haben zudem häufig einen Eisenmangel und es gibt zahlreiche andere Ursachen für eine Anämie, sodass in vielen Fällen von einer gemischten Genese ausgegangen werden muss. Dabei spielt v. a. auch die Anämie bei schwerer Allgemeinerkrankung eine wichtige Rolle (▶ Kap. 39.3).

37.2 Akutes Nierenversagen

Das akute Nierenversagen (ANV, Acute Kidney Injury) ist das **wichtigste Symptom primärer Nierenerkrankungen** und die **häufigste nephrologische Komplikation extrarenaler Erkrankungen.** Es ist in höherem Lebensalter mit einer hohen Mortalität und insbesondere einer hohen Krankenhausmortalität verbunden.
Bei alten Menschen, die entweder an chronischen Nierenerkrankungen leiden oder einen altersphysiologischen Rückgang der GFR haben, tritt das ANV häufig als **akut-auf-chronisches Nierenversagen** auf.

37.2.1 Ursachen

- Prärenal:
  - Systemische Volumendepletion: Diuretika, Erbrechen, Diarrhö, Trinkschwäche, Blutung, Verbrennung
  - Systemische Volumenbelastung und -fehlverteilung: Herzinsuffizienz, Leberzirrhose, Pankreatitis, Schock
  - Renale Minderperfusion: Fehlen der Autoregulation bei CKD, Arzneimittel (NSAR, ACE-Hemmer)
- Intrerenal:
  - Vaskuläres Kompartiment: thrombotische Mikroangiopathie, Thromboembolie etc.
  - Glomeruläres Kompartiment: GN, Systemerkrankungen (z. B. Vaskulitiden)
  - Tubuloinsterstitium: ischämische Tubulusnekrose, nephrotoxische Arzneimittel (▶ Kap. 44), akute interstitielle Nephritis, Tumorlysesyndrom
- Postrenal:
  - Ureter: Nierensteine, Strikturen, Z. n. Radiatio oder OP, Urothelkarzinom, retroperitoneale Fibrose, vesikourethraler Reflux
  - Prostata und Harnblase: BPH, Karzinome, Blasendivertikel, Dislokation eines DK
  - Urethra: Urethralklappen, Strikturen

37.2.2 Initiale Diagnostik

Anamnese (insbes. Arzneimittel, OPs, KM):

- **Körperliche Untersuchung:** dabei kommt es v. a. auf die Erhebung des Volumenstatus an:
  - **Hypovolämie:** verminderter Hautturgor, trockene Schleimhäute, niedriger Halsvenenpuls, Tachykardie, kalte Extremitäten, niedriger RR (v. a. nach dem Aufstehen) eingesunkene Augen
  - **Hypervolämie:** hoher RR, Kurzatmigkeit, feuchte RGs, periphere Ödeme, ausladende Flanken im Liegen
- **Basislabor:** Kreatinin, Harnstoff, venöse (ggf. arterielle) BGA, Elektrolyte, Blutbild. Ein erweitertes Labor wird manchmal zur differenzialdiagnostischen Abklärung benötigt.
- **Urinanalyse:** U-Stix, Sediment, U-Kultur.
- **Sonografie:** Lage, Größe, Perfusion, Harnstau; ableitende Harnwege, Weite und Modulation der V. cava inferior, Aszites, Pleuraerguss.

37.2.3 Therapie

Wenn möglich kausal. Beim postrenalen ANV Beseitigung des Abflusshindernisses. **Cave:** Bei vorbestehender Nierenfunktionsstörung reicht oft schon eine einseitige Obstruktion aus.

Falls ein postrenales ANV ausgeschlossen ist, ist die wichtigste Therapiemaßnahme die Volumengabe (Volume Challenge), falls keine offensichtliche Volumenbelastung vorliegt. Die Volume Challenge hilft häufig auch differenzialdiagnostisch weiter: Falls bei prärenalem ANV eine Verbesserung beobachtet wird, ist eine drohende Tubulusnekrose unwahrscheinlicher; falls beim intrarenalen ANV keine direkte Verbesserung beobachtet wird, ist eine etablierte Tubulusnekrose wahrscheinlicher.

Die zusätzliche Diuretikagabe beim ANV ist umstritten. Es gibt keine guten Hinweise auf verbesserte Outcomes (Dauer des ANV, Dialysepflichtigkeit, Mortalität). Der Grund dafür liegt wahrscheinlich in der Tatsache, dass Diuretika nicht die GFR beeinflussen, sondern nur die noch gesunden Tubuli an der Resorption von Wasser hindern.

37.3 Dehydratation, Exsikkose

Exsikkose und Dehydratation sind bei alten Menschen ein häufiges und schwerwiegendes gesundheitliches Problem. Störungen des Flüssigkeitshaushalts und Elektrolytstörungen treten meistens aufgrund einer im Alter veränderten Nierenfunktion gemeinsam auf.

37.3.1 Grundlagen

Definition

Volumenverminderung des Körperwassers. Die Ursache kann in verminderter Wasseraufnahme oder in erhöhter Wasserabgabe liegen. Die Begriffe Dehydratation und Exsikkose werden oft synonym verwendet.

Physiologischer Flüssigkeitsbedarf

Die Empfehlung für die tägliche Flüssigkeitsaufnahme lautet 2–2,8 l Wasser. Die Deutsche Gesellschaft für Ernährung empfiehlt die Aufnahme von ca. 2,6 l/d, die über Getränke und feste Nahrung aufgenommen werden sollen (▶ Tab. 37.1).
Eine Reduktion der Flüssigkeitszufuhr wird u. a. empfohlen bei: Herzinsuffizienz, Leberzirrhose, bestimmten Nierenerkrankungen.

Tab. 37.1 Flüssigkeitsbilanz

Wasseraufnahme [l/d]	Wasserabgabe [l/d]
Getränke ca. 1,4	Urin ca. 1,4
Feste Nahrung ca. 0,9	Stuhl ca. 0,2
Oxidationswasser ca. 0,3	Haut ca. 0,5
	Lunge ca. 0,5
Gesamtmenge ca. 2,6	**Gesamtmenge ca. 2,6**

Quelle: Deutsche Gesellschaft für Ernährung, 2014

Pathogenese

Das **Risiko für Dehydratation** steigt bei alten Menschen aufgrund einer Kombination von Veränderungen der Körperzusammensetzung, der Organfunktionen, des verminderten Durstgefühls und der verminderten Kompensationsmöglichkeiten des alternden Organismus. Hinzu kommen externe Ursachen, wie verminderte Zufuhr von Flüssigkeit aufgrund von Versorgungsproblemen (soziale Isolation), kognitive Einschränkungen, Immobilität, Schluckstörungen und interkurrente Erkrankungen. Auch Pflegedefizite in Einrichtungen erhöhen das Risiko für Dehydratation.

Altersbedingt nimmt der Wasseranteil im Körper von ca. 60 % bei jüngeren Erwachsenen auf bis zu 40 % ab. Dadurch führen schon relativ kleine Abweichungen von 1 l in der Bilanz zu einem hohen Austrocknungsrisiko.
Das Durstgefühl nimmt ab, die Serumosmolalität nimmt zu. Es wird weniger getrunken. Die Nieren sprechen vermindert auf ADH an und höhere Konzentrationen der natriuretischen Peptide verringern die Natriumrückresorption. Auch wenn im Alter weniger Kochsalz mit der Nahrung aufgenommen wird, können die Nieren dies weniger retinieren als im jüngeren Lebensalter. Diese Tatsache spricht dafür, dass eine Empfehlung zur Kochsalzrestriktion im Alter eher nicht gegeben werden sollte.
Eine schlechte Diabeteseinstellung mit Glukosurie, Erbrechen, Diarrhö sowie Infektionen, chronische Wunden und ein Eiweißmangel können eine Dehydratation bewirken.
Bei den iatrogenen Ursachen spielt die Diuretikatherapie die wichtigste Rolle für die Entstehung von Dehydratation und Elektrolytstörungen.
Folgen der Dehydratation:
- Eine Dehydratation geht meist mit einer Hyponatriämie und Hypokaliämie einher.
- Dehydratation erhöht das Risiko für Dekubitus.
- Dehydratation erhöht das Risiko für Obstipation.
- Volumenmangel kann zu orthostatischer Dysregulation und zu Stürzen führen.
- Dehydratation begünstigt stark die Delirentwicklung.
- Weitere Folge ist ein akutes oder ein akutes-auf-chronisches Nierenversagen.
- Aus der Verschlechterung der Rheologie können thrombotische Ereignisse (Schlaganfall, Myokardinfarkt) oder Mikrozirkulationsstörungen folgen.
- Bereits ein Flüssigkeitsverlust von 1–2 % des Körpergewichts kann klinische Symptome verursachen, bei 8–10 % können Krampfanfälle auftreten und Verluste > 10–15 % können lebensbedrohlich sein.

37.3.2 Diagnostik und Untersuchung

Ein Verlust von Körperflüssigkeit aus einem Equilibrium heraus ist nicht einfach zu diagnostizieren, da der Körper eines älteren Menschen ohnehin trockener ist und da es trockene Schleimhäute auch aus anderen Gründen als Flüssigkeitsverlust gibt. Häufig ist das erste Symptom und Grund für die Einweisung ein Verwirrtheitszustand (delirantes Syndrom) oder die bekannte „AZ-Verschlechterung". Zu dem Zeitpunkt fällt auch schon die geringe Urinausscheidung mit dunkler Farbe und starkem Geruch auf. Ein frühes Zeichen ist der fehlende Speichelsee unter der Zunge oder die fehlende Schweißproduktion in der Achselhöhle und zwischen den Zehen.

Merke
Unsichere Zeichen, die heute nicht mehr zur Diagnose geeignet sind:
- Trockene, warme Haut
- Verminderter Hautturgor, stehende Hautfalte
- Trockene Schleimhäute in Mund, Nase und Augen

Symptomatik der Exsikkose: klinische Symptome wie trockene Schleimhäute, verminderter Hautturgor, stehende Hautfalten, reduzierte Schweißproduktion (trockene Axilla, Zehenzwischenraum), verminderte Jugularvenenfüllung, Oligurie, Tachykardie.

Labor: Erhöhung von Hämatokrit, Kreatinin, Harnstoff (mit erhöhtem Harnstoff/Kreatinin-Quotienten, meist >20:1). Es sollten die Serumelektrolyte bestimmt werden sowie, falls möglich, Osmolalität im Serum und Urin sowie Elektrolyte im Urin.
Weitere Untersuchungen: Basiskörpergewicht, weiteres Wiegen je nach Schwere des Krankheitsbildes. Puls und Blutdruck als Vitalparameter zur Überwachung.
Die Bestimmung der Körperzusammensetzung (**bioelektrische Impedanzanalyse**) ist eine elegante und nichtinvasive Methode, um das Flüssigkeitskompartiment des Körpers zu quantifizieren.

37.3.3 Therapie, Behandlung und Interventionen

Zunächst Ursachenbeseitigung und **Flüssigkeitszufuhr.** Dabei muss berücksichtigt werden, wie ausgeprägt die Exsikkose ist und wie schnell sie entstanden ist. Dies entscheidet, ob eine orale, eine subkutane oder eine intravenöse Flüssigkeitssubstitution erfolgen muss. Die Konstellation der Serumelektrolyte entscheidet über die erforderlichen Korrekturen.

Nichtmedikamentöse Therapie

Trinken ist die natürliche Möglichkeit der Flüssigkeitszufuhr, da der Gastrointestinaltrakt weitere Störungen im Flüssigkeits- und Elektrolythaushalt abpuffert, die durch eine unkontrollierte i. v. Therapie verursacht werden könnten.
Falls wenig oder keine Nahrungszufuhr erfolgt (gleich welcher Ursache), muss die Flüssigkeitszufuhr entsprechend erhöht werden.
In die ärztliche Anordnung gehört die Verordnung der täglichen Flüssigkeitsmenge, ggf. auch deren Verteilung über den Tag und die entsprechende Applikation.

Pflegeangebot

Das Problem der meisten alten Menschen ist, dass sie kein ausreichendes Durstempfinden haben. Sie sehen sich also der Situation ausgesetzt, gegen den fehlenden Durst trinken zu müssen. Viele ältere Menschen entwickeln im Laufe ihres Lebens Rituale, die zu einer ausreichenden Flüssigkeitsaufnahme führen.

Orale Flüssigkeitszufuhr

- Trinkstrategien
  - Regelmäßiges Trinkangebot
  - Angebot einladend gestalten
  - Unterstützung beim Trinken anbieten
  - Alle Getränke (außer Alkohol) sind erlaubt
  - Getränke griffbereit in Reichweite
  - Trinkgefäß dem Getränk und den Fähigkeiten der Patienten anpassen
  - Größere Gefäße sind besser als kleinere
  - Lieblingsgetränk vorhalten und anbieten
  - Brühe oder Suppe anbieten
  - Angehörige einbeziehen, ggf. zur Unterstützung anleiten
  - Beim Trinken unbedingt Zeit lassen
- Trinkplan anlegen
  - Zuständigkeit festlegen (Mitarbeiterabsprache)
  - Trinkzeiten, Getränke und Menge festlegen
  - Eindeutige Absprachen zur Gestaltung (wann wird eingetragen usw.)
  - Bilanzierung nur wenn diagnostisch erforderlich
  - Rituale des Patienten einbeziehen

- Beratung, Information und Anleitung
  - Patient und Angehörige über Bedeutung von Flüssigkeit informieren
  - Beratung anbieten, wie das Trinken gestaltet werden kann
- Assistenzperson im Anreichen von Getränken anleiten

Subkutane Flüssigkeitszufuhr

- Indikationen
  - Leichte bis mittlere Dehydration
  - Zur Prophylaxe bei Risikopatienten
- Applikationsorte
  - Oberschenkel: lateral, medial, ventral; bei Durchblutungsstörungen und Ödemen weniger geeignet
  - Abdominalbereich: 3–5 cm rechts oder links vom Bauchnabel
  - Infraklavikulär: 3 Querfinger unterhalb des Schlüsselbeins; guter Zugang auch in Seitenlage
  - Supraskapulargegend: oberhalb des Schulterblatts; insbesondere bei unruhigen Personen geeignet
  - Oberarme: eher nicht zur Flüssigkeitsgabe; nur kurzfristig zur Gabe von Medikamenten geeignet
- Zufuhr
  - Punktionsnadel im 45-Grad-Winkel in die Subkutis platzieren
  - Normales Schlauchsystem
  - Zufuhrgeschwindigkeit: pro Einstichstelle bis 1000 ml in 6–8 h/40–60 Tropfen/min
  - Üblicherweise schwerkraftgesteuert; in wenigen Fällen mit Pumpsystem
- Seltene Komplikationen
  - Lokale Missempfindungen oder Schmerzen
  - Lokale Rötungen und Schwellungen
  - Verzögerte Resorption; Flüssigkeit verbleibt am Infusionsort
- Alle bekannten Komplikationen treten nur selten auf. Sie lassen sich durch Verlangsamung der Fließgeschwindigkeit oder Wechsel des Infusionsortes beheben.

Medikamentöse Therapie

Bei der subkutanen Infusion (Hypodermoclysis, ▶ Abb. 37.1) handelt es sich um eine kontinuierliche oder intermittierende Gabe von Flüssigkeit über eine subkutan gelegte Verweilkanüle. Die Wirksamkeit ist durch Studien belegt. Der Vorteil einer subkutanen Flüssigkeitszufuhr **(Hypodermoclysis)** bei leichter oder mittelschwerer Exsikkose ist der geringe technische und apparative Aufwand. Zudem ist für die Durchführung kein ärztlicher Einsatz erforderlich. Krankenhauseinweisungen können vermieden werden, wenn eine subkutane Versorgung zu Hause möglich ist. Hausärzte müssten bei Risikopersonen die Materialien verordnen. Diese sollten durch einen ambulanten Pflegedienst angelegt werden. Zusätzlich können Angehörige entsprechend angeleitet werden. In der stationären Versorgung erfolgen das

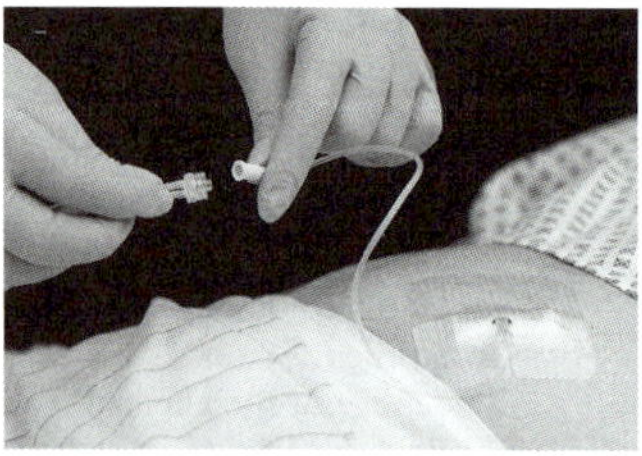

Abb. 37.1 Subkutane Infusion [L115]

Anlegen und die Überwachung durch Pflegepersonen nach ärztlicher Anordnung. Der Arzt legt die entsprechende Infusionsflüssigkeit fest. Zur Auswahl für die Infusion stehen isotone Lösungen wie Ringer, NaCl oder Glukose 5 % bereit. Es empfiehlt sich, 1 l NaCl 0,9 % bis zu 10 mmol KCl oder 1 l Glukose 5 % 40–80 mval NaCl zuzusetzen.
Ausgeprägte Flüssigkeitsdefizite und/oder schwere Elektrolytstörungen werden als geriatrischer Notfall eingestuft. Eine Krankenhausaufnahme ist erforderlich, da die intravenöse Therapie der ärztlichen Überwachung bedarf.

37.3.4 Überwachung und Weiterführung der Therapie

Therapieziele

- Wiederherstellen einer adäquaten Flüssigkeitsbilanz
- Symptomlinderung
- Prävention von Stürzen und Dekubitus

Therapiemonitoring

Auch bei ausgeprägten Volumendefiziten empfiehlt es sich, langsam zu infundieren. Meist sind nur bis zu 1 500–2 000 ml/d möglich. Es besteht die Gefahr einer kardialen Dekompensation oder auch weiterer Elektrolytstörungen.

Besondere Therapiesituationen

Eine besondere Therapiesituation ist die **chronische Dehydratation** bzw. sind kurzfristig rezidivierende Exsikkosen. Hier könnte prophylaktisch regelmäßig subkutan infundiert werden oder wenn nicht anders behebbar, optional eine PEG-Anlage diskutiert werden.
Antizipation: Eine besondere Herausforderung ist es, einen Flüssigkeitsmangel zu antizipieren, bevor er eintritt und symptomatisch wird. Beispiele dafür sind die Beobachtung von Trinkunlust, Fieber, vermehrtes Schwitzen, Durchfälle, neue oder dosisveränderte Diuretika, Verschlechterung der Diabeteseinstellung u. v. m.

37.4 Elektrolytstörungen

Die häufigste Elektrolytstörung des höheren Lebensalters ist die **Hyponatriämie,** aufgrund deren Symptome zahlreiche Patienten stationär aufgenommen werden. Weitere wichtige Elektrolytstörungen, bei denen eine frühzeitige Einschätzung der Gefährdung und entsprechende Akutmaßnahmen dringlich sind, sind die **Hyperkaliämie** und die **Hyperkalzämie.**

37.4.1 Hyponatriämie

Definition: Plasma-Na < 135 mmol/l (mild 130–135 mmol/l, moderat 125–130 mmol/l, ausgeprägt < 125 mmol/l).
Die Hyponatriämie ist die häufigste Elektrolytstörung im Alter, in den Notaufnahmen der Krankenhäuser und bei stationären Patienten. Die Prävalenz bei Pflegeheimbewohnern beträgt ca. 20 %. Es besteht meist ein Überschuss an freiem Wasser, selten ein Mangel an Natrium. Die genaue Diagnostik der Hyponatriämie ist wichtig, aber schwierig. Häufig spielen Arzneimittel eine auslösende Rolle.

37

Häufige Auslöser einer Hyponatriämie beim alten Menschen
- Herzinsuffizienz/Stauung
- Niereninsuffizienz
- Hypokaliämie
- Arzneimittel (Diuretika, SSRI, TZA, NSAR, Carbamazepin u. v. m.)
- Flüssigkeit i. v.
- Sondennahrung
- Lebererkrankungen

Anamnese: chronische Erkrankungen, Arzneimittel, Erbrechen, Diarrhö, Ernährungs- und Trinkgewohnheiten, Drogen, Traumata. Vorwerte und Verlauf in Erfahrung bringen.
Klinik: Na < 125 mmol/l: Lethargie, Müdigkeit, Muskelkrämpfe, Anorexie, Übelkeit, Erbrechen, Desorientiertheit, Verwirrtheit, Krampfanfälle; Na < 115 mmol/l: Eintrübung, Koma, Sehnenreflexe vermindert; Na < 110 mmol/l: Mortalitätsrate > 40 %.
Laborchemische Basisdiagnostik: Na, K, Ca, Glukose, Osmolalität, Harnstoff, Harnsäure, TSH, ggf. Cortisol basal und NT-proBNP im Serum; BGA; Na, K, Kreatinin, Harnstoff, Harnsäure und Osmolalität im Urin. Die laborchemische Basisdiagnostik (v. a. auch die Osmolalität) sollte schnellstmöglich erfolgen, da dann die Wahrscheinlichkeit höher ist, auslösende Ursachen zu identifizieren. In der erweiterten Diagnostik ggf. Sammelurin. Es ist i. d. R. nicht sinnvoll, ADH (AVP) zu bestimmen.
Pragmatische Initialtherapie: Meist geht die beginnende Therapie mit einer erweiterten Diagnostik einher bzw. die erweiterte Diagnostik muss nach bereits begonnener Therapie erfolgen.
- **Akute Hyponatriämie:**
  - Wenn sicher ist, dass die Hyponatriämie erst kurz besteht, 3-prozentige NaCl-Lösung 1–2 ml/kg KG über 2–4 h
  - Serum-Na um 0,5–2 mmol/l/h anheben, ggf. langsamer
  - An parallele K-Substitution denken
  - Falls **Hypervolämie:** freies Wasser entziehen
  - Falls **Hypovolämie:** Urinvolumen mit NaCl 0,9 % ersetzen, ggf. NaCl 3 %
  - Engmaschige Na-Kontrollen
  - Übertherapie vermeiden (bei Na > 120 mmol/l auch nach klin. Symptomatik fortfahren)
- **Chronische Hyponatriämie**
  - Wenn möglich, Auslöser beseitigen (Grundkrankheit behandeln, Absetzen aller auslösenden Arzneimittel, Vorsicht bei nicht verzichtbaren Arzneimitteln [z. B. Antiepileptika])
  - Keine zu rasche Kompensation anstreben (Ziel Na um 8–12 mmol in den ersten 24 h anheben, nicht mehr als 18 mmol in den ersten 48 h anheben)
  - Falls **Hypovolämie:** Volumenmangel ausgleichen
  - Falls **Hypervolämie:** Flüssigkeitsrestriktion im Rahmen des machbaren (Lebensqualität)
  - Wenn Unklarheit, ob Normovolämie oder Hypovolämie, ist die probatorische Gabe von bis zu 2 l NaCl 0,9 % sinnvoll (NaCl 0,9 % hat 154 mosmol/kg, führt also in fast gleichen Mengen freies Wasser wie Na zu)
  - Klinik sorgfältig beachten (neurologische Symptome)

Bei einem echten SIADH kann der oral wirksame V_2-Rezeptor-Antagonist **Tolvaptan** eingesetzt werden. Behandlung muss im Krankenhaus unter engmaschiger Kontrolle des Serum-Na und des Volumenstatus begonnen werden.

Prognose

Das Vorliegen einer **Hyponatriämie** (auch in einer milden Ausprägung, d.h. Na 130–135 mmol/l) ist unabhängig von der Grunderkrankung mit einer erhöhten Mortalität assoziiert. Das Mortalitätsrisiko ist umso höher je niedriger das Natrium. Es besteht ein u-förmiger Zusammenhang mit der Mortalität mit einem vermeintlichen Optimum bei 138 mmol/l.
Zu den biologischen Auswirkungen der Hyponatriämie beim alten Menschen gehören v. a. zerebrale Dysfunktionen (kognitive Störungen, Somnolenz), peripher-nervöse Dysfunktionen (z. B. Verzögerung der Nervenleitgeschwindigkeit) und die klinischen Konsequenzen, wie messbare Gangunsicherheit (gebessert nach Korrektur), höhere Frequenz von Stürzen (auch bei milder Hyponatriämie) sowie die Verminderung der Knochendichte und damit eine erhöhte Frakturgefahr.

37.4.2 Hypernatriämie

Definition: Plasma-Na > 150 mmol/l.
Ursachen: ungenügende Zufuhr infolge verminderten Durstes, insensible Wasserverluste; selten zentraler Diabetes insipidus, nephrogener Diabetes insipidus (Lithium, Hyperkalzämie), polyurische Phase nach ANV.
Im Alter gibt es einen kompensierten ADH-Mangel bzw. ein vermindertes Ansprechen der Niere auf Vasopressin; die kompensierte Situation kann durch Infekte o. Ä. zu einem manifesten Diabetes insipidus führen.
Symptome: neurologische Ausfälle bis hin zu Krampfanfällen, Paresen, Sensibilitätsstörungen.
Therapie: ursächlich, wenn möglich (z. B. Desmopressin bei Diabetes insipidus); sehr langsamer Ausgleich mit NaCl 0,9 %, ggf. Kalium zufügen.

37.4.3 Hypokaliämie

Physiologie: Körperbestand 50 mmol/kg KG, davon 98 % intrazellulär; tägliche Aufnahme ca. 40–120 mmol, Ausscheidung ca. 90 % renal, der Rest über Stuhl und Schweiß.
Ursachen:

- Zufuhrdefizit: Malnutrition, Anorexie, Infusionstherapie mit zu wenig Kalium, zu wenig Kalium in der Nahrung (langfristig)
- Zelluläre Umverteilung: Insulin/Glukosegabe, Alkalose, Betamimetika, Prednisolon
- Renale Verluste: Diuretika, Alkalose, nach ANV, Magnesiummangel, Acetazolamid
- GI-Verluste: Erbrechen, Diarrhö, Laxanzienabusus, Enterostomie, Magen- oder Duodenalsonde

Klinik und Diagnostik: Arrhythmien, EKG-Veränderungen (ST-Senkung, T-Abflachung, U-Welle), Müdigkeit, Abgeschlagenheit, muskuläre Schwäche bis hin zur Myopathie, delirante Zustände, Magenatonie, Harnverhalt, Hypotonie.
Therapie: Es ist sinnvoll, das Gesamtdefizit abzuschätzen (häufig > 200 mmol). Diätetische Therapie (Orangen, Bananen, getrocknete Pflaumen oder Aprikosen, Kirschsaft). Falls indiziert kaliumsparende Diuretika, ACE-Hemmer.

Orale Supplementierung mit Retardtabletten à 8 mmol oder Brause à 40 mmol (**cave:** verdünnt geben, Verträglichkeit beobachten). Periphere Infusion max. 20 mmol/500 ml, max. 200 mmol/d. Bei großen Mengen ist ein ZVK erforderlich, bei rascher Gabe eine Monitorüberwachung.

37.4.4 Hyperkaliämie

> **Cave**
> Die Hyperkaliämie ist unter Umständen akut lebensbedrohlich.

Ursachen:

- **Kaliumüberschuss:** Besonders bei niereninsuffizienten Patienten mit hyporeninämischem Hypoaldosteronismus besteht die Gefahr, dass Diätfehler zu einer Hyperkaliämie führen. Weitere Ursachen sind Bluttransfusionen, Fehlgaben von Kalium (häufige iatrogene Ursache!), Trauma, Hämatom, Myolyse, Tumorlyse, Nekrosen.
- **Verteilungsstörung:** z. B. bei hyperosmolaren Flüssigkeiten, exzessivem Sport, Diabetes mellitus, insbes. diabetische Ketoazidose (Insulinmangel).
- **Ausscheidungsproblem:** Das Risiko für Hyperkaliämie ist hoch bei chronischer Nierenerkrankung, akuter Niereninsuffizienz, Hypoaldosteronismus (Nebenniereninsuffizienz oder medikamentös), Diabetes, allgemein bei geriatrischen Patienten. Arzneimittel, die zur Erhöhung des Kalium führen: ACE-Hemmer, Sartane, Spironolacton, Eplerenon, Betablocker, kaliumsparende Diuretika, Digitalis, NSAR, Trimethoprim, Penicillin, unfraktioniertes Heparin, Ciclosporin, Tacrolimus u. a.

Klinik und Diagnostik: neurologische Störungen (Muskelschwäche, Hyperreflexie, Krämpfe, Parästhesien), gastrointestinale Beschwerden (Übelkeit, Erbrechen, Diarrhö), kardiologische Beschwerden (EKG-Veränderungen [hohes spitzes T, später Verschwinden der Vorhofwelle, breiter QRS], Rhythmus- und Überleitungsstörungen. Bei der Labordiagnostik auf mögliche präanalytische Fehler achten (zu langes Stauen, Hämolyse, Leukozytose, Erythrozytose, zu lange Lagerungs- oder Transportzeiten). Initial ist bei Hyperkaliämie zuerst die Gefährdung durch EKG-Veränderungen abzuklären. Wie ausgeprägt ist eine bestehende Azidose? Besteht eine Niereninsuffizienz? Scheidet der Patient Urin aus?

- **Sofortmaßnahmen:**
  - Kalzium: 10 ml Kalziumglukonat 10 % oder 10 ml CaCl 10 % über 10 min i. v. senkt nicht das Kalium, sondern stabilisiert die EKG-Veränderungen. Wirkt sofort, aber nur kurz und kann sinnvollerweise nur einmal wiederholt werden. **Cave** bei Digitalis-vorbehandelten Patienten.
  - Glukose + Insulin: Insulin 10–20 IE in 200 ml Glukose 20 % (wenn BZ < 250 mg/dl) über 20 min i. v. (Wirkeintritt nach 10–20 min, Wirkdauer: mehrere Stunden).
  - Betamimetika: Salbutamol 1,2 mg oder 10–20 mg über Vernebler; Terbutalin 0,5 mg i. v.
  - Natriumbikarbonat bei schwerer metabolischer Azidose: 150–300 mmol i. v. (d. h. 150–300 ml Natriumbikarbonat 8,4 %; nur bei metabolischer Azidose gut wirksam).
- **Kaliumeliminierende Maßnahmen:**
  - Furosemid + NaCl: Menge in Abhängigkeit von Volumenstatus und Nierenfunktion, i. v. oder p. o.

- Natriumpolystyrolsulfonat (z. B. Elutit®): 15–30 ml, zusammen mit Laxans (Lactulose) oral geben oder 30 g als Einlauf.
- Hämodialyse (schnellster kaliumeliminierender Effekt, wenn sofort begonnen werden kann)

In der Regel werden mehrere Methoden kombiniert. Die **Glukose-Insulin-Infusion** ist die **Methode der ersten Wahl.** Nach einer kurzfristigen Verschiebung des Kaliums nach intrazellulär wird dieses zurück in die Zirkulation kommen, es muss deshalb mit NaCl 0,9 % und Furosemid (falls Nierenfunktion erhalten) oder mit Kationenaustauscher eliminiert werden. Die Hyperkaliämie beim prärenalen ANV korrigiert sich häufig bei besserer Ausscheidung.

37.4.5 Hyperkalzämie

Ursachen: am häufigsten osteolytische Knochenmetastasen; Hyperparathyreoidismus. Eine leichtgradige Hyperkalzämie wird auch durch Thiazide bewirkt.
Klinik und Diagnostik: häufig zunächst unspezifisch, wenn sich die Hyperkalzämie langsam entwickelt. Neurologische Symptome (Muskelschwäche, Verwirrtheit, Vigilanzminderung, Koma); renale Symptome (Exsikkose, Polydipsie, Diureserückgang bis zur Oligurie); GI-Symptome (Übelkeit, Erbrechen); EKG-Veränderungen (QT-Verkürzung, schwere Rhythmusstörungen).
Kalziumbestimmungen im Blut immer für Albumin korrigiert durchführen (Maskierung einer eventuellen Hyperkalzämie durch gleichzeitige Hypalbuminämie; die Symptomatik wird auch durch das freie, d.h. ionisierte Kalzium verursacht, deshalb auch das freie Kalzium bestimmen). Zur **Akutdiagnostik** gehören immer ein EKG und die Bestimmung der Nierenfunktion. PTH oder Vitamin D können später bestimmt werden.
Therapie: bei symptomatischer Hyperkalzämie > 3,5 mmol/l ist eine Akuttherapie erforderlich. Gabe von NaCl 0,9 % i. v. zusammen mit Schleifendiuretikum (Kalium ausgleichen). Infusionsmenge und -geschwindigkeit an Hydratationszustand und Nierenfunktion orientieren. Ist die Hyperkalzämie tumorbedingt, ist eine i. v. Gabe von Bisphosphonaten die effektivere Maßnahme. Dieser folgt dann eine forcierte Diurese. Bei Plasmozytomen und Lymphomen sind auch Kortikosteroide i. v. wirksam. Falls nicht erfolgreich, muss dialysiert werden.

Pflegerische Versorgung

Elektrolytstörungen sind oft lebensbedrohlich. Je nach Ursache und Ausprägung gehen sie für die betroffene Person mit massivem körperlichem Missempfinden und Angst einher.

- Klare Absprachen zum Vorgehen und zur Krankenbeobachtung
- Engmaschige Überwachung; Bewusstsein prüfen
- Körperpflege; Symptomlinderung
- Assistenz vorhalten; Begleitung beim Aufstehen
- Medikamentenmanagement und Monitoring
- Trink- und Essverhalten prüfen; ggf. hierzu Planung
- Ggf. Angehörige einbinden

37.4.6 Harnwegsinfektionen

Epidemiologie

Harnwegsinfekte (HWI) sind die häufigsten bakteriellen Infekte des Menschen. In Deutschland werden pro Jahr etwa 7 Millionen Diagnosen gestellt, davon der überwiegende Teil im ambulanten Bereich. Auch in der Altersmedizin spielen

HWI eine bedeutende Rolle. Frauen sind deutlich häufiger betroffen als Männer, der Geschlechterunterschied wird aber mit zunehmendem Alter kleiner.

Pathogenese

Überwiegend Keimaszension aus dem fäkalen Reservoir (F >> M); in Einzelfällen hämatogene Pyelonephritis bei vorgeschädigter Niere.
Risikofaktoren: vorhergehender HWI, Postmenopause, Geschlechtsverkehr, Spermizide, Diaphragmen, vorhergehende Antibiotikatherapie, Analgetikaabusus, Harnblasenkatheter, Instrumentierung der Harnwege.

Einteilung

Unkomplizierter HWI: meist jüngere Frauen ohne Begleiterkrankungen, keine funktionellen/anatomischen Anomalien im Harntrakt, keine höhergradigen Nierenfunktionsstörungen, keine signifikanten Begleiterkrankungen, die HWI begünstigen; auch ansonsten gesunde Schwangere, ansonsten gesunde postmenopausale Frauen, Patienten mit gut eingestelltem Diabetes.
Komplizierter HWI: alle Patienten mit Risikofaktoren für einen schweren Verlauf, Folgeschäden oder Therapieversagen; Männer, Schwangere, Kinder < 12 J.; Patienten mit bestimmten Dispositionen:

- Anatomische Anomalie (z. B. Reflux)
- Funktionelle Störungen (z. B. neurogene Blasenentleerungsstörungen)
- Obstruktion (z. B. BPH, Urethralklappen)
- Nosokomial erworbener HWI (z. B. Dauerkatheter [wenn nicht asymptomatische Bakteriurie], Zystoskopie)
- Diabetes mellitus (schlecht eingestellt)
- Immunsuppression
- Urolithiasis
- Schwere Niereninsuffizienz

Klinik

Zystitis: imperativer Harndrang, Pollakisurie, Dysurie, suprapubischer Schmerz, ggf. Hämaturie, ggf. sichtbare Trübung des Urins, kein Fieber.
Pyelonephritis: zusätzlich Fieber > 38 °C, Schüttelfrost, Flankenschmerz, klopfschmerzhafte Nierenlager.
An eine **Urosepsis** denken bei zusätzlich systemischen Begleiterscheinungen (hohes Fieber, Übelkeit/Erbrechen, Kreislaufinstabilität, schweres Delir)
Bei geriatrischen Patienten können sich HWI klinisch untypisch präsentieren (z. B. Änderung des AZ, Bauchschmerzen, neu auftretende Inkontinenz oder Änderungen der Kontinenz/Inkontinenz, Nykturie), unklares Fieber oder subfebrile Temperaturen, delirante Symptome).

Diagnostik

Sind bei klinischem Verdacht die Leukozyten im U-Stix positiv, erhöht dies die Wahrscheinlichkeit für einen tatsächlich vorliegenden HWI; ist zusätzlich auch das Nitrit im U-Stix positiv, steigt die Wahrscheinlichkeit nochmals an (Pseudomonas, S. aureus und Enterokokken bilden kein Nitrit).

Pflegehinweis

Urin-Stix (Streifen-Schnelltests) sind wegen ihrer einfachen Handhabung und der schnellen Ergebnisse das **Mittel der Wahl** zur ersten Orientierung. Die fingerlangen Teststreifen sind mit chemischen Reagenzien präpariert, die mit dem

Urin reagieren und sich je nach Befund verfärben. Am häufigsten werden Kombinationsteststreifen benutzt, die bis zu zehn Testfelder enthalten. Die Teststreifen werden im Originalbehälter nach Durchführung des Tests aufbewahrt. Die Durchführung erfolgt streng nach den Händlervorgaben. Diese können je nach Produkt und Hersteller unterschiedlich ausfallen. Für einige der Schnelltests gibt es Einlesegeräte zur Übertragung in die elektronische Akte oder für den Papierausdruck. Bei V. a. eine Harnwegsinfektion wird aus steril gewonnenem Mittelstrahl- oder Katheterurin eine Urinkultur zur Keimzahlbestimmung, zur Keimdifferenzierung und zur Resistenztestung angelegt. Dazu werden vorbereitete Eintauchnährböden benutzt. Der vorbereitete Nährboden wird in den Urin eingetaucht und über 24 h bebrütet. Bakterienkolonien sind dann als runde Herde auf dem Nährmedium erkennbar. Ihre Zahl wird nach einer Vergleichstabelle geschätzt. Je nach Art der Uringewinnung ergeben sich für die Bewertung Grauzonen bzw. Grenzwerte, die berücksichtigt werden müssen. Da es bei der Urinentnahme oft zu Verunreinigungen kommt, gelten erst Befunde ab 100 000 Keime als eindeutig positiv.
Cave: Finden sich > 2 Keimarten in signifikanter Anzahl in den Kulturen, deutet dies auf Abnahme- oder Lagerungsfehler hin.
Ein besonderes diagnostisches Problem bei geriatrischen Patienten ist die **asymptomatische Bakteriurie.** Sie ist definiert als eine positive Urinkultur (oder mikroskopischer Nachweis von Bakterien) bei Fehlen von klinischen Symptomen. Prävalenz bei Frauen 65–80 J. ca. 6–16 %, Frauen > 80 J. ca. 20 %, Männer > 80 % J. ca. 10 %.
Sie findet sich häufig bei DK-Trägern (wichtigster prädisponierender Faktor). Es sollte nicht von einem „asymptomatischen HWI" gesprochen werden.

Transurethralkatheter

- Strenge Indikationsstellung für Verweilkatheter
- Anlage und Versorgung hygienisch optimal
- Klare Abstimmung über Katheterversorgung (Handlungsanweisung)

Diagnostische Kriterien für asymptomatische Bakteriurie (nach Centers for Disease Control)

- Bei Frauen **ohne** DK: 2 positive Urinkulturen ≥ 10^5 CFU/ml mit identischem Erregernachweis, keine klinischen Beschwerden
- Bei Männern **ohne** DK: 1 positive Urinkultur ≥ 10^5 CFU/ml, keine klinischen Beschwerden
- Männer und Frauen **mit** DK: 1 positive Urinkultur ≥ 10^3 CFU/ml, keine klinischen Beschwerden

Im geriatrischen Bereich werden Patienten mit asymptomatischer Bakteriurie antibiotisch übertherapiert! Eine Therapie der asymptomatischen Bakteriurie erfolgt nur in besonderen Fällen (z. B. bei Kindern, in der Schwangerschaft, bei Z. n. NTx, vor urologischen Eingriffen, vor Nierenpunktion). Die Therapieindikation bei Patienten mit Diabetes wird kritisch diskutiert.

Blickpunkt Medizin

Transurethrale Dauerkatheter

- Der wichtigste prädisponierende Faktor für die asymptomatische Bakteriurie ist ein Dauerkatheter. Das Risiko beträgt 3–10 % **pro Tag,** d. h. nach > 20 d liegt die Prävalenz praktisch bei 100 %.

- Im Krankenhaus erfüllen 20–30 % der DK-Träger nicht die Kriterien für einen DK.
- DK liegen häufig zu lange und werden unzureichend versorgt.
- Etwa 80 % der nosokomialen HWI sind katheterassoziiert.
- Ein DK führt auch zu unnötigen Antibiotikabehandlungen und damit zur Resistenzentwicklung.
- Es gibt gute Erfahrungen, dass eine speziell geschulte und beauftragte Pflegeperson, die täglich die Prävalenz, Anordnungen und Indikationen kritisch prüft, die Anzahl der nicht gerechtfertigten DK effektiv verringern kann.
- Katheter dürfen nicht ohne Arztanweisung gelegt werden. Deshalb braucht die kontrollierende Pflegeperson eine Weisungsbefugnis von der Abteilungsleitung.

Mikrobiologie

Die Keimprävalenzen unterscheiden sich bei unkomplizierten und komplizierten HWI.

- Unkomplizierter HWI: E. coli 80 %, S. saprophyticus 10 %, Proteus mirabilis 8 %, Enterokokken < 3 %, Pseudomonas spp. < 0,5 %, Klebsiellen selten
- Komplizierter HWI: E. coli 50 %, Klebsiellen u. a. 15 %, Proteus mirabilis 10 %, Enterokokken 10 %, Staphylokokken 10 %, Pseudomonas spp. 5 %
- Insgesamt seltenere Erreger: Candida, Mykoplasmen, Ureaplasmen, Chlamydien, Gonokokken, Mykobakterien

Lokal oder einrichtungsspezifisch sollten die Resistenzprofile von E. coli und anderen Erregern in Zusammenarbeit mit dem mikrobiologischen Labor in Erfahrung gebracht werden.

Therapie

Krankenbeobachtung Pflege

- Beobachten von Ausscheidung (Stuhl und Harn)
- Schmerzfreiheit herstellen
- Flüssigkeitszufuhr erhöhen > 2 l/d
- Fiebersenkende Maßnahmen durchführen
- Häufige Toilettengänge ermöglichen
- Auf vollständige Blasenentleerung hinweisen
- Adäquate Intimhygiene
- Häufiger Wechsel des Inkontinenzmaterials

Therapie Medizin

- **Antibiotikatherapie:** Eine asymptomatische Bakteriurie (häufig z. B. bei Heimbewohnern, DK-Trägern) wird nicht antibiotisch behandelt.
- **Kalkulierte Therapie:** Eine kalkulierte Therapie ist in vielen klinischen Situationen (unkomplizierter HWI) gerechtfertigt. Bei einer kalkulierten Therapie sollten die Resistenzraten der wichtigsten Erreger nicht > 20 % sein.
- Beim komplizierten HWI sollte immer eine Urinkultur angelegt werden.
- **Multiresistente Keime:** Beim Nachweis ESBL-bildender Keime sind Betalaktamantibiotika unwirksam (außer Carbapeneme). Bei ESBL-E. coli oder MRGN werden Fosfomycin (Resistenzanteil 4 %) oder Nitrofurantoin (13 %) empfohlen.

Rezidivierende HWI

Rezidivierende HWI stellen ein großes Problem in der Altersmedizin dar. Zunächst muss zwischen einem Rezidiv (ca. 10 % der Fälle) und einem eindeutigen Reinfekt (90 %) unterschieden werden. Rezidive beruhen auf einer Persistenz des Erregers und treten klinisch innerhalb von 14 d auf. Es sollte eine Umstellung des Antibiotikums erfolgen. Ein Reinfekt beruht auf einer neuen Infektion des Erregerreservoirs. In der Regel erfolgt eine neue Kurzzeittherapie mit demselben Antibiotikum. Eine kausale Therapie sollte, wenn möglich, grundsätzlich erfolgen (z. B. Therapie anatomischer Besonderheiten).

Alternativen zur antibiotischen Therapie

Bei jüngeren Patientinnen gibt es mittlerweile gute Daten zu einer Therapie eines HWI ohne Antibiotika, z. B. 3 × 400 mg Ibuprofen über 3 d. Die Patientinnen hatten deutlich mehr Symptome, die meisten HWI wurden aber erfolgreich ausbehandelt. Ob die Daten auf geriatrische Patientinnen übertragbar sind, steht noch nicht fest.

38

Endokrinologische Erkrankungen

Heiner K. Berthold und Siegfried Huhn

38.1 Diabetes mellitus

38.1.1 Grundlagen

Definition

Der Diabetes mellitus ist eine Erkrankung des Kohlenhydratstoffwechsel (Insulinresistenz bzw. Insulinmangel), die ihre Hauptauswirkungen auf das Gefäßsystem hat. Morbidität und Mortalität sind mit den makro- und mikrovaskulären Komplikationen assoziiert.

Prävalenz

Die Prävalenz hat eine klare Altersabhängigkeit. Es gibt ca. 8–10 Mio. Menschen mit Diabetes in Deutschland. Die Hälfte der Patienten mit Diabetes ist älter als 65 J. Die Prävalenz in der Altersgruppe der 75- bis 80-Jährigen beträgt ca. 20 %. In Pflegeheimen haben etwa 25 % der Bewohner einen Diabetes.

Klassifikation

Diabetes Typ 1 (ca. 10 %); Diabetes Typ 2 (ca. 90 %); LADA-Diabetes (Late Autoimmune Diabetes in the Adult): spät manifestierter Typ-1-Diabetes. Häufig nicht eindeutig diagnostizierte Form, bei vielen Patienten, die Insulin spritzen, im höheren Lebensalter zu finden.
Eine weitere pragmatische Klassifikation ist die Form der Therapie: diätetisch geführt, mit oralen Antidiabetika behandelt, mit Insulin behandelt.

38.1.2 Ursachen und Risikofaktoren

Pathogenese

Diabetes Typ 1: immunologische Erkrankung mit Zerstörung der Betazellen und in der Folge absoluter Insulinmangel.
Diabetes Typ 2: relativer Insulinmangel durch periphere Insulinresistenz und bei längeren Verlaufsformen verminderter Insulinsekretion durch die Betazellen.
Der Typ-2-Diabetes ist häufig Teil des sog. metabolischen Syndroms mit Adipositas (v. a. bauchbetont) mit entsprechender Insulinresistenz, Hypertonie und Dyslipoproteinämie. Der Typ-2-Diabetes bei normaler Körperstatur ist wesentlich seltener.

Risikofaktoren

Beim Typ-2-Diabetes sind die Komponenten des metabolischen Syndroms die entscheidenden Risikofaktoren.

38.1.3 Diagnostik und Untersuchung

Anamnese

Die Anamnese bei einem älteren Patienten mit Diabetes ist i. d. R. sehr lang. Sie umfasst Krankheitsbeginn, bisherige Therapien, Schulungen, Komplikationen sowie deren Behandlung, aktuelle Beschwerden. Die wichtigsten Fragen richten sich an die Art der Therapie in der unmittelbaren Vergangenheit:

- Welches ist das aktuelle Therapieschema (rein diätetisch, orale Therapie, Insulin)?
- Seit wann wird die jetzige Therapie durchgeführt?
- Wie ist der letzte HbA1c-Wert?
- Wer ist an der Umsetzung der aktuellen Therapie beteiligt (Tabletten bereitstellen, Tabletten anreichen, BZ-Messung, Insulin spritzen)?

Diagnostik

Die diagnostischen Kriterien sind in jedem Lebensalter gleich. Beweisend für den Diabetes sind eine Nüchternglukose von ≥ 126 mg/dl oder ein Zweistundenwert im oGTT von ≥ 200 mg/dl oder ein HbA1c von ≥ 6,5 %. Hochgradig suggestiv für einen Diabetes ist eine Gelegenheitsglukose von ≥ 200 mg/dl.

Assessments

Bei Diabetespatienten in höherem Lebensalter spielen spezifische Krankheitsaspekte und allgemeine altersbedingte Faktoren gleichermaßen eine wichtige Rolle für diagnostische und therapeutische Entscheidungen. Es hat sich daher bewährt, die Patienten nach dem Ausmaß ihrer funktionellen Defizite, ihrer Begleiterkrankungen und ihrer individuellen Kompensationsmöglichkeiten einzuteilen:

- Guter funktioneller Status (Go-Go)
- Eingeschränkter funktioneller Status (Slow-Go)
- Extrem eingeschränkter funktioneller Status (No-Go)

38.1.4 Therapie

Therapieziele und Therapieplanung

Die konkrete Therapieplanung orientiert sich an der bestehenden Multimorbidität und den Funktionsstörungen (sog. geriatrische Syndrome).
Die Behandlung zielt auf die Verbesserung des Befindens, die Erhöhung der Lebensqualität und die Verlängerung der behinderungsfreien Lebenszeit, die Verminderung von Pflegebedürftigkeit sowie die Vermeidung von Folgeerkrankungen mit Auswirkungen auf die Lebensqualität (Schlaganfall, Amputationen).
Multidisziplinärer Ansatz bei Diagnostik und Therapie: Hausarzt, Diabetologe, Pflege, Angehörige. Weiterhin gehören in ein Versorgungsnetzwerk andere Facharztdisziplinen (z. B. Augenarzt, Urologe etc.), Diabetesberater, Ernährungsberater, Fußpfleger und ggf. orthopädischer Schuhmacher.

Konkrete Therapieziele

- Bei älteren und gesund alternden Menschen (Go-Go) leitliniengerechte Therapie unter Berücksichtigung der primär- und sekundärpräventiven Ansätze. Ggf. auch mit Anstreben einer normnahen Glukose (wie bei jüngeren Patienten).
- Bei funktionell eingeschränkten Patienten (Slow-Go, No-Go) stehen alltagsrelevante Behandlungsziele im Vordergrund, wie der Erhalt bzw. die Steigerung der Selbstständigkeit in den ATL sowie die Prävention diabetesbedingter Symptome oder akuter Komplikationen. Oberstes Ziel ist die Vermeidung von Hypoglykämien.
- Zielwerte für Blutglukose bzw. HbA1c werden interprofessionell zusammen mit dem Patienten definiert und richten sich individuell nach dem Wohlbefinden, dem Alter, dem Funktionsstatus und den primären Therapiezielen des Patienten. Anhaltswerte sind in ▶ Tab. 38.1 dargestellt. Bei allen Patienten sollte ein HbA1c < 8 % angestrebt werden, da darüber hyperglykämiebedingte Symptome, wie Kraftlosigkeit, Müdigkeit, Konzentrationsschwäche oder eine Verschlechterung einer bestehenden Inkontinenz zu beobachten sind.
- Kurzfristige Therapiezieländerungen können sinnvoll sein, z. B. niedrigere Blutzuckerziele bei schweren akuten Erkrankungen, aber auch höhere Blutzuckerzielwerte bei ansonsten nicht behebbarer Hypoglykämiegefahr (z. B. Demenz).
- Bei diabetesassoziierten Beschwerden oder beeinflussbaren geriatrischen Syndromen kann eine strengere Einstellung der Glukose sinnvoll sein.

Tab. 38.1 Therapieziele des Diabetes im höheren Lebensalter. Je niedriger die Therapieziele, umso höher das Hypoglykämierisiko.

	Blutglukose [mg/dl]	HbA1c [%]
Diabetes-Symptome	>240	11
Diabetes-Symptome	210–240	10
Diabetes-Symptome	180–210	9
Geriatrischer Zielbereich	150–180	8
Geriatrischer Zielbereich	120–150	7
Prävention Mikroangiopathie	90–120	6
Prävention Mikroangiopathie	60–90	5
Prävention Mikroangiopathie	bis 60	4
Aus: DDG Praxisempfehlungen		

Weitere Therapiegrundsätze

- Je komplexer die Therapie, umso notwendiger die Klärung, wer sie umsetzt (z. B. Insulintherapie).
- Möglichst einfache Therapieschemata (je niedriger der funktionelle Status, umso einfacher).
- Bei Verschlechterung des funktionellen Status Deeskalation der Therapieformen erwägen (z. B. Umstellung einer intensivierten auf eine konventionelle Insulintherapie oder von Metformin auf eine insulinotrope Medikation bei Gewichtsverlust).
- Therapieeskalation, wenn diabetische Folgeerkrankungen akut den funktionellen Status bedrohen (z. B. im Fall einer drohenden Amputation bei diabetischem Fuß).

Schulungsmaßnahmen

Normale Schulungsmaßnahmen für Patienten mit Diabetes sind für geriatrische Patienten nur bedingt geeignet. Es wurden daher spezielle Schulungsprogramme entwickelt (SGS = strukturierte geriatrische Schulung), die eine altengerechte Didaktik verwenden und Patienten auch mit kognitiven Einschränkungen und physischen Funktionseinschränkungen gerechter werden.

Nichtmedikamentöse Therapie

Körperliche Aktivität

- Die Möglichkeiten sind weitgehend vom funktionellen Status, insbesondere aber auch von Begleiterkrankungen und der Kognition abhängig.
- Jede mögliche körperliche Aktivität ist besser als keine.
- Körperliche Aktivität hat nicht nur stoffwechselrelevante Effekte, sondern auch positive Auswirkungen auf den Bewegungsapparat, auf die Prävention von Sturzereignissen, auf die demenzielle Entwicklung und das psychische Wohlbefinden. Bei Sturzgefährdung muss abgewogen werden.

Ernährung

- Die Basisempfehlung ist eine ausgewogene Mischkost.
- Im Vordergrund steht die Freude am Essen.

- Gewichtsreduktion oder Anstreben von Normalgewicht ist auch bei leicht übergewichtigen älteren Patienten mit Diabetes nicht das primäre Ziel.
- Die Vermeidung von Unterernährung ist wegen ungünstiger Prognose ein hochrangiges Therapieziel.
- Diätetische Therapie: Verteilung der Kohlenhydratmengen auf 5–6 kleinere Mahlzeiten (im Gegensatz zu drei Hauptmahlzeiten).
- Bei einer konventionellen Insulintherapie (typischerweise 2 Injektionen Mischinsulin vor dem Frühstück und vor dem Abendessen) ist ein relativ starres Mahlzeitenschema erforderlich.

Medikamentöse Therapie

Allgemeine Prinzipien

- Nur bei alten Menschen erprobte und bewährte Wirkstoffe eingesetzen.
- Berücksichtigung der altersspezifischen Pharmakokinetik und der relevanten Interaktionen.
- Berücksichtigung des praktischen Umgangs bei der Arzneimittelanwendung.
- Für die Diabetestherapie gilt in fast allen Situationen: „Start low, go slow."

Orale Antidiabetika

Therapie der Wahl, wenn eine diätetische Therapie nicht mehr ausreicht. Die diätetische Therapie wird weitergeführt.
Der Wirkstoff der ersten Wahl ist **Metformin.** Kombinationstherapien sind üblich, dabei ist eine Kombination aus Metformin und einem insulinotropen Wirkstoff als Therapie der Bequemlichkeit zu bezeichnen. Höhergradige Kombinationen (≥ 3 Wirkstoffe) sind eher nicht sinnvoll.

Metformin

- Komplexer Wirkmechanismus, wirkt v. a. über Hemmung der Glukoneogenese; wirkt gut bei Insulinresistenz
- Auch im Alter das orale Antidiabetikum der ersten Wahl, wenn keine Kontraindikationen vorliegen
- KI: höhergradige Niereninsuffizienz; alle Zustände, die mit schweren hypoxischen Zuständen einhergehen (schwere Herzinsuffizienz, Lungenerkrankungen, schwere Anämie)
- Vor Narkosen und KM-Untersuchungen absetzen
- Immer einschleichend dosieren (1 × 500 mg), Steigerung im Abstand von 1–2 Wo.; **cave:** nach Pausieren wieder einschleichend fortführen

DPP-IV-Hemmer

- Verwendete Wirkstoffe: Sitagliptin, Vildagliptin, Saxagliptin
- Wirkmechanismus: Hemmung des Abbaus von GLP-1; keine Hypoglykämiegefahr bei Monotherapie
- Gute BZ- und HbA1c-Senkung, Endpunktstudien fehlen
- Kombinierbar mit Metformin und Insulin
- Dosisreduktion bei NI

Sulfonylharnstoffe

- Verwendete Wirkstoffe: Glibenclamid, Glimepirid, Gliquidon.
- Wirkmechanismus: Steigerung der Insulinfreisetzung aus dem Pankreas.
- Im Alter nicht empfohlen (große Gefahr der Hypoglykämie, insbes. auch protrahiert, bei NI, bei ungenügender Nahrungsaufnahme und bei falscher Einnahme).
- Gliquidon kann ggf. bei NI gegeben werden.

Glinide
- Verwendete Wirkstoffe: Repaglinid, Nateglinid
- Wirkmechanismus: ebenfalls insulinotrope Wirkung
- Hypoglykämiegefahr etwas geringer als bei Sulfonylharnstoffen
- Keine etablierte Therapie im Alter

Glitazone
- Verwendeter Wirkstoff: Pioglitazon
- Wirkmechanismus: Verbesserung der Insulinsensitivität
- Kontraindiziert im Alter (Ödembildung, Verstärkung einer Herzinsuffizienz, erhöhte Frakturrate)

Gliflozine
- Verwendete Wirkstoffe: Dapagliflozin, Canagliflozin, Empagliflozin.
- Wirkmechanismus: Erhöhung der Glukoseausscheidung über den Urin.
- In Endpunktstudien wurde ein Benefit bei kardiovaskulären Ereignissen gezeigt.
- Bei alten Patienten noch wenig Erfahrung. Nachteile wirkungsbedingt: künstliche Glukosurie mit Kalorienverlust, Urogenitalinfektionen.
- Weitere UAW: normoglykämische Azidose, erhöhte Frakturrate, Hypotonierisiko.

Insulintherapie

Prinzipien
- Die Insulintherapie gehört zu den nebenwirkungsreichsten Therapien, wenn sie falsch durchgeführt wird (schwere Hypoglykämie, Tod durch Unterzuckerung).
- **Oberstes Prinzip:** Hypoglykämien vermeiden.
- Gute Anamnese durchführen: Wer setzt die Therapie (einschl. der BZ-Messungen) um?
- Konkrete (Sekundär-)Präventionsziele identifizieren und dokumentieren (makro- und mikroangiopathische Komplikationen).
- Lebensqualität abwägen (Anzahl der Injektionen, Anzahl der BZ-Messungen, Dokumentation, starres vs. flexibles Mahlzeitenschema): Je größer die Einschränkungen im funktionellen Status, umso einfacher muss das Schema sein → auch zur Verminderung der Abhängigkeit von anderen.
- Vor Änderungen eines Schemas fachlich diskutieren: Diabetologen haben teilweise andere Ansätze als Hausärzte oder Geriater. Den Patienten in die Entscheidung einbinden.

Typen der Insulintherapie
Die Reihenfolge der dargestellten Typen der Insulintherapie entspricht weitgehend der „Intensität" der Therapie (▶ Abb. 38.1).

Basal unterstützte orale Therapie (BOT)
- Kombination eines langwirksamen Insulins (z. B. Insulin glargin) oder eines Intermediärinsulins mit oralen Antidiabetika
- **Durchführung:** 1×/d (i. d. R. Bedtime-Insulin) unter Beibehaltung (ggf. Dosisreduktion) der letzten oralen Therapie; Gabe grundsätzlich zu jeder Tageszeit möglich, z. B. in Abhängigkeit von der Verfügbarkeit eines Pflegedienstes
- Häufig eingesetzt als Start einer Insulintherapie, wenn orale Therapie nicht mehr ausreichend (sog. Sekundärversagen)
- **Ziele:** Optimierung der BZ-Tagesprofils, d.h. individuell festgelegter Nü-BZ von z. B. 100–130 mg/dl

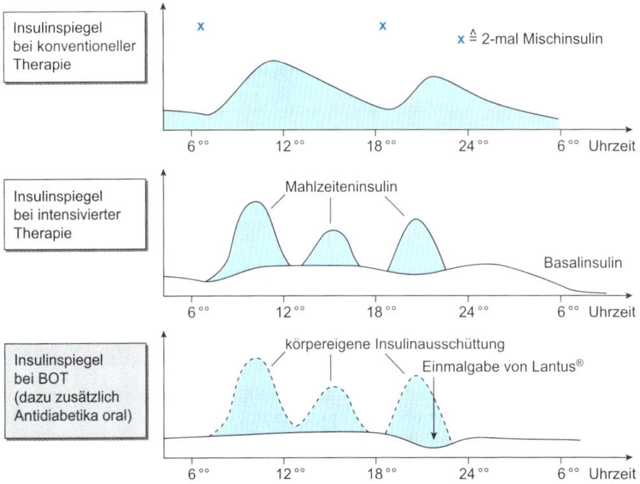

Abb. 38.1 Arten der Insulintherapie [L157]

- **Dosierung:**
  - Startdosen abhängig von Gewicht, Nü-BZ und eventuelle Reduktion der oralen Medikation, z. B. 6–10 IE bei BZ 100–150 mg/dl, 10–14 IE bei BZ 150–200 mg/dl, 14–20 IE bei BZ > 200 mg/dl
  - Nachfolgende Dosistitration: bei Nü-BZ > 180 mg/dl + 8 IE, bei 160–180 mg/dl + 6 IE, bei 140–160 mg/dl + 4 IE, bei 120–140 mg/dl + 2 IE, bei 80–120 mg/dl ± 0 IE, bei < 80 mg/dl – 2 IE
- **Vorteile:** einfach verständlich, hohe Akzeptanz einer neuen „Insulinpflichtigkeit", leicht durchzuführen, wenige Injektionen, kaum BZ-Kontrollen, Hypoglykämien eher selten, zunächst geringe Insulindosis (Gewichtszunahme, Insulinresistenz)

BOT plus

- Sonderform der BOT; häufig Nachfolgeschema einer BOT, wenn unter dieser keine ausreichende Kontrolle mehr
- **Durchführung:** „Problemmahlzeit" bestimmen (z. B. Frühstück) → höchster postprandialer BZ. Zusätzlich 1 Injektion eines kurzwirksamen Insulins vor der Problemmahlzeit (unter Beibehaltung der Gabe des Langzeitinsulins)
- **Dosierung:** Die Dosis des kurzwirksamen Insulins beträgt meist 20 % der Dosis des LZ-Insulins; Dosistitration, bis der postprandiale BZ < 140–160 mg/dl
- **Vorteile:** BZ-Glättung über das Tagesprofil, geringe Hypoglykämierate, Übergang („Zwischenlösung") zwischen BOT und konventioneller Insulintherapie (CT)
- Auch geeignet für „Nachspritzen" (mit kurzwirksamen Insulinanaloga), wenn nicht klar ist, wie viel gegessen wird

Supplementäre (prandiale) Insulintherapie (SIT)

- Gabe eines kurzwirksamen Insulins vor den Hauptmahlzeiten (Normalinsulin oder kurzwirksames Analoginsulin)
- **Dosierung:** ▶ Tab. 38.2

38

Tab. 38.2 Dosierung bei supplementärer (prandialer) Insulintherapie (SIT)

Nüchtern-BZ [mg/dl]	HbA1c [%]	Dosis [IE/kg KG]
110–130	>7,0	≥0,2
130–160	>7,5	≥0,25
130–160	>8,0	≥0,3
SIT bei Nü-BZ >160 mg/dl nicht mehr sinnvoll, da zu großes basales Defizit		

- **Anwendung:** v. a. bei Patienten mit relativ gutem Nü-BZ, aber hohen postprandialen Werten
- Im klinischen Bereich sinnvoll bei BZ-Entgleisungen, bei Infekten, systemischen Steroiden oder anderen instabilen klinischen Situationen (häufig „Ausgleichsschema" genannt)
- **Vorteile:** gute Steuerbarkeit, da kein langwirksames Insulin; geeignet bei Patienten mit wechselnder Nahrungsaufnahme
- **Nachteil:** aufwendig!

Konventionelle Insulintherapie (CT)

- **Durchführung:** 2×/d Mischinsulin (vor dem Frühstück/vor dem Abendessen), bei hohem Insulinbedarf ggf. auch 3-malige Injektion; Verteilung der Einheiten bei 2-maliger Injektion etwa ⅔ zu ⅓, bei 3-maliger Injektion etwa ½, ¼ und ¼.
- Der kurzwirksame Anteil deckt den prandialen Insulinbedarf von Frühstück und Abendessen, der langwirksame Anteil den Basalbedarf. Es besteht eine Lücke für den prandialen Bedarf nach dem Mittagessen.
- Die CT ist die **geeignetste** und **meist verwendete Form** der Insulintherapie für geriatrische Patienten.
- **Ziele:** Erreichen eines adäquaten HbA1c mit nur 2 Injektionen/d.
- **Rahmenbedingungen:** regelmäßiger Tagesrhythmus und regelmäßiges Mahlzeitenschema erforderlich (bei den meisten Menschen ohnehin gegeben, zumal bei denen mit Pflegebedarf).
- Zwischenmahlzeiten erforderlich (→ Diabeteskost verordnen).
- **Risiko:** Hypoglykämie bei verminderter Nahrungsaufnahme.
- **Verwendete Insuline:** meist Mischinsulin 30/70 (bzw. 25/75), auch Mischungen 50/50, 40/60 etc. in Verwendung.
- **Dosierung:** Dosisverteilung meist ⅔ morgens und ⅓ abends; Beginn bei HbA1c <7,5 % (bzw. BZ <200 mg/dl) mit 0,2 IE/kg KG/d oder bei HbA1c ≥7,5 IE/kg KG/d.
- **Dosisanpassung:** falls Nü-BZ morgens zu hoch → Abenddosis erhöhen; falls präprandialer BZ vor dem Mittagessen zu hoch → Morgendosis erhöhen oder Mischungsverhältnis überprüfen.
- Alle Dosisanpassungen bei Tagesdosen <20 IR in 2er-Schritten, bei Tagesdosen >20 IR in 4er-Schritten.

Merke

Häufige Fehler bei der CT

- Wenn Patienten milde hypoglykämisch sind, sollte nicht die gesamte Dosis ausgelassen werden, da dann auch das Basalinsulin entzogen wird → Achterbahnfahrt beginnt.

- Bei schwerer Hypoglykämie: keine Mischinsuline geben (injiziertes Insulin ist nicht mehr steuerbar).
- Bei Einstellung auf CT: keine SIT mehr durchführen → „fehlende" Insulineinheiten sofort in das feste Schema für den nächsten Tag integrieren.
- BZ-Profile ohne Konsequenz sind Zeitverschwendung.

Intensivierte konventionelle Insulintherapie (ICT)

- **Konzept:** Ersatz des basalen und des prandialen Insulins durch langwirksames und kurzwirksames Insulin (Basis-Bolus-Konzept) mit dem Ziel der normoglykämienahen Einstellung (möglichst gute Imitation der physiologischen Insulinsekretion).
- **Indikation:** alle jüngeren Patienten mit Typ-1-Diabetes (wenn nicht Pumpentherapie); jüngere Patienten mit Typ-2-Diabetes, um diabetische Komplikationen zu vermeiden.
- Bei geriatrischen Patienten spricht nichts gegen eine ICT, wenn der Patient damit gut eingestellt ist und gut zurechtkommt (d.h. wenn die Umsetzung gewährleistet ist). Ein Neubeginn mit einer ICT ist bei geriatrischen Patienten meist nicht indiziert.
- Eine Deeskalation von einer ICT auf eine CT bedeutet bei geriatrischen Patienten häufig einen Zugewinn an Lebensqualität.
- **Vorgehen:** regelmäßige komplette BZ-Tagesprofile (meist 3–5 Messungen/d), 4–5 Injektionen Insulin/d (meist kurzwirksames Insulin vor jeder Mahlzeit und 1–2 Injektionen eines Basalinsulins); Dosisfindung bei Therapiebeginn nach HbA1c (0,2–0,34 IE/kg KG/d), Dosisverteilung meist 40 % des Tagesbedarfs als Verzögerungsinsulin, 60 % als prandiales Insulin mit Tagesverteilung etwa 2 : 1 : 1 zu den Mahlzeiten).
- **Vorteile:** hohe Flexibilität bzgl. Injektionszeitpunkt und -menge sowie Mahlzeitenzusammensetzung und -zeitpunkt, hohe Flexibilität bzgl. Tagesgestaltung (Sport etc.), beste Ergebnisse bzgl. Komplikationen.
- **Nachteile:** erheblicher Schulungsaufwand, häufiges „Stechen", große Hypoglykämiegefahr bei Behandlungsfehlern. Bei funktionell eingeschränkten Patienten große Versorgungsabhängigkeit.

Verwendete Insuline

Im geriatrischen Bereich kommt man mit drei Insulinarten gut aus:

- Normalinsulin,
- langwirksames Insulin (z. B. glargin) und
- Mischinsulin.

Kurzwirksame Insulinanaloga kommen zur Anwendung, wenn ein „Nachspritzen" erforderlich ist, d.h., wenn vor Beginn der Mahlzeit noch nicht feststeht, wie viele Kohlenhydrate verzehrt werden.

38.1.5 Überwachung und Weiterführung der Therapie

Therapiemonitoring

Das Therapiemonitoring im Labor erfolgt mit den Parametern **HbA1c** und **Blutglukose.** Der HbA1c sollte nicht häufiger bestimmt werden als physiologisch sinnvoll (kürzester sinnvoller Abstand zwischen zwei Bestimmungen: ca. 6 Wo.).
Bei oraler Therapie oder konventioneller Insulintherapie ist keine regelmäßige BZ-Kontrolle indiziert, insbesondere dann nicht, wenn keine Änderungen der Therapie geplant sind.

Zur Einstellung BZ-Profile durchführen jeweils vor den Mahlzeiten; bei besonderen Fragestellungen auch postprandial (2-h-Wert) oder in der Nacht.
Symptomfreiheit anstreben: Klinisch erfolgt das Monitoring über Beobachtung und Abfrage des Wohlbefindens und der Lebensqualität.
Hypoglykämien sollten regelmäßig abgefragt und dokumentiert werden. Sicherstellen, dass der Patient weiß, wie sich eine Hypoglykämie anfühlt.
Die hausärztliche Betreuung fast aller Patienten in Deutschland erfolgt im Rahmen von Disease-Management-Programmen.

Komplikationen

Atherosklerotische (makrovaskuläre) Komplikationen: koronare Herzkrankheit mit Angina pectoris und Myokardinfarkt, zerebrovaskuläre Erkrankungen (Schlaganfall), periphere arterielle Verschlusskrankheit.
Mikrovaskuläre Komplikationen (Nephropathie, Retinopathie, Neuropathie).
Folgen der Glykämie und Glukosurie: vermindertes Wohlbefinden, erhöhte Infektanfälligkeit (z. B. Harnwegsinfekte), diabetische Komata (selten). Erhöhte Infektanfälligkeit ist auch Folge einer verminderten Abwehr. Dekubitus.
Diabetischer Fuß: verminderte Mobilität, Infektionen, Abhängigkeit von Wundversorgung, Amputationen, erhöhte Hospitalisierungsraten.
Iatrogene bzw. therapieassoziierte Komplikationen: Hier ist zu allererst die schwere Hypoglykämie zu nennen. Eine überkomplexe Therapie vermindert die Lebensqualität.

Auswirkungen des Diabetes auf geriatrische Syndrome

Es gibt starke Wechselwirkungen zwischen geriatrischen Syndromen und dem Diabetes bzw. seiner Behandlungsqualität:

- Kontinenz: Eine bessere BZ-Einstellung vermindert Harnflut und Dranginkontinenz.
- Sinnesorgane: Eine bessere BZ-Einstellung vermindert Retinopathie und verbessert Seh- und Hörvermögen, dadurch bessere Selbstmanagementfähigkeiten.
- Affekt/Depression: durch Depression schlechtere Adhärenz, bei schlechter BZ-Einstellung häufiger Depressionen.
- Demenz: Bei Demenz schlechtere Therapieeinstellung, bessere Kognition durch gute BZ-Einstellung.
- Dekubitus: Bei schlechter BZ-Einstellung häufiger Dekubitus.

Vorgehen in Abhängigkeit vom funktionellen Status

Guter funktioneller Status (Go-Go):

- Ziele und Behandlungsmodalitäten sind am wenigsten unterschiedlich von denen jüngerer Patienten.
- Leitliniengerechte HbA1c-Ziele (6,5–7,5 %), maximal mögliche Therapie der anderen kardiovaskulären Risikofaktoren.

Eingeschränkter funktioneller Status (Slow-Go):

- Feststellung der funktionellen Einschränkungen (geriatrisches Assessment)
- Modifizierte HbA1c-Zielwertsetzung (7–8 %)
- Therapie der geriatrischen Syndrome; Kontrolle der kardiovaskulären Risikofaktoren

Stark eingeschränkter funktioneller Status (No-Go):

- Symptomkontrolle und gute Lebensqualität stehen im Vordergrund.
- HbA1c-Zielwerte sind sekundär (etwa 8,0–8,5 % anstreben).

- Möglichst einfache Therapieschemata in Absprache mit Patienten und Angehörigen.
- Strikte Prävention von therapieassoziierten Nebenwirkungen (z. B. Hypoglykämie).

38.2 Osteoporose

38.2.1 Grundlagen

Definition

Systemische Skeletterkrankung mit Abnahme der Knochenmasse und Beeinträchtigung der Mikroarchitektur des Knochens (verminderte Knochenqualität).
Die Folge ist eine erhöhte Frakturanfälligkeit. Sind bereits Frakturen aufgetreten, liegt eine manifeste Osteoporose vor, auch frakturierende Osteoporose genannt.
Prädilektionsstellen für Frakturen sind Sinterungsfrakturen der BWS und LWS, die distale Radiusfraktur und die Schenkelhalsfraktur. Prinzipiell können aber alle Skelettregionen betroffen sein.
Auch bei optimaler Frakturversorgung kommt es häufig zu funktionellen Beeinträchtigungen, chronischen Schmerzen, verminderter Lebensqualität und erhöhter Gesamtmortalität.

Prävalenz

Die Osteoporose ist eine wichtige und häufige Erkrankung des höheren Lebensalters. In Deutschland haben etwa 6,3–7,9 Mio. Menschen eine Osteoporose, die Zahl der jährlichen Neuerkrankungen beträgt ca. 900 000. Frauen berichten etwa viermal häufiger über eine ärztlich diagnostizierte Osteoporose als Männer.
Gemessen mit dem Kriterium verminderte Knochendichte (definiert als T-Score – 2,5 SD, entspricht etwa 25 % Knochendichteminderung) findet sich eine Osteoporose in der Altersgruppe der 50- bis 64-Jährigen bei 9,4 % der Frauen und 3,4 % der Männer sowie in der Altersgruppe der > 65-Jährigen bei 23,4 % der Frauen und 5,6 % der Männer. Die Prävalenz bei Frauen > 75 J. beträgt 59,2 %.
Etwa 27 % der Patienten mit Osteoporose haben bereits eine Fraktur erlitten. Kommt es zu einer Fragilitätsfraktur, beträgt die Prävalenz der Osteoporose bei den > 75-Jährigen 95 %, bei den 60- bis 74-Jährigen bereits 80–90 %.

Klassifikation

Nach Frakturlokalisation: bei postmenopausalen Frauen stellen die Radiusfrakturen oftmals die ersten Frakturen dar (Indikatorfraktur). Im weiteren Verlauf treten WK- und Schenkelhalsfrakturen hinzu und bestimmen den weiteren Krankheitsverlauf.
Die Osteoporose ist insofern eine kaskadenartige Erkrankung, die mit einer verminderten Knochendichte beginnt und nach Frakturen erheblichen Einfluss auf Lebensführung, Mobilität, Selbstständigkeit, Morbidität und Mortalität hat.

38.2.2 Ursachen und Risikofaktoren

Risikofaktoren

- Bewegungsmangel, Fehlernährung, Grunderkrankungen, Medikationen
- Nicht modifizierbare RF: Alter, weibliches Geschlecht, familiäre Veranlagung
- Allgemeinmedizin: Rauchen, Untergewicht (BMI < 20 kg/m^2), hsCRP-Erhöhung, Kortikosteroide > 3 Mon. mit > 2,5 mg/d

- Endokrinologie: Cushing-Syndrom, primärer HPT, GH-Mangel bei Hypophyseninsuffizienz, Hyperthyreose, Diabetes mellitus Typ 1 oder 2, Glitazon-Therapie
- Gastroenterologie: B-II-OP oder Gastrektomie, Zöliakie, PPI über längere Zeit
- Geriatrie: Immobilität, multiple Stürze, Sedativa (v. a. Benzodiazepine), Neuroleptika
- Gynäkologie: Aromatasehemmer, Hypogonadismus
- Kardiologie: Herzinsuffizienz
- Neurologie: Epilepsie und Antiepileptika, Depression und Antidepressiva
- Pulmologie: COPD

Rheumatologie/Orthopädie: rheumatoide Arthritis, Spondylitis ankylosans

38.2.3 Diagnostik

Zur Diagnostik gehören Anamnese und körperliche Untersuchung, apparative diagnostische Verfahren, Laboruntersuchungen und funktionelle Untersuchungen. Die Beurteilung des Knochens hat ebenso große Bedeutung wie die Beurteilung der Muskultur und des Bewegungsapparats sowie der neuromuskulären Koordination, der Kognition und anderer Faktoren.

Anamnese

Gedeihen, Wachstum und Entwicklung als Kind, Abfragen der Endgröße (größte jemals erreichte Körpergröße), Fähigkeit zur Lokomotion bzw. Einschränkungen derselben im Erwachsenalter. Familienanamnese (Hinweise auf genetische Faktoren). Ernährungsgewohnheiten, Genussmittelgebrauch. Metabolische und chronisch entzündliche Erkrankungen. Arzneimittelanamnese (z. B. Glukokortikoide, PPI, Aromatasehemmer). Frühere oder laufende osteoporosespezifische Therapien.

Körperliche Untersuchung

Körpergröße (aktuelle und Verlauf): Längenverlust kann Hinweis auf WK-Frakturen sein.

Körpergewicht (aktuell und Verlauf): Aktuelles und früheres länger andauerndes Untergewicht sind ein RF. Gewichtsschwankungen, evtl. Essstörung.

Gelenkbeweglichkeit (Mobilität, Laxizität), Dehnbarkeit der Haut (Bindegewebe) Striae rubrae (Hyperkortisolismus), Kyphosierung, Gibbusbildung, schräg verlaufende Hautfalten am Rücken (Tannenbaumphänomen, ▶ Abb. 38.2).

Messung der Muskelkraft (z. B. Händedruck, Handkraftmessung). Untersuchung der Kraft der einzelnen Muskelgruppen bei der neurologischen Untersuchung.

Einschätzung des Sturzrisikos und funktionelle Diagnostik: geriatrisches Assessment.

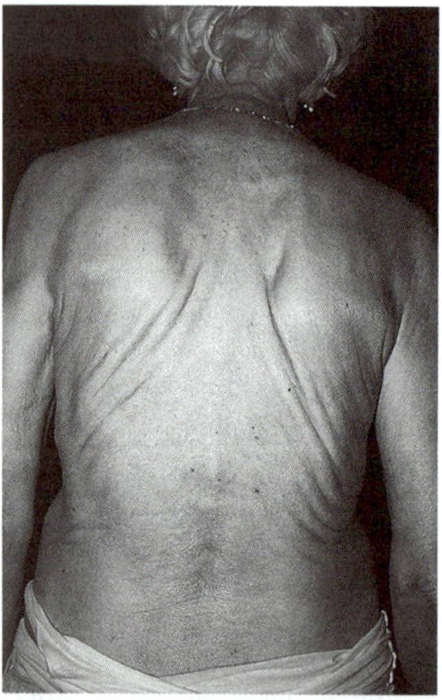

Abb. 38.2 Tannenbaumphänomen [M537]

Labordiagnostik

Die Labordiagnostik erfolgt im gestuften Schema als Basislabor, fakultatives Labor und fachärztliches Labor.

Knochendichtebestimmung

Indikationsstellung

Leitliniengemäß kann bei typischen osteoporotischen, radiologisch bestätigten und/oder klinischen Aspekten, einer WK-Fraktur oder proximalen Femurfrakturen in Abhängigkeit von der individuellen Gesamtsituation auf eine Knochendichtemessung (▶ Abb. 38.3) verzichtet werden. Dies gilt nicht für Frakturen im Bereich des Beckens und des proximalen Humerus → hier wird eine Osteodensitometrie empfohlen.

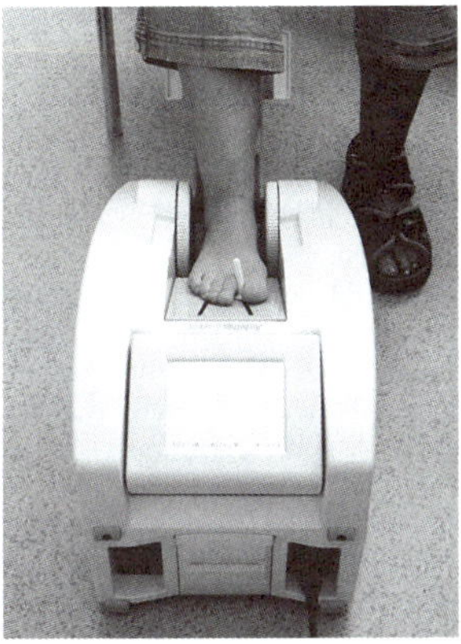

Abb. 38.3 Knochendichtemessung [T192]

Methoden

Dual-Energy-X-ray-Absorptiometrie (DXA): Die Messung wird am besten am Schenkelhals und an den LWK durchgeführt, ersatzweise auch am Unterarm.
T-Wert (oder T-Score): Um wie viele SD weicht die Knochendichte vom Durchschnittswert **gesunder 29-jähriger Menschen** ab?

- T-Score ≤ – 1: normale Knochendichte
- T-Score – 1 bis – 2,5: Osteopenie
- T-Score > – 2,5: Osteoporose

- Z-Wert (oder Z-Score): Um wie viele SD weicht die Knochendichte von einem **gleichaltrigen** Vergleichskollektiv ab?

Bei unterschiedlichen Messergebnissen an verschiedenen Lokalisationen (LWS, Femur) ist der niedrigere Wert ausschlaggebend.
Aufgrund der Trägheit der Knochenmineralisierung ist zur Verlaufsbeobachtung oder zum Monitoring von Therapien eine erneute DXA-Messung frühestens nach 6 Mon., meist erst nach 1–2 J., indiziert.
Quantitative Computertomografie (QCT): durchgeführt an Armen oder Beinen, liefert (im Gegensatz zu DXA) eine dreidimensionale Dichte. Kann auch Dichte im Außenbereich (Kortikalis) und Innenbereich (Trabekelwerk) unterscheiden sowie die Knochenregion, die im Fokus des Interesses steht, gezielt untersuchen. Sehr viel größere Strahlung (1–5 mSv) als DXA.
Quantitativer Ultraschall (QUS): Durchführung meist am Fersenbein. Keine Strahlung. Die Methode ist keine Knochendichtemessung, sondern eine kombinierte Beurteilung von Knochenmasse und Knochenqualität. Große Variabilität zwischen Untersuchern und longitudinal.

Bildgebende Diagnostik

Die klassische **Röntgendiagnostik** hat bei der Osteoporose und ihren Komplikationen einen hohen Stellenwert, z. B bei der Frakturdiagnostik an Wirbelsäule und Röhrenknochen.
Klassifikation der WK-Frakturen nach Genant (nach Messung der Vorderkante und der Hinterkante):

- Grad I: Höhenminderung ≤ 20 %

- Grad II: Höhenminderung 20–40 %
- Grad III: Höhenminderung > 40 %

Ein **CT** wird durchgeführt, wenn das Röntgen ungewöhnliche oder schwer interpretierbare Befunde zeigt. Es lassen sich z. B. osteolytische und osteoblastische Läsionen gut nachweisen. Im Screening wird die CT beim multiplen Myelom eingesetzt. Eine CT ist auch wichtig bei gezielter bioptischer Probenentnahme aus dem Knochen.

Das **MRT** liefert eine Negativdarstellung des Knochens. Für einige klinische Fragestellungen sind dreidimensionale Rekonstruktionen wichtig, z. B. bei unklaren muskuloskelettalen Schmerzen.

In der **Szintigrafie** werden Läsionen mit angehobenem Stoffwechsel dargestellt (z. B. Osteoblastenaktivität). Es werden Tc-markierte Bisphosphonate eingesetzt. DD von degenerativen Veränderungen, Frakturen, Umbauzonen (Metastasen, Morbus Paget). Beim Myelom ist die Szintigrafie meist negativ.

Die **PET** wird bei der Diagnostik von gutartigen oder bösartigen tumorösen Läsionen eingesetzt.

38.2.4 Therapie, Behandlung und Interventionen

Die Basis aller Therapieentscheidungen ist weniger die Knochendichte (als Surrogat-Parameter für die Osteoporose), sondern das individuelle Frakturrisiko. Die Art und die Intensität einer Therapie (Basismaßnahmen und spezifische Osteoporosetherapie) hängen von den Ergebnissen der spezifischen Diagnostik, aber auch von den funktionellen Assessments, den Begleiterkrankungen und -therapien sowie den individuellen Patientenwünschen und deren Zielen ab.

Pflege: Beratung und Anleitung beziehen sich im Wesentlichen auf:

- Umgang mit Arzneimitteln und Bedeutung der regelmäßigen Einnahme
- Kenntnis über unerwünschte Arzneimittelwirkungen (UAW)
- Ernährung (zusammen mit Diätassistentin)
- Bewegungsgerechte Mobilisation (Kinästhetik, Aktivitas Pflege®)
- Prävention von Dekubitus, Kontrakturen, Pneumonie

Nichtmedikamentöse Therapie

Basistherapie mit Mikronährstoffen

Kalzium

Eine tägliche Aufnahme von 1000 mg Kalzium wird empfohlen. Die Kalziumzufuhr sollte wenn möglich mit der Nahrung erfolgen. Bei normaler Mischkost (darunter Milchprodukte) wird genügend Kalzium zugeführt. Kalziumreiche Mineralwässer können die Ernährung ergänzen. Eine Monotherapie mit Kalzium (ohne Vitamin D) wird wegen des erhöhten kardiovaskulären Risikos nicht empfohlen.

Vitamin D

Eine tägliche Aufnahme von 800–2 000 IE Vitamin D wird empfohlen. Diese Menge kann gewöhnlich nicht mit einer normalen Ernährung zugeführt werden. Die Supplementierung sollte je höher sein, umso höher das Defizit vermutet wird (z. B. bei Pflegeheimbewohnern).

Bei Patienten mit hohem Frakturrisiko oder bei bereits stattgehabter Frakturen sollten 2000 IE/d bzw. 20 000 IE/Wo. supplementiert werden. Bei ausgeprägtem Defizit kann eine Aufsättigung mit 100 000–200 000 IE über kurze Zeit erwogen werden.

Blickpunkt Physiotherapie

Bewegungstherapie
- Spezielle Osteoporosegymnastik (Selbstlernen)
- Kraft- und Balancetraining mit Übertragung auf Alltagsaktivitäten
- Planung von sportlichen Aktivitäten über den Aufenthalt hinaus, z. B. Wandergruppe über Selbsthilfe
- Ggf. Hinweis auf Vereine/Seniorensport- oder Selbsthilfegruppen

Frakturversorgung

Im Vordergrund der Therapie steht die akute Frakturversorgung. Dabei kann man bei hüftgelenknahen Frakturen von einer nahezu 100-prozentigen Versorgung ausgehen, da diese in fast allen Fällen diagnostiziert werden. Bei Wirbelkörperfrakturen ist die Diagnoserate erheblich geringer.

Medikamentöse Therapie

In Deutschland erhalten nur etwa 25 % der Patienten mit einer diagnostizierten Osteoporose eine medikamentöse Behandlung. Je höher das Alter, umso niedriger die Wahrscheinlichkeit einer medikamentösen Therapie. Die Behandlung ist bei Männern deutlich schlechter als bei Frauen. Erwartungsgemäß würde eine stattgehabte Fraktur zu einer erhöhten Behandlungsrate führen – es ist jedoch das Gegenteil der Fall: die Behandlungsrate beträgt nach osteoporosebedingten Frakturen nur etwa 15 %.

Blickpunkt Medizin

Indikationsstellung: Generell besteht eine Indikation zur medikamentösen Therapie bei einer manifesten Osteoporose, d.h. wenn Osteoporose-assoziierte niedrigtraumatische Frakturen der LWS (multiple Grad-I-Frakturen) oder eine Grad-II- oder Grad-III-Fraktur oder eine Fraktur des proximalen Oberschenkels vorhanden sind.

Eine generelle Indikation für eine medikamentöse Therapie besteht in diesen Situationen:
- Niedrigtraumatische WK-Fraktur 2. oder 3. Grades singulär oder 1.–3. Grades multipel, wenn andere Ursachen nicht wahrscheinlicher sind, bei einem T-Score < – 2,0, individuell auch bei T-Score > – 2,0.
- Niedrigtraumatische proximale Femurfraktur bei einem T-Score < – 2,0, individuell auch bei T-Score > – 2,0. Bei typischen osteoporotischen radiologischen und/oder klinischen Aspekten von WK-Frakturen bzw. proximalen Femurfrakturen kann in Abhängigkeit von der klinischen Gesamtsituation auf eine Knochendichtemessung verzichtet werden.
- Bestehende oder geplante Therapie mit systemischen Glukokortikoiden ≥ 7,5 mg/d Prednisolonäquivalent für > 3 Mon., wenn T-Score < – 1,5 (individuell auch bei T-Score > – 1,5) oder niedrigtraumatische WK-Fraktur oder multiple periphere Frakturen unabhängig vom T-Score (ein endogenes Cushing-Syndrom ist äquivalent zu werten).
- Hohes 10-Jahres-Frakturrisiko (≥ 30 % für WK- oder Hüftfrakturen), wenn T-Score < – 2,0.

Die Knochendichte, ab der eine Therapieempfehlung ausgesprochen wird, heißt **„Frakturschwelle"**. Diese ändert sich mit dem Alter, da das Frakturrisiko mit dem Alter ansteigt. Indikationsstellung für eine medikamentöse Therapie nach T-Score ▶ Tab. 38.3.

38

Tab. 38.3 Indikationsschwelle für eine medikamentöse Therapie nach DXA-T-Score

Alter (♀)	Alter (♂)	T-Score −2,0 bis −2,5	T-Score −2,5 bis −3,0	T-Score −3,0 bis −3,5	T-Score −3,5 bis −4,0	T-Score <−4,0
50–60	60–70	Nein	Nein	Nein	Nein	Ja
60–65	70–75	Nein	Nein	Nein	Ja	Ja
65–70	75–80	Nein	Nein	Ja	Ja	Ja
70–75	80–85	Nein	Ja	Ja	Ja	Ja
>75	>85	Ja	Ja	Ja	Ja	Ja

Aus: DVO-Leitlinie

Wirkstoffe für die antiresorptive Therapie

Bisphosphonate

In den meisten Fällen **Wirkstoffe der ersten Wahl.** Antiresorptive Wirkung über Hemmung der Osteoklasten. Die Substanzen persistieren im Knochen am Hydroxylapatit, deshalb lange Gesamtkörper-HWZ.

Bisphosphonate stehen oral und parenteral zur Verfügung. Sie haben keinen signifikanten Einfluss auf die Frakturheilung. Eine orale Therapie kann unmittelbar nach Fraktur begonnen werden, eine parenterale erst nach ca. 2 Wo.

Nachteile der oralen Therapie: schlechte Bioverfügbarkeit, schlechte Adhärenz (nach 1 J. haben ca. 50 % der Patienten die Therapie abgesetzt).

Nachteile der parenteralen Therapie: kann erst ca. 2 Wo. nach Fraktur begonnen werden, deshalb Gefahr einer Versorgungslücke (→ wird die Therapie vom Hausarzt wirklich initiiert?).

Kontraindikationen: eingeschränkte Nierenfunktion (etwa eGFR < 35 ml/min), dann ggf. Denosumab als Alternative. Relative KI für orale Formen: Dysphagie, Ösophagus- oder Ulkuserkrankungen. Einnahmehinweise kommunizieren! (Nüchterneinnahme, 1 h nach der Einnahme nicht hinlegen); Hypokalzämie vor Therapiebeginn ausgleichen.

Verwendete Wirkstoffe:

- Alendronat: 10 mg/d oder 70 mg/Wo. (wöchentliche Gabe für Männer nicht zugelassen)
- Ibandronat: 150 mg/Mon. p.o. oder 3 mg/3 Mon. i. v.
- Risedronat: 5 mg/d oder 35 mg/Wo.
- Zoledronat: 5 mg/J. i. v.

Therapiepause nach 3–4 J. möglich, die Wirkung hält je nach Wirkstoff für weitere 1–4 J. an.

Denosumab (RANKL-Hemmer)

Monoklonaler AK, der an den Receptor Activator of NF-κB-Liganden (RANKL) bindet. Dadurch zytokinvermittelte Suppression von Knochenstoffwechselmarkern wie CTX (CrossLaps), kontinuierliche Zunahme der Knochenmasse. Positive Daten bzgl. Frakturprävention. Kein Abstand zur Fraktur erforderlich, jedoch Abwarten der Wundheilung empfohlen.

Dosierung: 60 mg alle 6 Mon. s. c.

Keine Einschränkung bei NI. **KI** bei Hypokalzämie. **UAW:** gering erhöhte Rate an Malignomen, erhöhte Rate an schweren Infektionen, insbesondere bei immunsupprimierten Patientinnen.

Es ist unklar, wie lange die optimale Therapiedauer ist. Nach Absetzen wird das RANKL-System schnell reaktiviert und es kommt zu einem ebenso schnellen Abfall der Knochendichte. Gegebenenfalls nach Absetzen von Denosumab mit Bisphosphonaten weitertherapieren.

Weitere antiresorptive Therapieoptionen

Selektive Östrogenrezeptormodulatoren (SERM): Raloxifen, Bazedoxifen. Zugelassen zur Prävention und Therapie der Osteoporose. SERM wirken über östrogenagonistische Effekte am Knochen und östrogenantagonistische Effekte an der Mamma. Insgesamt Senkung des Risikos für Mamma-Ca. Erhöhung des Thromboserisikos, schon aus diesem Grund im Alter ungeeignet (v. a. innerhalb der ersten 4–6 Wo. nach Fraktur und OP). Keine Zulassung für Männer.

Postmenopausale Hormonersatztherapie: keine praktikable Therapie mehr bei Osteoporose. Falls dennoch erwogen, zunächst sorgfältige Erhebung des Risikos für venöse Thromboembolien, KHK, zerebrovaskuläre Ereignisse, Brustkrebs und klimakterische Beschwerden. Nach Veröffentlichung der HRT-Studie ist die postmenopausale Hormonersatztherapie richtigerweise deutlich zurückgegangen. Eine Gabe ist bei postmenopausalen Frauen allenfalls mit sehr hohem Osteoporoserisiko vertretbar, wenn zusätzlich schwere klimakterische Beschwerden und/oder KI oder Unverträglichkeiten für andere Therapien vorliegen. **Östrogene** sind prinzipiell zur primären Prävention der Osteoporose geeignet. Bei vaskulären Risikofaktoren sollte eine transdermale Gabe bevorzugt werden. Hysterektomierte Frauen können mit Östrogenen allein behandelt werden. Bei Vorhandensein des Uterus muss zyklisch mit Gestagenen therapiert werden.

Strontiumranelat: dualer Wirkmechanismus mit Hemmung des Knochenabbaus und Stimulation der Knochenneubildung. Senkung des Risikos für vertebrale Frakturen (etwa – 40 %) und nichtvertebrale Frakturen (etwa – 15 %). Erhöhung des Risikos für kardiovaskuläre Ereignisse. Wurde vom Markt genommen.

Wirkstoffe für die osteoanabole Therapie

Teriparatid

Im Falle einer schweren frakturierenden (multiplen) Osteoporose postmenopausal oder einer glukokortikoidinduzierten schweren Osteoporose kann eine osteoanabole Therapie mit Teriparatid durchgeführt werden. Dies ist die einzige zugelassene osteoanabole Therapie.

Teriparatid ist das N-terminale Fragment (1–34) des humanen Parathormons rhPTH(1–34). Gabe 1 ×/d 20 µg s.c. (wird mit Pen injiziert); WM: Stimulation der osteoblastären Neubildung des Knochens. Nach 2 J. kommt es zu einer Senkung vertebraler Frakturen um ca. 65 % und extravertebraler Frakturen um ca. 53 %. Therapiedauer 2 J., dann sollte eine Anschlusstherapie mit Bisphosphonaten oder Denosumab durchgeführt werden. KI: eGFR < 30 ml/min.

UAW: erhöhtes Risiko für Osteosarkome.

Nachteile: Therapieadhärenz schwierig, da tägliche Pen-Injektionen erforderlich. Hohe Kosten.

Romosozumab

Es handelt sich um einen Sclerostin-Antikörper, der eine neue anabole Therapieoption darstellt. Der Wirkstoff (1 × 210 mg/Mon.) erhöht die Knochendichte und vermindert WK-Frakturen und Frakturen insgesamt im Vergleich zu Alendronat oder Teriparatid allein, führt aber zu einer Erhöhung kardiovaskulärer Ereignisse. Die Zulassungsbehörde der USA hat die Zulassung vorläufig abgelehnt und weitere Studien auferlegt.

38.2.5 Überwachung und Weiterführung der Therapie

Therapieziele

Oberstes Therapieziel ist die Vermeidung von Mobilitätseinbußen, Stürzen und Frakturen.

Therapiemonitoring

Die medikamentöse Therapie ist i.d.R. eine Langzeittherapie (mind. 3–4 J. nach einer Fraktur). Bei den klinischen Verlaufskontrollen sollte die Adhärenz überprüft werden. Etwa jede zweite Patientin setzt ihre Osteoporosemittel innerhalb des ersten Jahres ab. Eine etwas bessere Adhärenz kann mit intravenösen Bisphosphonaten oder mit Denosumab (Injektion alle 6 Mon.) erzielt werden – diese Umstände sind jedoch allein als Auswahlkriterium für die Therapie unzureichend.

„Therapieversagen"

Stellen sich unter laufender spezifischer Osteoporosetherapie neue Frakturen ein, kann von „Therapieversagen" gesprochen werden, ohne dass dafür genaue einheitliche Definitionen vorliegen.

Es gibt allerdings keine genau formulierte Alternative nach Feststellung eines Therapieversagens. Dabei sind folgende Optionen denkbar:

- Eine schwach wirksame antiresorptive Therapie wird durch eine potentere ersetzt.
- Eine orale Therapie wird durch eine parenterale ersetzt.
- Eine potente antiresorptive Therapie wird durch eine osteoanabole Therapie ersetzt.

Definition Fragilitätsfraktur: Fraktur als Folge eines inadäquaten Traumas wie z. B. einem Sturz aus dem Stand oder aus noch geringerer Höhe bzw. ohne vorangegangenes Trauma. Es kommt vor, dass eine Fraktur sogar beim Umlagern eines Patienten im Bett eintritt.

Eine **pathologische Fraktur** im engeren Sinne entsteht an Stellen mit Knochenmetastasen, Osteomen, Osteosarkomen oder plasmozytombedingten Osteolysen.

Risiken und Komplikationen der Therapie

Die wesentlichen Risiken der Therapie mit Bisphosphonaten sind gastroenterologische Komplikationen. Intravenöse Bisphosphonate wie Zoledronat können die Nierenfunktion beeinträchtigen. Sie erhöhen auch das Risiko für klinisch relevante Hypokalzämien.

Unter Zoledronat kann es zu erhöhten Raten von VHF kommen. Bei der i.v. Injektion kann es zu grippeähnlichen Symptomen kommen (Paracetamol geben).

Kiefernekrosen kommen überwiegend bei der Anwendung bei onkologischen Patienten vor (Voruntersuchung beim Zahnarzt).

Prognose

Patienten mit mehrfachen Frakturen in der Anamnese ohne entsprechende medikamentöse Behandlung haben eine Wahrscheinlichkeit von 85 %, im nächsten Jahr erneut eine Fraktur zu erleiden.

38.3 Schilddrüse

Schilddrüsenerkrankungen sind im Alter eine häufige Problematik mit großem Einfluss auf Morbidität und Mortalität. Störungen der Stoffwechsellage lassen sich auf der Basis der Bestimmung des TSH und der freien SD-Hormone mit diagnostischen Algorithmen relativ einfach diagnostizieren. Größe Probleme bereiten jedoch die strukturellen Veränderungen der SD. In Jodmangelgebieten haben viele Menschen Vergrößerungen des Organs und knotige Veränderungen.

38.3.1 Grundlagen

Physiologie

Die beiden Schilddrüsenhormone Levothyroxin (T4) und Trijodthyronin = Liothyronin (T3) finden sich im Blut im Mengenverhältnis wie 10 : 1. Das T3 ist das aktive Hormon. Es entsteht überwiegend in der Peripherie durch Diodierung von T4.
Die jodfreie Grundsubstanz der SD-Hormone ist das Thyronin (entsteht aus Tyrosin). T4 und T3 werden in der SD durch Einbau von Jod synthetisiert (Schlüsselenzym: Schilddrüsenperoxidase, TPO) und gespeichert. Der tägliche Bedarf an Jod beträgt 150–200 µg. Deutschland ist Mangelgebiet (euthyreote Struma, Jodmangelstruma). Nachweis eines Jodmangels über Messung der Jodausscheidung im Urin (Norm > 150 µg/g Kreatinin).
Hauptwirkungen der SD-Hormone: Erhöhung von Energieumsatz, Sauerstoffverbrauch, Wärmebildung, Glykogenolyse und Glukoneogenese (insulinantagonistischer Effekt), plasmatische Lipolyse, Lipogenese in Leber und Fettgewebe. Gesamtwirkung in physiologischen Konzentrationen anabol, in hohen Konzentrationen katabol (Eiweißabbau).
Regulation der SD-Hormone: Feedbackmechanismus (Hypothalamus – Hypophyse) über TRH und TSH.

Epidemiologie

Struma diffusa und nodosa: In endemischen Mangelgebieten bei bis zu 30 % der Bevölkerung. Der Anteil der Menschen mit knotiger Struma steigt mit dem Alter.
Hypothyreose:
- Insgesamt: Prävalenz Männer ca. 10 %, Frauen ca. 16 %; Prävalenz steigt mit dem Alter.
- Subklinische (latente) Hypothyreose (TSH 4–10 mU/l) und fT3 und fT4 normal, selten symptomatisch: Prävalenz ca. 15 % (Prävalenz im Alter > 50 J.: Frauen 5–20 %, Männer 3–8 %).
- Manifeste Hypothyreose (TSH > 10 mU/l) und fT4 ↓, meist klinisch symptomatisch: Prävalenz ca. 0,6–6 %.

Hyperthyreose:
- Insgesamt: Prävalenz ca. 0,5–4 %; Prävalenz steigt mit dem Alter.
- Prävalenz in Jodmangelgebieten höher.
- Subklinische Hyperthyreose (TSH 0,1–0,4 mU/l, fT3 und fT4 normal): Prävalenz ca. 3–8 %
- Manifeste Hyperthyreose (TSH < 0,1 mU/l, freie Hormone ↑): Prävalenz < 1 %.

Einteilung

- Morphologische Veränderungen der Schilddrüse (bei euthyreoter Stoffwechsellage)
- Hypothyreose
- Hyperthyreose
- Maligne Erkrankungen der Schilddrüse

38.3.2 Ursachen und Risikofaktoren

Pathogenese

Struma diffusa und nodosa: Vergrößerung der SD als Symptom verschiedener SD-Erkrankungen. Der Wachstumsstimulus ist der Jodmangel (Jodgehalt der Thyreozyten reguliert die Freisetzung von Wachstumsfaktoren). Durch inhomogene Zellpopulationen der SD entstehen unterschiedliche Proliferationsraten, sodass in einer zunächst diffusen Jodmangelstruma Knoten entstehen.
Hyperthyreose: latente Hyperthyreose definiert als supprimiertes TSH (< 0,4 mU/l) bei noch normwertigen SD-Hormonen; manifeste Hyperthyreose definiert als erhöhte periphere SD-Hormone. **Ursachen:**

- Primäre Hyperthyreose (90 %)
  - Immunogen (Morbus Basedow ca. 35 %, Thyreoiditis de Quervain, Hashimoto-Thyreoiditis)
  - Nicht immunogen (Autonomie ca. 55 %, fokal, multifokal oder disseminiert); Karzinom (Rarität)
- Sekundäre Hyperthyreose (ca. 1 %)
- Hyperthyreosis factitia (bis zu 10 %)
  - Iatrogen (Überdosierung)
  - Münchhausen-Syndrom
  - Non-Compliance

Hypothyreose: latente (nur Erhöhung des TSH) und manifeste Hypothyreose (TSH erhöht, periphere SD-Hormone vermindert). **Ursachen:**

- Erworbene primäre Hypothyreose (häufig)
  - Immunthyreopathien (häufigste Ursache): Hashimoto-Thyreoiditis
  - Iatrogen (Operation, Radiojodtherapie, medikamentös [Thyreostatika, Lithium, Amiodaron, Interferon-alpha])
- Sekundäre Hypothyreose bei Hypophyseninsuffizienz (Rarität)
- Primäre kongenitale Hypothyreose (Rarität): Aplasie, Jodfehlverwertung

Risikofaktoren

Von besonderer Bedeutung für die Hyperthyreose im höheren Lebensalter sind Untersuchungen mit jodhaltigem Kontrastmittel oder die Gabe von jodhaltigen Arzneimitteln (z. B. Amiodaron) bei vorbestehender Knotenstruma.

38.3.3 Diagnostik und Untersuchung

Anamneses

Symptome der Schilddrüsenfehlfunktion (▶ Abb. 38.4):

- **Hyperthyreose:** Tachykardie, Arrhythmie, Gewichtsabnahme, erhöhte Stuhlfrequenz, Haarausfall, Hyperhidrosis, Libido-/Potenzmangel, Unruhe, Nervosität, Einschlafstörungen, Tremor.
- **Hypothyreose:** Bradykardie, Gewichtszunahme, Obstipation, Libido-/ Potenzmangel, Kälteempfindlichkeit, Lethargie, depressive Verstimmung, Müdigkeit, Abgeschlagenheit, Verlangsamung.

Die myxödematösen Symptome bei Hypothyreose entstehen aufgrund von Mucopolysaccharid-Ablagerungen: Heiserkeit, tiefere Stimme, Schwellung der Augenlider, dicke Haut, Karpaltunnelsyndrom, Megaglossie, Haarverlust, Muskel- und Gelenkschmerzen, Perikarditis.
Viele Symptome der Hypothyreose werden umso besser toleriert, je langsamer sich die Hypothyreose entwickelt hat.

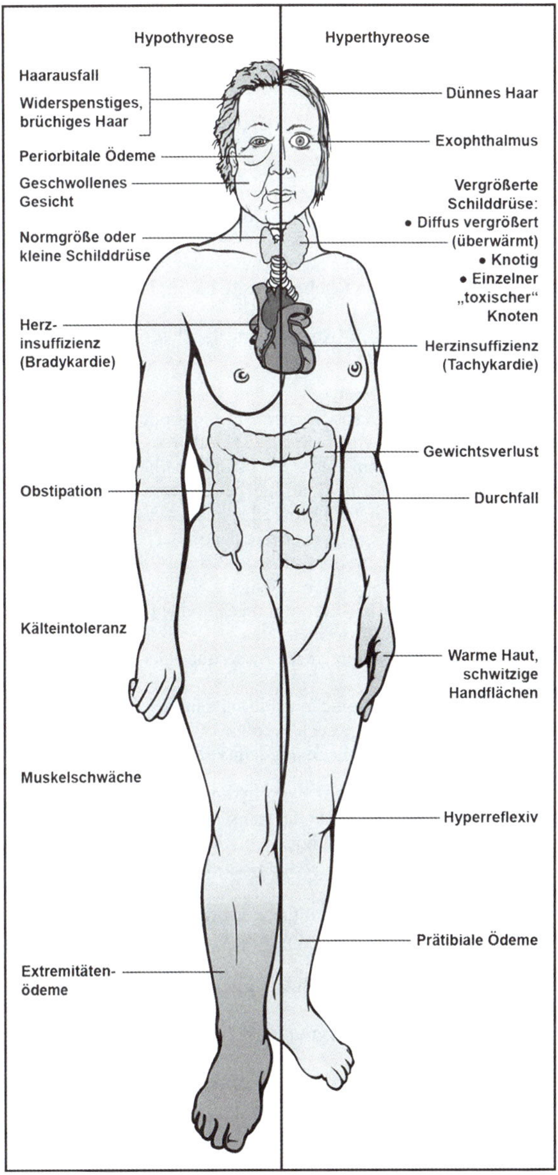

Abb. 38.4 Klinische Zeichen einer Hypo- und Hyperthyreose [G007]

Die Symptome der Hyper- und Hypothyreose können im Alter erheblich von denen bei jüngeren Patienten abweichen. Sie können auch fehlgedeutet werden (z. B. Verwirrtheit oder Gewichtsabnahme kann im Rahmen eines kognitiven Abbaus gewertet werden).

Laboruntersuchungen und weitere Diagnostik

TSH

TSH ist der wichtigste diagnostische Parameter. TSH wird bestimmt beim Vorliegen entsprechender Symptome (kardiale Symptome, Hypertonie, Gewichtsveränderungen, Müdigkeit, Depression, Fettstoffwechselstörungen, Lokalbefunde an der SD) oder auch im allgemeinen Gesundheitsscreening.
Ein normales TSH schließt mit hoher Sensitivität und Spezifität eine relevante Stoffwechselstörung aus.
Normalwert: TSH 0,3–4,0 mU/l (Normalwerte im Alter sind Gegenstand der Diskussion).

Bewertung der TSH-Bestimmung

- Bei einem TSH < 0,1 mU/l spricht man von supprimiertem TSH.
- TSH < 4–5 mU/l schließt eine periphere Hypothyreose quasi aus.
- Das TSH steigt mit zunehmendem Alter kontinuierlich an. Im Alter ist wahrscheinlich ein TSH ≤ 8–10 mU/l normal, bei jüngeren Menschen dagegen nur ≤ 2,5 mU/l. Es gibt jedoch noch keine allgemein anerkannten altersadaptierten Referenzbereiche. Möglicherweise ist der graduelle Anstieg des TSH über die Lebenszeit ein Schutzmechanismus des Körpers. Ein erhöhtes TSH ist möglicherweise mit Langlebigkeit assoziiert.
- 30–60 % aller erhöhten TSH-Bestimmungen können bei einer weiteren Bestimmung nicht bestätigt werden.
- Eine erneute TSH-Bestimmung nach Änderung einer Therapie sollte erst nach 1–3 Mon. erfolgen
- Wenn ein erhöhtes TSH gefunden wird, sollte immer nach einer möglichen passageren TSH-Erhöhung gesucht werden.
- Ein erhöhter Rheumafaktor kann mit dem TSH-Assay interferieren.

Ursachen passagerer subklinischer Hypothyreosen

- Ursachen einer physiologischen oder transienten TSH-Erhöhung:
  - Zirkadiane Schwankung mit höchsten TSH-Werten in den Morgenstunden
  - Erholungsphase (Rekonvaleszenz) nach einer schweren Erkrankung mit sog. Non-thyroidal Illness
  - Nach Absetzen einer Thyroxintherapie bei euthyreoten Patienten
  - Transiente subklinische Hypothyreose nach subakuter, „silent“ oder postpartalen Hypothyreose
- Ursachen einer TSH-Erhöhung ohne Vorliegen einer subklinischen Hypothyreose:
  - Ältere Patienten mit geringgradig erhöhtem TSH
  - Adipositas
  - Isolierte hypophysäre Schilddrüsenhormonresistenz
  - Eingeschränkte Nierenfunktion
  - Unbehandelte Nebenniereninsuffizienz
  - Therapie mit Dopamin-Antagonisten oder Carbamazepin
  - TSH-produzierende Hypophysentumoren
  - TSH-Werte außerhalb des Referenzbereichs, der max. 97,5 % der gesunden umfasst, ohne Krankheitswert

Schilddrüsenhormone

Die Bestimmung der freien SD-Hormone schließt sich an, wenn ein auffälliges TSH gefunden wird. Viele Labors führen diese Bestimmung bei pathologischem TSH automatisch durch.
Die Bestimmung der Gesamtkonzentrationen der SD-Hormone ist nicht notwendig.

Weitere Diagnostik

Hyperthyreose

Diagnostischer Algorithmus bei latenter oder manifester **Hyperthyreose:** Frage nach der Einnahme von SD-Hormonen, Jodeinnahme, Kontrastmitteluntersuchungen; Unterscheidung zwischen Schilddrüsenautonomie und Autoimmunhyperthyreose (Morbus Basedow); Sonografie (Größe der SD, Knoten, Echogenität):

- **Mobus Basedow:** TSH-Rezeptor-Antikörper (TRAK) erhöht; Sonografie: ausgeprägte diffuse Echoarmut, balloniert wirkende SD
- **Hashimoto-Thyreoiditis** (Autoimmunthyreoiditis = häufigste Form der erworbenen Hypothyreose): TPO-Antikörper (= Ak gegen thyreoidale Peroxidase) erhöht, falls TPO-Ak negativ und trotzdem V. a. Autoimmunthyreoiditis: Tg-Ak (= Ak gegen Thyreoglobulin); Sonografie: fleckige, inhomogene Echoarmut

Szintigramm (Unterscheidung von kalten, funktionslosen Knoten und warmen bzw. heißen, autonomen Knoten). Ein Szintigramm soll auch durchgeführt werden, wenn sich bei Immunthyreopathien keine Ak gegen die SD nachweisen lassen → hohe Speicheraktivität bei Morbus Basedow, niedrige Speicheraktivität bei chronisch atrophischem Verlauf einer Hashimoto-Thyreopathie.

Hypothyreose

Diagnostischer Algorithmus bei latenter oder manifester **Hypothyreose:** Arzneimittelanamnese, iatrogene Maßnahmen (OP, Radiojod); Sonografie; Ak-Diagnostik (TPO-Ak).
Weitere Hinweise zur Schilddrüsendiagnostik bei Hypothyreose:

- Bei subklinischer Hypothyreose (TSH < 10 mU/l, aber > 4 mU/l) nach wiederholter Messung sollten TPO-Ak bestimmt werden; falls positiv → jährliche TSH-Kontrollen und Beobachten der klinischen Symptome.
- Autoantikörperbestimmung hilft selten bei der Abklärung einer manifesten Hypothyreose: > 90 % der Patienten mit Autoimmunthyreoiditis haben SD-Ak, darunter TPO-Ak; TPO-Ak sind bei 5–15 % der Bevölkerung positiv.
- Die Therapiestrategie bei manifester Hypothyreose ist unabhängig von der Ak-Bestimmung.
- Falls die Palpation der SD normal ist, ist eine SD-Sonografie für die Diagnose oder das Monitoring der Therapie der Hypothyreose verzichtbar.

Abklärung von Schilddrüsenknoten

Ein Screening auf Schilddrüsenveränderungen ist bei älteren Menschen kontraindiziert, da knotige Veränderungen sehr häufig (50 % bei den > 65-Jährigen, 75 % bei den > 75-Jährigen) und Schilddrüsenkarzinome extrem selten sind (jährliche Inzidenz 3/100 000). Etwa 15 % der Schilddrüsenknoten werden zufällig im CT oder MRT entdeckt.
Bei verdächtigem kaltem Knoten ggf. Feinnadelpunktion. Von den kalten Knoten sind ca. 4 % maligne. Gewöhnlich ist Beobachten der richtige Weg und nicht sofortige OP.
Indikationen für OP sind: schnelles Wachstum, klinische Zeichen der Kompression (Heiserkeit, Stridor), hoher Malignomverdacht im Sono (unscharfer Rand, unregelmäßige Form, solider echoarmer Knoten) oder das Vorliegen einer malignen Zytologie.

38.3.4 Therapie, Behandlung und Interventionen

Medikamentöse Therapie

Physiologie der SD-Hormone

Tägliche Sekretion T4 ca. 90 µg, T3 ca. 8 µg. Plasma-HWZ T4 ca. 7 d, T3 ca. 1–2 d. Im Alter Abnahme der T4-Produktion um bis zu 25 % ohne Veränderungen der Plasmakonzentrationen als Folge einer verminderten Clearance. Die periphere Umwandlung von T4 in T3 geht im Alter ebenfalls zurück; die Folge sind häufig verminderte T3-Konzentrationen.

Plasmakonzentrationen:

- fT3 3,5–8,0 ng/l (T3 gesamt 0,9–1,8 mg/l)
- fT4 8–18 ng/l (T4 gesamt 55–110 µg/l)

Die **Plasmaeiweißbindung** von T4 beträgt nahezu 100 %. Nur ca. 0,05 % T4 und ca. 0,5 % T3 sind ungebunden (frei) und somit aktiv.

Resorption von oralem T4 ca. 80 %, T3 ca. 90–100 % (Resorption vermindert durch Nahrungszufuhr).

Therapie mit SD-Hormonen bei Hypothyreose

Die SD-Unterfunktion (unabhängig von der Genese) wird mit SD-Hormonen substituiert, nicht mit Jod. Bei der Substitution ist **Levothyroxin** (T4) das Hormon der Wahl (lange HWZ, periphere Konversion zu T3 → stabile T3-Konzentrationen werden erreicht, T3-Hyperthyreose wird vermieden. Eine Kombination von T4 mit T3 bringt keine zusätzlichen Vorteile.

Thyroxin immer einschleichend dosieren. Ältere Patienten sind durch eine hyperthyreote Stoffwechselentgleisung mehr gefährdet als jüngere Patienten, da es häufiger zu kardiovaskulären Komplikationen kommt. Insbesondere werden pektanginöse Beschwerden durch die gesteigerte myokardiale Kontraktilität und die Erhöhung der Herzfrequenz in Kombination mit der peripheren Vasodilatation und dem damit verbundenen gesteigerten myokardialen Sauerstoffbedarf rascher provoziert. Auch werden Herzrhythmusstörungen bereits bei latenten Hyperthyreosen begünstigt. Bei längerer Überfunktion kommt es zu einem erhöhten Osteoporoserisiko durch vermehrten Knochenabbau.

Der genaue Bedarf an Thyroxin ist individuell sehr unterschiedlich und muss sorgfältig eingestellt und überwacht werden. In der Regel wird die Therapie lebenslang fortgeführt. Therapieziel ist die Normalisierung des TSH, auch bei latenter Hypothyreose.

Indikationsstellung für Thyroxin:

- Hauptziel ist die Besserung der hypothyreosebedingten Symptome.
- Es gibt keine robuste Evidenz für eine notwendige Therapie mit Levothyroxin bei latenter Hypothyreose (d. h. TSH zwischen 4 und 10 mU/l), da in Studien nicht gezeigt werden konnte, dass sich das Befinden oder die Überlebenszeit verbessern.
- Einige Leitlinien empfehlen erst eine Therapie bei TSH > 10 mU/l bei manifester (d. h. symptomatischer) Hypothyreose.
- Die wesentliche klinische Herausforderung ist das Erkennen einer passageren TSH-Erhöhung (ggf. Watchful Waiting, alternativ sorgfältige Überwachung unter Levothyroxin-Gabe; **cave:** falsche Indikationsstellung bei TSH-Erhöhung und unspezifischen klinischen Symptomen.

Spezifische Hinweise zur Therapie mit Levothyroxin

- **Bedarf:** meist 1,6 µg/kg KG/d (d. h. 75–150 µg/d), in Abhängigkeit von der Restfunktion der SD und dem Körpergewicht

- **Startdosis:**
  - Bei Patienten > 50 J.: 25–50 µg/d, bei Betagten ggf. weniger
  - Bei Patienten mit bekannter KHK: 12,5–25 µg/d
- **Dosisanpassung:** nach TSH und klinischen Symptomen (sowohl Verschwinden der Hypothyreose-Symptomatik als auch der Thyreotoxikose-Symptome)
- Dosisanpassung nach frühestens 6 Wo. (erste TSH-Bestimmung nach 6–12 Wo.), danach Dosisänderung im Intervall von 4–6 Wo. um jeweils 12,5–25 µg (TSH-Bestimmung im Intervall von max. 6–12 Wo., langfristig alle 6–12 Mon.)
- Wegen Problemen mit der Bioäquivalenz bei demselben pharmazeutischen Präparat bleiben, insbesondere in der Titrationsphase („aut idem" ankreuzen)
- **Interaktionen beachten:**
  - Verminderte Resorption durch Eisensalze, Kalzium, Colestyramin, Sevelamer, Orlistat, Antazida, Mukosaprotektiva und PPI (bei Langzeittherapie)
  - Verminderte Effekte von Levothyroxin durch Antiepileptika, antiretrovirale Wirkstoffe, Rifampicin und Johanniskraut
  - Erhöhter Dosisbedarf durch Östrogene und Raloxifen
- Spezifische Einnahmehinweise für Levothyroxin: s. u.

Pflege: Medikamentenmanagement:

- Auf nüchternen Magen einnehmen (30 min vor dem Frühstück, alternativ vor dem Schlafengehen, 3 h nach dem Abendessen
- Nicht mit anderen Arzneimitteln zusammen einnehmen
- Nach ausgelassener Dosis: nachträglich am Abend einnehmen oder am nächsten Morgen die doppelte Dosis

UAW beobachten

- Tachykardie, Arrhythmie, Kopfschmerzen, Unruhe, Insomnie, Muskelschwäche, Hitzeintoleranz, Schwitzen, Diarrhö u. a.
- Die größten Risiken bei älteren Menschen bei Überdosierung sind:
  - Erhöhtes Risiko für Vorhofflimmern
  - Erhöhtes Risiko für osteoporotische Frakturen
- **Arztinformation:** Dosisreduktion

(Latente) Hyperthyreose

Der Übergang einer latenten Hyperthyreose (nur TSH vermindert, Prävalenz 1–4 %) in eine manifeste Hyperthyreose beträgt etwa 4–5 % Fälle/J., ist also niedrig.

Thyreostatische Therapie

Der Morbus Basedow (engl. Grave's Disease) hat eine Lebenszeitinzidenz von etwa 0,5 % (Frauen 5-mal häufiger betroffen als Männer). Der Altersgipfel liegt etwa bei 30–40 J.

Bei Hyperthyreose beim Morbus Basedow erfolgt zunächst konsequente thyreostatische Therapie über 1 J. (ggf. bis zu 1,5 J.). Darunter tritt nicht selten eine hypothyreote Stoffwechsellage ein, die durch Hinzugabe von Thyroxin ausgeglichen wird, um die thyreostatische Therapie bis zu 1 J. fortzusetzen. Nach 1 J. Auslassversuch (ggf. auch der SD-Hormone) → Rezidivfreiheit bei diesem Vorgehen von etwa 50 % zu erwarten. Eine Remission ist definiert als euthyreote Stoffwechsellage für mind. 1 J. nach Absetzen der thyreostatischen Medikation. Bei den restlichen 50 % wird erneut durch thyreostatische Therapie Euthyreose hergestellt und dann eine sog. definitive Therapie durchgeführt (Radiojod oder OP). Der Radiojodtherapie ist der Vorzug zu geben, da kein Risiko für Stimmbandnerven und Nebenschilddrüsen besteht. In vielen Ländern (im Gegensatz zu Deutschland) wird häufig primär eine definitive Therapie durchgeführt.

Die Therapieplanung bei Morbus Basedow erfolgt unter Hinzuziehung eines Endokrinologen, da zahlreiche spezifische Faktoren berücksichtigt werden müssen (z. B. Orbitopathie, andere Organerkrankungen, Alter, Verfügbarkeit von OP oder Radiojod).
Nach funktioneller Ausschaltung der SD erfolgt die dauerhafte Substitution mit Levothyroxin.
Bei älteren Patienten wird eine eher frühzeitige definitive Therapie einer persistierenden (latenten) Hyperthyreose durchgeführt, wenn schwerwiegende kardiovaskuläre Begleiterkrankungen vorliegen, eine schwere Hyperthyreose sowie v. a. bei hyperthyreoten Symptomen. Eine latente Hyperthyreose gilt dann als persistierend, wenn eine TSH-Kontrolle nach 3–6 Mon. denselben Wert ergibt.
Thyreostatika werden bei SD-Autonomie – im Gegensatz zum Morbus Basedow – bis zur definitiven Therapie der Hyperthyreose durchgegeben.

Vorgehen
Die **Wirkstoffe der ersten Wahl** sind **Thiamazol** oder **Carbimazol,** jeweils als Einmalgabe. Carbimazol wird im Körper in das aktive Thiamazol umgewandelt. Propylthiouracil muss mehrmals am Tag genommen werden und ist schon deshalb eher ungeeignet (Indikation bei Schwangeren). **Dosierung:**
- Thiamazol initial 10–20 (max. 40) mg/d, Erhaltungsdosis 2,5–10 mg/d
- Carbimazol initial 15–30 (max. 60) mg/d, Erhaltungsdosis 5–15 mg/d

Mit steigender Dosis steigt das Risiko für UAW, deshalb in Abhängigkeit vom Ausmaß der Hyperthyreose und anderen patientenseitigen Faktoren Therapiebeginn mit 10–20 mg Thiamazol.
Die Kombination mit Thyroxin (Block and Replace) erfordert höhere Dosen des Thyreostatikums und hat höhere UAW-Raten. Ein Vorteil liegt in den seltener erforderlichen Laborkontrollen, es ist von der Kombination aber abzuraten.
Eine Langzeittherapie über Jahre mit Thyreostatika sollte nicht durchgeführt werden, kommt aber bei multimorbiden Patienten mit begrenzter Lebenserwartung infrage, wenn eine definitive Therapie nicht durchgeführt werden kann oder soll.
UAW der Thyreostatika: Juckreiz, Leberfunktionsstörungen (v. a. AP und y-GT ↑), Ikterus, heller Stuhl und dunkler Urin, Arthralgien, abdominale Schmerzen, Übelkeit, Fatigue, Pharyngitis, Fieber. Die besonders schweren UAW sind die Agranulozytose (Neutrophile < 500/µl, Wahrscheinlichkeit 1 : 1000 Fälle, meist innerhalb der ersten 3 Mon.), schwere Leberschäden und eine Vaskulitis (ANCA-positiv). Labor vor Therapiebeginn und zur Überwachung: Differenzial-BB, Leberwerte. Erste Kontrolle der SD-Parameter 2–3 Wo. nach Therapiebeginn.

Nichtmedikamentöse Therapie

Der präventive Ansatz in Jodmangelgebieten ist die Jodgabe über jodiertes Speisesalz. In jüngeren Lebensjahren kann eine schon bestehende Struma damit auch günstig beeinflusst werden, in höheren Lebensjahren jedoch nicht. Eine Dauergabe von Levothyroxin bei Struma nodosa wird nicht empfohlen.
Indifferente oder kalte Knoten werden wie eine Struma diffusa behandelt. Bei Hinweis auf maligne Veränderungen ist eine OP angezeigt.
Bei warmen oder heißen Knoten mit metabolischer Relevanz ist die **Therapie der Wahl** die **Radiojodtherapie.**

38.3.5 Überwachung und Weiterführung der Therapie

Therapieziele

Langfristig ist die **Hyperthyreose** (auch subklinisch) mit einem erhöhten Risiko für VHF und einem erhöhten Knochenumsatz assoziiert.
Die subklinische **Hypothyreose** hat keinen Einfluss auf Gedächtnisleistungen, depressive Symptome oder die Lebensqualität. Die manifeste Hypothyreose kann kognitive Leistungen verschlechtern.

Therapiemonitoring

Hypothyreose

- **Verlauf der Hypothyreose hängt von der Ursache ab:**
  - Progression einer latenten Hypothyreose in eine manifeste Hypothyreose: 3–4 %/J. (höhere Rate bei initial höheren TSH-Werten).
  - Eine unbehandelte Hypothyreose geht in Myxödem-Koma über. Ggf. ausgelöst durch Infekt, Kälteexposition, sedierende Arzneimittel, am ehesten jedoch durch versehentliches Absetzen einer Medikation mit Thyroxin.
- **Labormonitoring bei der Gabe von Levothyroxin:**
  - fT4-Konzentrationen können nach Therapiebeginn schnell ansteigen und/oder stark variieren (beides hat keine klinische Relevanz, da nur das TSH überwacht wird).
  - Das Verhältnis fT4 : fT3 steigt meist unter Levothyroxin-Gabe; dabei kann fT4 oberhalb des Normbereichs liegen und fT3 liegt meist im Normbereich.
- **Weitere Effekte:**
  - Gesamtcholesterin und LDL-C können um bis zu 30 mg/dl absinken.
  - Bei therapeutischer Dosierung von Levothyroxin keine Effekte auf Lebensqualität, kognitive Funktionen, Körpergewicht, Blutdruck.

Komplikationen

Die Hauptkomplikationen der Levothyroxin-Überdosierung sind ein erhöhtes Risiko für Vorhofflimmern und ein erhöhtes Risiko für osteoporotische Frakturen.

39 Onkologie und Hämatologie

Heiner K. Berthold und Siegfried Huhn

Die Inzidenz maligner Tumoren und maligner Systemerkrankungen nimmt mit dem Alter kontinuierlich zu. Das Risiko an einer malignen Erkrankung zu erkranken, ist bei >65-Jährigen etwa 10-mal höher als bei <65-Jährigen. Erst nach dem 85. Lj. ist wieder eine geringfügige Abnahme zu verzeichnen.
Die 5-Jahres-Überlebensrate aller Erkrankungen beträgt etwa 53 % für Männer und 60 % für Frauen.

39.1 Solide Tumoren

39.1.1 Allgemein

Einteilung:
- Benigne Tumoren: langsam wachsend, verdrängen Nachbargewebe
- Semimaligne Tumoren: wachsen in umliegendes Gewebe ein, bilden keine Metastasen
- Maligne Tumoren: infiltrieren umliegendes Gewebe, zerstören umliegendes Gewebe, bilden Metastasen über Lymph- (lymphogene Metastasierung) oder Blutbahn (hämatogene Metastasierung)

Die häufigsten soliden Tumoren sind:
- Bei Männern: Prostata, Kolon, Harnwege, Rektum, Magen, Pankreas, Lunge
- Bei Frauen: Kolon, Pankreas, Magen, Harnwege, Rektum, Lunge, Brust, Ovarien

Häufigste Metastasierung:
- Brust: Knochen, Leber, Lunge, Gehirn, Haut
- Prostata: Knochen, Leber, Lunge, Hirnhaut
- Darm: Leber, Lunge, Peritoneum, Knochen, Ovarien
- Lunge: Gehirn, Knochen, Leber, Nebenniere

Diagnostik: klinische Symptomatik, Blutbild, Bildgebung, Biopsie
Behandlungsmöglichkeiten: operative Entfernung des Tumorgewebes, Bestrahlung, Chemotherapie mit Zytostatika, Antihormontherapie (fördert oft Osteoporose), immunonkologische Therapie.

Blickpunkt Medizin

Für die Entscheidung zur Durchführung krebsspezifischer Therapien ist ein geriatrisches Assessment unverzichtbar. Das Ziel ist die Identifikation der individuell besten Therapieoptionen und das Erstellen eines integrierten Behandlungsplans unter Berücksichtigung der speziellen Erkrankung, der Komorbiditäten, psychosozialer Variablen und der persönlichen Wünsche und Vorstellungen.
Mehr als die Hälfte aller Krebspatienten ist älter als 65 J. Entsprechend häufig sind Veränderungen des allgemeinen Gesundheitszustands, die bei der Therapie ebenso zu beachten sind wie die spezifische Tumortherapie.
Eine Krebserkrankung und ihre Behandlung ist ein kritisches Lebensereignis, das mit erheblichen psychischen und sozialen Belastungsreaktionen einhergehen kann. Depressionen und Angststörungen gelten als die häufigsten Erscheinungsformen. Depressionsneigung geht einher mit einem geringen funktionellen Status, kognitiven Einschränkungen, Multimorbidität und eingeschränkter Mobilität. Die Patienten haben außerdem eine erhöhte Symptombelastung durch Schmerzen und Schlafstörungen.

Nebenwirkungen der Chemotherapie sind:
- Übelkeit und Erbrechen
- Fatigue
- Haarausfall
- Schleimhautentzündungen
- Hautprobleme
- Erhöhte Infektanfälligkeit
- Sensorische Defizite

39.1.2 Pflege und Physiotherapie

Die allgemeine Abnahme der körperlichen Leistungsfähigkeit im Alter erhöht das Risiko, bei einer festgestellten malignen Erkrankung eine schnellere Progression der Gebrechlichkeit und funktionelle Einschränkungen durch diese Erkrankung und eine belastende Therapie zu erleiden. Die größten Einschränkungen zeigen sich bei den Aktivitäten des täglichen Lebens und in der Freizeitgestaltung.

Cave
- **Hinweise auf Tumorerkrankungen** oder **Metastasen:** onkologische Erkrankungen in der Vorgeschichte, starker ungewollter Gewichtsverlust in kurzer Zeit, neurologische Symptome (zentral oder peripher), nächtliche Schmerzen, gleichbleibende/lagerungsunabhängige Schmerzen, plötzlich auftretende Rückenschmerzen ohne ausreichende Erklärung, Schwellungen z. B. an Lymphknoten.
- Bei bekannter Diagnose oder Therapie von malignen Tumoren oder Systemerkrankungen **Patient nicht überanstrengen** und **keine Techniken der manuellen Therapie** (Traktion, Kompression, Gleiten) ausführen. Gefahr einer pathologischen Fraktur bei Knochenmetastasen bzw. bei verringerter Knochenstabilität durch Bestrahlung und Chemotherapie.

Ein ausführlicher Befund nach ICF und dessen wiederholte Evaluation sind Grundvoraussetzungen für eine patientenorientierte Versorgung.
Pflegerische Maßnahmen und therapeutische Interventionen sind abhängig
- von der Zielformulierung des Patienten und sonstiger Akteure.
- von der genauen Diagnose des Patienten.
- vom Stadium der Erkrankung.
- von der medizinischen Behandlung.
- von weiteren Erkrankungen, Stichwort: Multimorbidität.

Pflegemaßnahmen sollen als Angebot verstanden werden, die in einen gemeinsamen Entscheidungsprozess einfließen.
Bei bereits diagnostizierten Tumoren orientiert sich der Therapeut, wenn möglich, an den **4 Stufen der Nordic Cancer Union** von 2004 (▶ Tab. 39.1):
- **Stufe 1 – Diagnose und Vorbereitung:** Informationsvermittlung, wichtigste Botschaft: Inaktivität vermeiden! Unterstützungsbedarf in den ATL erheben.
- **Stufe 2 – Therapie:** Vorbeugung und Linderung von Nebenwirkungen, körperliche Aktivierung, Unterstützungsangebote mit Erhalt der ATL-Ressourcen, Schmerzbehandlung, Stressmanagement, Förderung der Beweglichkeit.
- **Stufe 3 – Genesung Rehabilitation:** Wiedergewinnung von Kraft und Lebensqualität, Verbesserung des Körperbildes nach Veränderungen, ggf. Kompensation in den ATL.
- **Stufe 4 – Rezidiv/Palliation:** Lebensqualität und Symptomlinderung stehen im Vordergrund, Erhalt der Fähigkeiten auf allen Ebenen, Sozialkompetenz.

Tab. 39.1 Interventionsmöglichkeiten orientiert am Stufenmodell

Stufe	Intervention
1	• Informationsvermittlung: Hilfeangebote in Pflege und Betreuung, rechtliche Voraussetzungen, Selbsthilfegruppen, psychosoziale Angebote • Aktiv sein trotz der Diagnose • Bei Auffälligkeiten, z. B. Stimmung des Patienten, mit Hausarzt in Kontakt treten und Eindrücke schildern
2	**Tipps bei Nebenwirkungen bei Chemotherapie:** • Appetitlosigkeit: mehrere kleine Mahlzeiten, appetitliches Anrichten • Obstipation: Bewegung, Bauchatmung, Kolonmassage (**Cave:** Kontraindikationen) • Schleimhautentzündungen: regelmäßige Mundhygiene v. a. bei Erbrechen, weiche Zahnbürsten, Mundspülungen, keine harten oder bröselnden Lebensmittel, um Verletzungen zu vermeiden • Mundtrockenheit: viel trinken (Wasser wirkt oft „hart" und bringt keine Erleichterung, deshalb mit Limette oder Ingwer ansetzen), Spülen mit Flüssigkeiten, aber Vorsicht bei zuckerhaltigen Getränken → Karies (!), künstlicher Speichel, Brausepulver auf die Hand streuen und ablecken, Zahnreihen mit der Zunge abfahren (Reihenfolge: oben außen, unten außen, oben innen, unten innen) • Hautprobleme (milde Waschlotionen, rückfettende Cremes, lauwarmes Wasser, weiche Handtücher und Waschlappen benutzen) • Fatigue: Bewegungstraining, Entspannungstherapie (Muskelrelaxation nach Jacobsen, autogenes Training, Yoga, Aromatherapie, basale Stimulation) • Periphere Nervenschädigungen: Bewegungsübungen • Prävention: Dekubitus, Pneumonie, Kontrakturen, Sturz **Tipps bei Nebenwirkungen durch Bestrahlung:** • Empfindliche Haut, gerötete Stellen: keine eng anliegende oder raue Kleidung, direkte Sonneneinstrahlung vermeiden, keine hautreizenden Pflegeprodukte, keine starken Massagen, Behandlung von Strahlenschäden (treten nur noch selten neu auf) **Weitere Schwerpunkte:** • Aktivierend-rehabilitative Pflege entsprechend dem Allgemeinzustand: Mobilisation und Gehübungen in Absprache mit Physiotherapie, Bewegungskonzepte, Aktivitas Pflege® oder Kinästhetik • Informationsvermittlung zu richtigem Verhalten nach Operation z. B. bei Mamma-CA • Hilfsmittelversorgung (Gehhilfen, Greifzange, Strumpfanzieher etc.) • Evtl. physiotherapeutische Behandlung in Pflege integrieren
3	• Lebensqualität und Rückkehr in den Alltag • Bisherige Angebote fortsetzen
4	• Symptomlinderung im Vordergrund • Angebote orientieren sich an Lebensqualität für die Patienten

Merke

- Engmaschige Begleitung; Kontrolle Vitalwerte
- Assistenz anbieten z. B. Mundhygiene
- Ess- und Trinkangebote
- Nach Absprache schmerz- oder fiebersenkende Maßnahmen
- Medikamentenmanagement
- Überwachung von Selbstmedikation
- Regelung zu Problemsituationen wie Einnahmeverweigerung
- Patienten- und Angehörigenberatung

Alle Maßnahmen sollen möglichst mit dem behandelnden Arzt abgesprochen werden. Während eines stationären Therapieaufenthalts ist der Patient i. d. R. in ein multiprofessionelles Team eingebettet, das sich regelmäßig austauscht, die jeweiligen Expertisen einbringt und zu gemeinsamen Entscheidungen kommt. Für den Pflegebereich soll eine enge Vernetzung mit der Physiotherapie zu einem einheitlichen Vorgehen bei Mobilitätsförderung führen.

39.2 Leukämien

Definition: Krebserkrankung des blutbildenden Systems, d. h., statt reifer Leukozyten werden deren unreife Vorstufen stark vermehrt und ins Blut abgegeben. Die Folge ist die verminderte Produktion von reifen Leukozyten, Erythrozyten und Thrombozyten.

Formen:
- Akute Leukämien → führen unbehandelt innerhalb von wenigen Wochen zum Tod
- Chronische Leukämien → schreiten langsam fort, über längeren Zeitraum unbemerkt bis erste Symptome auftreten

Symptome:
- Müdigkeit, verminderte Leistungsfähigkeit, Appetitlosigkeit und Gewichtsverlust
- Atemnot, Blässe, Schwindel durch Sauerstoffmangel infolge verminderter Anzahl von Erythrozyten
- Entzündungen der Schleimhäute, häufiges Nasenbluten, Petechien, Hämatome durch verminderte Anzahl an Thrombozyten
- Erhöhte Infektanfälligkeit durch verminderte Anzahl an Leukozyten
- Lymphknotenschwellungen, Vergrößerung von Milz und Leber → Schmerzen im Bauchbereich durch vermehrte Produktion von unreifen Leukozyten

Diagnostik: klinische Symptomatik, Blutbild, ggf. Knochenmarkbiopsie.
Behandlungsmöglichkeiten: Chemotherapie, Stammzelltherapie.
Nebenwirkungen Chemotherapie: ▶ Kap. 39.1.1.

39.2.1 Pflege und Physiotherapie

Pflege
- Langsame Mobilisation (Leistungsgrenze, hohes Sturzrisiko)
- Mundhygiene, Nasenpflege
- Schmerzmanagement
- Prävention: Pneumonie, Dekubitus, Soor, Sturzpatienten- und Angehörigeninformation sowie Unterweisung zu evtl. Infektionsschutzmaßnahmen

Cave
Durch Immunsuppression besteht eine erhöhte **Infektanfälligkeit beim Patienten,** daher immer über erforderliche **Schutzmaßnahmen** informieren (Handschuhe, Mundschutz, Kittel etc.)!

39.3 Anämien

Definition: Blutarmut; Verminderung von Erythrozytenzahl, Hämoglobin und/ oder Hämatokrit bei normalem Blutvolumen. Eine Anämie kann als eigene Erkrankung oder als Folge einer anderen Erkrankung auftreten, eine Anämie ist im Alter sehr häufig.

Ursachen:
- Übermäßiger Erythrozytenabbau = hämolytische Anämie
- Erythropoesestörung, d. h. es werden nicht genügend Erythrozyten produziert
- Größerer Blutverlust

Symptome:
- Müdigkeit, Leistungsminderung, Blässe, Schwindel
- Dyspnoe bereits bei geringer Belastung
- Tachykardie, Verschlechterung von Herzerkrankungen
- Besonders in der Geriatrie: Gefahr eines Delirs durch verminderte Sauerstoffversorgung des Gehirns!
- Weitere neurologische Ausfälle
- Exsikkose kann eine Anämie maskieren

39.3.1 Pflege und Physiotherapie

Pflege
- Ess- und Trinkangebot, ggf. Unterstützung anbieten
- Beobachtung der Ausscheidung (Blutung!)
- Medikamentenmanagement
- Zusammenarbeit mit Physiotherapie

Blickpunkt Physiotherapie

Physiotherapeutische Maßnahmen:
- Wahrnehmungsschulung, einschätzen der persönlichen Belastungsgrenze, Pausenmanagement
- Ausdauer- und Krafttraining knapp unter der Belastungsgrenze zur Anregung der Produktion von Erythrozyten
- Atem- und Entspannungstherapie, atemerleichternde Ausgangstellungen bei Überbelastung oder Atemnot
- ADL-Training

Cave

Eine geringere Anzahl an Erythrozyten führt zu vermindertem Sauerstofftransport und verminderter Belastungsfähigkeit des Patienten. **Blutdruck** und **Puls** sollten zumindest vor und nach der Mobilisation gemessen werden

40 Erkrankungen des Bewegungsapparats

Heiner K. Berthold und Siegfried Huhn

40.1 Grundlage der Pflegeinterventionen

Patienten mit Erkrankungen des Bewegungsapparats haben häufig einen hohen pflegerischen Assistenzbedarf in den ATL. Die Assistenz durch Pflegepersonen erfolgt nach dem **Grundsatz der aktivierend-rehabilitativen Pflege.** Assistenz wird unterstützend angeboten. Die Übernahme von Alltagsaktivitäten muss reflektiert angeboten werden, um die funktionelle Selbstständig zu erhalten bzw. zu fördern. Es werden spezielle Bewegungskonzepte wie Aktivitas Pflege® oder Kinästhetik genutzt. Interventionen erfordern klare Absprachen mit allen Akteuren der Versorgung über die Bewegungsmöglichkeiten, Unterstützungsbedarfe und Bewegungsabfolgen der Patienten. Das Vorgehen bei der Mobilisation soll individuell festgelegt werden. In der Alltagsroutine muss kontinuierliches (einheitliches) Vorgehen gesichert sein. Klare Absprachen im Team.

40.2 Arthrose

40.2.1 Grundlagen

Definition

Arthrose ist eine degenerative Erkrankung der Gelenke, die das „übliche" Ausmaß eines Verschleißes übersteigt. Allgemeine Bezeichnung ist Gelenkverschleiß. Die Arthrose ist eine typische Alterserkrankung mit dehnbarer Definition.

Prävalenz

Wegen der unscharfen Definition gibt es keine guten Prävalenzdaten. Wahrscheinlich sind im Alter > 65 mind. 50 % der Menschen betroffen.

Klassifikation

Arthrose wird in primäre und sekundäre Formen eingeteilt, wobei **sekundäre Formen** den primären in ihrer klinischen Erscheinung gleichen, aber von gelenkschädigenden Mechanismen hervorgerufen werden (z. B. Fraktur einer Gelenkfläche, bakterielle Infektion o. Ä.). Die **primäre Arthrose** befällt v. a. Hüfte und Knie, die proximalen und distalen Gelenke der Hände, das Daumensattelgelenk, das Großzehengrundgelenk und die Facettengelenke der zervikalen und lumbalen Wirbelsäule.

40.2.2 Pathogenese und Risikofaktoren

Die Pathophysiologie beginnt mit einem reduzierten Gewebeunterhalt (qualitativ und quantitativ). Die Gewebe, insbesondere der Knorpel, werden mechanisch verletzlich. Die Synovialmembran reagiert mit einer Entzündungsreaktion, der subchondrale Knochen reagiert auf mechanische Belastung mit einem Knochenzonenödem, wird schlechter mineralisiert, sklerosiert und es bilden sich Osteophyten am Gelenkrand. Rezidivierende Entzündungsphasen führen zu Schmerzen und strukturellen Veränderung bis hin zur Instabilität oder Versteifung.
Risikofaktoren für eine primäre Arthrose sind Alter, Übergewicht, Achsenabweichungen, Gelenkdysplasien, familiäre Anlage und weibliches Geschlecht.

40.2.3 Klinik und Diagnostik

Die Diagnose wird klinisch aufgrund der Anamnese, der Symptomatik und der körperlichen Untersuchung gestellt.

Elemente der Anamnese: Lokalisation der Symptome, Qualität, Quantität, zeitlicher Ablauf, Umstände, Beeinflussbarkeit und Begleitphänomene.

Klinisches Leitsymptom ist der Schmerz v. a. der gewichtstragenden Gelenke. Typisch ist der Anlaufschmerz, der sich nach einer Weile bessert, nach einer Gehstrecke aber in einen Ermüdungsschmerz übergehen kann. Bei der aktivierten Arthrose kann man Ergussbildung, Überwärmung und Ruheschmerzen feststellen. Die Morgensteifigkeit ist eher Zeichen einer rheumatoiden Arthritis.

Körperliche Untersuchung: Inspektion (Schwellung, Konturvergröberung, Achsenabweichung), Palpation (Überwärmung, Erguss, Druckdolenz), Funktionsprüfung (Krepitation, Instabilität, Bewegungsumfang, Kompressionsschmerz, Aufklappschmerz, Meniskustest).

Das **Röntgenbild** muss in belastetem Zustand angefertigt werden (▶ Abb. 40.1). Röntgenologisch sind die klassischen Befunde eine Gelenkspaltverschmälerung, Osteophyten, die subchondrale Sklerose und subchondrale Zysten. Die radiologische Einteilung des Schweregrades erfolgt nach Kellgren-Lawrence (0 = normal, 1 = fraglich, 2 = definitiv, aber minimal, 3 = moderat, 4 = schwer).

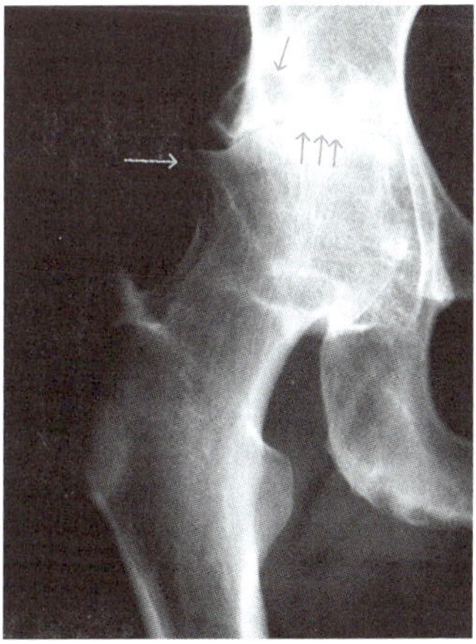

Abb. 40.1 Koxarthrose mit verschmälertem, unregelmäßigem Gelenkspalt, Sklerose des Knochens unter dem Knorpel (↑↑↑, sog. Geröllzysten (↓) und Osteophyten (↑↑↑) [M614]

Das **MRT** ist aufschlussreich. **Sonografisch** lassen sich Osteophyten, eine Verdickung der Synovialmembran, die Synovialflüssigkeit und die Ansätze der Sehnen frühzeitig darstellen. Hingegen sind der Knorpel und die subchondralen Strukturen nicht gut darstellbar.

40.2.4 Therapie, Behandlung und Interventionen

Nichtmedikamentöse Therapie

Aufklärung des Patienten über den nicht linearen Charakter der Erkrankung mit schmerzhaften und schmerzfreien Phasen mit insgesamt langsamer Progression. Die Patienten müssen darüber aufgeklärt werden, dass der Gewebeunterhalt einer mechanischen Stimulation bedarf, für die eine moderate körperliche Aktivität erforderlich ist. Art und Ausmaß der Bewegung müssen individuell abgestimmt werden.

Physiotherapie: Physiotherapie hat einen hohen Stellenwert, es gibt aufgrund der relativ schlechten Datenlage aber keine einheitlichen Empfehlungen. Die Behandlung der sekundären funktionellen muskulären Leiden, die auf ein schmerz- oder funktionsbedingt verändertes Gangbild oder eine veränderte Körperhaltung und/oder Gelenkinstabilität zurückgehen, steht im Vordergrund.

Ergotherapie: Bei Arthrose der Hand- und Fingergelenke bzw. der Gelenke der oberen Extremität im Allgemeinen kann über Ergotherapie eine Schulung von Kompensationsstrategien erfolgen. Die Ergotherapie trägt auch zur Auswahl und zum richtigen Einsatz von Hilfsmitteln bei.
Hilfsmittel: individuelle Verordnung z. B. Gehhilfen (schon ein einfacher Gehstock kann bei einseitiger Kniegelenksarthrose hilfreich sein), Orthesen (z. B. zur Stabilisierung der Beinachse), elastische Binden (wenig effektiv, aber psychologisch häufig hilfreich), Schuheinlagen, Taping. Für den Haushalt sind ergonomische Hilfsmittel wichtig (Dosenöffner, Bestecke mit Griffverdickung, Brotmesser, spezielle Schneidebretter u.v.m.).
Gewichtsreduktion: bei Arthrose in den tragenden Gelenken hocheffektiv. Bei geriatrischen und hochaltrigen Patienten immer mit anderen Therapiezielen abgleichen (**cave:** Substanzverlust, Malnutrition).
Operative Therapien: Bei geriatrischen Patienten müssen die Chancen und Risiken dieser Eingriffe sorgfältig abgewogen werden.

40

Blickpunkt Ergotherapie
- ADL-Training und Hilfsmittelversorgung sowie Erlernen von Kompensationsstrategien
- Schienenversorgung
- Passives und aktives Bewegungstraining
- Kontrakturprophylaxe
- Gelenkschutzmaßnahmen
- Schmerzreduktion

Medikamentöse Therapie

Eine medikamentöse Therapie ist bei aktivierter oder schmerzhaft dekompensierter Arthrose indiziert. Ziel ist die Schmerzlinderung sowie die Reduktion der Entzündung, um eine möglichst physiologische Belastung der geschädigten Gelenke zu ermöglichen. Der Bewegungsprozess wiederum wirkt sich positiv auf die Knorpelernährung aus.

Blickpunkt Medizin
Systemische und topische Analgetika
Paracetamol: geringe Effektstärke, dennoch als Therapie der ersten Wahl empfohlen.
NSAR: sowohl in systemischer als auch in topischer Gabe deutlich effektiver als Paracetamol.
Opioide und Opiate: je nach Dosis deutlich bessere analgetische Wirksamkeit als NSAR. ZNS-UAW beachten und Vor- und Nachteile abwägen (Sturzgefahr, delirogene Wirkung, Hemmung von Antrieb).
Schmerzmodulatoren: Zweitlinienoption zusätzlich zu Analgetika zur Modifikation des Schmerzerlebens.

Intraartikuläre Injektionen
Lokalanästhetika und Kortikosteroide können intraartikulär injiziert werden und haben eine schnelle, aber kurz dauernde Wirkung. Gabe hat ggf. einen diagnostischen Stellenwert. Als Langzeittherapie bei Arthrose keine Option. Lokalanästhetika sind sogar chondrotoxisch. Intraartikuläre Steroidgaben

sollten, wenn durchgeführt, nicht häufiger als 4×/J. erfolgen. Systemische UAW sind nicht zu befürchten.

Entzündungshemmende Therapie
Kortikosteroide: Eine langzeitige systemische Gabe von Kortikosteroiden bei aktivierter Arthrose ist nicht indiziert.
Basistherapeutika: Wirkstoffe wie Methotrexat oder Hydroxychloroquin sind in Einzelfällen erfolgreich angewandt worden.

Krankheitsmodifizierende Therapien
Glykosaminoglykane: Verwendet werden Chrondroitinsulfat, Glucosaminsulfat und Glucosaminhydrochlorid. Sie werden in den Leitlinien sehr kritisch gesehen. Ein Knorpelaufbau ist nicht zu erwarten, allenfalls ein etwas langsamerer Knorpelabbau.
Viskosupplementation: Die physiologische Synovialflüssigkeit enthält körpereigene Hyaluronsäure. Es gibt einzelne Studien, die eine schmerzreduzierende Wirkung zeigen, der klinische Effekt ist jedoch gering. Diese Präparate sind bei Patienten teilweise sehr beliebt. Insbesondere bei einer fortgeschrittenen Arthrose sind keine relevanten Effekte zu erwarten.

Operative Techniken

Bei der Diskussion von ultimativen operativen Therapiemöglichkeiten (Gelenkersatz, Umstellungsosteotomie, Arthrodese) sorgfältige Abwägung von Chancen und Risiken. Gelenkerhaltende Operationen sind bei geriatrischen Patienten selten, in den meisten Fällen ist ein Gelenkersatz nötig. Durch den endoprothetischen Gelenkersatz können Schmerzen verringert und Funktion sowie Lebensqualität verbessert werden. Der Operationserfolg ist nicht vorhersagbar, in 15–20 % der Fälle verbleiben Schmerzen, Funktionseinbußen und Unzufriedenheit des Patienten.

40.3 Rheumatische Erkrankungen

Rheumatische Erkrankungen betreffen zahlreiche Organsysteme und haben meistens einen chronischen oder schubförmig verlaufenden Charakter. Ihre funktionellen Folgen betreffen viele Aspekte der Gesundheit älterer Menschen. Im Vordergrund steht das Erkennen und das Behandeln von Komorbiditäten, von denen die wichtigsten das kardiovaskuläre System betreffen, aber auch Lungenerkrankungen, infektiologische Erkrankungen, Depressionen, Nierenerkrankungen und Osteoporose. In der Geriatrie steht der Umgang mit irreversiblen krankheitsbedingten Schäden und den begleitenden Funktionsverlusten im Vordergrund.

40.3.1 Grundlagen rheumatoide Arthritis

Definition

Die rheumatoide Arthritis (RA; = chronische Polyarthritis) ist eine entzündliche Systemerkrankung, die sich an Gelenken und anderen Strukturen des Bewegungsapparats manifestiert.

Prävalenz

Gesamtprävalenz 5–50/100 000, F : M ca. 3:1, Altersgipfel der Erstmanifestation etwa 65 J.

40.3.2 Pathogenese

Entzündung der Synovialis nach autoimmuner Aktivierung des Immunsystems.

40.3.3 Klinik und Diagnostik

Klinik: klinische Manifestation als überwiegend symmetrische Polyarthritis der großen und kleinen Gelenke. Erstmanifestation häufig an den Hand-, Fingergrund- und Fingermittelgelenken. Im weiteren Verlauf typische Deformitäten der Hände. Extraskeletale Manifestationen als Rheumaknoten, Keratoconjunctivitis sicca, interstitielle Lungenerkrankungen, Kleingefäßvaskulitis der Haut oder des peripheren Nervensystems.

40.3.4 Therapie, Behandlung und Interventionen

Blickpunkt Medizin

Ziel der Therapie ist eine vollständige Remission (Treat to Target) oder zumindest eine niedrige Krankheitsaktivität. Eine möglichst frühzeitige Therapie ist unbedingt erforderlich, um irreversible Destruktionen der Gelenke nach Möglichkeit zu vermeiden (▶ Abb. 40.2).

Aufrechterhaltung der funktionellen Selbstständigkeit, Teilhabe am sozialen Leben und Schmerzfreiheit sind wichtige allgemeine Ziele.

Medikamentöse Therapie: Im Zentrum der spezifischen Rheumatherapie stehen die krankheitsmodifizierenden Arzneimittel (DMARD = Disease-modifying Antirheumatic Drugs).

Die Prognose der RA wird wesentlich auch durch die Komorbiditäten bestimmt (negativer Effekt der systemischen Kortikosteroide auf viele Begleiterkrankungen, z. B. infektiologische Erkrankungen, Kontrolle kardiovaskulärer Risikofaktoren).

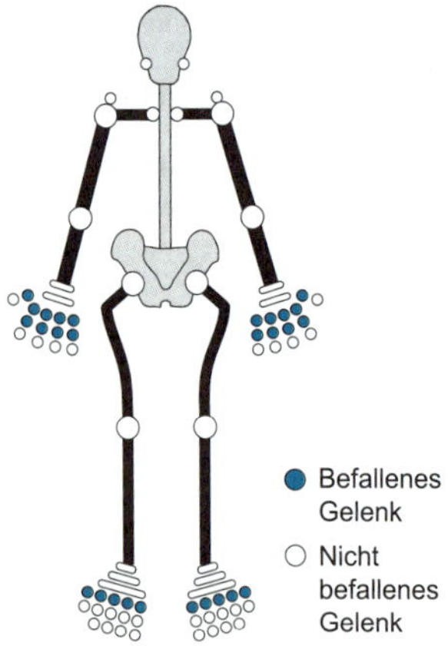

Abb. 40.2 Gelenkmännchen zur Erfassung der Anzahl an druckschmerzhaften und geschwollenen Gelenken. [L190]

Die Aufrechterhaltung der funktionellen Selbstständigkeit, die Teilhabe am sozialen und beruflichen Leben sowie die Schmerzfreiheit sind wichtige allgemeine Ziele.

Pflege

- Unterstützungsbedarf in den ATL erheben
- Assistenz anbieten; aktivierend-rehabilitatives Vorgehen
- Schmerzerfassung und gemeinsame Maßnahmenplanung (Patient, Medizin, Physiotherapie)
- Bewegungsförderung in Absprache mit Physiotherapie
- Bei Schlafstörungen: Maßnahmen planen
- Prävention: Dekubitus und Sturz

Blickpunkt Ergotherapie

- Maßnahmen zum Gelenkschutz
- Funktionstraining der Hände, Wärme-/Kälteanwendungen
- Schienenversorgung: Ruhigstellungs- und Funktionsschienen
- ADL-Training und Hilfsmittelversorgung, auch Erlernen von Kompensationsstrategien (Einhandtechniken)

40.4 Alterstraumatologie

Frakturen gehören zu den wichtigsten Erkrankungen des höheren Lebensalters. Die Frakturhäufigkeit steigt mit zunehmendem Lebensalter, die absoluten Zahlen steigen bedingt durch den demografischen Wandel. Genaue Inzidenzzahlen gibt es nur für die hüftgelenknahen Frakturen (ca. 125 000/J.), da diese Patienten zu etwa 100 % stationär versorgt werden. Einige andere Frakturen können ambulant behandelt werden und werden daher nicht vollständig erfasst.

Gründe für Frakturen im Alter sind abnehmende Beweglichkeit, Kraft und Koordination mit erhöhtem Sturzrisiko sowie Osteoporose.

Grundsätzlich sollte zwischen traumatischen Frakturen (mit adäquatem Trauma), Ermüdungs- oder Fragilitätsfrakturen und Spontanfrakturen unterschieden werden. Pathologische Frakturen wie bei Knochenmetastasen oder primären Knochenprozessen spielen zahlenmäßig eine untergeordnete Rolle.

Die besondere Bedeutung der Frakturen im Alter liegt in der schwierigeren osteosynthetischen Akutversorgung wegen der im Alter schlechteren Knochenqualität, des höheren perioperativen Risikos wegen Begleiterkrankungen und des schlechteren Langzeit-Outcomes mit Verlust der Autonomie oder vorzeitigem Tod.

40.4.1 Perioperative Versorgung – der alterstraumatologische Patient

Ältere unfallchirurgische Patienten weisen i. d. R eine Multimorbidität auf, haben ein erhöhtes OP-Risiko und sind im Nachgang v. a. durch einen Autonomieverlust bedroht. Dabei spielen neben der adäquaten traumatologischen Erstversorgung auch die Art und der Erfolg der postoperativen Rehabilitation eine bedeutende Rolle. Zur Verbesserung des Gesamterfolgs hat sich in den letzten Jahren das Gebiet der **Alterstraumatologie** etabliert.

Ziele der Alterstraumatologie sind:

- Beherrschung der Akutsituation
- Wiederherstellung von Mobilität und Wiedererlangung der Autonomie
- Vermeidung bzw. Minimierung von Komplikationen

- Sekundärprävention (z. B. Minimierung des Sturzrisikos)
- Ökonomische Aspekte (Kosten der Akutversorgung und der Folgekosten)
- Verbesserung von Lebensqualität und Patientenzufriedenheit

Akutversorgung

- Erzielen eines optimalen Ergebnisses der Osteosynthese bzw. Implantation eines Gelenkersatzes.
- Wahl eines sicheren Narkoseverfahrens.
- Umfangreiches geriatrisches Assessment: Dieses erfolgt idealerweise bereits bei Aufnahme in die Unfallchirurgie, um frühestmöglich Begleiterkrankungen und mögliche Risiken zu eruieren.
- Vermeidung von Komplikationen
- Management einer bestehenden Polypharmazie
- Adäquate Schmerzbehandlung
- Überwachung der Ausscheidungsfunktionen
- Adäquate Ernährung
- Adäquate Wundkontrolle und -behandlung (Verbandwechsel)
- Emotionale Betreuung (Angehörige, Betreuer, Seelsorge)
- Frührehabilitation, Mobilisierung.
- Sekundärprävention: Sturzprophylaxe, Osteoporosetherapie

Strukturen des alterstraumatologischen Teams

Unfallchirurg; Anästhesist; Geriater; Geriatrische Pflege; Physio-/Ergotherapeut; Sozialdienst.

Alterstraumatologische Zentren

In Zentren für Alterstraumatologie müssen für die wichtigsten Frakturtypen sowie für generelle Behandlungspfade klinikinterne Behandlungsstandards **(SOP = Standard Operating Procedures)** ausgearbeitet und hinterlegt werden, um eine Zertifizierung zu erlangen.

Im Rahmen des Verfahrens der DGU werden Behandlungsdaten (zunächst für proximale Femurfrakturen) in einem obligaten Register erfasst. Ein Register ist auch beim Verfahren der DGG im Aufbau. Langfristig können diese Registerdaten zur Verbesserung der Behandlungsqualität beitragen und zudem Vergleiche zwischen Zentren ermöglichen.

40.4.2 Traumatologische (Früh-)Reha

Rehabilitation bezieht sich immer auf bestmögliche Wiederherstellung von Mobilität, Selbstständigkeit bei Aktivitäten des täglichen Lebens und gesundheitsbezogener Lebensqualität sowie Vermeidung von dauerhafter Pflegebedürftigkeit.

Dabei sind die spezifischen chirurgischen und die medizinischen sowie Aspekte der Multimorbidität und geriatrischer Syndrome zu berücksichtigen. Alle Funktions- und Aktivitätseinschränkungen, Störungen der Teilhabe etc. müssen reduziert werden.

Rehabilitation ist stationär, teilstationär oder ambulant möglich.

Frührehabilitation

Behandlungsverfahren werden in Anlehnung an die internationale Klassifikation der Funktionsfähigkeit, Behinderung und Gesundheit (ICF) definiert. Dabei bedarf es einer professionell abgestimmten Befunderhebung, eines Assessments und der Beachtung der Therapiephasen, des bisherigen Heilungsverlauf und des Rehabilitationspotenzials. Dies muss mit Patienten und Angehörigen abgestimmt werden.

Assessments als Grundlage für Behandlungsplanung:
- Prämorbider Zustand, Verletzungsgeschehen und Kontextfaktoren
- Relative und absolute Kontraindikationen gegen Behandlungen/Therapieabbruch oder Therapiemodifikation
- Körperliche Funktions- und Leistungsfähigkeit (Schmerz, Kraftgrad, Gleichgewicht und Koordination, Beweglichkeit, Ausdauer, Merkfähigkeit, Orientierung, exekutive Funktionen, Stimmungslage)
- Aktivitäten (Mobilität, körperliche Aktivität und funktionelle Fähigkeiten in den ADL)
- Teilhabe und Lebensqualität
- Identifikation von Risikozuständen und Risikopatienten (Sturz, Kognition, Sarkopenie, Frailty, Mangelernährung, psychiatrische Erkrankungen)

40.4.3 Spezielle Frakturen

Die zahlenmäßig bedeutsamsten Frakturen des höheren Lebensalters sind hüftgelenknahe Femurfrakturen, Oberarmkopffrakturen, die distale Radiusfrakturen, Wirbelsäulenfrakturen und Beckenfrakturen. Diese spielen u. a. eine wichtige Rolle in der geriatrischen frührehabilitativen Komplexbehandlung. Auch periprothetische Frakturen sind häufig.

Schulter und obere Extremität

Proximale Humerusfraktur

Definition, Epidemiologie, Einteilung: typische osteoporotische Fraktur des alten Menschen. Schätzungen gehen von einer Inzidenz in der Gesamtbevölkerung von ca. 100/100 000/J. aus, im höheren Lebensalter > 85 J. bis zu 900/100 000 Fälle (dritthäufigste Fraktur nach proximalen Femurfrakturen und distalen Radiusfrakturen).
Klinik und Diagnostik: Die Anamnese des Unfallmechanismus (meist Sturz). Auch sollten Informationen sowohl über die Schulterfunktion vor dem Unfall als auch Details über die häusliche Versorgungssituation eruiert werden, da diese Informationen einen Einfluss auf die Art der Versorgung haben.
Therapie: Es gibt keine einheitlichen Therapieempfehlungen. Etwa 50 % der Frakturen werden in Deutschland konservativ behandelt, die operative Versorgung nimmt jedoch deutlich zu. Bei stabilen und bei nicht bzw. nur gering dislozierten Frakturen ist eine konservative Therapie gerechtfertigt.
Bei den operativen Verfahren kommen gelenkerhaltende Operationen infrage (Plattenosteosynthese, Marknagel, minimalinvasive K-Draht- oder Schraubenosteosynthese). Die winkelstabile **Plattenosteosynthese** ist die Methode der Wahl. Vor allem bei komplexen Frakturen kommt auch ein **Gelenkersatz** infrage. Dabei haben die Chirurgen die Entscheidung über eine anatomische oder eine inverse Prothese zu treffen. Bei geriatrischen Patienten ist meist die inverse Prothese die bessere Lösung.
Pflege
- Unterstützungsbedarf in den ATL erheben
- Assistenz anbieten; aktivierend-rehabilitatives Vorgehen
- Prävention: Dekubitus, Sturz, Kontraktur, Thrombose
- Schmerzerfassung und gemeinsame Maßnahmenplanung (Patient, Medizin, Physiotherapie)
- Bewegungsförderung in Absprache mit Physiotherapie
- Kenntnis schmerzfreier Bewegungsabläufe
- Bei Schlafstörungen: Maßnahmen planen

Komplikationen, Verlauf, Prognose: Bei stabilen Frakturen ist eine frühe assistierte Beübung einer reinen Ruhigstellung überlegen. Nach operativen Eingriffen ist i. d. R eine Plattenosteosynthese einem Gelenkersatz funktionell überlegen. Dies gilt jedoch eher für einfachere Frakturen. Bei komplexen Frakturen ist der Gelenkersatz häufig die erfolgreichere Therapie. Werden komplexere Frakturen osteosynthetisch versorgt, ist mit erhöhten Re-OP-Raten zu rechnen. Die häufigste Komplikation nach Implantation einer inversen Prothese ist die Luxation, die meist geschlossen reponiert wird.

Blickpunkt Physiotherapie
- Bewegungsübungen zur Funktionswiederherstellung
- Informationen an Pflegeteam zur Unterstützung in den ATL
- Belastungsfähigkeit, Hilfsmitteleinsatz
- Informationen/Austausch mit Pflege

40

Distale Radiusfraktur

Definition, Epidemiologie, Einteilung: Mit ca. 200 000 Fällen/J. in Deutschland die häufigste Fraktur in der Alterstraumatologie. Oftmals Traumata mit geringer Energie, v. a. bei Frauen mit Osteoporose. Verletzungsmechanismus meist Stürze, die mit der Hand abgefangen werden.
Klinik und Diagnostik: Die Klinik präsentiert sich (nach entsprechender Anamnese) mit Druckschmerz über dem distalen Radius, Bewegungsschmerz des Handgelenks und typischen Fehlstellungen (nach radial als Bajonett bzw. nach dorsal als Fourchette). Weichteil-, Gefäß- und Nervenbeteiligungen (N. medianus!) immer sorgfältig untersuchen.

Cave
Distale Radiusfraktur nach Sturz nicht übersehen
Bei älteren Menschen werden nach einem Sturz mit hüftgelenknahen Frakturen oder Beckenfrakturen **begleitende Radiusfrakturen** leicht übersehen, da die größeren Frakturen klinisch im Vordergrund stehen.

Therapie: Trotz der Häufigkeit der Fraktur gibt es keine einheitlichen Therapieempfehlungen. Die operative Therapie scheint radiologisch bessere und funktionell der konservativen Therapie ebenbürtige Ergebnisse zu haben. Die **operative Versorgung** wird jedoch immer häufiger.
Komplikationen, Verlauf, Prognose: In der Nachbehandlung ist eine frühzeitige Bewegungsübung der Fingergelenke wichtig. Bei der konservativen Therapie wird meist 6 Wo. ruhiggestellt. Bei der anschließenden Beübung sollte das Gelenk für weitere 4 Wo. nicht belastet werden. Bei der operativen Therapie mit übungsstabiler Osteosynthese werden die Komplikationen einer längeren Ruhigstellung vermieden. Bei Versorgung mit Kirschner-Drähten besteht i. d. R keine vollständige Übungsstabilität, sodass begleitend ruhig gestellt werden muss (Unterarmgipsschiene).

Weitere Frakturen

- Distale Humerusfrakturen
- Proximale Unterarmfrakturen
- Karpale Verletzungen

Blickpunkt Ergotherapie
Frakturen OEX
- Hilfsmittelversorgung und Anleitung zum Handling
- ADL-Training: Defizite kompensieren, Ressourcen nutzen, Strategien entwickeln
- Feinmotoriktraining
- Anleitung zum selbstständigen Üben
- Ggf. Narbenbehandlung, Sensibilitätstraining

Untere Extremität

Proximale Femurfraktur

Definition, Epidemiologie, Einteilung: per- und subtrochantäre Frakturen. Typische Altersverletzung; die proximale Femurfraktur ist die typische geriatrische Fraktur. Ursache ist meist ein Sturz, oft bei bestehender Osteoporose. Inzidenz ca. 150–250/100 000/J. Bei Patienten >70 J. in Deutschland etwa 125 000 Fälle/J.

Klinik und Diagnostik: Funktionsausfall (Bein kann nicht angehoben werden), Stauchungs- und Rotationsschmerz, bei dislozierter Adduktionsfraktur Bein in verkürzter Außenrotation. Bei eingestauchter Abduktionsfraktur ist diese Fehlstellung nicht vorhanden. Die klinische Diagnostik stellt meist kein Problem dar. Zur Beurteilung des Beckenrings sollte immer eine Röntgen-Beckenübersicht gemacht werden. Die Aufnahme in Lauenstein-Projektion dient der genauen Klassifikation der Fraktur; ggf. CT oder MRT.

Therapie:
- **Therapie bei Schenkelhalsfrakturen** (▶ Abb. 40.3): Der Dislokationsgrad ist entscheidend. Konservative Therapie allenfalls bei nicht dislozierten (mit flacher Frakturlinie) bzw. eingestauchten Frakturen bei Patienten, die bereits vorher schwere Funktionseinschränkungen hatten (z. B. Bettlägerigkeit) oder ein besonders hohes OP-Risiko haben; ggf. minimalinvasive Schraubenosteosynthese oder Hüftkopfresektion.
  Im Regelfall frühzeitige OP anstreben (innerhalb 12 h, spätestens nach 48 h), möglichst mit unmittelbar postoperativ möglicher Vollbelastung. Bei geriatrischen Patienten ist die endoprothetische Versorgung der Osteosynthese bzgl. Komplikationen und funktionellem Outcome überlegen.
  Die Vorteile der Vollprothese sind geringere Revisionsraten, bessere funktionelle Ergebnisse und höhere Lebensqualität, als Hauptnachteil besteht eine höhere Luxationsrate. Die Duokopfprothesen werden meist zementiert eingesetzt (geringere Schmerzen, bessere Funktion; **cave:** bei kardial vorgeschädigten Patienten höheres Akutrisiko).
- **Therapie bei pertrochantären Frakturen** (▶ Abb. 40.3): Standardversorgung ist die dynamische Hüftschraube (DHS). Eine primäre Prothesenimplantation kommt bei starker Osteoporose, bei komplexen Frakturen oder bei prätraumatisch symptomatischer Koxarthrose infrage. Bei hoch instabilen Frakturen sind Marknägel eine mögliche Alternative. Diese sind als intramedulläre Kraftträger den extramedullären Kraftträgern wie der DHS biomechanisch theoretisch überlegen, es besteht jedoch eine höhere Komplikationsrate.
- **Therapie bei subtrochantären Frakturen** (▶ Abb. 40.3): Versorgung meist mit intramedullärer Stabilisierung mit langem Marknagel; ggf. geschlossene Reposition. Häufig werden auch additive Cerclagen eingebracht.

40

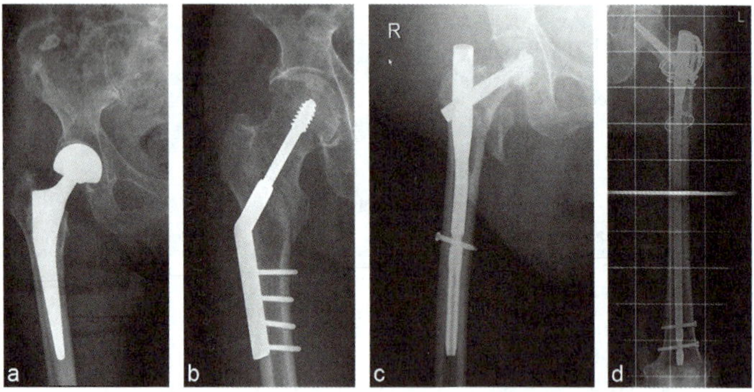

Abb. 40.3 **a** Zementierte Duokopfprothese für alte Patienten, **b** dynamische Hüftschraube (DHS) bei pertrochantärer Femurfraktur, **c** Zementaugmentierter proximaler Femurnagel (PFN); man beachte den Zement um die Schraubenspitze, **d** postoperatives Bild nach Wechsel auf einen längeren PFNA und Anschlingen des Trochanter major mittels Krallenplatte und Augmentation mit Cerclagen [M801/M802, P183, T579]

Komplikationen, Verlauf, Prognose: häufig postoperatives Delir. Die Komplikationsrate ist hoch (medizinische und lokale = chirurgische Komplikationen). Chirurgische Komplikationen sind Implantatversagen, Luxationen und Weichteilkomplikationen. Die Beobachtung und Erfassung möglicher Komplikationen ist wichtige Aufgabe der weiterversorgenden Klinik bzw. später des Umfeldes (Pflegeheim, Hausärzte, Familie).
Die 1-Jahres-Mortalität beträgt 25 %. Etwa ⅓ der Patienten verliert innerhalb des ersten Jahres die Selbstständigkeit. Direkte Krankheitskosten nur bei dieser Fraktur in Deutschland: 2,5 Mrd. EUR/J.

Weitere Frakturen der unteren Extremität

- Distale Femurfrakturen
- Tibiakopffrakturen
- Sprunggelenkfrakturen

Blickpunkt Ergotherapie

Frakturen UEX

- Hilfsmittelversorgung und Anleitung zum Handling (auch Schuhversorgung, falls erforderlich)
- Outdoortraining: Wege bewältigen, Sicherheit im Straßenverkehr, die eigenen Ressourcen einteilen
- ADL-Training: Defizite kompensieren, Ressourcen nutzen, Strategien entwickeln

Wirbelsäule

Jährliche Inzidenz einer neuen WS-Fraktur bei 50- bis 80-Jährigen ca. 1,1 % (F) bzw. 0,6 % (M). Prävalenz in geriatrischen Populationen > 50 %. Anzahl der Wirbelsäulen-OP 2005 ca. 97 000, 2011 ca. 229 000.

Der Anteil der WK-Frakturen bezogen auf das Wirbelsäulensegment ist wie folgt: zervikal (C0–C7) 60 %, thorakal (B1–B10) 8 %, thorakolumbal (B11–L2) 20 %, lumbal (L3–L5) 10 %, sakral 2 %.
Geriatrische Patienten haben bei gleich schwerer Verletzung eine schlechtere Prognose und eine höhere Mortalität als jüngere Patienten. Beim alten Menschen erfolgt eine strenge Indikationsstellung zum operativen Vorgehen. Operiert wird erst dann, wenn alle sinnvollen konservativen Möglichkeiten ausgeschöpft sind.
Bei alten Menschen werden häufig alte Wirbelsäulenfrakturen erst viel später entdeckt. Erfasste und nicht erfasste WS-Frakturen können zu einer gefährlichen Kaskade werden, die auch in einen Circulus vitiosus münden kann: starke Schmerzen → persistierende Rückenschmerzen → zunehmende thorakale Kyphose → eingeschränkte Lungenfunktion, zunehmende Kraftlosigkeit, früh eintretendes Sättigungsgefühl, Gewichtsverlust, zunehmende Osteoporose → vermehrte Inaktivität.

Halswirbelsäule

Definition, Epidemiologie, Einteilung: Degenerative Veränderungen und Osteoporose spielen eine wichtige Rolle bei HWS-Frakturen, die häufig durch ein Bagatelltrauma verursacht werden.
Klinik und Diagnostik: Röntgendiagnostik in 2 Ebenen, ggf. zusätzlich Dens-Zielaufnahme; ggf. CT. Manchmal muss vor geplanter OP eine Darstellung der hirnversorgenden Gefäße erfolgen.
Therapie: Die Therapieentscheidung wird neben den neurologischen Symptomen 3 Faktoren berücksichtigen: Instabilität, Mobilität und Morbidität. Bei sehr alten und multimorbiden Patienten besteht eine erhöhte OP-Letalität. Gute Ergebnisse bei ventraler Schraubenfixierung (hohe Fusionsraten, wenige Komplikationen) oder durch dorsale Fusionierung von C1 mit C2. Konservativ eher bei Patienten mit geringen funktionellen Ansprüchen, **operativ** bei eher hohen funktionellen Ansprüchen. Frakturen C3–C7 sind eher selten → bei Instabilität primäre OP.
Komplikationen, Verlauf, Prognose: Die rasche Mobilisierung ist essenziell. Häufig werden auch nach operativem Vorgehen weiche Orthesen verordnet, um den Patienten an vorsichtige Bewegungen zu erinnern. Sie sollten aber schnellstmöglich abtrainiert werden. Alle Patienten mit HWS-Frakturen sollten auf Dysphagien gescreent werden.

Brust- und Lendenwirbelsäule

Definition, Epidemiologie, Einteilung: Genaue epidemiologische Daten liegen nicht vor. Frauen sind deutlich häufiger betroffen als Männer. Die Wirbelkörperkompressionsfrakturen bilden den häufigsten Osteoporose-bedingten Frakturtyp. In Deutschland wird die Gesamtprävalenz von Osteoporose-bedingten WK-Frakturen auf 2 Mio. Frauen und 800 000 Männer geschätzt. Ursache für die osteoporotische Sinterungsfraktur ist der Substanzverlust des Knochens. Etwa ⅔ der osteoporotischen WK-Frakturen bleiben klinisch initial symptomlos. Etwa ⅓ verursacht Schmerzen.
Therapie: Grundsätzlich kann konservativ oder interventionell mit Vertebroplastie oder Kyphoplastie behandelt werden. **Ziele** bei osteoporotischen WK-Kompressionsfrakturen: primär konservativ, gute Schmerzmedikation, frühe Mobilisierung, Vermeidung sekundärer Komplikationen. Neurologische Komplikationen dürfen nicht vorliegen. Falls Schmerzen persistieren, nach 4–6 Wo. operieren. Bei stabilen Frakturen Ballonkyphoplastie, bei instabilen Frakturen mit oder ohne Spinalkanalstenose Kyphoplastie mit Instrumentierung oder Wirbelkörperersatz. Bei alten und sehr alten multimorbiden Patienten steht immer das

konservative Vorgehen im Vordergrund. Die operativen Möglichkeiten sind auch durch die verminderte Knochenqualität eingeschränkt. Herkömmliche dorsale Stabilisierungen bedürfen einer z.T. ausgedehnten Freilegung der WS und ggf. einer zusätzlichen Zementaugmentation der transpedikulären Schrauben.
Der **operative Zugang** erfolgt entweder als dorsale Instrumentierung (minimalinvasiv/zementaugmentierend) oder als ventrale Stabilisierung. Die Hauptindikation für die ventrale Stabilisierung ist eine ausgedehntere Zerstörung des WK. Die wesentlichen Kontraindikationen gegen den ventralen Zugang sind massive Adipositas, bestimmte Lungenerkrankungen und respiratorische Insuffizienz. Die ventralen Eingriffe sind auch mit einem erhöhten Blutverlust sowie mit arteriellen oder venösen Verletzungen assoziiert.
Augmentierende Verfahren am Wirbelkörper: Vertebroplastie und Ballonkyphoplastie. Kyphoplastie und Vertebroplastie reduzieren möglicherweise die Schmerzen besser als das konservative Vorgehen. Anschlussfrakturen treten vermehrt bei konservativer Therapie auf. Die Ballonkyphoplastie zeigt möglicherweise bessere Ergebnisse bzgl. der Lebensqualität als die Vertebroplastie. Das Risiko für Zementextravasate ist bei der Ballonkyphoplastie geringer als bei der Vertebroplastie.
Sakrumfraktur: bei Schmerzpersistenz Zementaugmentation mit Schraubenarthrodese. Meist müssen zementaugmentierte Schrauben verwendet werden, um ausreichende Stabilität zu gewinnen.
Komplikationen, Verlauf, Prognose: Neben den intraoperativen Komplikationen treten v. a. Zementextravasate regelhaft auf. Diese können in Einzelfällen zu Querschnittslähmungen oder Wurzelkompressionssyndromen führen. Nicht zu unterschätzen sind auch die Zementembolien.
Die Mobilisierung erfolgt unmittelbar postoperativ unter Vollbelastung. Welches der beschriebenen Augmentationsverfahren die bessere Prognose ermöglicht, ist durch Studien nicht geklärt.

Merke

Wichtig ist die Unterstützung der frühestmöglichen Mobilisation und der Reduktion der Aufenthaltszeit im Bett:

- Schmerzmanagement (Medikamente, Lagerung etc.)
- Optimierung von Transfertechniken (Aktivitas-Pflege, Kinästhetik, Anleitung durch Physiotherapie, Hilfsmitteleinsatz)
- Pflegeverrichtungen im Sitzen oder Stehen durchführen
- Gehtraining im Pflegealltag einbauen (Toilettengang, zum Essen gehen etc.)
- Prävention: Sturz, Dekubitus, Pneumonie

Blickpunkt Physiotherapie

- Informationen und Zusammenarbeit mit Pflegeteam am Patienten zu Belastbarkeit, Bewegungsabläufen und zur Integration in die ATL
- Hilfsmittel, Hilfsmitteltraining

Becken

Acetabulumfrakturen

Definition, Epidemiologie, Einteilung: eher seltener Frakturtyp, jedoch mit deutlicher Zunahme in höherem Lebensalter. Ursächlich ist meist ein Sturz auf den Trochanter major (dann Fraktur des vorderen Pfeilers) oder ein Rasanztrau-

ma, z. B. Verkehrsunfall (dann hinterer Pfeiler betroffen oder komplexere Fraktur). Klassifikation der Frakturen nach Judet und Letournel.
Klinik und Diagnostik: klinische Symptomatik häufig unspezifisch, schmerzhafte Bewegungseinschränkung im Hüftgelenk. Mögliches Sturzereignis eruieren. Röntgen initial Beckenübersicht a. p.; falls V. a. Acetabulumfraktur immer CT (mit 3-D-Rekonstruktion zur OP-Planung der häufig komplexen Frakturen).
Therapie: konservative Therapie nur bei undislozierten Frakturen und bei sehr hohem OP-Risiko. Dazu darf keine Stufen- oder Spaltbildung > 2 mm nachweisbar sein, es darf keine Luxationstendenz vorhanden sein und es muss eine intakte Hauptbelastungszone bestehen. Das Risiko für eine posttraumatische Arthrose ist bei konservativer Therapie hoch. Die Therapie besteht in entlastender Mobilisation (10-kg- Teilbelastung) unter Analgetikatherapie. Thromboseprophylaxe für 6 Wo. Regelmäßige Rö-Kontrolle zum Ausschluss einer sekundären Dislokation. Zunehmende Belastung bei sichtbarer Frakturkonsolidierung bis zur Vollbelastung.
Eine **operative Versorgung** erfolgt als offene Osteosynthese, perkutane oder minimalinvasive Osteosynthese oder primäre totale Hüftarthroplastik (ggf. kombiniert mit Osteosynthese). Die klassische Versorgung bei geriatrischen Patienten ist die offene Reposition mit interner Fixation. Je nach operativem Zugangsweg sind dies große Operationen.
Komplikationen, Verlauf, Prognose: Nachbehandlung meist mit 10-kg-Teilbelastung für 6–12 Wo. Hohes Thromboserisiko. Meist ausgeprägte Schmerzen über mehrere Wochen. Nosokomiale Infektionen sind häufig, ebenso wie Dekubitus, wenn keine ausreichende Mobilisierung gelingt. Häufig sekundäre Koxarthrose, ggf. mit Erfordernis einer weiteren OP. Hohe 1-Jahres-Mortalität. Je nach operativem Zugangsweg kann es zu heterotopen Ossifikationen kommen.

Beckenringfrakturen

Definition, Epidemiologie, Einteilung: Fragilitätsfrakturen des Beckenrings nehmen in höherem Lebensalter deutlich zu. Früher verwendete Begriffe sind Insuffizienzfraktur oder auch Ermüdungsfraktur oder osteoporotische Beckenringfraktur. Risikofaktoren sind Osteoporose, Immobilität, ggf. frühere Bestrahlungen oder frühere Verletzungen im Beckenbereich. Beckenringverletzungen mit niedrigenergetischem Trauma im Alter unterscheiden sich deutlich von denen nach hochenergetischem Trauma bei jüngeren Menschen. Bei alten Menschen besteht häufig nur eine geringe Instabilität des Beckenrings. Die Beckenringfrakturen werden in der FFP-Klassifikation (Fragility Fractures of the Pelvis) in 4 Kategorien (Typ I–IV) eingeteilt:

- Typ I: isolierte vordere Beckenringfraktur
- Typ II: unverschobene Läsionen des hinteren Beckenrings
- Typ III: dislozierte unilaterale hintere Beckenringfraktur plus Instabilität des vorderen Beckenrings
- Typ IV: bilaterale verschobene hintere Beckenringverletzung

Klinik und Diagnostik: Unfallmechanismen sind i. d. R Stürze. Erstuntersuchung mit Palpation des vorderen und hinteren Beckenrings, der LWS einschließlich des Sakrums und der Femora. Rö Beckenübersicht a.p. und ggf. axiale Hüftaufnahmen zum Ausschluss von proximalen Femurfrakturen. Eine Fraktur des hinteren Beckenrings wird häufig erst im CT sichtbar. Bei geriatrischen Patienten erfolgt diese Diagnosestellung häufig verzögert. Bei starker Schmerzsymptomatik und bei sichtbarer Fraktur im vorderen Beckenbereich im konventionellen Röntgen sollte deshalb die Indikation für ein CT (ggf. auch MRT) großzügig gestellt werden.
Therapie: Typ-I-Frakturen sind stabiler als Typ II; verschobene Frakturen sind instabiler als unverschobene; bilateral verschobene sind instabiler als unilateral

verschobene. Daraus ergeben sich die therapeutischen Strategien von konservativ über minimalinvasiv bis zu offen reponierten und mit interner Fixation versorgten Frakturen. An operativen Verfahren kommen u. a. die dorsale Stabilisierung, ileosakrale Schrauben, lumbopelvine Abstützungen oder ventrale Plattenosteosynthesen infrage.
Die wichtigsten Therapieziele sind schmerzfreie Mobilisation und Prävention bzw. Wiederherstellung des Funktionsverlustes. Erst eine adäquate Schmerzbehandlung erlaubt eine angemessene Frühmobilisation. Bettlägerigkeit sollte dringlich verhindert werden.
Komplikationen, Verlauf, Prognose: In Einzelfällen kommt es bei konservativer Therapie zu Pseudarthrosen, die ggf. sekundär operativ stabilisiert werden müssen. Thrombosen sind häufig. Die Mortalität im ersten Jahr ist hoch.

Periprothetische Frakturen

Definition, Epidemiologie: Periprothetische Frakturen sind bei alten Menschen ein häufiges klinisches Problem. Die Risiken sind besonders hoch bei Patienten mit Sturzneigung, mit schlechter Knochenqualität, mit ausgeprägter Multimorbidität und bei dementen Patienten. Direkte Ursachen sind meist Stürze, es kommen aber auch spontane periprothetische Frakturen vor oder Frakturen bei geringer Krafteinwirkung wie dem Umlagern oder bei „falschen" Bewegungen. Am häufigsten sind der Humerusschaft, das proximale und das distale Femur und die Tibia betroffen.

Diagnostik: Die Diagnostik zunächst immer durch konventionelles Röntgen. Häufig wird für die operative Planung im Weiteren eine CT mit 3-D-Rekonstruktion erforderlich.
Im weitesten Sinne gehören auch Prothesenlockerungen zu diesem Themenkomplex. Die radiologischen Zeichen für eine Prothesenlockerung sind ein Lysesaum um die Prothese, Zement- oder Prothesenseparation vom Knochen, Einsinken der Prothese. Den Radiologen müssen entsprechende Voraufnahmen mitgeliefert werden.
Therapie: Die operative Versorgung von Prothesenlockerungen und periprothetischen Frakturen ist komplex und bedarf einer guten Zusammenarbeit zwischen Chirurgen, Hausärzten und Geriatern und dem Patienten bzw. den Angehörigen.

Sonderfälle

Spinalkanalstenose

Definition, Epidemiologie, Einteilung: Die Spinalkanalstenose kann angeboren oder erworben sein, in höherem Lebensalter handelt es sich überwiegend um eine erworbene Verengung aufgrund degenerativer Prozesse (Bandscheibenprotrusion, Degeneration der Ligamenta flava und der Facettengelenke, osteophytische Anbauten). Die Inzidenz lumbaler Spinalkanalstenosen und Foraminalstenosen ist im Alter hoch, bis zu ⅕ der Menschen > 65 J. ist betroffen (in unterschiedlicher Ausprägung). Risikofaktoren sind ausgeprägte Hyperlordose, Spondylolisthese und Morbus Paget.
Klinik und Diagnostik: Klinische Leitsymptome sind Schmerzen und Ermüdbarkeit der Beine. Es liegt häufig eine längere Anamnese mit Rückenschmerzen vor. Die Gehstrecke ist verkürzt (im Gegensatz zur Claudicatio intermittens keine schnelle Besserung nach Stehenbleiben), Patienten können auch nicht mehr lange stehen. Verstärkung der Beschwerden bei Lordosierung der WS bzw. Besserung beim Nachvornbeugen. Später sind auch sensible Störungen, Blasen- und Mastdarmstörungen möglich. Zur genauen Diagnostik auch der Weichteile ist i. d. R ein MRT erforderlich.

Therapie: initial immer **konservativ.** Physiotherapie und physikalische Therapie, Entlastung der LWS durch therapeutische Lagerung, Haltungs- und Bewegungsschulung, ggf. Orthese zur Korrektur einer Lordose. Schmerztherapie nach Stufenschema, antiphlogistische Therapie, in Einzelfällen sind Muskelrelaxanzien wirksam **(cave:** ZNS-UAW). In weiter fortgeschrittenen Stadien werden häufig lokale Injektionen (Lokalanästhetika, Steroide) durchgeführt (Nervenwurzelinfiltrationen, ggf. auch Periduralanästhesie). Diese sind jedoch sehr umstritten. Ist die Periduralanästhesie erfolgreich, kann eine sog. Radiofrequenzneurotomie durchgeführt werden. Persistieren die Beschwerden über > 3 Mon. (mit Claudicatio-Symptomatik) besteht **OP-Indikation** zur Dekompression. Bei Instabilität oder ausgeprägten Rückenschmerzen ggf. Fusion. Bei geriatrischen Patienten mit Osteoporose schwierige Abwägung. **Foraminalstenosen:** endoskopische transforaminale Disektomie und Foraminotomie. Eine Radiofrequenzablation bei symptomatischer Facettengelenkarthrose ist auch bei älteren Patienten gut machbar.
Komplikationen, Verlauf, Prognose: häufig therapieassoziierte Komplikationen. Die lumbale Spinalkanalstenose ist eine chronische, meist fortschreitende Erkrankung, die aber auch stehen bleiben kann. Die Prognose hängt auch von individuellen krankheitsverarbeitenden Kapazitäten ab.

40

Spondylodiszitis

Definition:

- Spondylitis = Entzündung des WK
- Spondylodiszitis = Entzündung des Wirbelzwischenraums bzw. der Bandscheibe

Insgesamt meist als Spondylodiszitis bezeichnet, da häufig nicht klar feststeht, in welcher Reihenfolge der Befall erfolgte. Die Spondylodiszitis ist die Osteomyelitis der Wirbelsäule.
Eher selten: jährliche Inzidenz 2,4:100 000, im höheren Lebensalter bis zu 6,5:100 000, Tendenz zunehmend. Mortalität hoch (2–11 %, bei multiresistenten Keimen höher).
Pathogenese:

- Hämatogen (am häufigsten). Bakterielle Dissemination als Komplikation einer Bakteriämie oder Organinfektion an anderer Stelle. RF: Diabetes, hohes Lebensalter, Immunsuppression, i. v. Drogenabusus, maligne Erkrankungen, Dialyse, Leberzirrhose.
  In 50 % der hämatogenen Fälle lässt sich ein weiterer bakterieller Fokus finden (Urogenitaltrakt, Endokarditis, Haut und Weichteile, GI-Trakt, intravaskuläres Fremdmaterial etc.).
- Iatrogen: bei Z.n. Rücken-OP (v. a. mit Fremdkörpereinbringung oder auch bei minimalinvasiven Eingriffen
- Per continuitatem (selten): anamnestisch meist leicht zu klären.

Klinik und Diagnostik: unspezifisch! Schwierige Diagnose. Eher selten Fieber, initial eher selten neurologische Symptome. Wegen unspezifischer Symptomatik häufig erst späte Diagnosestellung. Falls nicht rechtzeitig erkannt, sind desaströse Outcomes möglich: neurologische Ausfälle, Fehlstellungen, chronisches Schmerzsyndrom, funktionelles Handicap. Häufig aber auch Überdiagnostik und Übertherapie, falls tatsächlich keine Spondylodiszitis vorliegt.

- **Mikrobiologie:** häufige Erreger sind S. aureus, gramnegative Bakterien, Streptokokken/Enterokokken, koagulasenegative Staphylokokken. Erregerdetektion hat zentrale Bedeutung für die Therapie. Wenn möglich immer vor Beginn der Therapie abschließen.

- **Labor:** Wichtigster Such- und Verlaufsparameter ist das CRP (hohe Sensitivität, geringe Spezifität).
- **Bildgebung:** Erstuntersuchung konventionelles Röntgen (für DD Knochenmetastasen, WK-Frakturen). Die Methode der Wahl ist das MRT. CT hat geringere Sensitivität; indiziert bei KI gegen MR und zur CT-gesteuerten Punktion.

Komplikation: manchmal Progress zu paravertebralen oder epiduralen Abszessen oder zu Psoasabszessen.
Therapie: chirurgisch bei Abszessen oder Instabilität. Antibiotische Therapie möglichst nach Erreger, initial immer i. v.; falls kein Erreger isolierbar sein sollte oder S. aureus und gramnegative Erreger im Spektrum liegen (z. B. Flucloxacillin + Ceftriaxon für 2–4 Wo. i. v., gefolgt von Clindamycin + Ciprofloxacin p. o.).
Dauer 6 Wo., wenn unkompliziert, bis zu 3 Mon. bei Abszessen und Implantaten. Abfall des CRP zeigt Ansprechen. MRT kein guter Verlaufsparameter.
Weitere Therapie: Ruhigstellung umstritten, nur bei Instabilität. Frühzeitige Mobilisierung erscheint naheliegend, da langer Verlauf und Muskelabbau schlecht; ggf. Korsett.

Hyperkyphose

Eine thorakale Hyperkyphose verschlechtert sich mit dem Alter. Prävalenz bei älteren Patienten 20–40 %. Multifaktorielle Ursachen: degenerative Veränderungen, Frakturen, muskuläre Schwäche, veränderte Biomechanik. Therapie konservativ mit KG, aufrichtende Orthese. OP nur in seltenen Ausnahmefällen.

40.5 Amputationen

40.5.1 Grundlagen

Definition

Eine Amputation ist die Durchtrennung eines Knochens im gesunden Gewebe oder eine Abtrennung eines Körperteils im Gelenk (Exartikulation). Amputationen und die nachfolgende prothetische Versorgung müssen gut geplant und sorgfältig begleitet werden.

Ursachen, Prävalenz

Etwa ¾ aller Beinamputationen erfolgen bei Menschen > 65 J. Die häufigsten Gründe für Beinamputationen im höheren Lebensalter sind die PAVK und der Diabetes mellitus, wesentlich seltener sind traumatologische oder infektiologische Gründe sowie bösartige Tumoren. Amputationen wegen Fehlbildungen sind im Alter sehr selten.

40.5.2 Vorbereitungsphase

Physiotherapeutische Vorbereitung: Wenn eine Beinamputation länger geplant ist, kann bereits im Vorfeld der Operation mit einem gezielten Training (sowohl Training der Muskulatur als auch Training der Bewegungsabläufe, z. B. Transfers Bett – Rollstuhl) begonnen werden.
Vorbereitung mit dem Orthopädietechniker: rechtzeitige Besprechung, welche Art von Prothese infrage kommt.

Psychologische Betreuung: Amputationen werden wesentlich besser bewältigt, wenn rechtzeitig eine psychologische Unterstützung eingeleitet wird, mit diesem Einschnitt in das Leben fertigzuwerden. Der Verweis an Selbsthilfegruppen kann hilfreich sein, indem sich der Patient mit anderen Betroffenen austauschen kann.

40.5.3 Phasen der Versorgung nach der Amputation

Phase der Wundheilung meist mit Ödem im Stumpfbereich. Lockerer Wundverband; Druckausübung auf den Stumpf sollte vermieden werden. Regelmäßige Dokumentation des Stumpfumfangs (immer an derselben Stelle messen).
Bei Wundheilungsstörungen verzögert sich die Prothesenanpassung. Richtige Lagerung ist in dieser Phase nötig, damit sich nicht Verkürzungen der Muskeln und Sehnen ergeben. Der Stumpf sollte möglichst gestreckt liegen (nicht dauerhaft auf einem Kissen hochlagern). Wenn ein Patient gerne eine angenehmere schmerzfreie Position einnehmen möchte, sollte auf die Wichtigkeit der richtigen Lagerung hingewiesen werden und ein Wechsel stattfinden. Maximale Mobilisierung außerhalb des Bettes als auch die Durchbewegung der Gelenke im Bett (besonders frühzeitig wichtig beim Schultergelenk). Eigenprogramme anbieten!
Nach Abschluss der Wundheilung und Fadenentfernung Kompressionstherapie, um den Stumpf für die spätere Prothese vorzubereiten. Die Kompression sollte am Stumpfende am höchsten sein und zum Körper hin abnehmen.

Cave
Bei Kniegelenkexartikulationen wird i. d. R nicht komprimiert, damit keine Nekrosen an den Kondylen entstehen.

Dann erfolgt der Übergang zu einem Silikonliner (s. u.). Die Pflege sollte sorgfältig auf den Zustand der Haut achten, da es besonders initial zu stärkerem Schwitzen und zu Hautirritationen kommen kann.
Pflege
- Frühestmögliche Mobilisation und der Reduktion der Aufenthaltszeit im Bett
- Schmerzmanagement: Medikamente, Lagerung etc.
- Stumpflagerung schmerzfrei, jedoch Position häufiger wechseln
- Prävention: Sturz, Hautirritationen am Stumpf

40.5.4 Prothetische Versorgung

Ziel einer prothetischen Versorgung ist die Wiederherstellung eines erwartbaren bzw. anzustrebenden Mobilitätsgrades. Grundsätzlich wird dieser selten höher sein als vor der Amputation. Es gilt jedoch zu klären, ob nicht doch z. B. durch eine hochgradige PAVK eine erzwungene Immobilität bestand, die nach erfolgreicher prothetischer Versorgung auf ein höheres als das Voramputationsniveau angehoben werden kann. Man definiert grob **vier Mobilitätsgrade:**
- **Gering:** Innenbereichsgeher; kurze Strecken auf ebenem Grund werden meist mit langsamer Geschwindigkeit gemeistert.
- **Mittel:** eingeschränkte Außenbereichsgeher; auch Gang auf unebenem Grund ist möglich wie auch Überwinden niedriger Hindernisse (Bordsteinkante, Stufen).
- **Hoch:** uneingeschränkte Außenbereichsgeher; alle Untergründe, unterschiedliche Gehgeschwindigkeiten, längere Strecken möglich; fast jedes Hindernis kann überwunden werden.

- **Besonders hoch:** uneingeschränkte Außenbereichsgeher, die zusätzlich mit einer Prothese besondere Herausforderungen meistern (Beruf, Sport, Freizeit). Im geriatrischen Bereich eher selten.

Für die Wahl der richtigen Prothese ist die **Amputationshöhe** entscheidend. Im Bereich des Fußes sind mehr als 12 verschiedene Amputationshöhen bekannt. Sie reichen von einer Zehenamputation über eine Mittelfußamputation bis hin zu Amputationen im Fußwurzelbereich. Bei der Unterschenkelamputation werden Tibia und Fibula durchtrennt. Bei der Knieexartikulation wird im Kniegelenk durchtrennt und der Oberschenkel bleibt vollständig erhalten. Bei der Oberschenkelamputation wird das Femur durchtrennt. Bei der Hüftexartikulation wird im Hüftgelenk durchtrennt und das Becken kann eine Steuerung der Prothese übernehmen. Die extremste Variante der Beinamputation ist die Hemipelvektomie. An der oberen Extremität sind die Amputationshöhen analog.

Die Prognose des Mobilitätsgrades mit Prothese ist umso schlechter, je proximaler die Amputationshöhe liegt.

Erste Anpassungen einer Prothese während der Reha. Die Wunde soll geschlossen und reizfrei sein. Wenn diese Phase erreicht ist, kann ein erster **Liner** angefertigt werden. Ein Liner ist ein strumpfartiger Überzug über den Stumpf. Er dient als zweite Haut zwischen den beweglichen Weichteilen des Stumpfes und des Schafts. Er schützt und polstert die Weichteile des Stumpfes und verbindet den Stumpf mit der Prothese. Die richtige Wahl des Liners bestimmt, ob die Prothese gut und angenehm hält. In Kombination mit dem richtigen Verschlusssystem, das den Schaft am Stumpf festhält, bestimmt der Liner die Funktionalität der Prothese. Eine endgültige Anpassung von Liner und Verschlusssystem ist erst möglich, wenn sich am Stumpf nicht mehr viel ändert. Es stehen verschiedene Verschlusssysteme zur Verfügung; neben passiven Systemen (Vakuum durch Hub- und Zugbewegung des Stumpfes) auch aktive Systeme mit Vakuumpumpen. Der nächste Schritt ist ein Gipsabdruck des Stumpfes, damit eine Prothesenanpassung erfolgen kann.

Im geriatrischen Bereich ist nach langem Gebrauch einer Prothese durch Veränderungen des Stumpfes (z. B. Rückgang der Muskulatur) häufig eine Neuanpassung dieser Bestandteile notwendig.

Die genaue Ausfertigung der Prothese erfolgt durch den Orthopädietechniker. Die Wahl der Prothese im geriatrischen Bereich soll sich an realistischen Funktionszielen orientieren. Ein zu komplexes Prothesensystem bei geriatrischen Patienten kann zu einem Fehlgebrauch der Prothese führen, zur Verunsicherung oder auch zu einer grundsätzlichen Ablehnung.

Der Patient sollte darauf hingewiesen werden, frühzeitig mit dem Kostenträger in Kontakt zu treten.

40.5.5 Übungsbehandlung

Die Physiotherapie beginnt bereits vor der Amputation mit dem Training der Rumpfmuskulatur einschließlich des Bauchs und des Rückens. Nach abgeschlossener Wundheilung wird mit der Dehnung der an den Stumpf angrenzenden Muskeln und Gelenke begonnen. Diese sollten die möglichst maximale Beweglichkeit in alle physiologischen Richtungen behalten oder zurückgewinnen. Danach erfolgt das Muskelaufbautraining am Stumpf.

An der oberen Extremität liegt der Schwerpunkt auf Feinmotorik, Geschicklichkeit und Kraft. Dabei ist es maßgeblich, ob die dominante oder nichtdominante Seite amputiert wurde. Komplexe Tätigkeiten wie Schreiben oder Zähneputzen werden geübt.

Aufgaben der Ergotherapie sind das Training der ATL. Dazu gehören Dusch-Wasch-Anziehtraining, Rollstuhltraining, Transfers, Umgang mit der Prothese, Pflege der Prothese, weitere Hilfsmittelberatung und Angehörigenberatung; ggf. Wohnraumanpassung.
Schulung des Patienten v. a. im An- und Ausziehen der Prothese, damit der Patient möglichst unabhängig von Hilfe ist und eine Akzeptanz der Prothese erreicht durch alle Akteure.
Haut- und Narbenpflege: Häufig ist die Haut am Stumpf sehr empfindlich. Hier kann mechanisch mit Bürsten oder Igelbällen gearbeitet werden, um die Widerstandsfähigkeit zu erhöhen. Der Bereich der Narben sollte regelmäßig sorgfältig untersucht werden. Auch wenn die Narbe äußerlich reizlos ist, kann die innere Abheilung mehrere Monate betragen. Narben haben kaum Eigenfettung, deshalb müssen entsprechende Pflegeprodukte eingesetzt werden.

Blickpunkt Ergotherapie
- ADL-Training und Hilfsmittelversorgung
- Erlernen von Kompensationsstrategien:
  - Körperpflege
  - An-/Ausziehen im Sitzen durchführen
  - Kurze Stehphasen im Einbeinstand auch ohne Prothese üben, um z. B. das Waschen des Intimbereichs in der Dusche (auch im Stand) durchführen zu können (= Erhalt von Ressourcen)
- Stumpfpflege und Maßnahmen zur Desensibilisierung, z. B. bürsten

41 Erkrankungen der Augen

Heiner K. Berthold und Siegfried Huhn

41.1 Allgemeines

Das Auge ist neben dem Gehör das wichtigste Kommunikationsorgan des Menschen. Schlechte Augen führen zu verminderter Teilhabe am sozialen Leben, zu weniger Informationsmöglichkeiten (Lesen, Fernsehen) sowie zu Problemen in der räumlichen Orientierung.
In bestimmtem Umfang sind Veränderungen der Augen altersphysiologisch. Durch Verdickung und Versteifung der Linse kommt es zur verminderten Adaptation und daher zur Altersweitsichtigkeit; durch verminderte Tränenproduktion zu trockenen Bindehäuten. Die Hell-Dunkel-Adaptation verlangsamt sich. Der Verlust von retinalen Sinneszellen führt zur Abnahme der Sehschärfe.

41.2 Diagnostik

41.2.1 Logistische Probleme

Diagnostik und Therapie von Augenerkrankungen sind bei geriatrischen Patienten mit besonderen Schwierigkeiten verbunden, da Fachärzte der Augenheilkunde an die Ausrüstung ihrer Praxis oder Klinik gebunden sind. Deshalb ist eine orientierende Diagnostik häufig an die Kenntnisse und Erfahrungen des Hausarztes/Allgemeinarztes oder des nichtophthalmologisch ausgebildeten Klinikers gebunden.

41.2.2 Allgemeine Diagnostik

Ohne spezielle technische Hilfsmittel beschränkt sich die Erstuntersuchung auf eine genaue Anamnese bzw. Fremdanamnese, Inspektion des Auges, Untersuchung der Pupillomotorik, Untersuchung der Augenmotorik, orientierende Perimetrie (Fingerperimetrie), ggf. eine palpatorische orientierende Untersuchung des Augendrucks (akutes Winkelblockglaukom) und eine Untersuchung des Bulbusstandes. Falls entsprechende Erfahrung besteht, kann auch der Augenhintergrund gespiegelt werden. Die Sehschärfe kann mit einfachen Tafeln untersucht werden. Sinnvoll ist die Unterscheidung, ob es sich um ein akutes oder ein vorbestehendes Problem handelt und ob bereits Therapien erfolgen. Zwingend ist eine **Arzneimittelanamnese,** da zahlreiche Wirkstoffe UAW an den Augen hervorrufen können Liegt ein **augenärztlicher Notfall** vor, ist umgehend der Transport zu einem Facharzt angezeigt.

> **Snellen-Sehtest**
> Snellen-Tafel, DIN-A4-Format, in 2,8 m Entfernung auf Augenhöhe anbringen und rechtes und linkes Auge einzeln testen (wenn bereits vorhanden, mit Brille bzw. Linsen testen). Buchstaben werden zeilenweise gelesen. Kann die Zeile 8 gelesen werden, besteht eine optimale Sehschärfe von 20/20. Alles, was > 20 ist, muss augenärztlich abgeklärt werden.

41.2.3 Leitsymptome

- **Allgemeine Sehverschlechterung:** Presbyopie, Katarakt (grauer Star), altersabhängige Makuladegeneration (AMD), Amaurosis fugax, Netzhautablösung
- **Gesichtsfeldausfall (Skotom):** akuter Gesichtsfeldausfall (z.B. zerebrale Ischämie), Glaukom (grüner Star)

- **Gerötetes Auge, schmerzendes Auge:** Konjunktivitis, Keratoconjunctivitis sicca (trockenes Auge), Hordeolum (Gerstenkorn), Fremdkörper, Verletzungen, Verätzungen, Erosio corneae, Ektropium, Entropium, akuter Glaukomanfall (Winkelblockglaukom), Hyposphagma, Entzündungen der Tränenwege
- **Augenmotilitätsstörungen:** Strabismus (Schielen), Störungen der Pupillomotorik (Mydriasis, Miosis, Horner-Syndrom)
- **Exophthalmus:** endokrine Orbithopathie (Morbus Basedow), Tumoren
- **Komplikationen systemischer Erkrankungen:** diabetische Retinopathie, Erkrankungen bei rheumatischen Syndromen (Sicca-Syndrom, Uveitis), Zoster ophthalmicus

41.3 Einfluss von Allgemeinerkrankungen auf das Auge

Diabetes mellitus: Die Retinopathie ist eine schwerwiegende mikroangiopathische Komplikation des schlecht eingestellten DM (▶ Kap. 38.1).
Rheumatische Erkrankungen: Augensymptome können bei rheumatischen Erkrankungen sogar die ersten Symptome sein (z.B. Sicca-Syndrom). Bei Erkrankungen wie RA, Polymyositis, Dermatomyositis, Morbus Bechterew oder Wegener-Granulomatose können Uveitis oder Skleritis auftreten.
Zoster ophthalmicus: Befall des 1. Trigeminusastes durch Varizella-Zoster-Viren (VZV). Bläschenbildung an Stirn, Oberlid und Nasenwurzel. Sehr schmerzhaft, Lichtscheu, Tränenfluss. Eine Hornhautbeteiligung kann zur Erblindung führen. Therapie: virustatisch (i.d.R. systemisch). Patienten sollten sich nicht am Auge berühren, um eine Übertragung auf das andere Auge zu vermeiden. Bei Zoster an anderer Lokalisation gilt dasselbe. Große Herausforderung bei kognitiv eingeschränkten Patienten (ggf. Wegbinden der Hände).
Endokrine Orbitopathie: Die endokrine Orbitopathie ist eine organspezifische Autoimmunerkrankung der Augenhöhle und manifestiert sich mit Exophthalmus (ein- oder beidseitig). Wenn der N. opticus betroffen ist, kann eine OP indiziert sein.

41.4 Einfluss von Arzneimitteln auf das Auge

Eine Vielzahl von Wirkstoffen kann zu unerwünschten Wirkungen am Auge führen. Bei jeder Verschreibung von Arzneimitteln sollten vorbestehende Augenerkrankungen anamnestisch erfasst werden, zu verschreibende Wirkstoffe auf mögliche UAW am Auge abklären. Wie immer ist die Verschreibung eine Abwägung von Vor- und Nachteilen.

Blickpunkt Medizin
Mögliche UAW am Auge (Auswahl)
- **Anticholinergika:** Akkommodationsstörungen, Lichtempfindlichkeit Störungen der Sehschärfe, Erhöhung des Augeninnendrucks (bis zum Glaukomanfall)
- **Glukokortikoide:** Linsentrübung, Erhöhung des Augeninnendrucks
- **Digitalis:** Veränderungen des Farbsehens
- **Tamoxifen:** Makulaödem mit teilweise schweren Sehstörungen

- **Betablocker:** verminderte Tränenproduktion, Verminderung der Hornhautsensibilität
- **Antikoagulanzien:** grundsätzlich Gefahr der Netzhaut- oder intraokularen Blutung
- **Antihypertensiva:** Gesichtsfeldausfälle bei Niedrigdruckglaukom möglich
- **Pupillenerweiternde Medikamente** (nach augenärztlichen Untersuchungen): vorübergehende Sehstörungen und Sturzgefahr
- **Antidiabetika und Diuretika:** Veränderungen der Brechkraft der Linse
- **Vigabatrin (Antiepileptika):** Gesichtsfeldausfälle

41.5 Wichtige Augenerkrankungen

41.5.1 Presbyopie (Alterssichtigkeit)

Definition: altersphysiologische kontinuierliche Sehverschlechterung bei nachlassender Elastizität der Linse mit Verlust der Anpassungsfähigkeit für den Nahsehbereich mittels Akkommodation.
Therapie: Brillengläser

41.5.2 Katarakt (grauer Star)

Definition: Trübung der Augenlinse (Denaturierung von Linsenproteinen). Meist schleichender Beginn mit Verminderung der Tages- und Erhalt der Dämmerungssehschärfe, vermehrte Blendempfindlichkeit. Häufigste Form (90 %) Cataracta senilis bei 20 % der > 80-Jährigen.
Therapie: Die OP-Indikation (Einsatz einer künstlichen Linse) orientiert sich am Visus und an den allgemeinen funktionellen und gesundheitlichen Gegebenheiten des Patienten. Ambulante OP. Eine rechtzeitige OP kann ein phakolytisches Glaukom verhindern.

41.5.3 Makuladegeneration

Definition: Die altersbedingte Makuladegeneration (AMD) gehört zu den häufigsten und schwersten Netzhautschäden. Beginn ≥ 50. Lj. möglich; betroffen sind bis zu 30 % der > 75-Jährigen. Abnahme der Sehschärfe durch Degeneration von Sinneszellen in der Macula lutea (gelber Fleck) durch Einlagerung von Stoffwechselprodukten. Dies ist der Bereich des schärfsten Sehens und der besten Farbdiskrimination. Unterscheidung trockene (ca. 80–90 % der Betroffenen; hauptsächlich Atrophie des Epithels, langsamer Verlauf) und feuchte (≤ 10 % der Betroffenen; zusätzlich Ausbildung von Gefäßen, dadurch Ödem und Einblutungen, schnellerer Verlauf) Makuladegeneration. Symptombeginn mit grauen Schatten im Zentrum des Auges, herabgesetzte Sehschärfe, bei Ödembildung Verzerrungen. Verbogene Linien können mit Amsler-Gitter-Tafeln untersucht werden (▶ Abb. 41.1). Sehverzerrungen sind ein Anzeichen für Progress der trockenen in eine feuchte AMD → augenärztliche Vorstellung, schnelles Voranschreiten möglich.
Therapie: keine kausale Therapie bei der trockenen AMD bekannt. Optische Hilfsmittel wie Leselupen können die verminderte Sehschärfe zu einem Teil kompensieren. Bei der feuchten AMD können VEGF-Inhibitoren (Vascular Endothelial Growth Factor) intravitreal injiziert werden, die als Angiogenesehemmer wirken. Nach

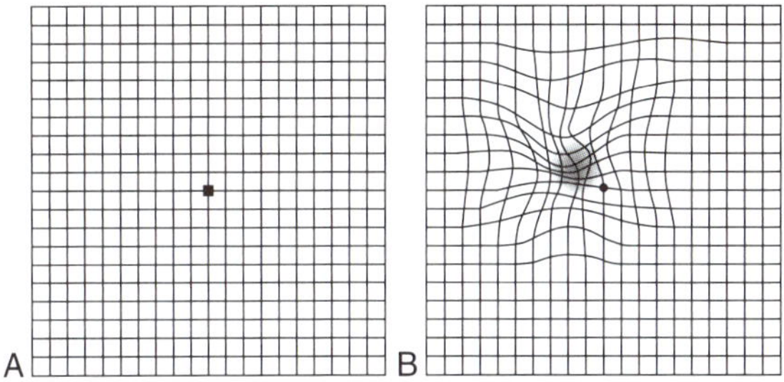

Abb. 41.1 Amsler-Gitter-Tafel [G856]

durchgeführten Injektionen sollten die Augen auf mögliche Entzündungen überwacht werden.

41.5.4 Retinopathie (diabetische Netzhauterkrankung)

Definition: Gefäßveränderungen durch langfristig bestehende Hyperglykämie (Kapillarverschlüsse, Gefäßneubildungen, Einblutungen). Regelmäßige augenärztliche Kontrollen sind bei allen Patienten mit DM angeraten. Häufigste Ursache einer Erblindung.
Prävention und Therapie: gute BZ-Einstellung, Behandlung der anderen kardiovaskulären RF. Bei Vorhandensein der Spätschäden kann die Laserkoagulation zum Einsatz kommen.

41.5.5 Netzhautablösung, Netzhautblutung

Definition: akuter Visusverlust – ophthalmologischer Notfall. Ursachen: riss-, traktions- oder tumorbedingte bzw. exsudative Netzhautablösung. Vorboten manchmal Blitze-, Schatten- oder Schleiersehen.
Therapie: primäre Vitrektomie oder eindellende OP. Bei kleineren Defekten Laser- oder Kryotherapie oder operative Anlage einer Silikonplombe oder -zerklage.

41.5.6 Amaurosis fugax

Definition: akute reversible einseitige Erblindung. Neurologischer Notfall (Stroke Unit). Meist Verschluss der Netzhautarterie.
Die Kombination aus Zentralarterienverschluss mit Amaurosis fugax und Kopfschmerzen weist auf einen Morbus Horton hin (Arteriitis cranialis, Riesenzellarteriitis). Autoimmunerkrankung.
Therapie: hoch dosierte Kortikosteroide

41.5.7 Gesichtsfeldausfälle

Skotome können grundsätzlich als Erkrankung der Netzhaut, der Sehbahn oder des Sehzentrums zustande kommen.
Akut auftretende Skotome sind als ophthalmologische Notfälle zu werten (augenärztliche und/oder neurologische Diagnostik). Häufig sind sie Ausdruck zerebraler Ischämien.
Sonderform: Flimmerskotome bei Migräne (meist schnell reversibel).

41.5.8 Glaukom (grüner Star)

Definition: Verschiedene Ursachen können zu einer Optikusneuropathie und damit zu unterschiedlichen Gesichtsfeldausfällen führen.
Chronisches Glaukom: meist erhöhter Augeninnendruck >21 mmHg (Offenwinkelglaukom in >90 % der Fälle), zusätzlich häufig atherosklerotische Erkrankungen und/oder Hypertonie. Vom Winkelblockglaukom sind nur ca. 5 % der Patienten betroffen. Zweithäufigster Grund für Erblindungen.
Therapie: Verringerung des Augeninnendrucks, da meist vermehrte Kammerwasserproduktion oder erhöhter Abflusswiderstand, durch medikamentöse Maßnahmen. Betablocker und Prostaglandine sind die Mittel der ersten Wahl. Falls erfolglos, operative Therapie oder Laserbehandlung.
Akutes Glaukom (Abflussbehinderung der vorderen Augenkammer → „rotes Auge", reaktionslose Pupille, starke Schmerzen, palpatorisch hartes Auge) abzugrenzen.
Therapie im Glaukomanfall: umgehende augenärztliche Vorstellung, falls nicht möglich Acetazolamid 3 × 250 mg p. o. oder 500 mg i. v.

41.5.9 Erkrankungen des äußeren Auges

Leitsymptome sind häufig Rötung und Schmerz.
Trockenes Auge: Ursachen sind bei nachlassender Tränenproduktion im Alter meist Medikamente, Rauchen, Zugluft, Klimaanlagen oder Luftverschmutzung. Das trockene Auge ist erhöht infektionsgefährdet. **Therapie:** Vermeidung der Noxe, lokal Tränenersatzmittel, ggf. Vitamin A. In schweren Fällen kann das Tränenpünktchen verschlossen werden.
Konjunktivitis: akute oder chronische Entzündung der Bindehaut (Infektionen durch Bakterien, Chlamydien, Pilze oder Viren, Systemerkrankungen wie DM oder Hyperthyreose, mechanische Ursachen wie Fremdkörper, Strahlung, Verätzung, Verbrennung oder Allergien, z. B. Pollinose, weiche Kontaktlinsen). Symptome sind Lichtscheu, Tränen, Lidkrampf, Rötung, Schwellung, Sekretion. **Therapie** kausal und primäre lokale Antibiotikagabe (Gentamicin). Bei Persistenz mikrobiologische Diagnostik.
Hordeolum: Das Gerstenkorn ist eine eitrige Entzündung der Augenliddrüsen. Schmerzhaft. Therapie mit Chinolon lokal (meist Staph. aureus). Gegebenenfalls Inzision durch Augenarzt. Falls Persistenz auch an Malignom denken.
Chalazion: Das Hagelkorn ist eine nicht schmerzhafte verstopfte Talgdrüse des Lids.
Ektropium: erworbene Auswärtsdrehung des Augenlids. Folge: Konjunktivitis, Tränenlaufen. Ursache: erschlaffte Lidmuskulatur. **Therapie:** Salbe zur Nacht. OP hat gute Erfolgsaussichten.
Entropium: erworbene Einwärtsdrehung des (meist) Unterlids. Permanentes Fremdkörpergefühl (Rötung, Schmerzen). Dauerhafte Therapie nur operativ.
Erosio corneae: Epitheldefekt der Hornhaut nach Fremdkörper oder chemischer Reizung. Symptomatische Triasschmerzen, Blepharospasmus und Epiphora (Tränenfluss). **Therapie:** meist Spontanheilung; wenn nicht, Panthenol-Augensalbenverband. Bei Chronizität stationäre Therapie mit Ruhigstellung.
Fremdkörper: Bei Verdacht nur fachärztlich untersuchen und behandeln lassen.
Hyposphagma: flächige subkonjunktivale Blutung. Im Alter relativ häufig, besonders bei Antikoagulation; Auslösung durch Druckbelastung wie Niesen oder Pressen. Meist spontane Resorption in 14 d. Bei Fremdkörpergefühl sollte Abklärung erfolgen.
Akute Dakryozystitis: Hoch entzündliche schmerzhafte Auftreibung der Tränenwege durch Abflussstörung. im medialen Augenwinkel. Zunächst antibiotische

Behandlung, dann kausale Abklärung. **Cave:** Dacryophlegmone oder Sinus-cavernosus-Thrombose als Komplikation.
Motilitätsstörungen: Das Neuauftreten von Doppelbildern ist immer als Notfall zu werten und bedarf der neurologischen und/oder ophthalmologischen Abklärung. Bei lange bestehenden Doppelbildern gibt es häufig gute Kompensation. Gleichwohl haben die Patienten ein erhöhtes Sturzrisiko.
Pupillomotorik: Die Pupillomotorik wird sympathisch (Mydriasis) bzw. parasympathisch (Miosis) gesteuert. Klinische Untersuchung der direkten und indirekten (konsensuellen) Lichtreaktion sowie der Akkommodation (Naheinstellung). Die Therapie wird von der Grundkrankheit bestimmt. An UAW als Ursache denken.
Tumoren: fallen meist durch einen einseitigen Exophthalmus auf.

41.6 Umgang mit Patienten mit Augenerkrankungen

Es gibt fast keinen älteren Menschen, der nicht eine visuelle Einschränkung im Vergleich zu gesunden jungen Menschen hat. Das Spektrum reicht von leichten Einschränkungen der Sehkraft bis hin zur Blindheit. Wichtig ist die Aufrechterhaltung der funktionellen Kapazitäten des Patienten. Neben spezifischen Behandlungen von Augenkrankheiten gelingt dies überwiegend mit **Mitteln der Kompensation.**

Maßnahmen in der Pflege

- Konsequente Anwendung von Hilfsmitteln: Brillen helfen nur, wenn sie getragen werden. Ist die Brille noch angemessen oder braucht der Patient neue Gläser?
- Gute Raumbeleuchtung bzw. punktuelle Beleuchtung bei entsprechenden Tätigkeiten (Lesen, Spiegelbenutzung etc.).
- Orientierende und sichere Raumgestaltung (Vermeidung von Stolperfallen).
- Ordnung: Möbel und Gebrauchsgegenstände sollten sich immer an demselben Platz befinden, dann findet sich auch ein Mensch mit hoch eingeschränkter Sehkraft besser zurecht.
- Geeignete Gestaltung öffentlicher Räume: freie Verkehrswege wie Flure oder Aufenthaltsräume erleichtern die verletzungsfreie Mobilität.
- Orientierungshilfen: gut lesbare Beschilderungen, Auszeichnung von wichtigen Hinweisen in Blindenschrift (z. B. Aufzugknöpfe), akustische Signale (Ampelübergänge, Türen).

Blickpunkt Physiotherapie

- **Austausch über physiotherapeutische Maßnahmen und deren Wirkung in Bezug auf versorgungsrelevante Alltagsfertigkeiten (ATL)**
- **Gleichgewichtstraining:** spezifisches Training der sensorischen Systeme (somatosensorisch und vestibulär).
- **Funktionstraining:** Training der Alltagsfunktionen mit den nötigen Hilfsmitteln
- **Training der Okulomotorik:** Augenfolgebewegungen, Sakkaden, Konvergenz-/Fusionstraining, je nach Grunderkrankung und klinischen Befunden

Blickpunkt Sozialdienst

Bei Patienten, die vor einer Entlassung stehen, hilft der Sozialdienst bei:

- Beantragung von speziellen Hilfsmitteln
- Informationen zu rechtlichen Aspekten (Pflegeversicherung)
- Organisation weiterer Unterstützungsangebote (z. B. Haushaltshilfe)

Umgang mit blinden oder stark visusgeminderten Menschen: Im Kontakt mit sehbehinderten Menschen müssen mehr Informationen gegeben werden als bei sehkompetenten Menschen: Vorstellen der eigenen Person mit Funktion und Untersuchungsbereich sowie der geplanten Maßnahmen. **Cave:** Geriatrische Patienten sind häufig zusätzlich schwerhörig und kognitiv verlangsamt oder leiden an Demenz.

Augentropfen

Die Anwendung von Augentropfen erfordert häufig Assistenz durchPflegepersonen.

Konservierungsmittel in Augentropfen (AT) können austrocknend wirken; ggf. konservierungsmittelfreie AT.

Augentropfen als Eindosenbehältnisse verwenden.

Applikation von Augentropfen oder Augensalbe (▶ Abb. 41.2):

- Tropfen oder Salbe sollen Zimmertemperatur haben.
- Hygienische Händedesinfektion durchführen.
- Pflegeperson steht an der Seite des zu behandelnden Auges.
- Patient soll sitzen oder liegen; Kopf nach hinten neigen.
- Patienten nach oben blicken lassen (Hornhautschutz).
- Unterlid nahe dem Wimpernrand mittels Tupfer nach unten ziehen.
- Einen Tropfen (bzw. Salbenstrang) in die Mitte des Bindehautsacks geben.
- Niemals direkt auf die Hornhaut aufbringen.
- Zug am Unterlid langsam lösen.
- Patienten das Auge schließen lassen (ohne zu kneifen).
- Auge vorsichtig abtupfen.
- Patient soll kurze Zeit in der Position verbleiben.
- Bei öligen AT besteht erhöhte Sturzgefahr.
- Flasche oder Tube sofort verschließen (um Verunreinigung zu vermeiden).
- Hygienische Händedesinfektion.

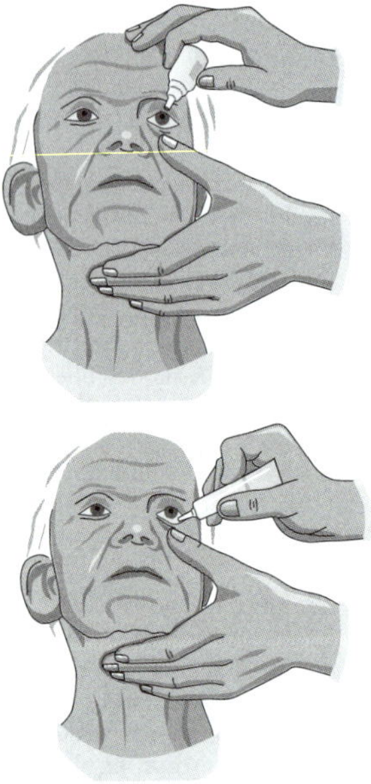

Abb. 41.2 Verabreichung von Medikamenten im Auge (Augentropfen und Augensalbe) [L157]

41

Hilfsmittel

- Tablets, E-Books, Hörbücher
- Soziale und steuerliche Aspekte

Blickpunkt Ergotherapie

Bei einer altersbedingten Sehschwäche kann die Ergotherapie folgende Interventionen anbieten:

- Prävention von Verletzungen und Unfällen (z.B. durch Adaptierung der Lichtverhältnisse)
- Erlernen neuer Techniken/Strategien/Fähigkeiten
- Umweltadaption und Hilfsmittelversorgung
- ADL-Training: ressourcenorientiert (tasten) und kompensatorisch

42 Erkrankungen im HNO-Bereich

Heiner K. Berthold und Siegfried Huhn

42.1 Schwerhörigkeit

42.1.1 Grundlagen

Definition und Prävalenz

Die **Altersschwerhörigkeit** (Presbyakusis) ist ein symmetrisch progressiver Hörverlust bei zunehmendem Alter.

In einer Studie in Deutschland wurde die Prävalenz mit

- 7 % bei den 50- bis 59-Jährigen,
- 20 % bei den 60- bis 69-Jährigen,
- 42 % bei den 70- bis 79-Jährigen,
- 72 % bei den > 80-Jährigen und
- 90 % bei den > 90-Jährigen

angegeben.

Männer scheinen häufiger betroffen zu sein als Frauen. Für den Einzelfall gilt: Nicht jeder ältere Mensch wird zwangsläufig schwerhörig.

Klassifikation

Die Schwerhörigkeit allgemein wird eingeteilt in:

- **Schallleitungsschwerhörigkeit:** Störung zwischen dem Trommelfell und dem Innenohr durch Verletzungen des Trommelfells, Infektionen oder erblich. Häufiger bei Kindern und Jugendlichen als bei Hochaltrigen.
- **Schallempfindungsschwerhörigkeit:** Die Schädigung liegt auf der Ebene der Cochlea oder des Hörnervs, d. h. cochleäre oder neuronale (retrocochleär) Schwerhörigkeit oder kombinierte Schwerhörigkeit, bei gleichzeitiger Erkrankung des Mittel- und Innenohrs.
- **Zentrale Schwerhörigkeit:** z. B. bei Z. n. Schlaganfall oder auch bei Demenzen zu beobachten.

Bedeutung

Hören ist ein komplexer Vorgang, in dessen Beschreibung Faktoren wie Persönlichkeit, Alter, physische Gesundheit, psychosoziale Mechanismen, Bildung und die Rolle in Familie und Umfeld eingehen. Eine Verminderung des Hörens wird durch diese Kontextfaktoren individuell und situativ unterschiedlich erlebt.

Die Verminderung der Hörfähigkeit ist mit verzerrter Klangwahrnehmung assoziiert, mit abnehmender Kommunikationsfähigkeit und mit abnehmendem psychosozialem Wohlbefinden, zum Teil mit Isolation, mit Misstrauen anderen Personen gegenüber und mit kognitiven Beeinträchtigungen. Mögliche kognitive Beeinträchtigungen werden derzeit intensiv diskutiert. Für einen Kausalzusammenhang spricht, dass mit Hörgeräten versorgte schwerhörige Menschen ein niedrigeres Risiko für die Entwicklung einer Demenz haben, als nicht mit Hörhilfen versorgte Menschen.

Bei hörgeminderten alten Menschen wird jedoch auch überproportional häufig die falsche Diagnose einer kognitiven Beeinträchtigung/Demenz gestellt. Bei gezielter Beobachtung und durch Eigen- und Fremdanamnese lässt sich eine bestehende Hörminderung von schweren kognitiven Defiziten leicht differenzieren.

Die Altersschwerhörigkeit stellt auch eine ökonomische Herausforderung für die Gesundheitssysteme dar, da sie so häufig ist und Hörgeräte (quasi die einzige Therapieoption) hochpreisige Hilfsmittel sind.

42.1.2 Ursachen und Risikofaktoren

Die Altersschwerhörigkeit ist vorwiegend im Corti-Organ (Innenohr), aber auch im Hörnerv lokalisiert.
Das Risiko, eine Presbyakusis zu entwickeln, steigt durch exogene Lärmexposition (Intensität und Dauer des Lärms). Diskutiert werden zudem Risikofaktoren wie Ototoxine, kardiovaskuläre Erkrankungen, Diabetes und Tabakkonsum.
Patienten mit Höreinschränkungen haben eine höhere Wahrscheinlichkeit für körperliche Erkrankungen und stationäre Aufenthalte. Dabei bestehen wechselseitige Zusammenhänge zwischen Hörverlust, kognitivem und sozialem Status.

42.1.3 Diagnostik und Untersuchung

Anamnese

Einige anamnestische Screening-Fragen können bereits wegweisend sein. Berichtete Symptome der Presbyakusis sind u. a.:

- Schwierigkeit, Gesprochenes zu verstehen, wenn Hintergrundgeräusche vorhanden sind.
- Nachfragen erforderlich, wenn der Gesprächspartner etwas gesagt hat.
- Gefühl, andere Menschen sprechen undeutlich oder zu leise.
- Schwierigkeit, Einheiten zu verstehen, wenn gleichzeitig oder durcheinander gesprochen wird (Partyeffekt).
- Musik wird als „Krach“ empfunden.
- Hochtönige Geräusche wie Vogelgezwitscher werden nicht mehr wahrgenommen.
- Türklingel oder Telefon werden nicht gehört.
- Fernseher und Radio müssen lauter gestellt werden.

Bei einseitiger Schwerhörigkeit sollte an Hörsturz, Tumoren, Virusinfektionen oder Schlaganfall gedacht werden.

Diagnostik

Zur Diagnostik jeder Schwerhörigkeit gehört eine HNO-ärztliche Untersuchung, die auch ein Audiogramm umfasst.
Reintonaudiogramm (Luft- und Knochenleitung): Dargestellt wird der Durchschnitt des Hörverlusts (in Decibel Hearing Level, dB HL) bei 500, 1.000, 2.000 und 4.000 Hz, getrennt für jedes Ohr. Schweregrad des Hörverlusts nach WHO-Klassifikation: kein Hörverlust (0–24 dB HL), leichtgradiger (25–40 dB HL), moderater (41–60 dB HL), hochgradiger (61–80 dB HL) Hörverlust, quasi Taubheit (> 81 dB HL).
Untersuchung des äußeren Ohrs: Manchmal ergibt sich eine Schwerhörigkeit als Folge einer Obstruktion des äußeren Gehörgangs (Cerumen).

42.1.4 Therapie, Behandlung und Interventionen

Nichtmedikamentöse Therapie

Eine medikamentöse Therapie besteht nicht. Die wichtigste Maßnahme zur primären und sekundären Prävention ist die Beseitigung von Noxen.
Im Zentrum der Therapie steht der Einsatz von Hörhilfen. Diese können das Sprachverständnis verbessern, jedoch nicht die normale Hörfähigkeit wiederherstellen. Das zu erwartende Sprachverstehen ist das entscheidende Therapieziel. Die frühzeitige Verordnung von Hörhilfen kann Schwerhörigkeit gut kompensieren. Kognitiv rüstige Patienten oder solche mit Mild Cognitive Impairment (MCI) profitieren davon als Patienten mit schweren kognitiven Einschränkungen.

Hörgeräte: In-Ohr-Geräte, Hinter-dem-Ohr-Geräte. Die Im-Ohr-Geräte sind für eine hochgradige Schwerhörigkeit am besten geeignet.
Cochlea-Implantate: werden verwendet, wenn Innenohr geschädigt, aber Hörnerv intakt.
Tinnitus-Masker: Ist ein Tinnitus die Ursache für die Hörminderung, kann ein Tinnitus-Masker verwendet werden (▶ Kap. 42.5).
Weitere Therapieoptionen:

- Hörtraining
- Gebärdensprache
- Lippenlesen

Bei schwer höreingeschränkten Patienten sollte an eine psychotherapeutische Begleitung gedacht werden (v.a. bei schweren Depressionen oder Ängsten infolge der Hörminderung).
Sozialberatung: Das Hörvermögen muss immer im Zusammenhang mit der kognitiven Leistungsfähigkeit betrachtet werden. Eindeutige Empfehlungen für die Hörgeräteversorgung von kognitiv eingeschränkten Patienten können derzeit nicht gegeben werden. Es steht jedoch fest, dass kognitiv rüstige Patienten oder solche mit Mild Cognitive Impairment (MCI) mehr profitieren, als Patienten mit schweren kognitiven Einschränkungen.

Hörprobleme – Umgang mit älteren Menschen mit Hörproblemen

- Identifikation von kritischen Situationen (direkte Kommunikation, z.B. bei pflegerischen Maßnahmen, Visite etc.), Fernsehen/Radiohören, Telefonieren, Haushalt (Türklingel, Alarmsignale von Haushaltsgeräten), soziale Teilhabe (Gespräche in Gruppen, Ausgehen), Straßenverkehr
- Akzeptanz von Hörhilfen (Hörgeräte funktionieren nur, wenn sie getragen werden)
- Kenntnis über unterschiedliche Hörgeräte (▶ Abb. 42.1)
- Für Hörgeräteträger: Beobachtung auf Gehörgangentzündungen und Unverträglichkeiten (Juckreiz, Schmerzen im Gehörgang)

Blickpunkt Physiotherapie

- Absprachen über Balance, Stand- und Gehvermögen
- Informationen über Verständnis bei Anweisungen zu Bewegungsabläufen

Blickpunkt Sozialdienst

Bei Patienten, die vor einer Entlassung stehen, hilft der Sozialdienst bei:

- Beantragung von speziellen Hilfsmitteln
- Informationen zu rechtlichen Aspekten (Pflegeversicherung)

Merke

Umgang mit Hörbehinderung im Alltag

- Hörbehinderte geriatrische Patienten haben häufig weitere kommunikative Einschränkungen wie Sehstörungen, kognitive Verlangsamung, demenzielle Erkrankung.
- Schwerhörige alte Menschen haben ein hohes Misstrauen, sobald sie Situationen und Handlungsabläufe nicht eindeutig zuordnen können.

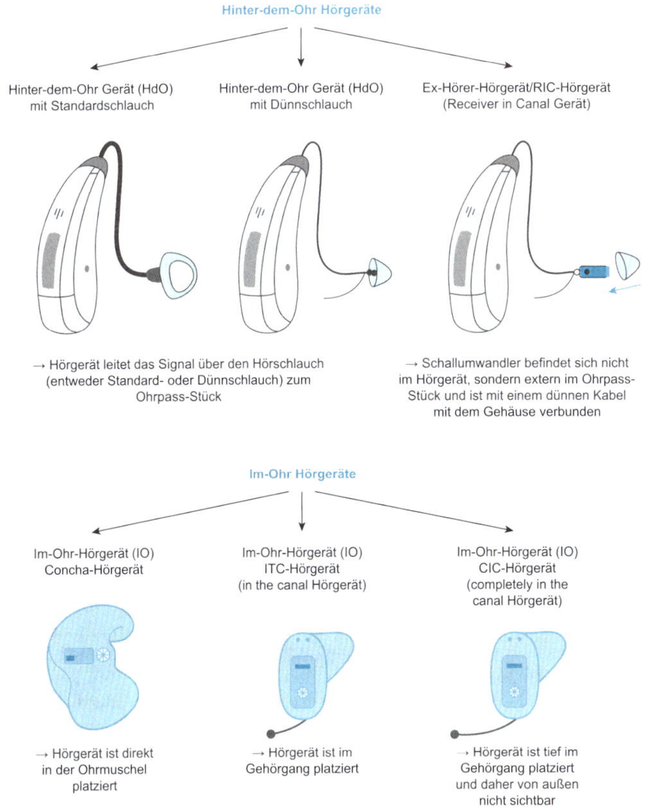

Abb. 42.1 Verschiedene Typen von Hörgeräten [L231]

Kommunikationsregeln

- Sorgen Sie für eine ruhige Gesprächsatmosphäre.
- Vermeiden Sie gleichzeitig ablaufende Gespräche.
- Legen Sie Schreibutensilien bereit.
- Achten Sie darauf, dass immer nur eine Person spricht.
- Nehmen Sie Blickkontakt auf.
- Sprechen Sie die Person immer direkt an.
- Sprechen Sie in kurzen, einfachen Sätzen.
- Versuchen Sie, klar und deutlich zu artikulieren.
- Wiederholen Sie im selben Wortlaut.
- Prüfen Sie, ob die Person Sie richtig verstanden hat.
- Schreiben Sie wichtige Informationen zusätzlich auf.
- Kündigen Sie Themenwechsel im Gespräch an.
- Kündigen Sie das Gesprächsende an.
- Kündigen Sie Situationswechsel an.

42.2 Rhinosinusitis

42.2.1 Grundlagen

Definition und Prävalenz

Rhinitis: entzündliche Veränderung der Nasenschleimhaut; **Sinusitis:** gleichartige Veränderungen der Mukosa der Nasennebenhöhlen.
Hohe Prävalenz der akuten Rhinosinusitis. Geschätzt werden >20 % der Bevölkerung mit einer akuten Sinusitis/J. Verteilung akute zu chronischen Formen etwa 4 : 1. Die chronische Rhinosinusitis ist häufig mit Asthma, Allergien, COPD assoziiert und tritt häufiger bei Frauen auf als bei Männern. Prävalenz wird auf 3–10 % der Bevölkerung geschätzt, im Alter ansteigend.

Klassifikation

Einteilung nach dem zeitlichen Verlauf in:

- Akute Rhinosinusitis (≤ 12 Wo.)
- Rezidivierend akute Rhinosinusitis (mind. 4 Rezidive/J.; zwischen den Episoden klingen die Beschwerden vollständig ab)
- Chronische Rhinosinusitis (Beschwerden > 12 Wo.). Bei der chronischen Form wird eine Form mit oder ohne nasale Polypen unterschieden (bis eine belastbare immunologische Phänotypisierung vorliegt).

42.2.2 Ursachen und Risikofaktoren

42

Die Rhinosinusitis ist ein entzündlicher Prozess als Folge einer nasalen Infektion bei gestörtem Abfluss oder gestörter Ventilation der Nasennebenhöhlen. In der Regel virale Infektion, in nur bis zu 2 % der Fälle bakterielle Superinfektion. Dann häufigste Erreger Pneumokokken (36–40 %), Haemophilus influenzae (22–50 %), Staphylococcus. aureus (3–5 %), Streptococcus pyogenes (3 %), Moraxella catarrhalis (2 %). Entsprechend streng sollte die Indikationsstellung für antibiotische Therapie erfolgen. Im Alter kommt es zu einem Verlust des Flimmerepithels (zilientragende Epithelzellen). Auch Schlagfrequenz und -koordination des Zilienapparats sind verändert. In der Folge kommt es zu einer verlängerten mukoziliären Transportzeit. Diese kann altersbedingt sein, aber auch im Rahmen von neurologischen Erkrankungen auftreten (Morbus Parkinson, trigeminale oder olfaktorische Störungen). Zudem kann man im Alter einen Verlust von Becherzellen beobachten, während die submukösen Drüsen weitgehend unverändert bleiben.
Klinisch kommt es häufig zu einer typischen „Laufnase“ (seröse Rhinorrhö) des alternden Menschen. Aber auch Trockenheit der Schleimhäute wird häufig beobachtet (häufig infolge anticholinerger Medikation).
In Einzelfällen odontogene Formen (lokal fortgeleitet).
Anatomische Varianten der lateralen Nasenwand. Altersveränderungen.

42.2.3 Diagnostik und Untersuchung

Anamnese

Symptome: Behinderung der Nasenatmung, anteriore und/oder posteriore Sekretion (manchmal eitrig), Gesichtsschmerz, Riechstörung. Fakultativ Fieber, Kopfschmerz. Häufig werden Zahnschmerzen geschildert, die in Wirklichkeit eine Rhinosinusitis sind.

Die Diagnose der akuten und der rezidivierenden akuten Rhinosinusitis wird durch die Symptomatik und den klinischen Befund gestellt.
Voroperationen erfragen. Allergieanamnese.

Untersuchung und Diagnostik

Erfassung des AZ (z.B. Lethargie, neurologische Symptome, Fieber) und Inspektion des Gesichts. Die Beschwerden nehmen manchmal beim Vornüberbeugen zu. Druck- und Klopfschmerzhaftigkeit. Rachenuntersuchung (retronasaler Schleim- und Eiterfluss). Eine anteriore Rhinoskopie (Untersuchung mit Nasenspekulum) kann auch durch den Hausarzt erfolgen.
HNO-ärztliche Untersuchung mit Rhinoskopie bzw. nasaler Endoskopie nur, wenn V.a. chronische Verlaufsform.
Gegebenenfalls bildgebendes Verfahren (bei der akuten Form nicht routinemäßig).
Keine allergologische Diagnostik in der Routinebehandlung der akuten Form empfohlen. Bei ungeklärter rezidivierender oder chronischer Form allergologische Abklärung im Kontext mit Hinweis auf andere allergische Genese. Bei chronischen Verlaufsformen mit nasalen Polypen kann auf eine allergologische Diagnostik verzichtet werden.

42.2.4 Therapie, Behandlung und Interventionen

Medikamentöse Therapie

Bei **akuter oder rezidivierend akuter Form:** lokale physiologische NaCl-Lösung, Inhalation heißer Dämpfe (38–42 °C). Der Zusatz ätherischer Öle zur Inhalation hat keine nachgewiesenen klinischen Effekte. Gegebenenfalls definierte Eukalyptusextrakte (Myrthol, Cineol). Für andere phytopharmakologische Anwendungen fehlt ausreichende Evidenz.
Sekretolytika: Häufig werden Acetylcystein oder Ambroxol eingesetzt, obgleich es keine ausreichende Evidenz für einen wirksamen Nutzen gibt.
Bei einer akuten allergischen Rhinosinusitis und bei rezidivierenden Formen sollten lokale Kortikosteroide angewendet werden.
Keine antibiotische Therapie bei **akuter oder rezidivierend akuter Rhinosinusitis.** Antibiotika erwägen bei Patienten mit besonderen Risiken (Grundkrankheit, hohe Entzündungswerte, schweres Krankheitsgefühl, Hinweis auf Komplikationen).
Bei allgemeinmedizinischen Patienten mit **unkomplizierter akuter Rhinosinusitis** gibt es nur drei Indikationen für eine **antibiotische Therapie:**

- Nachweis von Sekretspiegeln oder totaler Sinusverschattung in einem CT der NNH
- Schmerzen von 4/5 oder 5/5 bei einem Schmerzscore von 0 bis 5 plus ein CRP > 10 mg/l
- Nachweis von Pneumokokken, Hämophilus infl. bzw. Moraxella cath. im Nasenabtrich

Allgemein: Flüssigkeitsdefizite ausgleichen, delirvermeidende Maßnahmen, Schmerzmedikation.

Maßnahmen in der Pflege

Durch Sekretbildung, Sekretfluss, Niesen und Schnäuzen wird die Nase natürlich gereinigt. Eine spezielle Nasenpflege ist nur angezeigt bei

- zähem Nasensekret und Borken in der Nase,
- bewusstlosen Patienten,
- Verletzungen der Nase,

42

- nasalen Soden (Ernährung, Sauerstoff) sowie
- nasaler Intubation.

Borken werden durch Einträufeln von NaCl 0,9 % aufgeweicht und jedes Nasenloch mit einem Watteträger gereinigt. Der Watteträger wird in der Mitte des Nasenlochs leicht drehend eingeführt und dann ebenfalls drehend an der Nasenwand entlang aus der Nase ausgeführt. Nasensalbe wird auf einen Watteträger aufgegeben und ebenso auf die Schleimhaut aufgebracht.

42.2.5 Überwachung und Weiterführung der Therapie

Therapieziele

Klinische Remission, gute Lebens- und Schlafqualität, Vermeidung einer Chronifizierung.

Therapiemonitoring

Das Monitoring erfolgt klinisch, insbesondere auch, da eine radiologische Remission der klinischen Remission meist hinterherhinkt.

Schnittstellen: Eine Überweisung an den HNO-Facharzt oder ggf. stationäre Therapie in folgenden Situationen:

- Therapieversagen bei konservativer Therapie der akuten Form
- > 3 rezidivierende Sinusitiden/J.
- V. a. chronische Form mit oder ohne Polypen bei erheblich beeinträchtigter Lebensqualität
- V. a. odontogene Rhinosinusitis
- V. a. Komplikationen (periorbitales Ödem, Lidödem, Liderythem, Sehstörungen, Doppelbilder, Meningismus, ZNS-Symptome)
- Schweres allgemeines Krankheitsbild
- Immunsuppression
- V. a. Malignität oder Pilzinfektion

Komplikationen

Die chronische Form geht häufig mit einer allmählichen Obstruktion und einer vermehrten Gewebebildung im ostiomeatalen Komplex einher, mit der Folge der Verlegung des mittleren Nasengangs, Ventilations- und Drainagestörungen und somit Aufrechterhaltung des Entzündungsprozesses.

In seltenen Fällen Entzündung der benachbarten anatomischen Strukturen (Orbita, Schädelbasis, Sinusvenenthrombose).

Prognose

Die meisten akuten Rhinosinusitiden remittieren spontan nach 2–3 Wo.; der Krankheitsverlauf kann im höheren Alter verlängert sein.

42.3 Riechstörungen

42.3.1 Grundlagen

Das Riechvermögen lässt im Alter durch Riechzelleabnahme nach. Gute epidemiologische Daten fehlen. Etwa 4 % der Bevölkerung haben eine funktionelle Anosmie, 18 % Zeichen einer Hyposmie.

Quantitative Klassifikation:

- Hyperosmie: übernormale Riechfunktion (extrem selten, Vorkommen z. B. bei Migräne)
- Normosmie: normale Empfindlichkeit
- Hyposmie: verminderte Empfindlichkeit
- Anosmie: funktionell (mit Vorhandensein einer geringen Restwahrnehmung, aber keine sinnvolle Nutzung des Riechsinns im Alltag mehr möglich; komplette Anosmie: vollständiger Verlust des Riechsinns)

Qualitative Klassifikation:

- Parosmie: veränderte Wahrnehmung von Gerüchen in Gegenwart einer Reizquelle
- Phantosmie: Wahrnehmung von Gerüchen in Abwesenheit einer Reizquelle (Geruchshalluzination)
- Olfaktorische Intoleranz: übersteigerte subjektive Empfindlichkeit gegenüber Duftstoffen bei normaler oder sogar verminderter olfaktorischer Sensitivität

42.3.2 Ursachen und Risikofaktoren

Physiologie: Olfaktorische Reize kommen sowohl orthonasal (über die Nasenlöcher) als auch retronasal (über die Mundhöhle und den Rachen) an das Riechepithel. Zwischen beiden Wegen bestehen deutliche Unterschiede (es kommt vor, dass die orthonasale Wahrnehmung erloschen ist, die retronasale aber partiell erhalten). Zentrale Wahrnehmung über den Riechnerv.

Die **Ursachen** von Riech- und Schmeckstörungen weisen eine große Heterogenität auf. Sie manifestieren sich häufig als Symptom verschiedener Grunderkrankungen. Liegt eine klare identifizierbare Grunderkrankung als Ursache vor, steht die Therapie der Grunderkrankung im Vordergrund.

Die häufigsten Ursachen sind **sinunasale Erkrankungen** (72 %, davon 53 % Rhinusinusitiden und 19 % respiratorische Störungen). Neben den chronischen Sinusitiden und der Polyposis nasi kommen hier als Ursache auch intranasale Neubildungen, posttraumatische Zustände, Zustände nach OP der Nase, Aufhebung der Nasenatmung nach totaler Laryngektomie und Arzneimittelnebenwirkungen infrage.

Davon abzugrenzen sind **nicht sinunasale Riechstörungen** (postinfektiöse bzw. postvirale Riechstörungen (11 %), idiopathische (6 %), Z.n. Schädel-Hirn-Trauma (5 %) und weitere Ursachen). Bei den nicht sinunasalen Störungen liegt zum Teil eine primäre Schädigung des olfaktorischen Systems vor (Riechepithel, Riechbahn). Die postinfektiöse Riechstörung ist eine persistierende Dysosmie im Anschluss an einen Infekt der (oberen) Atemwege, ohne symptomloses Intervall zwischen dem Ende des Infekts und dem Bemerken der Riechstörung. Häufig von Parosmien oder Phantosmien begleitet. Als auslösendes Agens werden Rhinoviren diskutiert. Häufigkeitsgipfel Frühjahr und Frühsommer.

Posttraumatisch: Zeitlicher Zusammenhang mit dem Ereignis muss vorhanden sein (max. ½ J.).

Toxisch bedingte Riechstörungen: toxische Schädigung des peripheren oder zentralen olfaktorischen Systems durch Arzneimittel, Toxine, Arbeitsplatz- und Umwelteinflüsse, Rauchen. Bei den Arzneimitteln werden v. a. Antibiotika, Antirheumatika (D-Penicillamin), Antihypertensiva (Diltiazem, Nifedipin), Antidepressiva (Amitriptylin), Chemotherapeutika (Methotrexat), Alkohol und Amphetamine diskutiert.

Nicht sinunasale Riechstörungen im Rahmen von Grunderkrankungen: Sie sind sehr häufig Frühsymptom oder Begleitsymptom degenerativer ZNS-Erkrankungen (idiopathisches Parkinson-Syndrom, Demenz vom Alzheimer-Typ, andere Demenzformen). Auch bei Morbus Huntington und bei Heredoataxien, bei multipler Sklerose, Temporallappenepilepsie, Schizophrenie, Myasthenia gravis und bei einigen internistischen Erkrankungen (Diabetes, Leber- und Nierenerkrankungen).
Risiko: Qualitative Riechstörungen kommen häufiger nach postinfektiösen oder traumatischen Schädigungen des Riechorgans vor.

42.3.3 Diagnostik und Untersuchung

Anamnese

Anamnese: auslösende Ereignisse, zeitliche Entwicklung, begleitende Symptome, relevante Erkrankungen/OP/Arzneimittel/Noxen.

Untersuchung und Diagnostik

Gegebenenfalls HNO-ärztliche Untersuchung; ggf. Riechtestung mit validiertem Testverfahren und Screening der globalen Schmeckfunktionen.
Sniffin'-Sticks-Test. Duftstoffe sind in Filzstiften abgepackt und werden nach Abnahme der Stiftkappe freigesetzt. Der Test eignet sich zum Screening und zur ausführlichen Diagnostik, einschließlich Verlaufsuntersuchung.
Das retronasale Riechvermögen kann mit **Schmeckpulvern** (z.B. Vanille, Kaffee, Zimt etc.) untersucht werden.
Weitergehende Diagnostik fachärztlich (olfaktorische Potenziale, funktionelle MRT).

42.3.4 Therapie, Behandlung und Interventionen

Nichtmedikamentöse Therapie

42

Falls Grunderkrankung bekannt und kausal → Therapie der Grunderkrankung.
Falls Noxe ursächlich → wenn möglich Elimination der Noxe.
Bei der postinfektiösen Riechstörung wird ein strukturiertes Riechtraining als möglicherweise wirksam diskutiert.

Merke

Nasenpflege: Riechstörungen werden durch Verunreinigung der Nase (Borkenbildung) oder zu trockene Schleimhäute verstärkt. Deshalb kann die Nasenpflege die Riechfähigkeit positiv unterstützen. Die Nasenpflege sollte insbesondere vor den Mahlzeiten durchgeführt werden.
Patientenberatung: Dabei sollten v.a. Aspekte der Sicherheit thematisiert werden (Riechen von ausgetretenem Gas, Brandrauch, Identifikation verdorbener Speisen). Auch soziale und hygienische Aspekte sollten Beachtung finden (Körperpflege, Wechseln von Wäsche, Bettwäsche etc.).

Medikamentöse Therapie

Es sind keine spezifischen Therapien bekannt.

Prognose

Die Wahrscheinlichkeit einer spontanen Remission (auch teilweise) bei postinfektiösen Riechstörungen ist hoch. Die Prognose bei posttraumatischen Riechstörungen ist schlechter.

42.4 Schmeckstörungen

42.4.1 Grundlagen

Die Prävalenz von Schmeckstörungen ist deutlich geringer als die von Riechstörungen. Am häufigsten sind qualitative Schmeckstörungen, d.h. Schmeckreize werden anders als gewöhnlich wahrgenommen.

Quantitative Klassifikation:

- Hypergeusie: Überempfindlichkeit im Vergleich zu gesunden jungen Menschen
- Normogeusie: normale Empfindlichkeit
- Hypogeusie: verminderte Empfindlichkeit
- Ageusie: funktionell (sehr deutliche Einschränkung des Schmeckvermögens, beinhaltet sowohl den kompletten Verlust als auch das Vorhandensein einer geringen Restwahrnehmung); komplett (vollständiger Verlust des Schmeckvermögens); partiell (Verlust der Empfindlichkeit gegenüber einem bestimmten Schmeckstoff)
- Parageusie: veränderte Wahrnehmung von Schmeckempfindungen
- Phantogeusie: Wahrnehmung von Schmeckeindrücken in Abwesenheit einer Reizquelle

42.4.2 Ursachen und Risikofaktoren

Der Geschmackssinn unterscheidet fünf Geschmacksrichtungen (süß, sauer, bitter, salzig, umami).

Pathophysiologische Einteilung nach Ort der Schädigung: peripher bei Läsionen im afferenten Nerz/Axon; zentral bei Läsionen im Bereich des Hirnstamms, des Thalamus o.Ä. nach Schädel-Hirn-Traumata, Infektionen des oberen Respirationstrakts, toxische Substanzen, iatrogene Ursachen (OP, Radiatio), Arzneimittelnebenwirkungen, „Burning Mouth Syndrome", Mundtrockenheit.

Bei den Arzneimitteln führt Terbinafin am häufigsten zu Schmeckstörungen, gefolgt von ACE-Hemmern. Anticholinerg wirkende Wirkstoffe können über verminderten Speichelfluss zu Schmeckstörungen führen. Substanzen, die die Mundschleimhaut schädigen (z.B. Vincristin) führen indirekt zu Schmeckstörungen.

Es werden auch hormonelle Ursachen (Östrogenmangel), psychische Ursachen (schwere Depression) und ernährungsabhängige Störungen diskutiert (Vitamin B_1, B_2, B_6 oder Zinkmangel). Weitere Ursachen sind internistische Erkrankungen (Leber-, Nieren-, Schilddrüsenerkrankungen, Malignome, Bulimie, Cushing-Syndrom). Auch mangelnde Mundhygiene oder auch Mundspülungen mit speziellen Inhaltsstoffen können zu Schmeckstörungen führen.

42.4.3 Diagnostik und Untersuchung

Anamnese

Auslösende Ereignisse, zeitliche Entwicklung, begleitende Symptome, relevante Erkrankungen/OP/Arzneimittel/Noxen (Rauchen, Alkohol).

Untersuchung und Diagnostik

Mundinspektion: HNO-ärztlicher Status. Orientierende Riechtestung.

Die meisten klinischen Schmecktests bewerten lediglich das quantitativ eingeschränkte Schmeckvermögen, obwohl die häufigsten Schmeckstörungen qualitativer Art sind. Testung als „Ganz-Mund-Untersuchung" oder regionale Testung einzelner gustatorischer Areale.

Mit einem kommerziell erhältlichen Screening-Test werden überschwellige Konzentrationen standardisierter Lösungen in den Mund gesprüht und müssen qualitativ erkannt werden (Saccharose 10 %, Zitronensäure 5 %, NaCl 7,5 %, Chinin-HCl 0,05 %).
Eine weitere Testmöglichkeit ist die Drei-Tropfen-Methode mit aufsteigenden Konzentrationen (eher aufwendig).
Weitergehende Untersuchungen bleiben der fachärztlichen Diagnostik vorbehalten.

42.4.4 Therapie, Behandlung und Interventionen

Nichtmedikamentöse Therapie

Falls Grunderkrankung bekannt und kausal → Therapie der Grunderkrankung. Falls Noxe ursächlich → wenn möglich Elimination der Noxe.
Bei Malnutrition oder Gefahr der Malnutrition sollte eine eingehende Ernährungsberatung und -therapie erfolgen.
Unterstützend können Maßnahmen der Schleimhautpflege (Sialogoga/künstlicher Speichel) verordnet werden. Gustatorische Restfunktionen können durch Nachwürzen stimuliert werden.

Mundpflege

Verschmutzungen durch mangelhafte Mundhygiene reduzieren das Schmeckvermögen. Deshalb regelmäßige qualifizierte Mundpflege am Abend. Mundpflege mit lauwarmem Wasser (ohne Zusätze) kann das Schmeckvermögen unterstützen und sollte vor den Mahlzeiten durchgeführt werde. Patienten- bzw. Angehörigenberatung zu Mundhygiene.

42

Blickpunkt Sozialdienst
Im Bedarfsfall Unterstützung durch Vermittlung von:
- Kontaktstellen für Nichtrauchertrainings und Alkoholberatung
- Selbsthilfegruppe (häufig über HNO-Ambulanzen)
- Ernährungsberatung bei Inappetenz und Malnutrition

Medikamentöse Therapie

Gegebenenfalls Zink- oder Selensupplementierung.
Bei besonders hohem Leidensdruck bei qualitativen Schmeckstörungen kann ein Versuch mit lokalem Lidocain gemacht werden (2 %-Lsg. oder -Gel).

Prognose

Außergewöhnlich häufige Spontanerholung.

42.5 Chronischer Tinnitus

42.5.1 Grundlagen

Definition

Tinnitus ist ein häufiges Symptom des auditorischen Systems, das in Verbindung mit Komorbiditäten zu einer schwerwiegenden Krankheitsbelastung führen kann.

Klassifikation

- Objektiv/subjektiv:
  - Objektiver Tinnitus: Es liegt eine körpereigene physikalische Schallquelle im Ohr oder in der Nähe des Ohres vor, deren Schallaussendungen gehört werden (gefäß- oder muskelbedingte Geräusche).
  - Subjektiver Tinnitus: Es liegt weder eine externe noch eine körpereigene Schallquelle vor. Der Tinnitus entsteht durch abnormale Aktivität im Innenohr und/oder ZNS.
- Zeitlicher Verlauf: Chronischer Tinnitus ist definiert mit einer Dauer von mind. 3 Mon.
- Komorbiditäten: zahlreiche Komorbiditäten können präexistent oder tinnitusinduziert sein. Dazu gehören:
  - Psychische/psychosomatische/psychiatrische Komorbiditäten (affektive Störungen, Angststörungen, Belastungs- und Anpassungsstörungen, somatoforme Störungen, Verhaltensfaktoren)
  - Beeinträchtigungen des kognitiv-emotionalen Reaktionssystems (z. B. Konzentrationsstörungen, Kontrollverlust etc.)
  - Beeinträchtigung des verhaltensbezogenen Reaktionssystems
  - Beeinträchtigung des physiologischen Reaktionssystems (z. B. Muskelverspannung, Bruxismus, Kopfschmerz)
  - Kommunikationsstörungen (z. B. begleitende Schwerhörigkeit, Hyperakusis)
- Schweregrad:
  - Grad 1: gut kompensiert, kein Leidensdruck.
  - Grad 2: Tinnitus tritt hauptsächlich in der Stille auf, wirkt störend bei Stress und Belastungen.
  - Grad 3: dauernde Beeinträchtigung, Störungen im emotionalen, kognitiven und körperlichen Bereich.
  - Grad 4: völlige Dekompensation im privaten Bereich, Berufsunfähigkeit.

42.5.2 Ursachen und Risikofaktoren

Tinnitus ist ein Symptom des auditorischen Systems mit symptomatischer oder idiopathischer Genese. Er beruht häufig auf einem primären pathophysiologischen Prozess im Ohr.
Die zentralnervöse Verarbeitung führt bei Schwerbetroffenen häufig zu pathologisch übersteigerten Reizantworten (z. B. übersteigerte Aufmerksamkeitslenkung zum Tinnitus, Angstauslösung, Schlafstörungen). Dafür werden psychophysiologische und neurophysiologische Verarbeitungsmechanismen des Tinnitusreizes verantwortlich gemacht.
Komorbiditäten, v. a. aus dem psychiatrischen und psychosomatischen Bereich, stellen RF für die Tinnitus-Entstehung dar, wobei die Kausalität bzw. reverse Kausalität häufig nicht im Einzelfall geklärt werden kann.

42.5.3 Diagnostik und Untersuchung

Allgemeine Anamnese, gezielte Tinnitusanamnese, am besten basierend auf standardisierten Instrumenten (z. B. strukturiertes Tinnitusinterview [STI] nach Goebel und Hiller 2001).
Mögliche weitere Diagnostik: HNO-ärztliche Abklärung, neurologische Untersuchung, internistische Abklärungen (insbes. auch angiologische Abklärung), psychiatrische Abklärung.

42.5.4 Therapie, Behandlung und Interventionen

Nichtmedikamentöse Therapie

Eingehendes professionelles **Tinnitus-Counseling** ist die Basistherapie der Wahl. Die Auskunft, Tinnitus könne man nicht behandeln, treibt den Patienten in die Resignation oder zu alternativen nicht empfehlenswerten Heilverfahren. Die Beratung orientiert sich am Einzelfall (persönliche Pathogenese, persönliche Verarbeitungsstrategien).

Hörtherapeutische Maßnahmen oder auch Empfehlungen für Hörgeräte werden kritisch beurteilt, ebenso die Verwendung von Rauschgeneratoren oder Noisern.

Die Wirksamkeit einer tinnitusspezifischen kognitiven Verhaltenstherapie ist in einigen Studien gezeigt worden.

Die Implantation von sog. **Cochlear Implants** allein auf der Basis einer Diagnose Tinnitus (ohne Hörverlust) ist nicht gerechtfertigt.

Cave: Grundkrankheiten behandeln: z. B. HWS-Erkrankungen, zahnärztliche oder kieferorthopädische Erkrankungen.

Medikamentöse Therapie

Spezifische arzneitherapeutische Maßnahmen stehen nicht zur Verfügung; ebenso gibt es keinen Hinweis auf eine wirksame Gabe von Nahrungsergänzungsmitteln oder Antioxidanzien. Konsequente Behandlung von Grundkrankheiten (z. B. Depression).

43 Erkrankungen der Haut

Heiner K. Berthold und Siegfried Huhn

43.1 Die Altershaut

Die Haut ist mit ca. 2 m² und einem Gewichtsanteil von ca. 15 % des Körpergewichts das größte Organ des Menschen. Der Hautalterungsprozess wird intrinsisch und extrinsisch bestimmt.
Intrinsische Faktoren liegen in der Genetik des Menschen und in hormonellen und metabolischen Einflüssen. Extrinsischen Faktoren sind die Belastung durch natürliche und künstliche UV-Strahlen (UVA, UVB, Infrarot) sowie durch Rauchen, Alkohol, Stress und durch Umwelteinflüsse wie Hitze, Kälte, Ozon, Luftverschmutzung, Ernährung. Zudem manifestieren sich an der Haut zahlreiche unerwünschte Arzneimittelwirkungen.
Klinisch zeigt die Altershaut Falten, Trockenheit, manchmal Schuppigkeit, häufig Rauheit, Blässe, bedingt durch weniger Kapillaren, Verdünnung, mangelnde Festigkeit und verminderte Elastizität (Verminderung des Bindegewebes), Pigmentstörungen, Teleangiektasien (feine sichtbare Kapillaren) und senile Angiome (hellrote, wegdrückbar erhabene Gefäße), eingeschränkte Wundheilung und höheres Risiko für Ulzerationen. Hinzu kommen Haarausfall und verminderte Talgdrüsen- und Schweißdrüsenfunktion mit veränderter Thermoregulation. Die Barrierefunktion der Haut wird geschwächt, sodass es zu einer erhöhten Durchlässigkeit für Toxine mit Infektionsgefahr kommen kann. Die dermale Vitamin-D-Synthese ist vermindert.
Einige Hauterkrankungen sind Manifestationen von systemischen Erkrankungen (Diabetes mellitus, neurologische Erkrankungen, angiologische Erkrankungen). Mit zunehmendem Alter wächst das Risiko für gut- und bösartige Neubildungen. Die extrinsische Hautalterung kann durch Noxenvermeidung und adäquate Hautpflege beeinflusst werden.

Maßnahmen in der Pflege: Hautpflege im Alter

Maßnahmen, die für eine Pflege der Haut im Alter nicht geeignet sind:

- Hyperämisierende Substanzen
- Hautabdeckende Pasten und Puder
- Porenverstopfende fetthaltige Externa (Vaseline, Babyöl, Melkfett)
- Übermäßiger Gebrauch von Seife
- Hautreizende allergisierende Mixturen (Franzbranntwein, Alkohol)
- Desinfektionsmittel
- Quecksilberhaltige Farbstoffe (z. B. Mercurochrom)

Massage Dekubitus-gefährdeter Hautstellen

43.2 Pruritus, Xerosis cutis und Ekzeme

Definition, Epidemiologie, Einteilung: Chronischer Juckreiz ist eine typische Erscheinung der Altershaut, meist gemischte Genese, wie Hauttrockenheit (Xerose) und internistische Erkrankungen (Leber- und Nierenerkrankungen, hämatologische Erkrankungen) oder als unerwünschte Arzneimittelwirkungen.
Klinik und Diagnostik: Bei Ekzemen muss differenzialdiagnostisch eine irritative oder allergische Kontaktdermatitis ausgelöst durch Pflegeprodukte oder Lokaltherapeutika ausgeschlossen werden.
Therapie: Rückfettende Externa, Harnstoffsalben. Bei Kontaktekzemen Beseitigung der Ursache.
Verlauf, Komplikationen und Prognose: Juckreiz kann sich durch Kratzen verstärken, dadurch Suffusionen (Blutunterlaufungen) und Sekundärinfektionen möglich.
Cave: Antihistaminika (ZNS-UAW).

Maßnahmen in der Pflege

- Beratung zu geeigneten Hautpflegeprodukten
- Unterstützung bei der Hautpflege
- Ggf. Hilfsmittel (Eincremehilfe u.a.)
- Regelmäßige Hautinspektion (Kratzspuren)

43.3 Bakteriell-infektiöse Hauterkrankungen

43.3.1 Definition, Epidemiologie, Einteilung

Erysipele (Wundrosen) zählen zu den wichtigsten **Pyodermien** durch Bakterien (▶ Abb. 43.1). Es handelt sich um eine typische Streptokokkeninfektion (meist β-hämolysierende Streptokokken der Gruppe A). Eintrittspforten sind überwiegend minimale Hautdefekte zwischen den Zehen (Erosio interdigitalis).

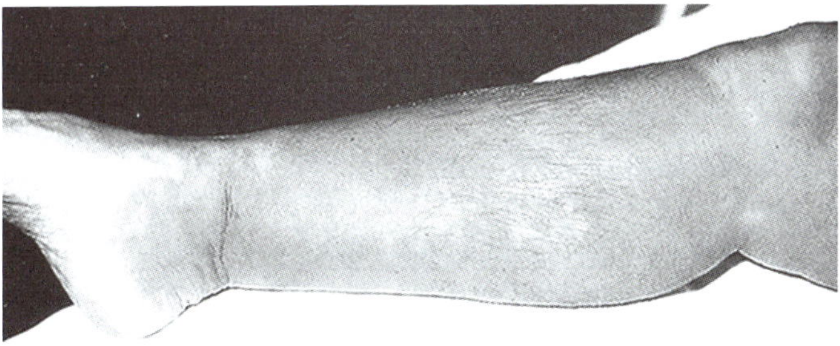

Abb. 43.1 Erysipel [R154]

43.3.2 Klinik und Diagnostik

Charakteristisch ist das plötzliche klinische Auftreten mit Unwohlsein, oftmals schwerem Krankheitsgefühl, hohem Fieber, Schüttelfrost und Schmerzen im Bereich der Infektion. An der Haut (meist Unterschenkel) zeigt sich eine flammende Rötung mit scharfer Abgrenzung zur gesunden Haut. Die Haut ist gespannt und ödematös. Viele Patienten können plötzlich nicht mehr stehen. Im weiteren Verlauf sind häufig auch die Lymphknoten beteiligt.
Blickdiagnose: keine Ergebnisse von Abstrichen abwarten.

43.3.3 Therapie

Therapie mit Penicillin G 3 × 5–10 Mio. IE/d i. v. (Penicillin G gilt wegen der guten Gewebepenetration bei diesem Krankheitsbild als das Mittel der Wahl), alternativ Penicillin V 3 × 1,2–1,5 Mio. IE/d p.o., ausreichend lange therapieren (mind. 10–14 d, bei leichtem Verlauf 10 d). Initial für 3–4 d i. v., dann oralisieren. Bei Penicillinallergie Roxythromycin 2 × 150 oder 1 × 300 mg/d. Alternativen Metronidazol oder Clindamycin.
Antipyretische Therapie und Schmerztherapie (Paracetamol).

43

Maßnahmen in der Pflege

- Vitalzeichenkontrolle insb. Temperatur
- Positionierung im Bett oder Therapiestuhl: Beinhochlagerung
- Kühlende Umschläge anlegen
- Schmerzerfassung
- Medikamentenmanagement
- Prävention: Dekubitus, Pneumonie
- Unterstützung bei der Körperpflege
- Assistenz bei Ausscheidung: Steckbecken, Urinflasche, begleiteter Toilettengang

43.3.4 Verlauf, Komplikationen und Prognose

Krankenhauseinweisung bei schweren Verlaufsformen mit hämorrhagisch-bullösem, phlegmonösem oder nekrotisierendem Verlauf. Bei nekrotisierender Fasziitis frühzeitige chirurgische Vorstellung. Gegebenenfalls Mischinfektionen mit Anearobiern in Erwägung ziehen. Außerdem ist eine Klinikeinweisung bei Begleitthrombophlebitis und septischem Schock erforderlich.
Bei Befall im Gesichtsbereich kann eine Sinusvenenthrombose entstehen. Am besten wird antikoaguliert.
Die bekannten Folgekomplikationen des Erysipels sind Lymphangitis und Elephantiasis. Eintrittspforten sanieren.

43.4 Mykosen der Haut

43.4.1 Definition, Epidemiologie, Einteilung

Hautpilze Microsporum, Epidermophyton, Trichophyton; > 40 Pilze sind klinisch relevant, befallen die Haut, die Haare und die Nägel und beziehen ihre Nahrung aus dem Keratin. In den meisten Fällen beschränkt sich die Erkrankung auf die Epidermis. Die Infektionsquellen liegen i. d. R. im direkten Umfeld.
Die Lebenszeitprävalenz für Fußpilz ist etwa 34 % der Bevölkerung. Von einer Onychomykose (Nagelpilz) ist etwa jeder Zweite > 65 J. betroffen.

43.4.2 Klinik

43

Klinisch werden zwei Arten von Mykosen unterschieden. Zum einen die Pilzinfektionen der Haut und ihrer Anhangsgebilde. Sie werden durch Dermatophyten ausgelöst, die keine systemischen Mykosen hervorrufen. Zum anderen gibt es Infektionen durch Hefen (z. B. Pityriasis versicolor oder Candidosen), die im Unterschied zu den Dermatophyten auch Schleimhäute und innere Organe befallen können. Die wichtigsten praxisrelevanten Mykosen sind der **Fußpilz** und die **Tinea capitis.**
Der **Fußpilz** ist die häufigste klinische Erscheinungsform. Das Risiko für die Infektion hängt von den hygienischen Bedingungen ab. Die Infektion am Fuß (Tinea pedis) beginnt meistens zwischen den Zehen, wo es besonders feucht ist (▶ Abb. 43.2).

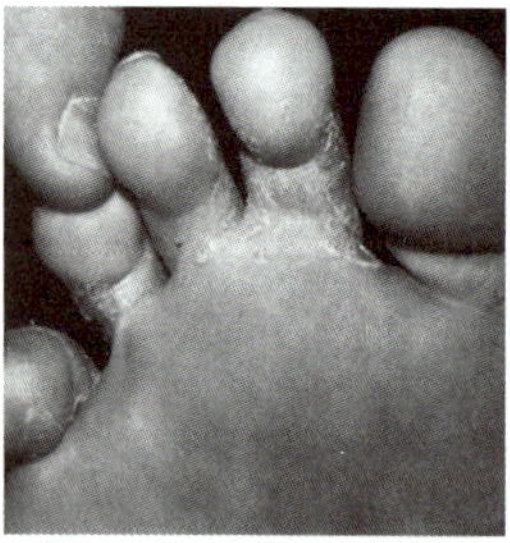

Abb. 43.2 Tinea pedis [G872]

Die **Tinea capitis** ist erkennbar an schwarzen Punkten auf der Kopfhaut (Befall der Haarwurzel). Im Prinzip kann jede Stelle der Haut befallen werden. Es kommt zu Juckreiz, Rötungen, Hautablösungen, Rissen oder ringförmigem Ausschlag. In besonders schweren Fällen können sich Abszesse bilden.

43.4.3 Diagnostik

Die **Diagnose** wird klinisch gestellt und in einem Schnelltest bestätigt. **Pilzkulturen** brauchen etwa eine Woche, bis sie positiv werden und den genauen Pilztyp identifizieren lassen. Bei Nägeln sollte eine **Probe entnommen** werden, wenn differenzialdiagnostische Unklarheit besteht (mit einer Schere einige Späne abschneiden und einsenden; vorher topische Mittel länger pausieren). Das klinische Bild sieht bei **Nagel-Psoriasis** sehr ähnlich aus.

43.4.4 Therapie

Als **erste Therapiemaßnahmen** müssen Kleidung und Schuhe gewechselt werden, die Haut gereinigt und regelmäßige hygienische Maßnahmen durchgeführt werden. Je nach Lokalisation, Ausdehnung und Schwere des Befundes wird zwischen topischer und systemischer Therapie entschieden. Wenn die Nägel befallen sind, wird in einem ersten Schritt die infizierte Nagelmasse entfernt. Alle Pilzinfektionen der Haut und der Nägel sind heilbar. Die Behandlung ist jedoch langwierig, insbesondere wenn die Nägel mit befallen sind **(Onychomykose).** An den Nägeln sollte immer topisch behandelt werden, ggf. zusätzlich auch systemisch.

Maßnahmen in der Pflege

- Medikamentenmanagement: Auftragen von Salben und Tinkturen
- Hygienische Maßnahmen durchführen bzw. unterstützen
- Trockenheit in Zehenzwischenräumen herstellen
- Kein Barfußlaufen; ggf. Einmal-Stoppersocken anbieten

Kopf- und Hautpilz (Tinea corporis et capitis)

Eine Vielzahl von Dermatophyten kann **Gesicht, freie Haut** und **Haare** befallen. An den Kontaktstellen entstehen runde Herde mit randbetonter Rötung, Schuppung und zentraler Abblasung.

Sind wenige Effloreszenzen vorhanden, kann eine 2- bis 3-wöchige lokale Therapie mit Clotrimazol, Miconazol, Ciclopirox-Lösung oder Bifonazol- oder Sertaconazol-Creme (je 2×/d) durchgeführt werden. Bei ausgedehnten Infektionen wie bei einer Tinea capitis ist eine zusätzliche systemische Therapie nötig. Der Erreger sollte bestimmt werden. Zum Einsatz kommen vor allem Itraconazol, Fluconazol und Terbinafin über 2–4 Wo.

43

43.5 Herpes zoster

Der Herpes zoster entsteht durch Reaktivierung von Varizella-Zoster-Viren, die in den dorsalen Wurzeln der spinalen und kranialen Ganglien nach Windpockenerkrankung latent persistieren.

Die Häufigkeit von Zostererkrankungen nimmt mit dem Alter zu (jährliche Inzidenz insgesamt 600/100 000 Personen, im Alter >80 J. ca. 1400/100 000). Alte Menschen sind durch eine Herpes-zoster-Erkrankung besonders gefährdet. Zum

Teil kommt es zu schweren Komplikationen, aber auch zu persistierenden postherpetischen Neuralgien. Diese treten bei 6–18 % der Patienten auf und dauern meist mehrere Mon., häufig länger als 1 J.
Ein Zosterausbruch ist mit einer deutlichen Verminderung der Lebensqualität verbunden. Patienten müssen häufig stationär behandelt werden. Die antivirale Behandlung kann mit schweren UAW verbunden sein.
Es ist ein Impfstoff mit einer attenuierten (abgeschwächten) Lebendvakzine vorhanden (Zostavax®), der für Menschen ≥ 50. Lj. zugelassen ist. Kommt es trotz Impfung zu einer Erkrankung, ist aber auch das Risiko für postherpetische Neuralgien vermindert.
Die STIKO sieht in der Impfung derzeit keine empfohlene Standardimpfung. Der Hauptgrund für die Entscheidung ist, dass die Impfung in der Altersgruppe mit der höchsten Krankheitslast (> 80-Jährige) die niedrigste Wirksamkeit hat (nur etwa 20 % gegenüber 70 % bei < 60-Jährigen). Auch die Dauer des Schutzes soll unbefriedigend sein. Die Sicherheit hingegen gilt als gut.
Die Impfung sollte bei besonders gefährdeten Patienten durchgeführt werden, auch wenn von der Impfwirkung nur ein relativ geringer Anteil der Geimpften profitiert. Im Falle einer Individualimpfung müssen manche Patienten die Impfung jedoch selbst bezahlen, je nach Krankenkasse. Ein Antrag auf Kostenerstattung kann unter Hinweis auf schwere Grundkrankheiten (z. B. Diabetes mellitus) versucht werden. Die haftungsrechtlichen Aspekte (Unterschied zwischen empfohlenen und nicht empfohlenen Impfungen) sollten beachtet und im Aufklärungsgespräch thematisiert werden. Falls als Individualentscheidung geimpft wird, ist von einer Wirksamkeit von ca. 2–7 J. auszugehen. Es gibt noch keine Empfehlungen für eine Auffrischung.

Cave

Wie jeder Lebendimpfstoff ist Zostavax® bei Patienten mit angeborenen oder erworbenen Immundefekten (z. B. HIV-Infektion) und bei Patienten mit systemischer immunsuppressiver Therapie oder aktiver Tuberkulose kontraindiziert. In Nordamerika ist ein rekombinanter adjuvantierter Zosterimpfstoff (Shingrix®) zugelassen. Eine europäische Zulassung ist beantragt. Die Ergebnisse der klinischen Studien sind bezüglich der Wirksamkeit vielversprechend.

43.6 Dermatitis

43.6.1 Definition, Epidemiologie, Einteilung

Dermatitiden können an vielen Stellen der Haut auftreten. Pathomechanistisch führt eine übermäßige ständige Feuchte der Haut zum Aufquellen der Hornschicht und damit zum Verlust der Barrierefunktion. Durch Veränderung der mikrobiologischen Hautflora kommt es zu sekundären Infektionen.

43.6.2 Klinik und Diagnostik

Blickdiagnose: Das klinische Bild ähnelt meist einem Ekzem mit Rötung, scharf bis unregelmäßig begrenzten Rändern, Streuherden in der Umgebung, Erosionen, Nässen, Schuppungen, Krusten und Juckreiz.

Differenzialdiagnosen: Abgrenzung von anderen Dermatosen (Pilzinfektionen, Kontaktekzeme, Dekubitus, auch seltene Erkrankungen wie Morbus Paget oder Pemphigus).

43.6.3 Therapie

Die Therapie erfolgt möglichst kausal, ggf. kommen topische Steroide zum Einsatz.

43.6.4 Verlauf, Komplikationen und Prognose

Präventives Vorgehen ist essenziell. Ein schlecht eingestellter Diabetes ist häufig kausal beteiligt. Wenn Therapieversuche frustran sind, sollten erneut differenzialdiagnostische Überlegungen angestellt werden, ggf. bis hin zu einer Hautbiopsie.

Maßnahmen in der Pflege

- Adäquate Inkontinenzversorgung
- Kontinenzförderung (Harn und Stuhl)
- Hautpflegeprodukte gezielt auswählen
- Duschen ist besser als baden
- Trockentupfen statt reiben
- **Cave:** Keinen Puder benutzen
- Patienten-/Angehörigenberatung

43.7 Chronische Wunden

43.7.1 Definition, Epidemiologie, Einteilung

Eine chronische Wunde ist definiert als ein Integritätsverlust der Haut und einer oder mehrerer darunterliegender Strukturen mit einer fehlenden Abheilung innerhalb von 4–12 Wo. Die erwartete Abheilungsdauer hängt von der Größe und Tiefe der Wunde ab. Etwa 4 Mio. Menschen in Deutschland leiden an chronischen Wunden. Die häufigste Einzelursache ist das Ulcus cruris (> 1,5 Mio.), gefolgt von Patienten mit diabetischen Fußulzera (1,5 Mio.) und Menschen mit Dekubitus (1 Mio.). Nur ein geringer Anteil der chronischen Wunden wird adäquat behandelt.

43.7.2 Anamnese, Klinik und Diagnostik

Die häufigsten klinischen Grundkrankheiten bei chronischen Wunden sind Diabetes mellitus und/oder PAVK sowie Ulcera cruris bei venöser Insuffizienz. Grundsätzlich kann jede Wunde chronisch werden. Deshalb anamnestische Erfassung des Krankheitsverlaufes der Grundkrankheiten, exakte Wunddokumentation und die Dokumentation des Verlaufs der Behandlung und eventueller Komplikationen.

Maßnahmen in der Pflege

- Wunddokumentation, empfohlen: Fotodokumentation
  - Wundgröße, -tiefe und -fläche
  - Beschaffenheit der Wundoberfläche
  - Beurteilung des Wundrandes und der Wundumgebung
  - Beurteilung der regionalen Durchblutung und Sensibilität
- Ggf. Biopsien zur histologischen Abklärung

43.7.3 Therapie

Basis: kausale Behandlung der Grundkrankheit (z. B. Diabetes einstellen, Durchblutung verbessern, venösen Abfluss verbessern, Ödeme und Infektionen behandeln, Mobilität verbessern, Immunsuppressiva [einschl. Kortikosteroide] absetzen oder reduzieren etc.), die einer angemessenen Wundheilung entgegenstehen.

Maßnahmen in der Pflege

- Durchführen der Wundversorgung und Dokumentation
- Bei Geruchsbelästigung: Zimmer regelmäßig lüften
- Ernährungskontrolle, Unterstützung der Nahrungsaufnahme
- Positionierung im Bett und auf Stuhl; Mobilitätsförderung
- Schmerzerfassung, Juckreiz
- Ggf. Assistenz bei der Ausscheidung
- Ggf. schlafunterstützende Maßnahmen
- Unterstützung bei der Körperpflege
- Patienten- und Angehörigenberatung
- Überleitungsmanagement mit Wundversorgungsprotokoll

Therapieziele

Die lokalen Bedingungen für das Abheilen einer Wunde zu. **Oberstes Ziel** ist es, eine chronische Wunde feucht zu halten. (▶ Tab. 43.1). Gleichzeitig sollte das Entstehen von weiteren Ulzerationen oder Wunden an anderen Stellen präventiv verhindert werden. Die lokale Wundbehandlung (Wundreinigung, Wundauflagen, Wundrandschutz) wird durch Lagerungsmaßnahmen und Prävention oder Behandlung von Ödemen ergänzt.

Blickpunkt Physiotherapie

- Frühmobilisation
- Mobilitätstraining zur Unterstützung in den ATL
- Funktionelle Einschränkungen ggf. kompensieren helfen
- Rehabilitation in die Entlassplanung übernehmen

43

Tab. 43.1 Physiologische Phasen der Wundheilung (akute Wunde)

Phase	Zeitraum	Vorgänge
Wundreinigung, Exsudation, Aktivierung des Gerinnungssystems	≤ 72 h	Blut und Serum spülen die Wunde; es bildet sich ein vorläufiger Wundverschluss (Fibrin)
Entzündungs-/Resorptionsphase	1–3 d	Einwanderung von Entzündungszellen in die Wundränder, lokales Wundödem, Abbau überschüssigen Gewebes
Granulationsphase	3–10 d	Gefäßreiches Granulationsgewebe sprosst von den Wundrändern her und vom Wundgrund ein; Nachlassen der Rötung
Epithelialisierungsphase, reparative Vorgänge	≥ 7 d	Wundfläche verkleinert sich; Gewebe wird fester; nach 3 Mon. ist die normale mechanische Qualität erreicht

Wundreinigung und chirurgisches Débridement

Das Hauptziel des Débridements ist es, eine chronische Wunde in den Zustand einer akuten Wunde zurückzuversetzen (▶ Tab. 43.1).

Wundreinigung: Abtragen von Belägen, Biofilmen (= Bakterienkolonien), Fremdkörpern, avitalem Gewebe und Nekrosen. Intakte anatomische Strukturen werden dabei nicht verletzt. Bei der aktiven Wundreinigung wird mit Spüllösungen (meist NaCl 0,9 % steril; für andere Spüllösungen sind keine Vorteile gesichert) mechanisch gereinigt, z. B. im Rahmen des Verbandwechsels. Die passive Wundreinigung erfolgt durch Schaffung eines feuchten Milieus durch entsprechende Wundauflagen.

Von der Wundreinigung wird das **chirurgische Débridement** abgegrenzt. Dabei erfolgt eine radikale Abtragung von nekrotischem Material, auch bis in intakte anatomische Bereiche hinein, meist mit scharfen Instrumenten (z. B. Skalpell). Die Indikation zum chirurgischen Débridement wird v.a. dann gestellt, wenn totes Gewebe nicht durch einfache Maßnahmen entfernt werden kann (Abwischen mit steriler Platte), wenn großflächige Nekrosen vorhanden sind oder wenn ausgeprägte lokale oder gar systemische Entzündungen auftreten.

Wundauflagen, topische Anwendungen

Hydrokolloide sind geeignet, da sie durch Sekretaufnahme das Hydrokolloid in ein Gel umwandeln, dann auch Feuchtigkeit abgeben können und die Autolyse unterstützen. Sie sind undurchlässig für Schmutz und Bakterien. Hydrokolloide können in allen Phasen der Wundheilung angewandt werden. Nachteilig ist ein gewisses Risiko für Irritationen und allergische Reaktionen.

Polyurethankompressen bestehen aus Polyurethanschaum, der bei Sekretaufnahme formstabil bleibt. Hydropolymere bestehen aus Polyurethanschaum, der bei der Sekretaufnahme aufquillt. Der Schaum ist gut entfernbar und für die Anwendung in der Granulationsphase geeignet.

Ähnlich wie Polyurethan und Hydropolymere wirken **Alginate.** Alginate können ebenfalls Feuchtigkeit aufnehmen und werden dabei zu Gelen. Stark wirkende Alginate können zur Austrocknung der Wunde führen.

Schaumkissen (mit Superabsorber-Eigenschaften) können in Gewebehöhlen und in einen tiefen Wundgrund eingebracht werden. Sie können stark aufquellen. Für tiefe Wundhöhlen sind im allgemeinen Alginate und Hydrofasern geeignet.

Silberhaltige Verbände versprechen theoretisch antibakterielle Wirkungen, die aber klinisch nicht wirklich relevant zu sein scheinen.

Wundrand- und Umgebungsschutz

Der Wundrand, d.h. die Epidermis in der unmittelbaren Umgebung muss bestmöglich geschützt werden. Risiken für Schäden an diesen Stellen sind Mazerationen, häufige Manipulationen, Klebereste, Allergene, toxische Substanzen und Austrocknung. Spezielle Externa, die einen Hautschutz verbessern, können evidenzbasiert nicht empfohlen werden.

Physikalische Interventionen

Ein Vorteil der Anwendung von physikalischen Maßnahmen zur Förderung der Wundheilung ist nur bedingt belegt. Infrage kommen Reizstrom, Laser oder Licht, Stoßwellen, Infrarot und Ultraschall; ggf. hyperbare Sauerstofftherapie bei diabetischen Fußulzera.

Dokumentation, Kommunikation und Versorgungsmodelle

Bei der Wundversorgung sollte auf standardisierte, nachvollziehbare Regelungen Bezug genommen werden. Dabei kommen sowohl Leitlinien und Pflegestandards (DNQP: Expertenstandard) als auch interne oder regionale Konzepte zum Einsatz.

Die Versorgung chronischer Wunden braucht ein strukturiertes Behandlungskonzept, bei denen Versorgungseinheiten (stationär, ambulant, rehabilitativ, Pflegeheime etc.) und Sektoren überschritten werden. Der Behandlungsplan bzw. der bisherige Verlauf müssen an alle Beteiligten und Weiterversorgenden kommuniziert werden. Dabei sollte darauf geachtet werden, dass Behandlungspläne wegen der Umsetzbarkeit nicht so komplex sind.

43.8 Dekubitus

43.8.1 Definition, Epidemiologie, Einteilung

„Ein Dekubitus ist eine lokal begrenzte Schädigung der Haut und/oder darunterliegenden Gewebes, i. d. R. über knöchernen Vorsprüngen, infolge von Druck oder Druck in Kombination mit Scherkräften. Es gibt eine Reihe weiterer Faktoren, die tatsächlich oder mutmaßlich mit Dekubitus assoziiert sind; deren Bedeutung ist aber noch zu klären." (DNQP 2017).

In Deutschland entstehen Schätzungen zufolge jährlich etwa 400 000 neue behandlungswürdige Dekubitalulzera. Studien zur Querschnittsprävalenz zeigen, dass bis zu 15 % aller Krankenhauspatienten einen Dekubitus haben, bei älteren Patienten bis zu 30 %.

Ein Dekubitus ist nicht zwangsläufig mit einem Hautschaden verbunden. Auch bei nicht sichtbaren äußeren Schäden kann ein Dekubitus im subkutanen Fettgewebe oder der Muskulatur vorliegen.

Durch den Druck werden alle Gewebeschichten (Haut, Faszie, Muskel) komprimiert. Die Muskulatur scheint weniger widerständig gegen Druck zu sein als die sich darüber befindliche Faszie und die Haut. Werden alle Gewebeschichten komprimiert, ist der messbare Druck in den tiefer liegenden Gewebeschichten größer und die Schädigung tritt oft zunächst am Muskel auf. Halten die mechanischen Belastungen an, kommt es zur Ausbreitung in die Hautschichten und erst dann zu sichtbaren tiefen Gewebeverletzungen. In diesem Fall wird die Dekubitus-Entwicklung als „Innen-nach-außen-Modell" bezeichnet.

Entsteht ein Dekubitus in der oberen Hautschicht, werden bei anhaltender Druckeinwirkung weitere Gewebe miteinbezogen. Hier wird von dem „Außen-nach-innen-Modell" gesprochen. Für die Hautschädigung werden als zusätzlich beeinflussende Faktoren übermäßige Feuchtigkeit durch Urin, Stuhl und Reibungen, etwa beim Herunterrutschen oder beim Hochziehen im Bett, angenommen. Auf die Haut einwirkende Reibungskräfte mit Gewebeabrieb scheinen die Haut anfälliger gegen die Druckeinwirkung zu machen.

Die Einteilung der Dekubitus-Stadien nach European Pressure Ulcer Advisory Panel (EPUAP) zeigt ▶ Tab. 43.2.

Tab. 43.2 Dekubitus-Klassifikation nach EPUAP (European Pressure Ulcer Advisory Panel)

Kategorie	Beschreibung
I	Nicht wegdrückbare Rötung der intakten Haut
II	Teilverlust der Haut bis zur Dermis, flaches offenes Ulkus ohne Beläge, rot bis rosafarbenes Wundbett, auch Blasenbildung
III	Kompletter Verlust aller Hautschichten; subkutanes Fett sichtbar, nicht aber Knochen, Muskeln, Sehnen

IV	Zerstörung aller Gewebeschichten mit freiliegenden Knochen, Sehnen oder Muskeln; häufig Wundtaschen und Unterminierungen
Nicht klassifizierbar	Vollständiger Haut- und Gewebeverlust, tatsächliche Tiefe der Wunde von Belag und Fibrin verdeckt
Vermutete tiefe Gewebeschädigung mit unbekannter Tiefe	Violett verfärbter Bereich, intakte Haut oder blutgefüllte Blase aufgrund einer Schädigung des darunterliegenden Gewebes

43.8.2 Klinik und Diagnostik

Die **häufigsten anatomischen Lokalisationen** sind die Kreuzbeinregion und die Fersen. Das Dekubitus-Risiko ist hier besonders groß, da diese Stellen das größte Gewicht bei der Auflage übertragen, aber auch weil hier das subkutane Fettgewebe, das an der Druckverteilung beteiligt ist, besonders dünn ist. Jedoch sind auch solche Stellen gefährdet, an denen ein lokal begrenzter Druck durch medizinische Hilfsmittel wie Tuben, Sonden oder Verbände entsteht. Besonders häufig an der Nasenwand bei nasaler Intubation oder am hinteren Oberschenkel durch verlaufende Blasenkatheter. Für Krankenhäuser und Pflegeheime liegen aussagekräftige Studien zu den Prädilektionstellen vor (▶ Abb. 43.3, ▶ Tab. 43.3).

Assessment und Risikoermittlung

Das DNQP empfiehlt die Einschätzung über folgende relevante Risikofaktoren (DNQP 2017; erweitert Huhn 2017):
- Mobilitätsbeeinträchtigen/Immobilität
- Beeinträchtigter Hautzustand/vorliegender Dekubitus
- Durchblutungsstörungen
- Verminderte sensorische Wahrnehmung/Druckwahrnehmung
- Medikamente: Schmerz-, Schlaf- und Beruhigungsmittel
- Diabetes mellitus
- Allgemeinzustand/Begleiterkrankungen
- Erhöhte Hautfeuchtigkeit/Inkontinenz

Relevante Co-Faktoren

Als Co-Faktoren werden hier solche Faktoren bezeichnet, die neben Druck und Scherkräften einen Einfluss auf die Dekubitus-Entwicklung haben (Huhn 2017):
- Mobilitätseinschränkungen
- Druckeinwirkzeit
- Druckwahrnehmung
- Hautzustand
- Allgemeinzustand/Erkrankungen
- Lagerungsmaterialien
- Auflagedruck

Prävention/Dekubitus-Prophylaxe

Personen mit einem Dekubitus-Risiko bedürfen pflegerischer Überwachung und prophylaktischer Maßnahmen. Dabei stehen Mobilisierung und Positionswechsel an erster Stelle. Die Intervalle zum Positionswechsel werden individuell festgelegt. Für überwiegend sitzende Personen besteht ein hohes Dekubitus-Risiko. Häufige Positionswechsel sind erforderlich.

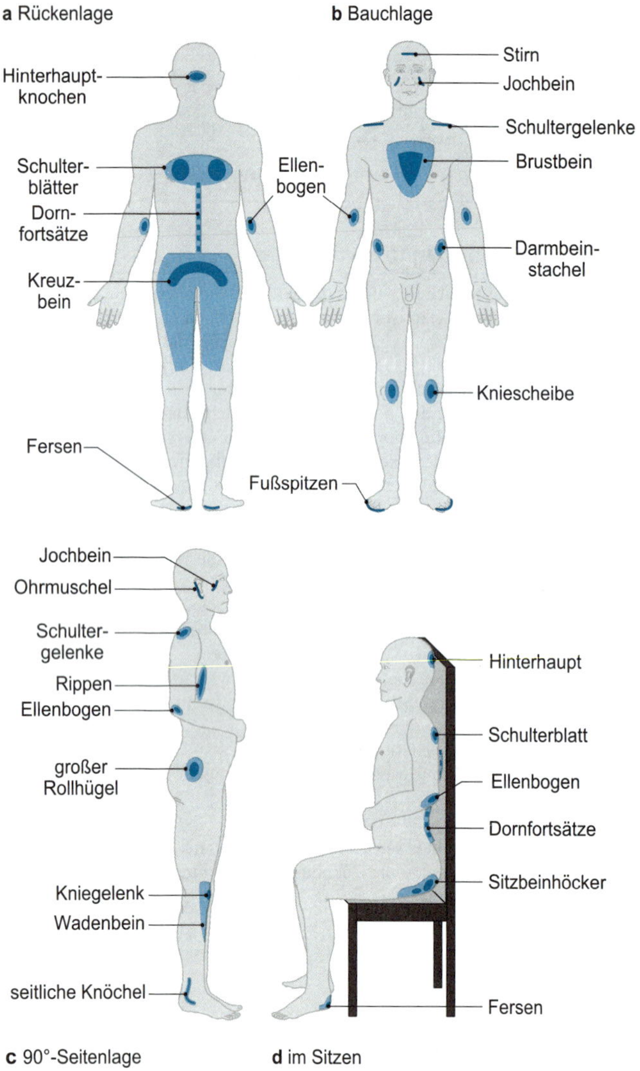

Abb. 43.3 Dekubitus Prädilektionsstellen [L141]

Tab. 43.3 Dekubitus-Häufigkeit in Pflegeheimen und Krankenhäusern[1]

Region	Krankenhäuser [%]	Pflegeheime [%]
Kreuzbein/Gesäß	46	48
Fersen	24	25
Fußknöchel	6	5
Hüfte/Trochanter major	3	5
Ohrmuschel	3	2
Ellenbogen	6	1
Sonstige	12	14

[1] Quelle: Lahmann und Kottner 2012; eigene Darstellung

Positionierungen:
- 30°-Lagerung (▶ Abb. 43.4)
- 135°-Lagerung (▶ Abb. 43.5)
- 4-Kissen-Methode (▶ Abb. 43.6)
- Schiefe Ebene (▶ Abb. 43.7)
- Mikrolagerung (▶ Abb. 43.8)
- Freilagerung (▶ Abb. 43.9)

Pflegetechniken: zu den Prinzipien der schonenden Hautpflege ▶ Kap. 43.1.

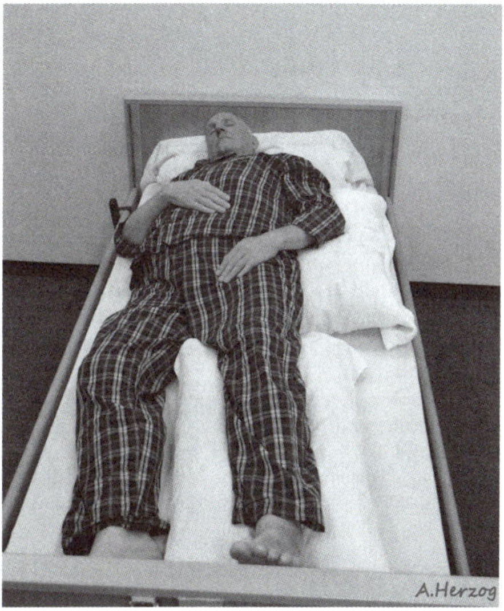

Abb. 43.4 30°-Lagerung [O689]

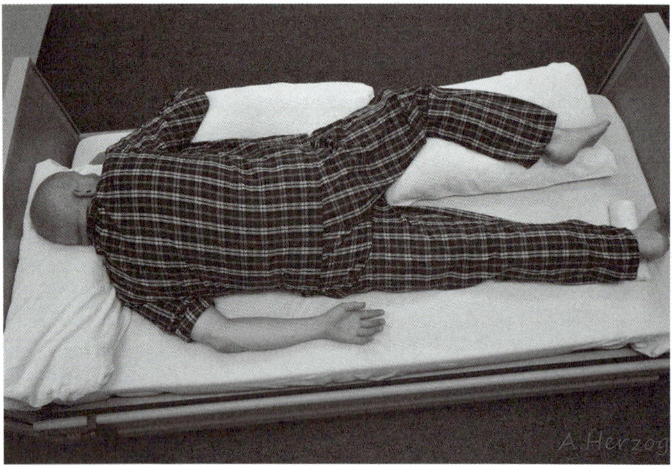

Abb. 43.5 135°-Lagerung [O689]

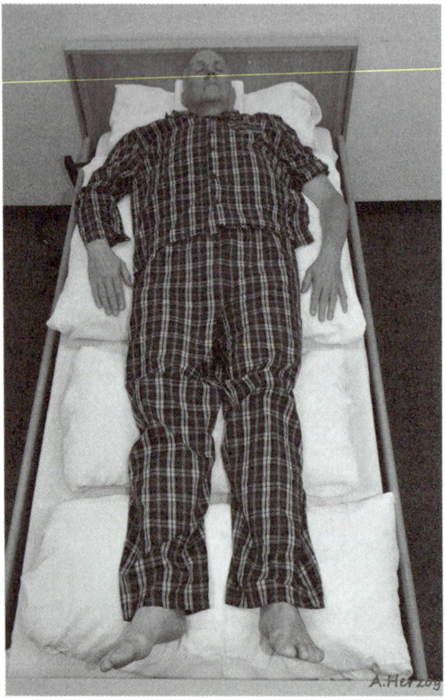

Abb. 43.6 4-Kissen-Methode [O689]

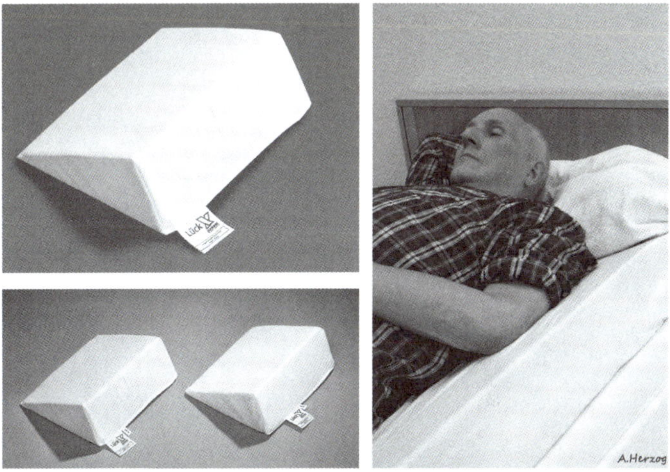

Abb. 43.7 Schiefe Ebene [O689]

Hilfsmitteleinsatz

- **Weichlagerungssysteme:** z. B. Schaumstoffmatratzen, Gelauflagen, Luftkissen. Das Prinzip ist die Vergrößerung der Auflagefläche. Superweichlagerungen haben den Nachteil, dass wegen reduzierter propriozeptorischer Wahrnehmung neurologische und motorische Symptome zunehmen können (Muskeltonus, Spastik). Ein erhöhter Muskelabbau ist zu erwarten, Körperschemastörungen können eintreten. Relative Kontraindikation bei Schlaganfallpatienten, Demenzpatienten und schmerz- oder wahrnehmungsgestörten Patienten.
- **Wechseldrucksysteme:** klein- und großzellige Systeme, die in unterschiedlichen Intervallen aufgepumpt und entlastet werden. Nachteile wie bei Weichlagerung.
- **Mikrostimulationssysteme:** Ein spezielles Flügelsystem führt zu unterschiedlichen Druckpunkten auf Matratze und Patientenkörper. Die Druckreduktion gilt als nachgewiesen. Eine Förderung von Wahrnehmung und Bewegung sowie eine Schmerzreduktion werden unterstellt, jedoch nicht eindeutig belegt.

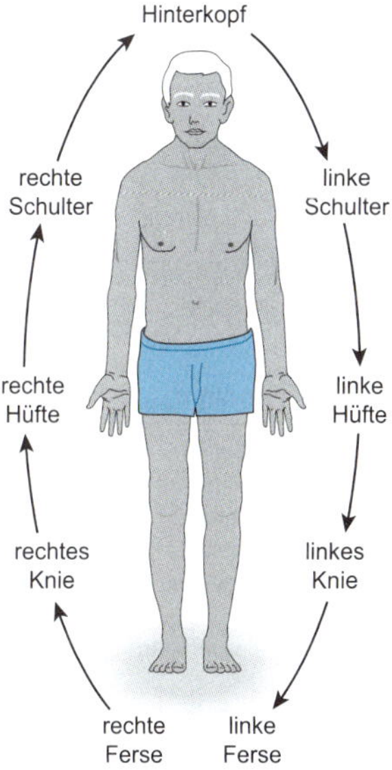

Abb. 43.8 Mikrolagerung [L231]

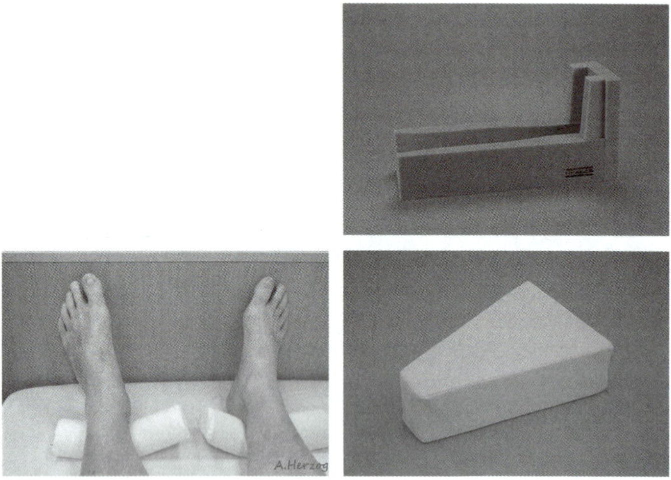

Abb. 43.9 Freilagerung und Hilfsmittel zur Positionierung zur Dekubitus-Prophylaxe [U151, V459]

Blickpunkt Medizin

Dekubitus

Was Ärzte über die Verordnung von Antidekubitus-Hilfsmitteln wissen sollten:

- Wirkweise/Besonderheiten
- Evidenz in der Wirkweise
- Vor- und Nachteile der Hilfsmittel
- Erfahrungswissen von Anwendern
- Positionierung geht vor Spezialmatratzen
- Arbeitsfähigkeit aller Akteure einbeziehen

43.8.3 Therapie

Die Therapie besteht, wie bei der Therapie der chronischen, Wunden, aus:

- Kausaltherapie
- Basistherapie (z. B. Ernährung, Flüssigkeit)
- Lokaltherapie
- Ggf. Schmerztherapie, psychologische Therapie
- Pflegemaßnahmen zur Druckentlastung

Die Prinzipien der Wundtherapie sind in ▶ Kap. 43.7 dargestellt.

Pflege: Dekubitus

- Alle prophylaktischen Maßnahmen fortsetzen
- Kein Druck auf die Wunde (entsprechend Positionieren)
- Förderung der Mobilität auch im Bett
- Positionierung geht vor Spezialmatratzen
- Patienten- und Angehörigenberatung
- Entlassmanagement

43.8.4 Verlauf, Komplikationen und Prognose

Die Abheilung eines Dekubitus dauert oft mehrere Monate mit unterschiedlichen Verläufen. Die Wunde führt zu massiven Einbußen in der Lebensqualität der betroffenen Personen. Vielfach wird der Dekubitus auch als Todesursache gesehen.

Blickpunkt Physiotherapie
- Frühobilisation
- Mobilitätstraining auch für bettlägerige Patienten
- Funktionelle Einschränkungen ggf. kompensieren helfen

43.9 Autoimmune Hauterkrankungen

43.9.1 Lupus erythematodes (LE)

Definition, Epidemiologie, Einteilung
Der Lupus erythematodes (LE) ist eine Autoimmunerkrankung mit Manifestation meist in **höherem Lebensalter.**

Klinik und Diagnostik
Im Alter sind oftmals Lunge und Serositis befallen. Die Symptome Schmetterlingserythem, Fotosensitivität, Arthritis und Nephropathie treten häufiger bei jüngeren Patienten auf. Bei älteren Patienten sind Rheumafaktor und ANA häufiger erhöht, Anti-RNP- und Anti-Sm-Antikörper sind eher bei Jüngeren erhöht.

Therapie
Die Therapie mit Antiphlogistika, Kortikosteroiden und Immunsuppressiva orientiert sind an den Komorbiditäten und am funktionellen Zustand eines Patienten.

43.9.2 Pemphigus

43

Definition, Epidemiologie, Einteilung
Der Pemphigus vulgaris und das bullöse Pemphigoid sind Erkrankungen des höheren Lebensalters, wobei das bullöse Pemphigoid v. a. bei Patienten höheren Lebensalters auftritt. Beim bullösen Pemphigoid kommt es autoimmunologisch, bedingt durch komplementbindende Antikörper gegen Verankerungsstrukturen der Epidermis an der epidermalen Junktionszone, zur **Blasenbildung.**

Klinik und Diagnostik
Die Blasen liegen entsprechend der Pathogenese subepidermal, d.h. das Blasendach wird durch die vollständige Epidermis gebildet. Klinisch findet man große pralle Blasen und Erosionen auf gerötetem Grund. Starker Juckreiz ist ein obligates Symptom. Schleimhäute sind selten betroffen. Der Allgemeinzustand der Patienten wird meist nicht oder nur wenig beeinträchtigt. Zu Beginn treten häufig nur Juckreiz und Rötung auf, Blasen sind in diesem Stadium noch nicht sichtbar. Die Diagnose erfolgt durch Histologie und Immunfluoreszenz.

Therapie

Therapieversuch allein lokal mit topischen Steroiden ist gerechtfertigt (Anwendung 2×/d). Bei Nichterfolg sollten systemische Kortikosteroide und ggf. zusätzlich Immunsuppressiva (Azathioprin, Mycophenolatmofetil) gegeben werden.

Maßnahmen in der Pflege

- Therapieunterstützende Maßnahmen
- Tägliche Hautinspektion; Kratzwunden
- Verlaufsdokumentation

Verlauf, Komplikationen und Prognose

Meist muss nach Remission eine niedrige Erhaltungsdosis Steroide weitergeführt werden. Die Prognose der Erkrankung hängt wesentlich vom Alter ab.

43.9.3 Psoriasis

Definition, Epidemiologie, Einteilung

Psoriasis ist eine chronisch entzündliche, genetisch bedingte Erkrankung mit häufig schubförmigem oder aber kontinuierlichem Verlauf. Meist bestimmen spezifische Auslöser den Verlauf (z. B. Betablocker, Lithium, ACE-Hemmer, Indometacin). Alte Menschen sind meist von der **Psoriasis Typ 2** betroffen.

Klinik und Diagnostik

Neben der Haut und den Nägeln können Gelenke und innere Organe befallen sein. Bei der **Psoriasis vulgaris** kommt es an der Haut zu einem gutartigen beschleunigten Wachstum der obersten Hautschicht (Epidermis) mit glänzend-silbriger Schuppung und Rötungen (manchmal blutend). Bei Befall der Gelenke kommt es auch zu Destruktionen im Verlauf.

Therapie

Eine kausale Behandlung ist nicht verfügbar. Die lokale Therapie erfolgt mit Cremes, Salben, Lotionen mit Salizylsäure und/oder Harnstoff. Dithranol hemmt Entzündungsvorgänge und Zellwachstum. Es kommen auch Vitamin-D-Analoga zum Einsatz. Bei schweren Verlaufsformen oder wenn Externa nicht helfen, werden Retinoide mit UV-Behandlung kombiniert. Auch kann mit klassischen Immunsuppressiva (Methotrexat, Ciclosporin) oder mit Biologicals behandelt werden.

Maßnahmen in der Pflege

- Unterstützung der Therapie
- Auftragen von Salben usw.
- Förderung der Mobilität auch im Bett
- Prävention: Dekubitus, Kontraktur

Blickpunkt Physiotherapie

- Frühmobilisation; Kontrakturprophylaxe
- Mobilitätstraining zur Unterstützung in den ATL
- Funktionelle Einschränkungen ggf. kompensieren helfen

43.10 Chronisch venöse Insuffizienz

43.10.1 Definition, Epidemiologie, Einteilung

Chronische Venenerkrankungen sind lange bestehende morphologische und funktionelle Veränderungen des Venensystems. Die Varikosis ist die häufigste Venenerkrankung. Eine chronisch venöse Insuffizienz (CVI) ist Ausdruck einer fortgeschrittenen Venenerkrankung.

Epidemiologie

Eine genaue Prävalenz der CVI ist nicht bestimmbar, sie liegt bevölkerungsweit bei ca. 6,5–19 %. Es besteht eine klare Altersabhängigkeit; bei ca. 4 % der > 65-Jährigen finden sich aktive oder abgeheilte venöse Ulzera. Gerade die schweren Venenerkrankungen sind Erkrankungen des **höheren Lebensalters.**

Anatomie

Rückfluss des venösen Blutes über drei kommunizierende venöse Systeme: epifasziales (oberflächliches), subfasziales (tiefes) und transfasziales (Perforansvenen) Venensystem.

Pathophysiologie

Das pathophysiologische Korrelat der CVI ist die **venöse Hypertonie** (Anstieg des intravasalen hydrostatischen Drucks) als Folge eines venösen Refluxes in den drei venösen Systemen mit Zeichen der Störung der Mikro- und/oder Makrozirkulation.

Ätiologie

Die Ätiologie chronischer Venenerkrankungen ist bei 1–3 % der Betroffenen angeboren, bei 70–80 % der Patienten primär und 18–25 % sekundär. Die **primären Ätiologien** umfassen venösen Rückfluss im oberflächlichen und tiefen Venensystem aufgrund von Veränderungen der Venenwand und der Klappen etc. Die **sekundären Ätiologien** resultieren aus vorausgegangenen Erkrankungen wie Phlebothrombosen oder nichtthrombotischen Abflussbehinderungen, z. B. im Beckenbereich.

Klassifikation

Chronische Venenerkrankungen können pragmatisch nach der **CEAP-Klassifikation** eingeteilt werden (▶ Tab. 43.4, www.phlebology.de).

43.10.2 Klinik und Diagnostik

Klinik

Frühestes klinisches Zeichen der CVI ist das Ödem, gefolgt von spezifischen Veränderungen der Haut und des Unterhautgewebes an den unteren Extremitäten. Weitere klinische Zeichen sind Schwellung, Schwere- und Spannungsgefühl der Beine, Schmerzen, nächtliche Wadenkrämpfe, Juckreiz und unruhige Beine. Zunahme der Beschwerden bei Wärme, im Verlauf des Tages und bei längerem Sitzen oder Stehen. Besserung beim Hochlegen der Beine.

Tab. 43.4 Einteilung chronischer Venenerkrankungen (CVI)

Stadium	Beschreibung
C (klinisch)	Sicht- und tastbare äußerliche Veränderungen: • 0 = keine Anzeichen • 1 = Besenreiser, retikuläre Varizen • 2 = Varizen • 3 = Ödem (bedingt durch venöse Insuffizienz) • 4a = Varikose mit Pigmentierung oder Ekzem • 4b = Varikose mit Dermatoliposklerose bzw. Atrophie blanche • 5 = abgeheiltes venöses Ulkus • 6 = florides Ulkus • S = symptomatisch • A = asymptomatisch
E (ätiologisch)	• C = kongenital • P = primär (unbekannte Ursache) • S = sekundär (bekannte Ursache) • N = keine Ursache identifizierbar
A (anatomisch)	• S = oberflächliche Venen • D = tiefe Venen • P = Perforansvenen • N = keine Lokalisation identifizierbar
P (pathophysiologisch)	• O = Obstruktion • R = Reflux • OR = beides • N = keine Pathophysiologie identifizierbar

Diagnostik

Die **farbcodierte Duplexsonografie** ist die diagnostische Methode der Wahl, um oberflächliche und tiefe Abflussbehinderungen zu erfassen. Zusätzlich sollten arterielle Durchblutungsstörungen ausgeschlossen werden. Der ABI kann bei CVI infolge eines Ödems fehlerhaft und beim Vorliegen einer Stauungsdermatitis oder eines Ulkus nicht möglich sein. Bei Bedarf kann die Diagnostik durch **Venenverschlussplethysmografie** ergänzt werden.

Sind phlebochirurgische oder interventionelle Therapiemaßnahmen geplant, wird die Diagnostik meist durch invasive bildgebende Verfahren ergänzt.

43.10.3 Therapie

Nichtmedikamentöse Therapie

Therapieziel ist die Beseitigung oder Reduktion der venösen Hypertonie. Die Basis ist, wenn möglich, eine Lebensstilmodifikation (Bewegungstherapie, ggf. Gewichtsnormalisierung). Kompressions- und Entstauungstherapie sind die physikalischen Maßnahmen der Wahl. Die konservative Therapie ist langfristig ausgelegt und erfordert eine gute Mitarbeit des Patienten, um erfolgreich zu sein.

Blickpunkt Physiotherapie

- Frühmobilisation
- Kompressionstherapie
- Ggf. Lymphdrainage

- Informationen zur Bewegungstherapie
- Rehabilitation in die Entlassplanung übernehmen

Kompressionstherapie: Eine graduierte Kompression bewirkt eine venöse Querschnittsverminderung und eine Volumenreduktion. Der venöse Reflux wird vermindert, die Muskelpumpfunktion verbessert, die Lymphdrainage erhöht und somit die Mikrozirkulation verbessert. Medizinische Kompressionsstrümpfe der Klasse II (23–32 mmHg) eignen sich häufig zur Ödemkontrolle. Falls diese unzureichend sind, sollten Strümpfe der Klasse III (> 40 mmHg) verordnet werden. Meist reichen Strümpfe bis zu den Knien aus. Anmessen und Anziehen erfolgen morgens nach weitgehender Ödemausschwemmung.
Wesentliche **Kontraindikationen** sind höhergradige PAVK und dekompensierte Herzinsuffizienz. Bei Patienten mit Diabetes und sensomotorischer Neuropathie sowie bei Patienten mit moderater PAVK sollte eine gute **Überwachung** erfolgen.
Von Hand gewickelte phlebologische Kompressionsverbände sind aufwendig und daher unpraktisch.
Gegebenenfalls kann eine Kompressionstherapie durch manuelle Lymphdrainage ergänzt werden.
Die Kompressionstherapie sollte immer in Kombination mit **Bewegungstherapie** erfolgen. Diese kräftigt die Wadenmuskulatur und verbessert die Sprunggelenksfunktion.

Maßnahmen in der Pflege

- Unterstützung der Therapie
- Kompressionsstrümpfe (Wickel eher nicht empfohlen)
- Förderung der Mobilität auch im Bett
- Kühlende Umschläge (Versuch zur Symptomlinderung)
- Ggf. Schlafförderung
- Prävention: Dekubitus, Kontraktur

Medikamentöse Therapie

Die medikamentösen Möglichkeiten sind begrenzt. Diuretika haben keinen Stellenwert. Ödemprotektiva (Flavonoide, Saponine) ohne überzeugende Daten. Bei Antikoagulation entscheidet das individuelle Thromboembolierisiko.

43.10.4 Verlauf, Komplikationen und Prognose

Im höheren Lebensalter hat das **postthrombotische Syndrom (PTS)** eine besondere Bedeutung. Es führt häufiger und rascher zu einer CVI als eine Varikosis. Als **Risikofaktoren** gelten höheres Lebensalter, Adipositas, eine proximale oder initial ausgedehnte Phlebothrombose, ein ipsilaterales Thromboserezidiv sowie eine suboptimale Antikoagulation nach einer Phlebothrombose. Es ist die häufigste Komplikation nach Phlebothrombose und ist bei 20–40 % aller Patienten innerhalb von 1–2 J. nach einer Bein- oder Beckenvenenthrombose zu erwarten. Nach 5–10 J. liegt die Prävalenz bei 50–100 %.
Die Definition und Schweregradeinteilung eines PTS erfolgt mit der Villalta-Skala (in Ergänzung zur CEAP-Klassifikation, ▶ Tab. 43.5).

Tab. 43.5 Villalta-Skala zur Definition und Schweregradbestimmung eines postthrombotischen Syndroms

Symptome[1]	Schmerzen, Krämpfe, Schweregefühl, Parästhesien, Pruritus
Klinische Zeichen[1]	Prätibiales Ödem, Hautinduration, Hyperpigmentierung, Rötung, Venektasien, Schmerz bei Wadenkompression, Ulcus cruris venosum[2]

[1] Jedes Symptom und jedes klinische Zeichen wird graduiert: 0 = nicht vorhanden, 1 = mild, 2 = moderat, 3 = schwer. Der Score-Wert ergibt sich aus der Punktesumme: 0–4 Pkt. = kein PTS, 5–9 Pkt. = mildes PTS, 10–14 Pkt. = moderates PTS, ≥ 15 Pkt. = schweres PTS.
[2] Patienten mit Ulcus cruris venosum werden unabhängig vom Score-Wert als schweres PTS klassifiziert.

43.11 Tumorerkrankungen

Verschiedene dermatologische Tumorerkrankungen treten mit zunehmendem Alter gehäuft auf. Die wichtigsten Krankheitsbilder werden im Folgenden kurz dargestellt. Allgemein gilt, dass suspekte Hautveränderungen sorgfältig überwacht werden und ggf. dermatologisch abgeklärt werden müssen.

Maßnahmen in der Pflege
- Unterstützung der Therapie
- Ggf. Auftragen von Salben usw.
- Patienten- und Angehörigenberatung

43.11.1 Aktinische Keratosen

Definition, Epidemiologie, Einteilung

Aktinische Keratosen sind intraepitheliale Neoplasien der Haut (atypische Proliferation von Keratinozyten), die als Plattenepithelkarzinome in situ gelten. Altersabhängige Häufung. Risikofaktoren: Männer, helle Hauttypen (Typ I–III), häufige Sonnenbrände, Tätigkeit im Freien.

Klinik und Diagnostik

Lokalisation meist auf sonnenexponierten Stellen (Nase, Kinn, Unterlippe, Glatze, Stirn, Ohr), Marker der lebenslangen Lichtexposition (UV). Anfänglich häufig besser zu tasten als zu sehen, da initial häufig nicht pigmentiert. Wachstumszunahme zum Hauthorn (Cornu cutaneum) möglich.

Therapie

Fotodynamische Therapie (Bestrahlung mit Infrarotlicht bis zu einer Dosis von 100 J/cm² nach Einwirken von δ-Aminolävulinsäure). Auch Kryotherapie möglich. Alternativen: Imiquimod (Immunmodulator, Virustatikum) lokal oder Diclofenac oder 5-FU topisch.

Verlauf, Komplikationen und Prognose

In 10 % der Fälle Übergang in ein Stachelzellkarzinom (Spinaliom). Lichtschutzmittel sind in jedem Stadium der Erkrankung sinnvoll. Das Spinaliom kann (im Gegensatz zum Basaliom) metastasieren. Die Prognose hängt vom Differenzierungsgrad ab. Eine problematische Prognose hat die Lokalisation auf der Unterlippe, da hier nur eine Keilresektion möglich ist.

43.11.2 Basalzellkarzinom (Basaliom)

Definition, Epidemiologie, Einteilung

Das Basaliom ist die häufigste maligne Neubildung bei Menschen kaukasischen Typs. Die genaue Epidemiologie ist nicht bekannt, da viele Fälle nicht in den Tumorregistern erscheinen, weil nur klinisch und nicht histologisch diagnostiziert wird. Risikofaktoren sind höheres Alter, heller Hauttyp, Sonneneinstrahlung, positive Familienanamnese, Immunsuppression, chemische Karzinogene.
Semimaligne Eigenschaften mit lokal destruierendem Wachstum, aber seltener Metastasierung.

Klinik und Diagnostik

Die häufigste Lokalisation ist der Kopf-Hals-Bereich. Der Tumor exulzeriert leicht. Klinisch tritt dies häufig durch verkrustete Wunde in Erscheinung, die nicht abheilen will.

Therapie

Lokale Exzision. Falls das Basaliom sehr flach ist (Rumpfhautbasaliom), ist auch eine Therapie mit Imiquimod oder eine fotodynamische Therapie denkbar.

Verlauf, Komplikationen und Prognose

Die Prognose ist abhängig vom Differenzierungsgrad.

43.11.3 Plattenepithelkarzinome

Definition, Epidemiologie, Einteilung

Das (SCC) entsteht aus suprabasalen epidermalen Keratinozyten. Das SCC ist der zweithäufigste helle Hautkrebs. Altersassoziierte Häufigkeit, M : F ca. 2 :1. Risikofaktoren sind Lichtexposition, heller Hauttyp, Sommersprossen in der Kindheit, Familienanamnese, erhöhte Anzahl melanozytärer Nävi, Immunsuppression (z. B. Patienten mit Organtransplantation), chemische Karzinogene, Strahlen, HPV-16- und HPV-18-Infektion.

Verlauf, Komplikationen und Prognose

Höheres Metastasierungsrisiko als das Basalzellkarzinom.

43.11.4 Malignes Melanom (MM)

Definition, Epidemiologie, Einteilung

In Deutschland gibt es pro Jahr ca. 6–14 Neuerkrankungen pro 100 000 Einwohner. Wichtigster Risikofaktor ist UVA-/UVB-Strahlung. Das Risiko korreliert mit der Zahl der Sonnenbrände. Klassifikation: superfiziell spreitendes MM, noduläres MM, akrolentiginöses MM, Lentigo-MM.

Klinik und Diagnostik

Jedes wachsende Pigmentmal ist verdächtig. Untersuchung nach **ABCDE-Regel:**

- A = Asymmetrie
- B = Begrenzung
- C = Colour (Farbe)

- D = Durchmesser
- E = Elevation (Erhabenheit)

Verdächtig sind

- (A) asymmetrisches Wachstum,
- (B) unregelmäßige Begrenzung,
- (C) dunkle Farbe, helle Regressionszone oder scheckige Erscheinung,
- (D) Durchmesser > 5 mm und
- (E) Wachstum über das Hautniveau.

Die dermatologische Untersuchung erfolgt mit dem Auflichtmikroskop.

Therapie

Vollständige Exzision mit Sicherheitsabstand und Entfernung des ersten drainierenden Lymphknotens (Sentinel); ggf. Nachbehandlung mit Interferonen und/oder Dacarbazin.

Verlauf, Komplikationen und Prognose

Das Risiko der Metastasierung bestimmt die Prognose.

43.12 Paraneoplastische Syndrome

Definition, Epidemiologie, Einteilung

Zahlreiche Tumoren verursachen paraneoplastische Hautsymptome. Die häufigsten Ursachen sind ektopisch gebildete Hormone und wirksame Polypeptide sowie tumorspezifische humorale oder zellvermittelte immunologische Reaktionen.

Klinik und Diagnostik

Die Diagnostik erfolgt in Abhängigkeit von Tumor und produziertem Wirkstoff.

Therapie

Therapie des Grundleidens; symptomatisch.

Verlauf, Komplikationen und Prognose

In Abhängigkeit vom Grundleiden.

VII Arzneimitteltherapie

44 Arzneimitteltherapie beim alten Menschen

Heiner K. Berthold und Siegfried Huhn

44.1 Allgemeine Einführung

Verbrauchsepidemiologie: Mehr als die Hälfte der zulasten der GKV verschriebenen Arzneimittel geht an Menschen >65 Jahre. Mehr als 40 % der >65-Jährigen und die Hälfte der >80-Jährigen nehmen ≥5 Dauerarzneimittel ein. Von den Patienten zwischen 80 und 100 Jahren nehmen <5 % gar kein Arzneimittel ein. Die tatsächliche Arzneimitteleinnahme ist weitaus höher, findet doch der gesamte Bereich der Selbstmedikation (OTC = Over the counter) in diesen Zahlen keine Berücksichtigung.
Multimorbidität: Ein Patient ist multimorbide, wenn er ≥3 behandlungsbedürftige chronische Erkrankungen aufweist. Zusätzlich müssen mehrere geriatrische Syndrome sowie drohende oder vorhandene Einschränkungen in den ATL hinzukommen.
Polypharmazie: Nicht eindeutig definiert, jedoch müssen eine Vielzahl von Arzneimittel, i. d. R. ≥5 Wirkstoffe gleichzeitig eingenommen werden. Dabei bleibt unberücksichtigt, wie sinnvoll die Verordnung bzw. Einnahme ist, wenngleich die Polypharmazie und die dadurch verursachten UAW ein im Alter zunehmend eigenständiges krankheitsauslösendes Phänomen sind. Entscheidend für zielführende Arzneimitteltherapie ist der korrekte Umgang mit den Arzneimitteln (Indikation, Verordnung, UAW, Compliance).
Arzneimitteltherapie im Alter ist auch erschwert, da alte Menschen in zulassungsrelevanten Studien unterrepräsentiert sind, obwohl viele der Indikationen Erkrankungen des höheren Lebensalters fokussieren. Auch die Studien zur Pharmakokinetik der untersuchten Wirkstoffe werden überwiegend an gesunden jungen Erwachsenen (meist Männern) durchgeführt.
Definierte Tagesdosis (DDD): Defined Daily Dose festgelegte Kennzahl, die für die Arzneimittelverbrauchsforschung verwendet wird. DDD können hilfreich sein, um Polypharmazie zu quantifizieren, wenn genaue Dosierungsangaben fehlen oder den Untersuchungsgegenstand zu kompliziert machen könnten.
Leitliniengerechte Therapie: Leitlinien machen selten Angaben zur Behandlung der entsprechenden Indexerkrankung als Bestandteil einer Multimorbidität. Hier fehlen entsprechende Studien. Bei leitliniengerechter Behandlung von Patienten mit ≥5 chronischen Erkrankungen kommen exzessiv hohe Wirkstoffzahlen, widersprüchliche Empfehlungen und nicht vertretbare Arzneimittelinteraktionen zustande. Leitlinien entbinden den Behandler demnach nicht, die Gesamtsituation des Patienten zu berücksichtigen und eine pragmatische, Schwerpunkte setzende Arzneimitteltherapie zu verfolgen.

44.2 Veränderungen der Körperzusammensetzung

Physiologische Alterungsprozesse: Bedeutsam für die Arzneimitteltherapie sind altersassoziierte Veränderungen in der Körperzusammensetzung und altersbedingte Veränderungen der Organfunktionen. Letztere verlaufen weder kontinuierlich noch interindividuell gleich. Für sich genommen haben diese Veränderungen keinen Krankheitswert, sie tragen aber zur abnehmenden Organreserve und somit zu verminderten Kompensationsmechanismen, Veränderungen der Pharmakokinetik und der Pharmakodynamik bei.
Körperzusammensetzung (▶ Abb. 44.1): Wesentliche Änderungen sind die Zunahme des Körperfetts und die Abnahme des Körperwassers bzw. des Extrazellulärvolumens. Zudem Abnahme der fettfreien Masse, d.h. der Muskelmasse. Der Körperfettanteil steigt bei Frauen kontinuierlich auf etwa 40 % und bei Männern auf etwa 30 % an (bei interindividueller Heterogenität). Eine veränderte Körperzusammensetzung führt zu einer veränderten Verteilung eines Wirkstoffs im Körper.

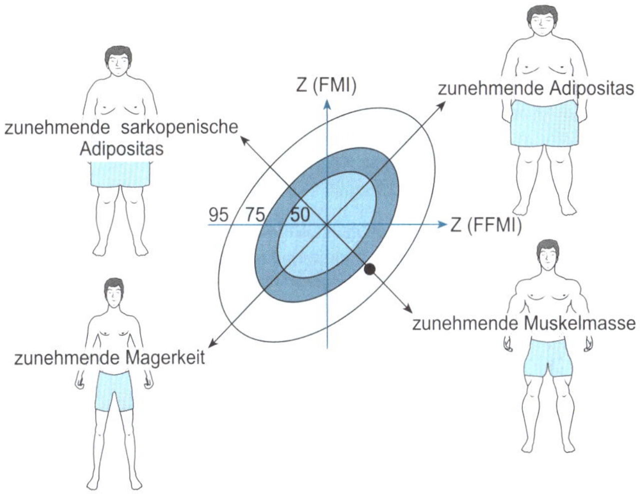

Abb. 44.1 Body Composition Chart [F1043-001]

44.3 Unerwünschte Arzneimittelwirkungen (UAW)

44.3.1 Grundlagen

Definition

Eine unerwünschte Arzneimittelwirkung (UAW) gilt als mögliche Reaktion auf ein Arzneimittel, die unbeabsichtigt und schädlich ist (Arzneimittelbehörde EMA).

UAW bei älteren Patienten

- Bis zu 7 % der Krankenhausaufnahmen, mehr als ⅔ > 65 J. und überwiegend mit Polypharmazie
- Häufiger und schwerer als bei jüngeren Patienten (Vulnerabilität, herabgesetzte Kompensationsmechanismen)
- Resultieren häufiger aus Medikationsfehlern
- In vielen Fällen vermeidbar

Klinische Präsentation

Im geriatrischen Bereich präsentieren sich die klinischen Charakteristika unspezifisch. Bei unspezifischen Beschwerden sollte deshalb immer auch an eine UAW gedacht werden. Gegebenenfalls können häufige unspezifische Symptome direkt erfragt werden, z. B.:

- Mundtrockenheit
- Abgeschlagenheit, Müdigkeit, Schläfrigkeit, reduzierte Wachsamkeit, Schlafstörungen
- Schwäche
- Bewegungsstörungen, Tremor, Stürze

- Obstipation, Diarrhö, Inkontinenz, Appetitlosigkeit, Übelkeit
- Hautausschläge, Juckreiz
- Depression, Interesselosigkeit
- Verwirrtheit
- Halluzinationen
- Angst und Aufregung
- Nachlassen des sexuellen Interesses
- Schwindel
- Ohrgeräusche

Die überwiegende Anzahl der UAW manifestiert sich als Erkrankungen des Nervensystems (einschl. psychiatrischer Symptome), des Gastrointestinaltrakts, der Lunge und der Atemwege sowie als allgemeine Erkrankung oder Beschwerden am Verabreichungsort. Die übrigen Systemorganklassen sind deutlich seltener betroffen.

44.3.2 UAW als Folge verminderter Kompensationsmechanismen

Bestimmte **Patientencharakteristika** sind mit einem hohen Risiko für UAW assoziiert. Dazu gehören:

- Anzahl der Wirkstoffe (≥ 8 = hohes Risiko, 5–7 = intermediäres Risiko)
- Frühere UAW
- Multimorbidität (≥ 4 chronische Erkrankungen)
- Lebererkrankung
- Herzerkrankung
- Nierenerkrankung
- Bestimmte Wirkstoffgruppen (Antikoagulanzien, Insulin oder orale Antidiabetika, psychotrope Medikationen, Sedativa/Hypnotika, kardiovaskuläre Arzneimittel [Digoxin, Nitrate, Vasodilatatoren], NSAR)
- Kognitive Einschränkungen
- Allein leben
- Frühere Maladhärenz
- Bekannte psychiatrische Erkrankungen
- Substanzmissbrauch

44.3.3 UAW als Folge von Interaktionen

Arzneimittelinteraktionen (Drug/Drug) oder Interaktionen mit Erkrankungen (Drug/Disease) oder Arzneimittel/Nahrungsmittelinteraktionen. Eine Arzneimitteltherapie ohne Interaktionen ist praktisch nicht möglich. Jedoch sind nicht alle Interaktionen klinisch relevant.

Arzneimittelinteraktionen können in 4 Stufen eingeteilt werden:

1. Wahrscheinlich keine klinische Relevanz.
2. Klinische Relevanz nicht klar bestimmbar.
3. Veränderte Wirkung durch Interaktion, jedoch durch Dosisanpassung kontrollierbar.
4. Interaktion kann zu schweren UAW führen, durch Dosisanpassung oder andere Maßnahmen nicht oder kaum kontrollierbar.

▸ Abb. 44.2 verdeutlicht, dass Enzyminhibition und Enzyminduktion bei Wirkstoffen mit geringer therapeutischer Breite einen größeren Einfluss haben, als bei Wirkstoffen mit größerer therapeutischer Breite.

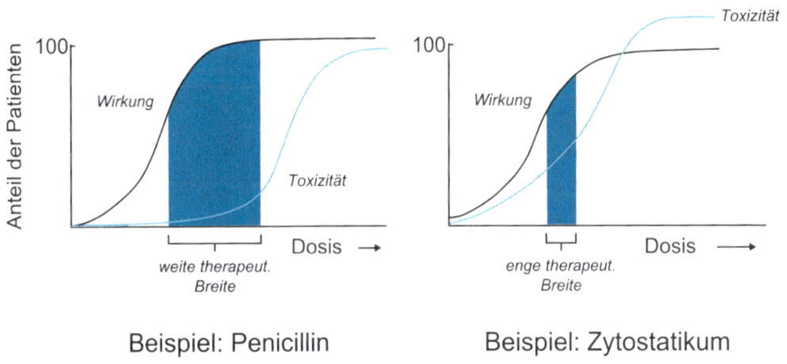

Abb. 44.2 Induktion und Inhibition von arzneimittelmetabolisierenden Enzymen [L141]

44.3.4 Verschreibungskaskade

Prescribing Cascade, ▶ Abb. 44.3. Hierunter wird verstanden, dass in einer komplexen klinischen Situation neue Beschwerden oder ein neu auftretendes Symptom nicht als unerwünschte Wirkung einer Medikation erkannt wird. Sie werden fälschlich als eigenständiges neues medizinisches Problem gedeutet und mit der Verschreibung eines neuen, zusätzlichen Arzneimittels beantwortet, anstatt das ursächliche Arzneimittel abzusetzen, umzusetzen oder anders zu dosieren. Es kommt in vielen Fällen zu einer Kaskade der inadäquaten Verschreibung.

44.3.5 Hauptfelder der UAW

Delirverursachung

Delire sind meist multifaktoriell bedingt. Arzneimittel können eine kausale Ursache sein. Grundsätzlich kommen v.a. Wirkstoffe mit ZNS-Wirkungen infrage. Eine besondere Rolle spielen dabei Wirkstoffe mit anticholinergen Eigenschaften. Diese werden daher gesondert behandelt.
Aber auch Wirkstoffe, die keine oder kaum anticholinerge Eigenschaften haben, aber ins ZNS penetrieren, kommen in Betracht. Dazu gehören Opioide, Lithium, Kortikosteroide, Theophyllin u.v.m.

Anticholinergika

Zahlreiche Wirkstoffe haben anticholinerge Eigenschaften. Anticholinergika sind mit verminderten kognitiven Funktionen und Sturzneigung, aber auch mit generell erhöhter Morbidität und Mortalität assoziiert. Sie verursachen oder verstärken Verstopfung und Harnverhalt.

Sturzneigung

Eine zunehmende Sturzneigung ist ein typisches Phänomen im höheren Lebensalter. Arzneimittel haben einen häufigen Anteil am Sturzaufkommen. Zu den Wirkstoffgruppen mit **großem Einfluss** zählen die Sedativa und Anxiolytika (Benzodiazepine, Z-Drugs), Neuroleptika, Antidepressiva, Antihypertensiva und Diuretika.
Mittelstarken Einfluss haben Antiarrhythmika, Nitrate und andere Vasodilatatoren, Digitalis, Opioide, Anticholinergika, Antihistaminika, Antivertiginosa und orale Antidiabetika.

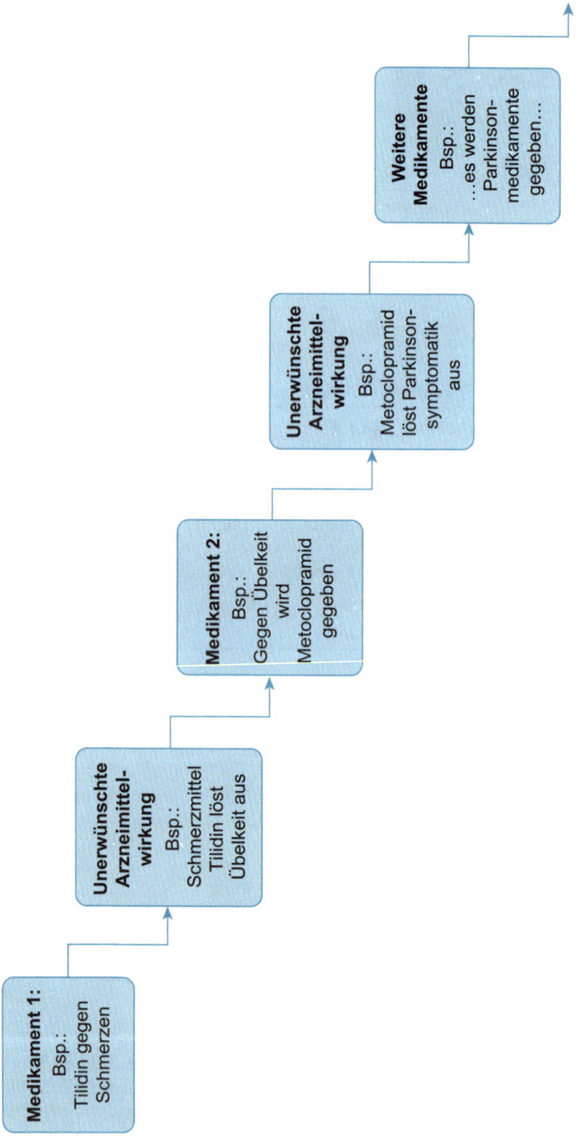

Abb. 44.3 Verschreibungskaskade [L143]

Inkontinenz

▶ Kap. 25. Die häufigsten ursächlichen Arzneimittel sind natürlich die Diuretika. weiterhin sind wichtige Auslöser oder Verstärker einer Inkontinenz urologische Anticholinergika (z. B. Oxybutinin), Donepezil und Opiate.

Appetitlosigkeit/Gewichtsverlust

▶ Kap. 1.2.4. Die häufigsten ursächlichen Arzneimittel für Geschmacks- und Geruchsveränderungen sind Metformin, Antibiotika (v. a. Metronidazol) und ACE-Hemmer. Auch Donepezil und SSRI stehen im Verdacht.

Verminderung der Mobilität

▶ Kap. 1.2.3. Die häufigsten ursächlichen Arzneimittel sind Antihypertensiva, übermäßige Bradykardisierung, allgemein sedierende Arzneimittel. Auch eine Hypokaliämie (direkt oder indirekt) kann zur Mobilitätsstörung beitragen.

44.4 Potenziell inadäquate Medikation

Seit den 1990er-Jahren ist bekannt, dass es bei älteren Patienten potenziell inadäquate Medikationen (PIM) gibt, d.h. ein Wirkstoff hat eine zu geringe Nutzen-Risiko-Relation und dadurch ein hohes Risiko für Unverträglichkeiten oder UAW. Das Konzept der PIM wurde von dem amerikanischen Geriater Mark H. Beers entwickelt. Die potenziell inadäquaten Medikationen wurden in PIM-Listen zusammengefasst. Meist werden PIM-Listen im Konsensverfahren von Expertengremien verfasst und überarbeitet, da es keine allgemein anerkannten Kriterien gibt.

44.4.1 PIM-Listen

Allen PIM-Listen ist gemein, dass sie nicht als starre Algorithmen konzipiert sind, sondern als Hilfsmittel im Gesamtkontext zu werten sind. Deshalb die Formulierung „potenziell inadäquat“ und nicht „grundsätzlich inadäquat“.

- **Vorteile von PIM-Listen:** Kategorisierung eines Wirkstoffs schnell und einfach möglich; Detailkenntnisse und Erfahrungen in seiner Anwendung nicht erforderlich; auf administrativer Ebene anwendbar (z. B. Abrechnungsdaten); Bewertung der Medikation auch ohne Kenntnis der klinischen Situation möglich.
- **Nachteile von PIM-Listen:** Wirksamkeit der PIM-Listen auf patientenrelevante Endpunkte nicht wissenschaftlich bewiesen; Besonderheiten der individuellen Therapiesituation werden nicht einbezogen; begründete Ausnahmen bleiben unberücksichtigt.

Weitere PIM-Listen: In Deutschland sind v. a. die FORTA-Klassifikation und die PRISCUS-Liste anwendbar.

44.4.2 FORTA-Klassifikation

Klassifikationsgruppen:

- Kategorie A: Arzneimittel schon geprüft an älteren Patienten in größeren Studien, Nutzenbewertung eindeutig positiv.
- Kategorie B: Wirksamkeit bei älteren Patienten nachgewiesen, aber Einschränkungen bezüglich Sicherheit und Wirksamkeit.
- Kategorie C: ungünstige Nutzen-Risiko-Relation für ältere Patienten; erfordern genaue Beobachtung von Wirkungen und Nebenwirkungen, sind

nur ausnahmsweise erfolgreich; bei > 3 Arzneimitteln gleichzeitig als erste weglassen, Alternativen suchen.

- Kategorie D: Diese Arzneimittel sollten fast immer vermieden werden, Alternativen finden.

44.4.3 PRISCUS-Liste

Veröffentlicht 2010 und seither mehrmals durch 27 Experten überarbeitet (www.priscus.net). Die Liste enthält derzeit 83 Wirkstoffe, die als potenziell ungeeignet für alte Menschen gelten. Es handelt sich um eine Negativliste. Sie enthält Begründungen für die Negativbewertung sowie Therapiealternativen, Maßnahmen, die beachtet werden sollen, wenn die Verschreibung nicht vermieden werden kann und führt vermeidbare Komorbiditäten auf.

44.5 Praktische Umsetzung

Arzneimittelanamnese (▶ Abb. 44.4)**:** Die Erhebung der Arzneimittelanamnese ist Bestandteil jeder geriatrischen Anamnese und Voraussetzung für die Verbesserung der aktuellen Arzneimitteltherapie. Die Befragung eines Patienten zu seinen Arzneimitteln gibt häufig Hinweise zur Planung des Medikamentenmanagements.

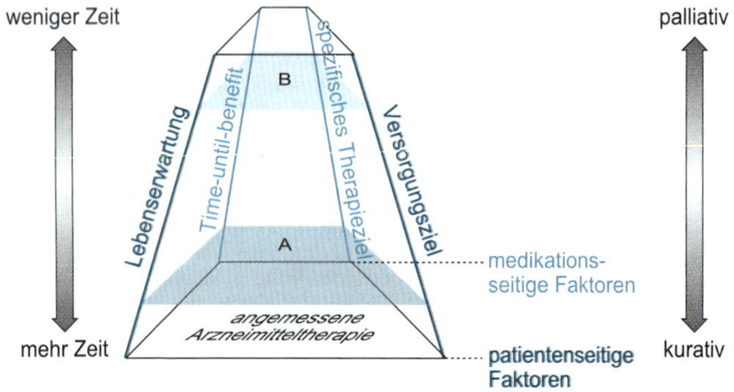

Abb. 44.4 Rationale Verschreibung an geriatrische Patienten mit reduzierter Lebenserwartung [L141]

Selbstmedikation

Insbesondere nicht erstattungsfähige Arzneimittel, z. B. Erkältungsmittel, Schmerzmittel, Vitaminsupplemente, Mineralienpräparate, Johanniskraut, Laxanzien, L-Karnitin, Antihistaminika als Schlafmittel, Aufbaupräparate aus dem Internet, Blutreinigungsmittel, Leberschutzpräparate u. v. m.; nicht selten Arzneimittel des Partners oder anderer Familienangehöriger (z. B. Beruhigungsmittel, Schmerzmittel), Arzneimittel, die gezielt auf Privatrezept verordnet werden (z. B. Benzodiazepine); Arzneimittel, über die Patienten ungern sprechen möchten (Psychopharmaka, Potenzmittel).

Merke

Obligate Fragen in der Arzneimittelanamnese:
- Was war die ursprüngliche Indikation?
- Wie lange hat der Patient das Arzneimittel schon genommen?
- Hat es gewirkt? Nach welchen Kriterien?
- Wurde es vertragen? Gab es UAW? Schweregrad? Kausalität?
- Wurden bereits Auslassversuche unternommen?
- Wie ist die Adhärenz?
- Gibt es praktische Probleme in der Anwendung?

Beispiele für abgestufte Medikationsziele

Von 1. nach 4: am ehesten symptomatische Therapie bis am ehesten präventive (d. h. prognoseverbessernde) Therapie:
1. Symptomlinderung, z. B. Analgetika, Laxanzien
2. Stabilisierung, z. B. Antianginosa, Antidiabetika
3. Heilung, z. B. Antibiotika, Helicobacter-pylori-Eradikation, Chemotherapie, antidelirante Therapie
4. Prävention, z. B. Osteoporosebehandlung, Lipidsenkung, Antikoagulation

Prioritäre Therapieziele setzen: Manchmal kann man für einen geriatrischen Patienten mit einer nichtmedikamentösen Therapie oder ohne spezifische Therapie mehr erreichen als mit Arzneimitteln. Im Allgemeinen sind die prioritären Therapieziele im Alter Funktionserhalt, Selbstständigkeit und Lebensqualität. Dazu gehören v. a. folgende Teilziele:
- Schmerzfreiheit
- Erhaltung der Mobilität
- Erhaltung der kardiopulmonalen Leistungsfähigkeit
- Erhaltung der Freude am Essen
- Erhaltung von Ausscheidungsfunktionen und Kontinenz
- Erhaltung von Schlaf und Vigilanz
- Kommunikationsfähigkeit

Maßnahmen in der Pflege
- Unterstützungsbedarf im Medikamentenmanagement erheben
- Praktische Handhabung sowie Adhärenz und Persistenz
- Überwachung von Selbstmedikation
- Beobachtung von erwünschter/unerwünschter AW
- Regelung zu Problemsituationen wie Einnahmeverweigerung
- Patienten- und Angehörigenberatung zur AM-Einnahme

Compliance, Adhärenz, Persistenz: Der Begriff Compliance bedeutet, dass ein Patient seine Medikation nicht oder nicht wie verschrieben einnimmt. In neuerer Zeit wurde der Begriff durch den Terminus Adhärenz ersetzt, da Compliance auf einem eher patriarchalischen Verständnis der Medizin beruht. Es gibt zahlreiche Unterarten der Adhärenz.

Ein weiterer wichtiger Begriff ist der der **Persistenz**. Während Adhärenz eher das unregelmäßige und/oder das systematische Abweichen von einem Einnahmeplan bedeutet, beschreibt Persistenz die zeitliche Dauer der (adhärenten oder nicht adhärenten) Anwendung einer Dauermedikation, bis diese ganz abgesetzt wird.

Risikofaktoren für Nonadhärenz: Anzahl der gleichzeitig gegebenen Arzneimittel, Komplexität des Einnahmeschemas, Schwierigkeiten bei der Anwendung (Sehstörungen, feinmotorische Störungen, kognitive Einschränkungen, Schluckstörungen), vorsätzliche Malcompliance, unzureichende Kenntnisse über die Therapieziele und Notwendigkeit der Verordnung, schlechte Verträglichkeit bzw. UAW, psychische Probleme (v. a. Depression), Behandlung einer asymptomatischen Erkrankung, inadäquates Follow-up oder unzureichende Entlassungsplanung, fehlendes Vertrauen des Patienten in die Vorteile der Behandlung, fehlendes Verständnis des Patienten für die Art der Erkrankung etc.

Medication Appropriateness Index (MAI): Kriterien zur Angemessenheit von Arzneimittelverordnungen (▶ Tab. 44.1).

Tab. 44.1 Medication Appropriateness Index (MAI)

Item		Punkte
1.	Indikation: Gibt es eine Indikation für das Arzneimittel?	
2.	Evidenz: Ist das Arzneimittel wirksam für die Indikation und die Patientengruppe?	
3.	Dosierung: Stimmt die Dosierung?	
4.	Anwendungssicherheit: Sind die Einnahmevorschriften korrekt (Applikationsroute, Dosierintervall, Einnahmezeit, Relation zu Mahlzeiten)?	
5.	Anwendbarkeit: Sind die Handhabung und die Anwendungsvorschriften praktikabel?	
6.	Interaktionen: Gibt es klinisch relevante Arzneimittelinteraktionen?	
7.	Nebenwirkungen und Kontraindikationen: Gibt es klinisch relevante Interaktionen zu anderen Krankheiten/Zuständen?	
8.	Doppelverordnung: Wurden unnötige Doppelverschreibungen vermieden?	
9.	Therapiedauer: Ist die Dauer der medikamentösen Therapie adäquat?	
10.	Wirtschaftlichkeit: Wurde die kostengünstigste Alternative vergleichbarer Präparate gewählt?	

Modifiziert nach Hanlon: 1 Punkt = adäquat; 2 Punkte = bedingt adäquat; 3 Punkte = inadäquat

44.5.1 Maßnahmen zur Verbesserung des Medikationsprozesses

Gute Kommunikation anstreben: nachvollziehbar machen, warum etwas verschrieben wird (Indikationen, Beschwerdebilder), schriftliche Einnahmepläne aushändigen, auf Unverträglichkeiten hinweisen, ggf. Angehörige einbinden, Änderungen deutlich machen.

Schnittstellen berücksichtigen: vermeidbare Fehler im Medikationsprozess entstehen beim Wechsel der Versorgungsebenen, also z. B. bei der Einweisung

ins Krankenhaus oder der Entlassung aus dem Krankenhaus, bei Arztwechseln, Heimeinzug, Übernahme der Versorgung durch Angehörige oder Pflegedienste.
Bundeseinheitlicher Medikationsplan (▶ Abb. 44.5): Seit 1. Oktober 2016 haben gesetzlich versicherte Patienten einen Anspruch auf den bundeseinheitlichen Medikationsplan in Papierform, wenn sie ≥3 verordnete Arzneimittel anwenden (nur Dauermedikationen mit ≥28 d Anwendungsdauer). Der Plan soll alle

Medikationsplan
Seite 1 von 1

für: **Jürgen Wernersen** geb. am: **24.03.1940**

ausgedruckt von:
Praxis Dr. Michael Müller
Schloßstr. 22, 10555 Berlin
Tel: 030-1234567
E-Mail: dr.mueller@kbv-net.de
ausgedruckt: 01.07.2018 12:00

Wirkstoff	Handelsname	Stärke	Form	morgens	mittags	abends	zur Nacht	Einheit	Hinweise	Grund
Metoprolol succinat	METOPROLOLSUCCINA T 1A 95MG	95 mg	RetTabl	1	0	0	0	Stück		Herz/Blutdruck
Ramipril	RAMIPRIL RATIOPHARM 5MG	5 mg	Tabl	1	0	0	0	Stück		Blutdruck
Insulin aspart	NOVORAPID PENFILL ZYLINAMP	100 E/ml	Amp	20	0	20	0	IE	Wechseln der Injektionsstellen, unmittelbar vor einer Mahlzeit spritzen	Diabetes
Simvastatin	SIMVA ARISTO 40MG	40 mg	Tabl	0	0	1	0	Stück		Blutfette
zu besonderen Zeiten anzuwendende Medikamente										
Fentanyl	FENTANYL ABZ 75UG/H	0,075 mg/h	Pflast	alle drei Tage 1				Stück	auf wechselnde Stellen aufkleben	Schmerzen
Selbstmedikation										
Johanniskraut-Trockenextrakt	LAIF 900 BALANCE	900 mg	Tabl	1	0	0	0	Stück		Stimmung

Für Vollständigkeit und Aktualität des Medikationsplans wird keine Gewähr übernommen.
de-DE Version 2.5

"Medikationsplan-Factory" ihr EDV-Partner

Abb. 44.5 Beispiel Bundeseinheitlicher Medikationsplan [W181]

eingenommenen systemischen Arzneimittel mit Dosierungs- und Einnahmehinweisen aufführen. Dazu gehören sowohl verschreibungspflichtige Arzneimittel als auch die Selbstmedikation. Das Arzneimittel wird mit Freiname und Handelsname, Stärke, Form und Einheit angegeben. Zusätzlich ist Raum für Hinweise (z. B. Einnahmehinweise, Dauer der Anwendung) und auch der Einnahmegrund soll aufgeführt sein.
Die Einführung des bundeseinheitlichen Medikationsplans ist ein wichtiger Schritt in Richtung Arzneimittel-Therapiesicherheit (AMTS).
Insbesondere geriatrische Patienten, die häufig keine oder nur wenig Auskunft zu ihrer Medikation geben können, werden vom BMP profitieren.
Praktisches Handling: Viele geriatrische Patienten kommen mit dem praktischen Handling der Arzneimittel nicht zurecht. Beispiele:

- Entnehmen der Tabletten/Kapseln aus einer Blisterpackung
- Öffnen einer Flip-top-Verpackung
- Teilen von Tabletten
- Anwendung von Augentropfen
- Anwendung von Inhalations-Devices
- Subkutane Injektionen, Pens

UAW-Vermeidung: Arzneimittelgruppen mit häufigen Krankenhausaufnahmen wegen unerwünschter Arzneimittelwirkungen:

- Orale Antikoagulanzien
- Insuline
- Orale Antidiabetika
- Thrombozytenaggregationshemmer
- Opiate/Opioide
- Digitalispräparate

Blickpunkt Medizin

Ambulanter Bereich – Arzneimittelüberprüfung: Im ambulanten Bereich (dazu gehören auch Einrichtungen wie Pflegeheime) sollte in regelmäßigen Abständen die gesamte Medikation auf den Prüfstand kommen (z. B. 1 ×/J.).
Prinzip „Start low, go slow": Für die meisten Arzneimittel im geriatrischen Bereich gilt dieser Satz. Ausnahmen: Antibiotika, Tumortherapien, bestimmte klinische Schmerzsituationen. Bei zahlreichen Wirkstoffen ist es im geriatrischen Bereich sogar empfehlenswert, die Hälfte der allgemein bei Erwachsenen empfohlenen Startdosis zu verwenden.
Therapeutisches Drug-Monitoring (TDM): definiert die Bestimmung der Konzentration von Arzneistoffen im Blut (Serum, Plasma) mit dem Ziel der Dosierungsoptimierung (Wirksamkeit, Vermeidung von UAW).
Therapeutische Referenzbereiche (untere Grenze = Wirksamkeitsbereich, obere Grenze = Toxizitätsbereich) werden von den Labors angegeben und sind über die Literatur und Leitlinien verfügbar.
Unter **Deprescribing** versteht man die Praxis des Absetzens, der Dosisreduktion oder des langsamen Ausschleichens von Medikationen, die inadäquat, unsicher oder unwirksam sind.

44.5.2 Ausschleichen

Einige häufig eingesetzte Arzneistoffe müssen ausgeschlichen werden, wenn die Entscheidung zum Absetzen gefallen ist. Die Gründe können eine Verschlechterung der behandelten Erkrankung oder die Auslösung eines Entzugssyndroms sein. **Wirkstoffgruppen, die ausgeschlichen werden müssen:**

- Fast alle Wirkstoffe mit zentralnervösen (sedierenden) Eigenschaften – Hypnotika, Benzodiazepine, Opiate, Antidepressiva, Antipsychotika, Antikonvulsiva (Wiederauftreten der behandelten Erkrankung, z. B. Depression; Schlafstörungen, Übelkeit, Angstzustände, gastrointestinale Störungen).
- Zentral wirksame Blutdruckmittel – Clonidin, Urapidil, Moxonidin (Reflextachykardie).
- Antianginosa, z. B. Nitrate oder Kalziumantagonisten (Angina, Blutdruckanstieg).
- Betablocker (Hypertonie, Angina pectoris, kardiale Ischämie, Tachykardie, Arrhythmie).
- Alphablocker (Reflextachykardie).
- ACE-Hemmer (Herzinsuffizienz, Hypertonie).
- Digoxin (Herzinsuffizienz, Tachykardie).
- Diuretika (Herzinsuffizienz, Blutdruckanstieg).
- PPI, auch H_2-Blocker (Rebound-Hyperazidität).
- Kortikosteroide, wenn über längeren Zeitraum (> 3–4 Wo.) und in höherer Dosierung (≥ 50 mg Prednisolon) gegeben (Suppression der Hypothalamus-Hypophysen-NNR-Achse). Dosisreduktion um 2,5–5 mg alle 1–3 d bis zu einer Dosis von 5–10 mg (Cushing-Schwelle). Danach Dosisreduktion um 1 mg/Wo., bei sehr langer Therapiedauer noch langsamer. Klinische Zeichen der NNR-Unterfunktion sind Anorexie, Hypotension, Nausea, Schwäche, Fieber, Myalgien, Arthralgien, Gewichtsverlust.
- Levodopa (selten malignes neuroleptisches Syndrom).

Merke

Ausschleichen funktioniert am besten, wenn ein konkreter Plan erstellt wird (schriftlich), der mit dem Patienten und anderen an der Behandlung Beteiligten kommuniziert wird und der periodisch kontrolliert und angepasst wird.

Zu den Arzneimitteln, die i. d. R. nicht ausgeschlichen werden müssen, gehören orale Antikoagulanzien, Statine, Fibrate, Bisphosphonate, orale Eisenpräparate, Kalzium, Vitamine.

44.6 Medication Reconciliation

Der Prozess der Medication Reconciliation (Medikationsabgleich) gehört zu den wichtigsten Aufgaben in der Versorgungsqualität.

Ebenen der Medication Reconciliation[1]

Übereinkunft der Kliniker: Theoretisch sollten alle an der Behandlung eines Patienten beteiligten Ärzte die Medikationsliste gemeinsam verabschieden. In der Praxis steht der Hausarzt im Zentrum der Koordination.

Patientenzustimmung: Der Patient sollte theoretisch seine Zustimmung zu der Medikationsliste geben. In der Praxis wird die Patientenperspektive häufig nicht einbezogen, der Patient ist möglicherweise gleichgültig oder aufgrund kognitiver Einschränkungen nicht in der Lage, sich zu beteiligen. Falls der Patient eine Medikation ablehnt und der Arzt sie dennoch für wichtig hält, sollte weitere Überzeugungsarbeit geleistet werden, an deren Ende eine formale Entscheidung über Aufnahme in die Liste oder Absetzen steht. Auch der umgekehrte Fall ist denkbar, wenn der Patient auf bestimmten Arzneimitteln besteht, die der behandelnde Arzt nicht für sinnvoll hält.

Deprescribing: Der Deprescribing-Prozess sollte schon im Moment der Verschreibung in die Überlegungen einbezogen und periodisch wiederaufgenommen werden.

Patientenbelastung reduzieren: Dieser Punkt besteht aus zwei wichtigen Aufgaben; der Medikationsplan sollte möglichst einfach gehalten werden (z. B. einmal tägliche Gaben), damit der Patient nicht unnötig belastet wird. Und die Medikation sollte so gewählt werden, dass der Patient eine möglichst gute Verträglichkeit und möglichst geringe Nebenwirkungen hat.

Kosteneinsparung: Unnötig teure Medikationen gehören nicht auf die Liste.

Allseitige Kommunikation: Eine Medikationsliste tritt erst in Kraft, wenn sie allen Beteiligten zur Verfügung steht. In die Kommunikation sollten auch Apotheker einbezogen werden. Im Normalfall legt ein Patient bei der Einlösung von Verschreibungen dem Apotheker seinen Medikationsplan vor.

[1] Nach Rose AJ et al. 2017

Anhang

Literatur

Kapitel 1

Kap. 1.1
Aner K, Karl U: Handbuch soziale Arbeit und Alter. VS Verlag, Wiesbaden, 2010
Becker St, Brandenburg H: Lehrbuch Gerontologie. Bern: Huber, 2014
Berner F, Rossow J, Schwitzer K-P: Altersbilder in der Wirtschaft, im Gesundheitswesen und in der pflegerischen Versorgung. Wiesbaden: VS Verlag, 2012
Generali Deutschland: Generali Altersstudie. Köln 2012
Generali Deutschland: Generali Altersstudie. Köln 2017
Nowossadeck S. Engstler H. & Klaus D. (2016). Pflege und Unterstützung durch Angehörige. Report Altersdaten 01/2016. Deutsches Zentrum für Altersfragen: Berlin
Statistisches Bundesamt: Statistisches Jahrbuch 2010. Wiesbaden 2010
Voges W: Soziologie des höheren Lebensalters. Augsburg: Maro Verlag, 2008

Kap. 1.2.4
Barmer: GEK Report Krankenhaus. Schwerpunkt Adipositas. Berlin, 2016
Huhn S: Praxisheft Ernährungsmanagement. Potsdam: DBfK Nordost, 2009
Huhn S: Praxisheft Dehydratation. Potsdam: DBfK Nordost, 2014
Kurth C, Schütt M: Endokrinologie, Ernährung und Stoffwechsel. In: Willkomm M, Praktische Geriatrie. Stuttgart: Thieme, 2017
Volkert D (Hrsg.): Ernährung im Alter. Berlin: De Gruyter, 2015

Kap. 1.2.5
Chalmers JM, et al.: The Oral Health Assessment Tool – Validity and Reliability. Aust Dent J. 2005 Sep; 50(3): 191–9. https://doi.org/doi: 10.1111/j.1834-7819.2005.tb00360.x
Durgude Y, Cocks N: Nurses' knowledge of the provision of oral care for patients with dysphagia. In: British Journal of Community Nursing 16 (12), 2011. 604–11
Gottschalk Th: Mundhygiene und spezielle Mundpflege. Bern: Huber Verlag, 2007
Leischker AH, Kolb GF: Medizin des alternden Menschen. Stuttgart: WVG, 2009
Quagliarello V, Juthani-Metha M, Ginter S, et al.: Pilot Testing of Intervention Protocols to Prevent Pneumonia in Nursing Home Residents. J Am Geriatr Soc 7(o.A.) 2009; 1226–31
Robert Koch-Institut (RKI): Mundgesundheit. Gesundheitsberichtserstattung des Bundes Heft 47. Berlin, 2009
Schweizerische Zahnärzte-Gesellschaft: Handbuch der Mundhygiene. Bern, 2008
Sjörgen P, Nilsson E, Forsell M, et al.: A Systematic Review of the Prevention Effect of Oral Hygiene on Pneumonia and respiratory Tract Infection in Elderly People in: Hospitals and Nursing Homes. J Am Geriatr Soc 56 (o.A.) 2008; 2124–30
Zenthöfer A, Hassel AJ, Rammelsberg P (2014): Zahnheilkunde. In: Pantel J, Schröder J, Bollheimer C, et al.: Praxishandbuch Altersmedizin. Stuttgart: Kohlhammer, 2014. 600–11
ZQP-Themen-Ratgeber: Mundgesundheit. Hinweise für den Pflegealltag. Berlin, 2013

Kap. 1.2.6

Bach I, Böhmer F (Hrsg.): Intimität, Sexualität, Tabuisierung im Alter. Böhlau Verlag, Wien, 2011

Denney NW, Quadagno D: Human Sexuality, Mosby Year Book, 1992

Klaiberg A, Brähler E, Schumacher J: Determinanten der Zufriedenheit mit Sexualität und Partnerschaft in der zweiten Lebenshälfte. In: Berberich H, Brähler E (Hrsg.): Sexualität und Partnerschaft in der zweiten Lebenshälfte. Gießen: Psychosozial-Verlag; 2001. 105–27

Schultz-Zehden B: Wie wandelt sich Sexualität im Alter? Das Sexualleben älterer Frauen – ein tabuisiertes Thema. FU Berlin, 2004

Tessler S, Lindau L, Schumm P, et al. A Study of Sexuality and Health among Older Adults in the United States. In: New England Journal of Medicine. 357. 2007, 762–74. (8)

Kap. 1.3

Bundesvereinigung Prävention und Gesundheitsförderung: Depression, sprechen wir's an. Dokumentation. Bonn, 2017

Hausteiner-Wiehle C, Henningsen P, Häuser W (Hrsg.): Umgang mit Patienten mit nichtspezifischen, funktionellen und somatoformen Körperbeschwerden. S3-Leitlinie. Stuttgart: Schattauer, 2013

Hofmann W, Kopf D, Rösler A: Neurologie und Psychiatrie. In: Willkomm M: Praktische Geriatrie. Stuttgart: Thieme, 2. A., 2017

Schneider G: Somatoforme Störungen. In: Pantel J et al.: Praxishandbuch Altersmedizin. Stuttgart: Kohlhammer, 2014

Kap. 1.4.1

Generali Deutschland (Hrsg.): Generali Altersstudie 2017. Wie ältere Menschen in Deutschland denken und leben. Heidelberg: Springer, 2017

Kruse A: Isolation. In: Pantel J et al.: Praxishandbuch Altersmedizin. Stuttgart: Kohlhammer, 2014

Kap. 1.4.2

ADAC: Älter werden. Sicher fahren. München: Eigenverlag, 2015

Generali: Altersstudie 2017. Köln: Springer, 2017

Kap. 1.5

Füsgen I, Wiedemann A: Multimorbidität – Definition und Epidemiologie Teil 1. In: Kontinent aktuell 3 (o.J.) 2016. 5–7

Hoffmann U, Sieber C: Ist Alter eine Komorbidität? Dtsch med Wochenschr 142(14), 2017. 1030–1036

Muth Ch, van den Akker M: Multimorbidität. In: Pantel J, et al.: Praxishandbuch Altersmedizin. Stuttgart: Kohlhammer, 2014

RKI: Gesundheit und Krankheit im Alter. Berlin, 2009

Kap. 1.6.2

Hager K: Sehen, Hören, Schmecken, Riechen. In: Kolb GF, Leischker AHP:Medizin des alternden Menschen. Stuttgart: WVG, 2009

Huhn S: Praxisheft Ernährungsmanagement. Potsdam: DBfK Nordost, 2009

Menche N (Hrsg.): Pflege heute. München: Elsevier Urban & Fischer, 6. A., 2014

Kap. 1.7

Emery CF, Finkel D, Pedersen NL: Pulmonary Function as a Cause of Cognitive Aging. In: Psychological Science. 23, Nr. 9, 2012 1024–32

Grossmann J, et al.: Reasoning about social conflicts improves into old age. In: Proceedings of the National Academy of Sciences of the United States of America. 107 (16), 2010. 7246–50

Hager K. Demenz. In: Kolb GF, Leischker AH, Medizin des alternden Menschen. Stuttgart: Wissenschaftliche Verlagsgesellschaft, 2009
Kluwe RH: Kognition. In: Lexikon der Psychologie. www.spektrum.de/lexikon/psychologie/kognition/7882 (letzter Zugriff: 19.09.2019)

Kap. 1.7.2
Hofmann W, Kopf D, Rösler A: Neurologie und Psychiatrie. In: Willkomm M (Hrsg.), Praktische Geriatrie. Stuttgart: Thieme, 2017. 406–17
Karakaya T, Fußer F, Pantel J: Demenz und leichte kognitive Störungen. In: Pantel, Schröder, Bollheimer, et al.: Praxishandbuch Altersmedizin. Stuttgart: Kohlhammer, 2014. 299–333
Perrar KM, Sirsch E, Kutschke A: Gerontopsychiatrie für Pflegeberufe. Stuttgart: Thieme, 2011

Kap. 1.8
Blow FC, et al. The Michigan Alcoholism Screening Test-Geriatric Version (MAST-G): a new elderly specific screening instrument. Alcohol Clin Exp Res 1992;16(2):372.

Kap. 1.9.1
Graupner T: Die Spiritualität der Sozialarbeit im Hospiz. Wuppertal: Hospizverlag, 2008

Kap. 1.11.2
Aner K, Karl U: Handbuch soziale Arbeit und Alter. Wiesbaden: VS Verlag, 2010
Statistisches Bundesamt: Statistisches Jahrbuch. Wiesbaden 2010

Kapitel 2

BÄK Umgang mit Vorsorgevollmacht und Patientenverfügung in der ärztlichen Praxis, Deutsches Ärzteblatt, Jg. 110, Heft 33–34, 19.8.2013, BM FSJ 2010: Sechster Bericht zur Lage der älteren Generation in der Bundesrepublik Deutschland. Altersbilder in der Gesellschaft. Berlin
Bey M: Geriatrische Rehabilitation. Leitfaden für die Pflegepraxis. Kohlhammer, Stuttgart, 2011
Dallmann H-U, Schiff A: Ethische Orientierung in der Pflege. Mabuse-Verlag Frankfurt, 2016
DNQP.: Expertenstandard Ernährungsmanagement. Osnabrück, 2008
Friedrich-Ebert-Stiftung (Hrsg.): Für moderne und realistische Altersbilder. Der Beitrag des bürgerlichen Engagements älterer Bürger. Berlin, 2009
Fuchs Ch, Gabriel H, Raischl J et al.: Palliative Geriatrie. Ein Handbuch für die interprofessionelle Praxis. Kohlhammer, Stuttgart, 2012
Huhn S: Praxisheft Ernährungsmanagement. Potsdam 2009
Huhn S: Praxisheft Dehydratation. Potsdam 2014
Huhn S: Ernährung im Alter. In: Hein B (Hrsg.): Altenpflege konkret. Gesundheits- und Krankheitslehre. München: Elsevier Urban & Fischer, 2016
Kolb GF, Leischker AH: Medizin des alternden Menschen. Lehrbuch zum Gegenstandskatalog. Wissenschaftliche Verlagsgesellschaft, Stuttgart, 2009
Lauster M, Drescher A, Wiederhold D (Hrsg.): Pflege Heute. München: Elsevier Urban & Fischer, München, 6. A., 2014
Marwedel U: Gerontologie und Gerontopsychiatrie. Haan: Europa-Lehrmittel; 5. A., 2013
Müller M, Schnegg M: Der Weg der Trauer. Freiburg: Verlag Herder, 2. A., 2006
Neubart R (Hrsg.): Repetitorium Geriatrie. Springer, Berlin, Heidelberg, 2015

Pantel J, Schröder J, Bollheimer C, et al.: Praxishandbuch Altersmedizin. Geriatrie – Gerontopsychiatrie – Gerontologie. Kohlhammer, Stuttgart, 2014
Richter G: Ernährungs- und Flüssigkeitstherapie in der Terminalphase des Lebens. In: Schauder P, Ollenschläger G: Ernährungsmedizin. Prävention und Therapie. Elsevier Urban & Fischer, München, 2006
Schwartz FW, Badura B, Leidl R, et al.: Das Public Health Buch. Gesundheit und Gesundheitswesen. Elsevier Urban & Fischer, München, 2013
Spiegel Y: Der Prozess des Trauerns. Analyse und Beratung. Gütersloher Verlagshaus, Gütersloh, 1973
Student J-Ch (Hrsg.): Sterben, Tod und Trauer. Kohlhammer, Freiburg, 2004

Kapitel 3

Kap. 3.1.2

Concept Alter, IfG Uni Heidelberg, Main-Kinzig-Kreis: Lebensqualität im Pflegeheim. Eine qualitative Interviewstudie. Hanau, 2017
Generali Deutschland: Generali Altersstudie. Köln, 2017
Huhn S, Kämmer K: Gesundheitsbildung. In: Kämmer K: Pflegemanagement in Altenheimen. Schlütersche, Hannover, 2015, 302–309
Lawton MP: Quality of Life and Affect in Later Life. In: Magai & McFadden (Hrsg.): Handbook of Emotion, Adult Development an Aging. San Diego: Academic Press, 1996, 327–48
Main-Kinzig-Kreis 2017: Studie in den Pflegezentren des Main-Kinzig-Kreises. Der Lebensqualität auf der Spur. In: Altenpflege Magazin. 42(8) 12
Mayer KU, Baltes PB (Hrsg.): Die Berliner Altersstudie. Berlin: Akademie Verlag, 1996.
WHO: Measuring Quality of Live. WHO QOL, Schweiz, 1997

Kap. 3.2.2

DBfK (Hrsg.): Gesundheitsförderung und Prävention. Handlungsfelder der Pflege. DBfK-Bundesverband; Berlin, 2011
Denkinger M: Prävention. In: Pantel J, Schröder J, Bollheimer C et al.: Handbuch Altersmedizin. Kohlhammer: Stuttgart, 2014, 716–31
Hurrelmamm K, Laaser U: Gesundheitswissenschaften. Handbuch für Lehre, Forschung und Praxis. Beltz Verlag, Weinheim, 2006
Menche N: Pflege heute. München: Elsevier Urban & Fischer, 2014
www.krankenkassen.de/gesetzliche-krankenkassen/leistungen-gesetzliche-krankenkassen/gesetzlich-vorgeschriebene-leistungen/gesetzliche-krankenkassen-Vorsorgeuntersuchungen (letzter Zugriff: 23. September 2019)

Kap. 3.3.1

Gattinger H, Leino-Kilpi H; Köpke S et al. 2017: Nurses' competence in kinaestetics. A concept development. In: Z Gerontol Geriat 50(8), 506–15
Geutner G, Hollederer A: Handbuch Bewegungsförderung und Gesundheit. Beltz Verlag, Weinheim, 2006
Huhn S: Strategien der Kontrakturprophylaxe bei mobilitätseingeschränkten Bewohnern von Pflegeheimen. Grin-Verlag, München, 2011
Huhn S: Praxisheft Mobilität für die ambulante und stationäre Versorgung. DBfK Nordost, Berlin, 2016
Schrank S, Zegelin A, He Mayer, Ha Mayer: Prävalenzerhebung von Bettlägerigkeit und Ortsfixierung. In: Pflegewissenschaft 15(4); 2013: 230–238

www.rgptoronto.ca/initiatives/senior-friendly-hospitals/# (letzter Zugriff: 23. September 2019)
Sölch D: Altern und Bewegungseinschränkung. Gebrechlichkeit aus Sicht myofaszialer Strukturmodelle In: Z Gerontol Geriat 48(1): 2015; 35–40
Strupeit S, Busse A: Ein multidimensionales Konstrukt. Definition von Mobilität aus pflegerischer Perspektive In: Pflegezeitschrift 67(1); 2014: 38–40
Zegelin A: Festgenagelt sein. Der Prozess des Bettlägerigwerdens durch allmähliche Ortsfixierung. Huber, Bern, 2006

Kap. 3.3.3
Huhn S: Mundgesundheit braucht gute Pflege. In: Die Schwester/Der Pfleger 55(4): 30–3, 2016
Wieteck P, Schmidpeter I, Benthin Th, Koch M: Handbuch PKMS. Kassel. 7. A., 2016
ZQP-Themen-Ratgeber: Mundgesundheit. Hinweise für den Pflegealltag. Berlin, 2013

Kap. 3.4.3
Bibliomed: Dossier Krankenhaushygiene. Bibliomed Verlag, Melsungen, 2017
Robert Koch-Institut: Epidemiologisches Bulletin. RKI, Berlin, 2013
Tiemer B, Körting N, Rupp J: Infektionskrankheiten und Hygiene. In: Willkomm M: Praktische Geriatrie. Thieme, Stuttgart, 2017, 386–405

Kap. 3.5.2
Bundeszentrale für gesundheitliche Aufklärung (BZgA): Kriterien guter Praxis in der Gesundheitsförderung bei sozial Benachteiligten. Köln, 2011
Geutner G, Hollederer A: Handbuch Bewegungsförderung und Gesundheit. Huber, Bern, 2012
Runge M, Rehfeld G: Geriatrische Rehabilitation im therapeutischen Team. Thieme, Stuttgart, 2011

Kap. 3.6
Brandt H, Fiedler J, Fränkert-Fechter H et al.: Wenn das Unfassbare eintritt. Echter Verlag, Würzburg, 2012

Kap. 3.9.1
Deutsche Vereinigung für Rehabilitation (DVfR): Überwindung von Problemen bei der Versorgung mit Hilfsmitteln. Heidelberg, 2009

Kapitel 4

Kap. 4.4.3
Raack W, Thar J: Leitfaden Betreuungsrecht. Bundesanzeiger Verlag, Köln, 7.A., 2018

Kap. 4.5.7
Bachstein E: Freiheitsentziehende Maßnahmen. In: Geprüfte Schulungsmaterialien für die Pflege, Raabe Verlag, Berlin, 2004
Bayerisches Staatsministerium für Gesundheit und Pflege: Eure Sorge fesselt mich. Alternativen zu freiheitsentziehenden Maßnahmen in der Pflege. www.stmgp.bayern.de/meine-themen/fuer-fach-und-pflegekraefte/eure-sorge-fesselt-mich. (letzter Zugriff: 25. September 2019)
www.leitlinie-fem.de (letzter Zugriff: 25. September 2019)
www.biva.de/dokumente/broschueren/Freiheitsentziehende-Massnahmen.pdf (letzter Zugriff: 25. September 2019)
www.bundesanzeiger-verlag.de (letzter Zugriff: 25. September 2019)

Kapitel 5

Kap. 5.4.2

Huhn S: Praxisheft Mobilität DBfK Nordost, 2017

ISAR. A Screening Tool For Seniors In The Emergency Department At Increased Risk Of Adversw Outcomes

Singler K, Dormann H, Dodt C et al. Der geriatrische Patient in der Notaufnahme. Positionspapier. In: Notfall Rettungsmed 19(9); 2016: 496–499

Thiem U, Greuel HW, Reingräber A et al.: Positionspapier zur Identifizierung geriatrischer Patienten in Notaufnahmen in Deutschland. In: ZGerontolGeriat 45(5); 2012: 310–4

Kap. 5.5.4

Assessments. www.geriatrie-drg.de/agast oder www.kcgeriatrie.de

Bundesverband Geriatrie: Weißbuch Geriatrie. Band I. Kohlhammer: Stuttgart, 2016

Campion EW et al. NEJM 346, 2002: 874

Cohen HJ et al. NEJM 346, 2002: 905

DNQP. Expertenstandard Entlassungsmanagement. 1. Aktualisierung. Osnabrück, 2009

Rubenstein LZ: Principles and Practice of Geriatric Medicine. 2006

Stuck AE, et al. Lancet 342; 1993: 1032

Kap. 5.6.2

Bundesverband Geriatrie: Weißbuch Geriatrie. Band I. Kohlhammer: Stuttgart , 2016

Krohwinkel M: Fördernde Prozesspflege mit integrierten ABEDLs. Forschung, Theorie, Praxis; Huber, Bern, 2013

Krohwinkel M: Fördernde Prozesspflege. Eine Chance für personenbezogene Professionalität? In: Pflege professionell 09: Sonderdruck, 2017

Kapitel 6

Karnofsky DA, Burchenal JH. In: Evaluation of chemotherapeutic agents. MacLeod CM, editor. New York: Columbia University Press; 1949. The clinical evaluation of chemotherapeutic agents in cancer; pp. 191–205.

Lachs MS, Feinstein AR, Cooney LM, Jr., Drickamer MA, Marottoli RA, Pannill FCet al. A simple procedure for general screening for functional disability in elderly patients. Ann Intern Med 1990;112:699-706.

Lawton, M. Powell, B. Elaine, M.:Assessment of Older People: Self-Maintaining and Instrumental Activities of Daily Living. In: The Gerontologist, Volume 9, Issue 3, Part 1, Oxford University Press, Oct 1, 1969.

Mahoney F, Barthel D. Functional evaluation: The Barthel Index. In: Maryland State Medical Journal, 1965, Ausgabe 14, Seiten 56–61

Kapitel 15

Hoehn MM, Yahr MD. Parkinsonism: onset, progression, and mortality. Neurology 1967; 17:427-442

Kapitel 23

Abdulla A et al. British Geriatric Society. Guidance on the management of pain in older people. Age Ageing 2013; 42 (Suppl. 1): i1–57

DNQP: Schmerzmanagement in der Pflege bei chronischen Schmerzen. Osnabrück 2015

American Geriatrics Society Panel on Pharmacological Management of Persistent Pain in Older Persons. Pharmacological management of persistent pain in older persons. J Am Geriatr Soc 2009; 57: 1331–46
Aktualisierung der klinischen Leitlinie: Langzeitanwendung von Opioiden bei nicht tumorbedingten Schmerzen (LONTS): AWMF Registernummer 041-003
Makris UE et al. Management of persistent pain in the older patient. A clinical review. JAMA 2014; 312: 825–36

Kapitel 24

Pawelec G: Exp Gerontol 105, 2018, 4–9

Kapitel 25

Fachgesellschaft: International Continence Society. www.ics.org
Leitlinie: S2e-Leitlinie (AWMF 084/001). Harninkontinenz bei geriatrischen Patienten, Diagnostik und Therapie der AG Inkontinenz der DGG. April 2016

Kapitel 26

Kap. 26.3.3

Huhn S in: Ernährung. In: Altenpflege konkret Gesundheits- und Krankheitslehre. Elsevier Urban & Fischer. München, 5. A., 2016. 559–633
International Continence Society. International Consultation on Incontinence Book Chapter "Anal Incontinence". www.ics.org
Menche N, editor. Pflege heute. Lehrbuch für Pflegeberufe. Elsevier Urban & Fischer, München, 6. A., 2014

Kapitel 27

Clegg A et al. Frailty in elderly people. Lancet 2013; 381: 752–762
Cruz-Jentoft AJ et al. European consensus on definition and diagnosis: Report of the European Working Group on Sarcopenia in Older People. Age Ageing 2010; 39: 412–423
Fit for Frailty, British Geriatrics Society 2014
Fried LP et al. Frailty in older adults: Evidence for a phenotype. J. Gerontol. A Biol. Sci. Med. Sci. 2001; 56: M146–56
Rockwood K, Mitnitski A: Frailty in relation to the accumulation of deficits. J. Gerontol. A Biol. Sci. Med. Sci. 2007; 62: 722–7

Kapitel 28

Becker C, Loy S, Sander S et al. An alogrithm to screen longterm care residents at risk for accidental falls. In: Aging Clin Exp Res 17(3); 2005: 186–92
Deutscher Turner-Bund, DTB (Hrsg.). Sturzprophylaxe Training. Meyer & Meyer, Wiesbaden, 2010
Deutsches Netzwerk für Qualitätsentwicklung in der Pflege: DNQP (Hrsg.).: Expertenstandard Sturzprophylaxe in der Pflege. Osnabrück, 2006
Deutsches Netzwerk für Qualitätsentwicklung in der Pflege: In: DNQP (Hrsg.): Expertenstandard Sturzprophylaxe in der Pflege. 1. Aktualisierung. Osnabrück, 2013
Eriksson S, Gustafson Y: Lundin-Olsson L 2008: Risk factors in falls for people with and without a diagnosis of dementia in residental care facilities. In: Arch Gerontol Geriatr 46(3); 2008: 293–306

Freiberger E: Instabilität. In: Pantel, Schröder, Bollheimer, Sieber, Kruse: Praxishandbuch Altersmedizin. Kohlhammer, Stuttgart 2014
Huhn S: Einem Sturz gezielt vorbeugen. Expertenstandard Sturzprophylaxe In: SchwPfleg 52(5); 2013: 40–4
Huhn S: Das Sturzassessment. Grundvoraussetzung einer zielführenden Sturzprophylaxe In: Rechtsdepesche Sonderausgabe Sturz 13(S1)2016: 16–21
NANDA International: NANDA-Pflegediagnosen. Huber, Bern 2010

Kapitel 29

Deutsche Gesellschaft für Neurologie. S1-Leitlinien „Schwindel – Diagnose" und „Schwindel – Therapie". www.dgn.org

Kapitel 30

Aner K, Karl U (Hrsg.): Handbuch sozialer Arbeit und Alter. Wiesbaden: VS Verlag, 2010
Caritasverband Mainz: Merkblatt für die gesetzliche Betreuung Nr. 6 „Verwahrlosung/Vermüllung". 2016
Gogl A (Hrsg.): Selbstvernachlässigung bei alten Menschen. Verlag Hans Huber, Bern, 2014
Macmillan D, Shaw P: Senile breakdown in standards of personal and environmental cleanliness. Br Med J 1966;2:1032
Perrar KM, Sirsch E, Kutschke A: Gerontopsychiatrie für Pflegeberufe. Thieme, Stuttgart, 2017

Kapitel 31

DGE. Die Deutsche Gesellschaft für Ernährung e.V. (DGE) stellt umfangreiche praktische Informationen zur Verpflegung von Senioren zur Verfügung: www.fitimalter-dge.de
DGEM. Bei der Deutschen Gesellschaft für Ernährungsmedizin (DGEM) finden sich u. a. einschlägige Leitlinien zur Ernährung: www.dgem.de
Rüsing D: Probleme und Wissensbedarfe im Umgang mit demenzerkrankten Menschen unter besonderer Berücksichtigung der Ernährungsproblematik. Kompetenzzentrum Demenz, Witten, 2015

Kapitel 32

Kap. 32.1

Deutsche Gesellschaft für Neurologie (DGN): Leitlinien für Diagnostik und Therapie in der Neurologie, Kapitel Rehabilitation. Rehabilitation aphasischer Störungen nach Schlaganfall. Entwicklungsstufe: S1. Stand: September 2012. Gültig bis: September 2017. AWMF-Registriernummer: 030/090
GAB & DGNKN. Leitlinien 2000 für die Behandlung von Aphasie und Dysarthri
Gorno-Tempini ML, Hillis AE, Weintraub S et al. Classification of primary progressive aphasia and its variants. Neurology 2011; 76: 1006–1014
Heidler M-D: Kognitive Dysphasien. Differenzialdiagnostik aphasischer und nichtaphasischer zentraler Sprachstörungen sowie therapeutische Konsequenzen. Peter Lang, Frankfurt am Main u. a., 2006
Huber W, Poeck K, Springer L: Klinik und Rehabilitation der Aphasie: Eine Einführung für Therapeuten, Angehörige und Betroffene. 2. unveränderte A., Thieme, Stuttgart, 2013. 7–25

Saur D, Lange R, Baumgaertner A et al. Dynamics of language reorganization after stroke. Brain 2006; 129: 1371–1384
Mesulam M-M, Weintraub S: Is it time to revisit the classification guidelines for primary progressive aphasia? Neurology 2014; 82: 1108–1109
Mesulam M-M: Primary Progressive Aphasia. Ann Neurol 2001; 49: 425–432
Richter K, Wittler M, Hielscher-Fastabend M: Bielefelder Aphasie Sceening (BiAS). Zur Diagnostik akuter Aphasien. 1. A., NAT Verlag, 2006
Wallesch CW, Johannsen-Horbach H: Aphasien. In: Hopf HC, Deuschl G, Diener HC, Reichmann H (Hrsg.): Neurologie in Klinik und Praxis. Thieme, Stuttgart, 1999, 129–141
Wallesch C, Johannsen-Horbach H, Bartels C: F Sprache-Stimme-Gehör. 2008; 32: 157–163

Kap. 32.2.6

Deutsche Gesellschaft für Neurologie (DGN): Leitlinien für Diagnostik und Therapie in der Neurologie, Kapitel Rehabilitation. Neurogene Sprech- und Stimmstörungen (Dysarthrie/ Dysarthrophonie). Entwicklungsstufe: S1. Stand: September 2012. Gültig bis: September 2017. AWMF-Registriernummer: 030/103
Enderby PM: Dysarthrie-Untersuchung Übersetzt Grosstück K, Grün HD et al. (Hrsg.): Frenchay. Gustav Fischer Verlag: Stuttgart, Jena, New York, 1991
GAB & DGNKN. Leitlinien 2000 für die Behandlung von Aphasie und Dysarthrie

Kapitel 32

Balzer KM: Drug-Induced Dysphagia. International Journal of MS Care. March 2000; 2(1): 40–50. https://doi.org/10.7224/1537-2073-2.1
Bartolome G, Schröter-Morasch H (Hrsg.): Schluckstörungen. Diagnostik und Therapie. 5. A. Urban & Fischer Elsevier GmbH, München, 2014
Barczi SR, Sullian PA, Robbins J: How should dysphagia care of older adults differ? Establishing optimal practice patterns. Semin. Speech Lang 2000; 21(4): 347–61
Burger-Gartner J, Heber D: Schluckstörungen im Alter. Hintergrundwissen und Anwendung in der Praxis. 1. A., Kohlhammer, Stuttgart 2011
Daniels SK, McAdam CP, Brailey K et al. Clinical assessment of swallowing and prediction of dysphagia severity. Am J Speech Lang Pathol 1997; 6: 17–24
Deutsche Gesellschaft für Neurologie (DGN): Neurogene Dysphagie, Kapitel Rehabilitation. Entwicklungsstufe S1. Veröffentlicht: September 2012. Ergänzt: August 2014 . AWMF-Registernummer: 030/111
Grundsatzstellungnahme Ernährung und Flüssigkeitsversorgung älterer Menschen. Medizinischer Dienst der Spitzenverbände e.V. 2003. 53–6
Klemm E, Nowak A (Hrsg.): Kompendium der Tracheotomie. Heidelberg: Springer Medizin Verlag, 2012. DOI 10.1007/978-3-642-22645-8_1
Leitlinie der Deutschen Gesellschaft für Ernährungsmedizin (DGEM) in Zusammenarbeit mit der GESKES, der AKE, der DGN und der DGG. Klinische Ernährung in der Neurologie. Teil des laufenden S3-Leitlinienprojekts Klinische Ernährung. AWMF-Register-Nummer 073/020. DOI 10.1055/s-0033-1343317
Leitlinie der Deutschen Gesellschaft für Ernährungsmedizin (DGEM). Ethische und rechtliche Gesichtspunkte der Künstlichen Ernährung. Aktuel Ernahrungsmed 2013; 38: 112–7. https://doi.org/10.1055/s-0032-1332986
MDS: Grundsatzstellungnahme Ernährung und Flüssigkeitsversorgung älterer Menschen. Medizinischer Dienst der Spitzenverbände e.V. 2003.53–64

Rosenbek JC, Robbins JA, Roecker EB, et al. A penetration-aspiration scale. Dysphagia. 1996; 11(2): 93–8
Rüffer N, Wilmskötter J.: Presbyphagie. Kompensation und Schluckplanung Forum Dysphagie. März 2013; 3(1): 24–41
Ursachen von Mangelernährung/Flüssigkeitsdefizits und möglichen Interventionen. Modiziert nach: Ratgeber für die richtige Ernährung bei Demenz. Ernst-Reinhardt Verlag 2006; 50–81
Warnecke T, Dziewas R: Neurogene Dysphagie. Diagnostik und Therapie. 1. A., Kohlhammer, Stuttgart 2013

Kapitel 33

Kap. 33.1.6

Fong TG, et al.: Ann Intern Med 156(2012), 848–856
Inouye SK, et al.: NEJM 340(1999), 669–676

Kap. 33.2

Arzneimittelkommission der deutschen Ärzteschaft. Angst- und Zwangsstörungen. Therapieempfehlungen der AkdÄ, AVP 30. 2013
Haarig F, Schade H: Psychische Gesundheit pflegen. Hannover: Vincentz, 2020

Kap. 33.3.4

DGPPN: S3-Leitlinie „Unipolare Depression" (2015), www.awmf.org/leitlinien/detail/ll/nvl-005.html 2015. (letzter Zugriff: 4. März 2020)
Haaring F, Schade H: Demenz und Depression. Hannover: Vincentz 2019
Kok RM, et al. JAMA 317 (2017). 2114–22

Kap. 33.4.1

Kurz, A. in: Beyreuther, K. et al., Demenzen Grundlagen und Klinik, 1. Aufl.. Thieme, Stuttgart 2002

Kap. 33.4.7

DGSP (Deutsche Gesellschaft für Soziale Psychiatrie): Memorandum zur Anwendung von Neuroleptika. 2. A., 2012
Deuschl G, Maier W et al. S3-Leitlinie Demenzen. In: Deutsche Gesellschaft für Neurologie, Hrsg. Leitlinien für Diagnostik und Therapie in der Neurologie. www.dgn.org/leitlinien/3176-leitlinie-diagnose-und-therapie-von-demenzen-2016. (letzter Zugriff: 4. März 2020
Haarig F, Schade H: Demenz und Depression. Hannover: Vincentz, 2019

Kap. 33.5

Kraft P: Schlaganfall. Elsevier München. 2017
Young RR (1994):Spasticity: a review.Neurology, Nov;44 (11 Suppl 9):S12-20

Kap. 33.6

Deutsche Gesellschaft für Neurologie, Leitlinien für Diagnostik und Therapie in der Neurologie, Kapitel „Extrapyramidalmotorische Störungen", Parkinson-Syndrome – Diagnostik und Therapie. www.dgn.org/leitlinien/volltextsuche-leitlinien (letzter Zugriff: 4. März 2020)
International Parkinson and Movement Disorders Society. www.movementdisorders.org (letzter Zugriff: 28. Oktober 2019)
NICE Guideline [CG35]: Parkinson's Disease in over 20s: diagnosis and management. www.nice.org.uk/guidance/cg35 (letzter Zugriff: 4. März 2020)
Parkinson's Disease Non-Motor Group. www.pdnmg.com (letzter Zugriff: 4. März 2020)

Kap. 33.7

Löscher W, Iglseder B: Z Gerontol Geriat (2017); 50: 347–61

M. M. Hoehn, M. D. Yahr: Parkinsonism: onset, progression and mortality. In: Neurology. 17, 1967, S. 427–442

Kapitel 34

Kap. 34.1

ESC Pocket Guidelines (Deutsche Gesellschaft für Kardiologie, Deutsche Hochdruckliga, European Society of Cardiology, European Society of Hypertension). www.escardio.org/guidelines, www.dgk.org, www.hochdruckliga.de (letzter Zugriff: 4. März 2020)

Kap. 34.2

Nationale VersorgungsLeitlinie (NVL) Chronische KHK, 2016. www.leitlinien.de/nvl/khk, (letzter Zugriff: 4. März 2020)

Kap. 34.3

AWMF: S3-Leitlinie Deutsche Gesellschaft für Angiologie. (2015). www.awmf.org/leitlinien/detail/ll/004-028.html

Menche N: Pflege heute. Lehrbuch. Elsevier Urban & Fischer, München 2019

Kap. 34.4

Camm AJ, Kirchhof P, Lip GY et al.: Guidelines for the management of atrial fibrillation: the task force for the management of atrial fibrillation of the European Society of Cardiology (ESC)

European Society of Cardiology (ESC): Management von Vorhofflimmern, 2016. https://leitlinien.dgk.org/2017/pocket-leitlinie-management-von-vorhofflimmern-version-2016 (letzter Zugriff: 4. März 2020)

Kompetenznetzwerk Vorhofflimmern e.V. www.kompetenznetz-vorhofflimmern.de (letzter Zugriff: 4. März 2020)

Kap. 34.5

European Society of Cardiology: 2016 ESC Guidelines for the diagnosis and treatment of acute and chronic heart failure. leitlinien.dgk.org/2016/2016-esc-guidelines-for-the-diagnosis-and-treatment-of-acute-and-chronic-heart-failure (letzter Zugriff: 4. März 2020)

Nationale Versorgungsleitlinie Herzinsuffizienz. www.leitlinien.de/nvl/herzinsuffizienz (letzter Zugriff: 4. März 2020)

Kap. 34.6

Buhr R. et al. S2k-Leitlinie zur Diagnostik und Therapie von Patienten mit Asthma; herausgegeben von der Deutschen Gesellschaft für Pneumologie und Beatmungsmedizin e.V. und der Deutschen Atemwegsliga e.V., unter Beteiligung der Gesellschaft für Pädiatrische Pneumologie e.V. und der Österreichischen Gesellschaft für Pneumologie

Deutsche Gesellschaft für Angiologie: Diagnostik und Therapie der Venenthrombose und der Lungenembolie. S2k-Leitlinie (2015), www.awmf.org/leitlinien/detail/ll/065-002.html (letzter Zugriff: 10. Oktober 2019)

Kapitel 36

Debast SB et al.: European Society of Clinical Microbiology and Infectious Diseases: update of the treatment guidance document for Clostridium difficile infection. Clin Microbiol. Infect. 2014; 20: 1–26

Deutsche Gesellschaft für Gastroenterologie, Verdauungs- und Stoffwechselkrankheiten (zahlreiche Leitlinien). www.dgvs.de
Robert Koch-Institut. www.rki.de

Kapitel 37

AWMF: S3-Leitlinie Harnwegsinfektionen (zuletzt erschienen 2017): Epidemiologie, Diagnostik, Therapie, Prävention und Management unkomplizierter, bakterieller, ambulant erworbener Harnwegsinfektionen bei erwachsenen Patienten. AWMF-Register 043-044, 2017. www.awmf.org/uploads/tx_szleitlinien/043-044l_S3_Harnwegsinfektionen_2017-05.pdf (letzter Zugriff: 1. Oktober 2019)
Huhn S: Praxisheft Dehydratation. DBFK, Potsdam, 2014
Hyponatriämie Klinische Praxis-Leitlinie: Spasovski G. et al. Eur J Endocrinol 170 (2014), G1–G47
Lauster M. et al.: Pflege heute. 6. Aufl.; Elsevier Urban & Fischer, München, 6. A., 2014

Kapitel 38

Kap. 38.1

Zeyfang A et al. Diabetes mellitus im Alter. DDG Praxisempfehlungen. Diabetologie 11; 2016: 170–176

Kap. 38.2

Dachverband der deutschsprachigen wissenschaftlichen osteologischen Gesellschaften. Prophylaxe, Diagnostik und Therapie der Osteoporose. AWMF-Register-Nr. 183-001. 2018. www.awmf.org/leitlinien/detail/ll/183-001.html
Gosch M et al. Management der Osteoporose nach Fragilitätsfrakturen. Z. Gerontol. Geriat. 1/2018

Kap. 38.3

Leitlinie der European Thyroid Association (ETA): The 2015 European Thyroid Association Guidelines on Diagnosis and Treatment of Endogenous Subclinical Hyperthyroidism

Kapitel 39

Nieland P, Simader R, Taylor J (Hrsg.): Was wir noch tun können: Rehabilitation am Lebensende Physiotherapie in der Palliativ Care. Elsevier Urban & Fischer. München, 2013
Zalpour C (H.) Anatomie und Physiologie für die Physiotherapie. Elsevier Urban & Fischer. München, 2006, 2. A.
Deutsche Krebsgesellschaft und Deutsche Krebshilfe. S3-Leitlinie „Psychoonkologische Diagnostik, Beratung und Behandlung von erwachsenen Krebspatienten". 2014. AWMF-Register-Nr. 032-051OL www.awmf.org/leitlinien/detail/ll/032-051OL.html; (letzter Zugriff: 4. März 2020)
Deutsche Krebsgesellschaft und Deutsche Krebshilfe: Patientenleitlinie „Psychoonkologie – Psychosoziale Unterstützung für Krebspatienten und Angehörige". 2016. Leitlinienprogramm Onkologie der AWMF. www.leitlinienprogramm-onkologie.de/patientenleitlinien/psychoonkologie. (letzter Zugriff: 4. März 2020)
www.krebsinformationsdienst.de (letzter Zugriff: 4. März 2020)

Kapitel 40

Deutsche Gesellschaft für Orthopädie und Orthopädische Chirurgie und des Berufsverbandes der Ärzte für Orthopädie. S3-Leitlinie Orthopädie 033-001. Koxarthrose. 2009. www.awmf.org/leitlinien/detail/anmeldung/1/ll/033-001.html

European League Against Rheumatism. Empfehlungen zum Management rheumatischer Erkrankungen. www.eular.org/recommendations_management.cfm

Pereira D, Peleteiro B, Araujo J et al. The effect of osteoarthritis definition on prevalence and incidence estimates: a systematic review. Osteoarthritis Cartilage 19(11): 2011. 1270–1285

Rabenberg M, Robert Koch-Institut (Hrsg.): Gesundheitsberichterstattung des Bundes, Arthrose. Heft 54, 2013

Ruchholtz S. et al. Alterstraumatologie. Georg Thieme Verlag, Stuttgart und New York, 2016

Skou ST, Roos EM: Good Life with osteoArthritis in Denmark (GLA: D™): evidence-based education and supervised neuromuscular exercise delivered by certified physiotherapists nationwide. BMC musculoskeletal disorders 18(1), 2017. 72

Kapitel 41

Deutsche Gesellschaft für Ophthalmologie. www.dog.org/?cat=7 (letzter Zugriff: 30. Oktober 2019)

Kapitel 42

Kap. 42.1

Huhn S: Pflege fit: Praxiswissen für den Alltag. Vincentz Hannover. 2019

Kramer SE et al.: Audiology 1995, 34. 311–320

Ventry I, Weinstein BE: Ear Hear 1982, 3. 128–134. Deutsche Version von Bertoli et al. (1996)

Kap. 42.2

Deutsche Gesellschaft für Hals-Nasen-Ohren-Heilkunde, Kopf- und Hals-Chirurgie und Deutsche Gesellschaft für Allgemeinmedizin und Familienmedizin. S2k-Leitlinie Rhinosinusitis (2017). AWMF-Register-Nr. 017/049 und 053-012. www.awmf.org/leitlinien/detail/ll/017-049.html und www.awmf.org/leitlinien/detail/ll/053-012.html (letzter Zugriff: 30. Oktober 2019)

Kap. 42.3

Deutsche Gesellschaft für Hals-Nasen-Ohren-Heilkunde, Kopf- und Hals-Chirurgie. S2k-Leitlinie Riech- und Schmeckstörungen. 2016. www.awmf.org/leitlinien/detail/ll/017-050.html (letzter Zugriff: 30. Oktober 2019)

Kap. 42.4

Deutsche Gesellschaft für Hals-Nasen-Ohren-Heilkunde, Kopf- und Hals-Chirurgie. S2k-Leitlinie Riech- und Schmeckstörungen, (2016). www.awmf.org/leitlinien/detail/ll/017-050.html (letzter Zugriff: 30. Oktober 2019)

Kap. 42.5

Deutsche Gesellschaft für Hals-Nasen-Ohren-Heilkunde, Kopf- und Hals-Chirurgie: S3-Leitlinie Chronischer Tinnitus. 2015. AWMF-Register-Nr. 017/064 www.awmf.org/leitlinien/detail/ll/017-064.html. (letzter Zugriff: 30. Oktober 2019)

Kapitel 43

Deutsche Gesellschaft für Wundheilung und Wundbehandlung: S3-Leitlinie „Lokaltherapie chronischer Wunden bei Patienten mit den Risiken periphere arterielle Verschlusskrankheit, Diabetes mellitus, chronische venöse Insuffizienz". AWMF-Register Nr. 091/001. 2014

Deutsches Netzwerk für Qualitätsentwicklung in der Pflege (DNQP): Expertenstandard Dekubitusprophylaxe in der Pflege. 2017

Deutsches Netzwerk für Qualitätsentwicklung in der Pflege (DNQP): Expertenstandard Pflege von Menschen mit chronischen Wunden. 2015

Görres S: Dekubitus wirksam vorbeugen. Studien im Überblick. In: Altenpflege 42(2): 2017. 2018. 30–31

Huhn S. Druckentlastend positionieren. Dekubitusprophylaxe. In: Die Schwester/ Der Pfleger 56(1): 2017. 36–39

Lahmann N. Dassen T Kotten J. Die Häufigkeit von Dekubitus in deutschen Krankenhäusern. In: Gesundheitswesen. Thieme 2012; 74(12): 793-797

National Pressure Ulcer Advisory Panel (NPUAP), European Pressure Ulcer Advisory Panel (EPUAP): Prevention and treatment of pressure ulcers: clincal practise guideline. Washington 2009

Taute B-M: Chronisch venöse Insuffizienz. Internist 51. 2010. 351–358

Kapitel 44

A practical guide to stopping medicines in older people. Best Practice Journal. 27: 2010; 11–23. https://bpac.org.nz/BPJ/2010/April/docs/bpj_27_stop_guide_pages_10-23.pdf. (letzter Zugriff: 31. Oktober 2019)

Barry PJ, et al. J Clin Pharm Ther 2006; 31: 617–26

Berthold HK, Steinhagen-Thiessen E. Internist. 2009

Frank C, Weir E. CMAJ 2014; 186: 1369–76

Gallagher P, et al. Int J Clin Pharmacol Ther 2008; 46: 72–83

Hanlon, J. T./ Schmader, K. E. et al.: A method for assessing drug therapy appropriateness. In: Journal of Clinical Epidemiology, Volume 45, Issue 10, Oct 1, 1992.

Hilfreicher Online-Kalkulator für Formeln, Scores etc.: www.mdcalc.com (letzter Zugriff: 31. Oktober 2019)

Rose AJ. et al. JAMA 2017; 317: 2057–8

Rudolph JL, et al. Arch Intern Med 2008; 168: 508–13

Scott IA, et al. Am J Med 2012; 125: 529–37

Therapeutics Initiative (evidence based drug therapy). Reducing polypharmacy, a logical approach. Therapeutics Letter 2014; 90

Tinetti ME, et al. J Am Geriatr Soc 2008; 56: 1409–16

Register